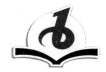

河南省"十二五"普通高等教育规划教材

临床医学
实训教程

第3版

LINCHUANG YIXUE SHIXUN JIAOCHENG

主编 王海鑫 艾 娟 李 斐

郑州大学出版社

图书在版编目(CIP)数据

临床医学实训教程/王海鑫,艾娟,李斐主编. —3 版. —郑州:郑州
大学出版社,2017.8(2023.7 重印)
ISBN 978-7-5645-4278-8

Ⅰ.①临⋯　Ⅱ.①王⋯②艾⋯③李⋯　Ⅲ.①临床医学-
高等职业教育-教材　Ⅳ.①R4

中国版本图书馆 CIP 数据核字（2017）第 109537 号

郑州大学出版社出版发行

郑州市大学路 40 号　　　　　　　　　邮政编码:450052

出版人:孙保营　　　　　　　　　　　发行部电话:0371-66966070

全国新华书店经销

新乡市豫北印务有限公司印制

开本:787 mm×1 092 mm　1/16

印张:31

字数:737 千字

版次:2017 年 8 月第 3 版　　　　　　印次:2023 年 7 月第 9 次印刷

书号:ISBN 978-7-5645-4278-8　　　　定价:88.00 元

河南省"十二五"普通高等教育规划教材

临床医学实训教程

南阳医学高等专科学校教材编审委员会

主 任 委 员　方家选

副主任委员　徐持华　逯应坤　郭万周

委　　　员　（以姓氏笔画为序）

王立义　刘　冰　刘玉慧　刘荣志

阮　耀　孙欣峰　李　弋　李　玲

李玉东　吴立明　宋小康　武跃明

范　真　庞景三　袁国卿　逯应坤

徐持华　殷　洁　郭万周　郭延东

河南省"十二五"普通高等教育规划教材

《临床医学实训教程》编委名单

▨ **主　　编**　王海鑫　艾　娟　李　斐

▨ **副 主 编**　陈　莉　赵　萍　王　岩　张　蕾

▨ **主　　审**　王立义　郭遂成　魏　军

▨ **编　　者**　（以姓氏笔画为序）

　　　　　　　王　岩　王力闯　王海鑫　艾　娟　巩远方

　　　　　　　刘　菲　刘宛丽　李　斐　邱晓梅　汪茂胜

　　　　　　　张　岳　张　蕾　陈　莉　周毕军　赵　岩

　　　　　　　赵　萍　黄金珠

▨ **图片制作**　曾　峰
▨ **编者单位**　南阳医学高等专科学校

前 言

　　本版教材完全按照临床执业助理医师实践技能考试大纲的要求,结合编者的教学经验与体会,由南阳医学高等专科学校教学一线骨干教师和临床一线专家共同修订编写而成。

　　第一版教材使用3年多,同行学者及学生肯定了教材的质量和实用性,同时也提出了存在的不足之处,特别是一些学校的师生提出了许多颇具新意的见解和建议,在此特表衷心的感谢。为适应临床实践教学形势发展的需要,进一步为学生参加临床执业助理医师考试提供有效的指导,本教材在上一版的基础上进行了更新和完善。

　　本版教材各章节内容均按照临床执业助理医师实践技能考试大纲的要求进行编排,第一章和第八章涵盖了实践技能第一考站要求的常见症状的病史采集、主要病种的病历分析。第二章和第三章主要是实践技能考试第二站要求考生掌握的体格检查和基本技能操作技术。第四章是临床执业助理医师实践技能考试大纲中要求考生掌握的实验室检查项目。第五章和第六章是实践技能第三考站要求考生掌握的影像学检查和心电图检查内容。第七章主要是培养学生书写各科病历的能力,为毕业后完成临床岗位工作打基础。

　　第三章"临床基本操作技术"实训项目,在原有的项目基础上根据执业助理医师资格技能考试的要求增加了【模拟临床场景】【学习方法】【知识问答】3个项目。在"操作步骤"上增加了"评分",这也是执业助理医师技能考试所必需的。关于"实验室检查"内容,本次修订根据专业特点,遵照实用的原则,没有过多地描述实验室检查方法,而是把重点放在结果判读上,并且结合南阳医学高等专科学校附属医院临床化验单进行判读。另外,"临床综合实践技能"一章完全根据执业助理医师考试所涉及的常见病、多发病进行案例分析,比上一版临床综合案例分析所列的病种更全面、更实用。

本书第二版又使用两年多,得到教育厅、卫生厅和学校教师的肯定。本版根据医学发展的情况,更新了"心肺复苏术"的内容。另各章都加了分值,使评价标准更细化、合理、实用。

　　全书重点突出实训教学环节,强化实训操作流程、操作注意事项,力求切合临床实际。各章节内容均按照临床实际工作流程编写,从临床实际工作出发,设置模拟临床场景或让标准化患者模拟临床场景,并利用生理驱动系统、模拟心肺复苏系统等现代化教学手段,加强学生的基本技能训练。为使学生顺利通过临床执业助理医师考试,第二章和第三章均有二站考试中考官常提问的问题,以帮助学生全面复习。在全书内容的编写中体现出对学生人文关怀和职业素质的培养,使学生具有良好的医德医风。

　　为保证教材的编写质量,主要参编人员参观了沈阳医学院、郑州大学第一附属医院、复旦大学中山医院的临床技能培训中心,借鉴了不少先进的教学经验。我们本着规范、实用、内容深浅适宜的原则,以适合学生阅读和理解为目标编写《临床医学实训教程》,使它可作为高职高专医学院校临床医学专业学生的实训教材,也可作为临床医生、社区医疗人员和考取临床执业助理医师资格证人员的参考用书。

　　本教材在修订过程中,参考了本专业有关教材,得到了南阳医学高等专科学校专业建设指导委员会、教务处和各附属医院及相关临床科室的大力支持。在此向相关教材的作者表示诚挚的感谢!并向所有参加和支持本书修订出版的单位、领导和同人致以深深的谢意!

　　由于编者水平有限,书中肯定会存在不足和疏漏之处,敬请使用本教材的同人继续提出宝贵意见,以便再版时加以纠正,从而使本教材的质量不断提高。

编　者

2016 年 12 月

目 录

第一章　病史采集

第一节　病史采集的内容和方法

病史采集又称问诊,是医务人员通过询问患者或有关人员(患者的亲属、朋友、同学、同事等),借以了解疾病的发生、发展和现状(包括诊治经过、既往健康状况以及有关生活经历)而获得病史资料的过程。病史资料的完整性和准确性对疾病的诊断和治疗有很大的影响。病史采集是医师诊断疾病的第一步,其重要性还在于它是建立良好医患关系的最重要时机,掌握正确的问诊方法和良好的问诊技巧,可以使患者感到医师的亲切和可信,有信心与医生合作,这对诊治疾病十分重要。

【实训目标】(10分)

1. 充分认识病史采集的重要性,掌握问诊的主要内容。(2分)

2. 掌握问诊的方法、技巧及注意事项。(2分)

3. 掌握各系统问诊的要点。(2分)

4. 熟悉特殊患者的问诊方法。(2分)

5. 熟悉医院门诊、病房工作制度及工作程序。(2分)

【模拟临床场景】

设置模拟病房或门诊,由学生担任模拟患者。

【学习方法】

1. 听示范性问诊录音。

2. 在模拟病房中,教师示教性问诊。

3. 学生2人一组,分别扮演患者和医生,互相练习问诊的内容和方法。

4. 选择合适的患者,学生分小组(3~4人一组),由1位学生担任主问,其余聆听并做简要记录。

【问诊步骤及评分】(82分)

1. 做好病史采集前的准备(10分)

(1)步入病房,站在患者右侧,问候患者并做自我介绍,讲明自己的职责,使用恰当语言表示自己愿意为解除患者痛苦和满足患者的要求尽自己所能。(4分)

(2)向患者说明病史采集的意义和目的,取得患者的合作。(3分)

(3)态度和蔼,主动创造一种宽松和谐的环境以消除患者紧张、拘束的情绪。(3分)

2.熟悉问诊九大项内容(30分)

(1)一般项目 包括姓名、性别、年龄、籍贯、民族、婚姻状况、住址、职业、工作单位、就诊或入院日期、记录日期、病史叙述者及可靠程度等。若病史叙述者非本人,则应写明代诉者与患者的关系。(3分)

(2)主诉 为患者感觉最痛苦、最明显的症状或(和)体征及其持续时间。(2分)

(3)现病史 是病史的主体部分,记述患者患病后的全过程。一般按以下6个内容依次询问。①起病情况,包括起病的原因、诱因、时间、地点、环境,起病缓急。(1分)②主要症状的特点,包括主要症状出现的部位、性质、程度和持续时间、缓解或加重因素等。(1分)③病情的发展与演变,包括疾病主要症状的变化和新症状的出现。(1分)④伴随症状的特点,指在患者出现主要症状的基础上,又同时出现一系列的其他症状。(1分)这些伴随出现的症状常常是鉴别诊断的依据,或提示出现了并发症。⑤诊疗经过,指患病后曾接受检查与治疗的经过,包括检查方法、检查时间和结果,诊断名称、治疗方法、治疗效果及不良反应等。(1分)⑥一般情况,包括发病以来患者的精神状况、体力状态、食欲及食量的改变、睡眠、体重变化、大小便情况等。(1分)

(4)既往史 包括患者既往的健康状况和过去曾患疾病,尤其是与本病有密切关系的疾病和外伤史、手术史、预防接种史以及过敏史等,并对呼吸系统、循环系统、消化系统、泌尿系统、造血系统、内分泌系统、神经精神系统、骨骼肌肉系统等每个系统询问2~4个症状。(4分)

(5)个人史 主要包括社会经历、职业及工作条件、习惯与嗜好、冶游史等。(3分)

(6)月经史 询问月经初潮年龄、月经周期和经期、经血的量和颜色、经期症状、白带情况、末次月经日期、闭经日期、绝经年龄等。(3分)

(7)婚姻史 询问是否未婚或已婚,结婚年龄。(3分)

(8)生育史 询问初孕年龄、妊娠及分娩情况、节育及绝育情况、配偶健康情况、性生活情况、夫妻关系等。(3分)

(9)家族史 指双亲与兄弟姐妹及子女的健康与疾病情况,有无遗传病及有关的疾病。(3分)

3.熟悉问诊中的常用技巧(20分)

(1)疾病的细节问题常常需要患者回忆、思考后才能回答,故应先进行开放性询问,从患者容易回答的问题(一般是主诉)开始问,如:"您哪里不舒服?您为什么来看病?"待患者据此积极思考时,再进行直接性提问,收集疾病的细节,如"扁桃体切除时你多少岁""你何时开始腹痛",从易到难、循序渐进跟踪疾病自首发至目前的演变过程。(2分)

(2)重复性提问用于核实对疾病诊断有重要意义的资料,如病情与时间之间的关系、某些重要症状、检查结果、过去诊断的名称、用药名称和剂量等,需根据情况进一步核实,以免含糊记录于病历当中,降低病史资料的真实性。但无计划的重复提问可能会挫伤和谐的医患关系,失去患者的信任。(2分)

（3）如有几个症状同时出现，要确定其先后顺序，并注意抓住关键、把握实质。（2分）

（4）在问诊的两个项目之间要使用过渡性语言，向患者说明将要讨论新话题的理由。如过渡到家族史之前可说明本病有遗传倾向。（2分）

（5）避免暗示性诱问，如："你腹痛时疼痛向右肩放射吗？"不可用医学术语进行问诊，如："你是否有盗汗、心悸、里急后重？"涉及患者隐私问题时不要逼问。（2分）

（6）提问时注意系统性和目的性，杂乱无章的提问会降低患者对医生的信任度。（2分）

（7）问诊过程中要恰当运用一些评价、赞许、鼓励的语言，以促使患者与医生合作，如："你已经戒烟了，这很好。"责备性提问会使患者产生抵触心理，如："你为什么吃那么脏的食物？"（2分）

（8）一连串的问题连续性提问，不给患者思考的时间，可造成患者对要回答的问题混淆不清。如："饭后痛得怎么样？和饭前不同吗？是绞痛还是烧灼样痛？是锐痛还是钝痛？"（2分）

（9）鼓励患者提问和讨论问题，当无法回答患者的问题或意见时，能承认自己经验不足，并立即积极设法查找答案。（2分）

（10）问诊结束时，以结束语暗示问诊结束，充分说明已经了解患者的要求、希望。告知患者今后的计划，如下次交谈或随访的时间等。（2分）

4.熟悉特殊患者的问诊方法（20分）

（1）缄默与忧伤　观察患者的表情、目光、躯体姿势，为可能的诊断提供线索；以尊重的态度，耐心地询问患者。（2分）

（2）焦虑与抑郁　应鼓励患者讲出其感受，注意其语言的和非语言的各种异常线索。（2分）

（3）愤怒与敌意　医生一定不要发怒，也不要认为自己受到侮辱而耿耿于怀，应坦然、理解、不卑不亢，尽量发现患者发怒的原因并予以说明。切勿迁怒于他人或医院其他部门。（3分）

（4）多话与唠叨　对这些患者，提问应限定在主题上，根据初步判断巧妙打断患者叙述的无关内容，或让其休息一下再问。（2分）

（5）危重患者　先采集重点病史资料，调整问诊顺序，一边问一边抢救，待病情稳定后再进一步详细询问补充。（2分）

（6）老年患者　问诊速度要慢，先简单问一些一般性问题，注意患者的反应，判断是否听懂所提的问题，必要时做适当的重复提问。（3分）

（7）儿童患者　问诊时应注意病史代述者提供资料的可靠程度，全面观察患儿，判断某些患儿是否由于惧怕打针而不肯说出实情。（3分）

（8）缺乏自知力的精神病患者　应通过其家属了解病情，并对获得的资料进行综合分析，待患者经过治疗病情好转后，再进一步补充。（3分）

5.详细记录问诊内容（2分）

将收集到的病史资料归纳整理后，按照规定格式详细记录。

【知识问答】（8 分）

1. 现病史的问诊包括哪些内容？（4 分）

答 现病史是指患者患病后的全过程，包括疾病的发生、发展、演变、诊治经过。现病史问诊的内容包括起病情况、主要症状的特点、病情的发展情况、伴随症状、诊疗经过、疾病过程中的一般情况等。

2. 既往史包括的内容有哪些？（4 分）

答 既往史包括患者既往的健康状况、曾经患过的疾病（包括各种传染病）、外伤史、手术史、预防接种史、过敏史等。

第二节 发 热

【实训目标】（8 分）

1. 对以发热为主诉就诊的患者进行正确的病史采集。（2 分）

2. 掌握病史采集的内容及方法。（2 分）

3. 熟悉发热的常见原因及鉴别诊断。（2 分）

4. 掌握医患沟通的技巧，体现良好的职业素养。（2 分）

【模拟临床场景】

模拟患者，男性，20 岁，低热 2 个月。请你作为住院医师，按照标准住院病历的要求，围绕以上主诉，询问患者的现病史及相关病史。

【学习方法】

1. 听示范性问诊录音。

2. 在模拟病房中，教师示教性询问病史。

3. 学生 4～6 人一组，由 1 位学生模拟患者，1 位学生担任主问，其余聆听并做简要记录。

【问诊步骤及评分】（82 分）

1. 做好病史采集前的准备。（2 分）

2. 采集现病史（40 分）

（1）发热的时间及缓急 什么时间开始发热，是急性起病还是慢性起病。（6 分）

（2）发病诱因 发热前有无淋雨、受凉，有无上呼吸道或其他部位感染，有无出血、外伤、用药史等。（8 分）

（3）发热的程度及热型 体温多少摄氏度，发热有何规律。（8 分）

（4）伴随症状 有无咳嗽、咳痰、胸痛、盗汗、呼吸困难、心悸、关节痛、血尿等。（6 分）

（5）诊疗经过 是否就诊过，做过哪些检查，曾被诊断为什么疾病；做过哪些治疗，用过什么药物，治疗效果如何。（6 分）

（6）一般情况　饮食、睡眠、大小便、体重变化情况等。（6分）

3.采集相关病史（20分）

（1）有无药物、食物过敏史，手术史。（5分）

（2）有无呼吸系统疾病、血液系统疾病等病史。（5分）

（3）有无传染病接触史。（5分）

（4）从事何种职业，有无毒物接触史。（5分）

4.问诊技巧（20分）

（1）问诊内容完整，重点突出。（10分）

（2）问诊条理清晰，紧密围绕病情询问。（10分）

【要点提示】

1.临床常见的热型

（1）稽留热　见于肺炎链球菌肺炎、斑疹伤寒、伤寒高热期等。

（2）弛张热　见于败血症、风湿热、化脓性炎症等。

（3）间歇热　见于疟疾、急性肾盂肾炎等。

（4）波状热　见于布氏杆菌病。

（5）回归热　见于回归热、霍奇金病等。

（6）不规则热　见于结核病、风湿热、支气管肺炎等。

2.发热的伴随症状

（1）寒战　常见于大叶性肺炎、败血症、急性肾盂肾炎、急性胆囊炎、疟疾、流行性脑脊髓膜炎、急性溶血性疾病、药物热和输液反应等。

（2）结膜充血　常见于麻疹、流行性出血热、斑疹伤寒、钩端螺旋体病等。

（3）口唇单纯疱疹　常见于流行性感冒、肺炎球菌肺炎等。

（4）皮疹　可见于某些急性传染病（如麻疹、水痘）、风湿热及结缔组织病、药物热等。

（5）皮肤黏膜出血　见于重症感染、白血病、急性再生障碍性贫血、流行性出血热、重症麻疹、病毒性肝炎、败血症、钩端螺旋体病等。

（6）淋巴结肿大　见于系统性红斑狼疮、急性淋巴细胞白血病、淋巴结结核、传染性单核细胞增多症等。

（7）黄疸　见于肝胆疾病，如急性肝炎、肝脓肿、急性化脓性胆管炎、胆管结石伴感染等；也见于急性溶血、败血症等。

（8）昏迷　先发热后昏迷常见于中枢神经系统感染，如结核性脑膜炎、化脓性脑膜炎、流行性脑脊髓膜炎等；先昏迷后发热常见于颅脑非感染性疾病，如脑血管意外、巴比妥类药物中毒、脑外伤等。

【知识问答】（10分）

1.什么叫发热？（5分）

答　病理性的体温升高叫作发热。

2.以口腔温度为标准，按发热的高低可分为几种？（5分）

答 可分为4种:①低热(37.3~38.0℃);②中等度热(38.1~39.0℃);③高热
(39.1~41.0℃);④超高热(41℃以上)。

第三节 疼 痛

【实训目标】(8分)

1. 对以疼痛为主诉就诊的患者进行正确的病史采集。(2分)

2. 掌握病史采集的内容及方法。(2分)

3. 熟悉疼痛的常见原因及鉴别诊断。(2分)

4. 掌握医患沟通的技巧,体现良好的职业素养。(2分)

【模拟临床场景】

模拟患者,男性,65岁,突发胸骨后疼痛2 h。请你作为住院医师,按照标准住院
病历的要求,围绕以上主诉,询问患者的现病史及相关病史。

【学习方法】

1. 听示范性问诊录音。

2. 在模拟病房中,教师示教性询问病史。

3. 学生4~6人一组,由1位学生模拟患者,1位学生担任主问,其余聆听并做简
要记录。

【问诊步骤及评分】(82分)

1. 做好病史采集前的准备。(2分)

2. 采集现病史(40分)

(1)发病诱因 胸痛发作前是否有劳累、体力活动、情绪激动、饱餐、吸烟等诱因。
(8分)

(2)胸痛特点 胸痛的具体部位、范围、性质、程度、有无放射、持续时间,是否有
加重或缓解的因素。(8分)

(3)伴随症状 有无面色苍白、大汗、呼吸困难、头痛、头晕、发热、咳嗽等症状。
(8分)

(4)诊疗经过 是否就诊过,做过哪些检查,曾被诊断为什么疾病;做过哪些治
疗,用过什么药物,治疗效果如何。(8分)

(5)一般情况 饮食、睡眠、大小便、体重变化情况。(8分)

3. 采集相关病史(20分)

(1)有无药物、食物过敏史。(5分)

(2)有无高血压病史,血压最高多少,是否规律治疗,如何治疗,血压控制如何。
有无高脂血症、糖尿病病史。(5分)

(3)饮食习惯(是否高脂肪、高胆固醇、高热量等),体力活动情况,吸烟和饮酒史
以及从事的职业。(5分)

（4）有无冠心病家族史。（5分）

4.问诊技巧（20分）

（1）问诊内容完整，重点突出。（10分）

（2）问诊条理清晰，紧密围绕病情询问。（10分）

【要点提示】

1.胸痛的发病年龄

（1）青壮年胸痛　多见于结核性胸膜炎、自发性气胸、心肌炎等。

（2）中老年胸痛　多见于心绞痛、急性冠脉综合征、肺癌等。

2.胸痛的部位

（1）带状疱疹　成簇水疱沿一侧肋间神经分布伴剧痛。

（2）肋骨软骨炎　单个或多个肿胀隆起，有压痛，咳嗽、深呼吸或患侧上肢大幅度活动时疼痛加重。

（3）食管、纵隔病变　胸痛多位于胸骨后，进食或吞咽时加重。

（4）心绞痛、心肌梗死　胸痛多位于胸骨后，常放射至左肩、左臂内侧，达无名指与小指。

（5）主动脉夹层　胸痛位于胸背部，向下放射至下腹、腰部。

3.胸痛的性质

（1）带状疱疹　刀割样或灼痛。

（2）食管炎　烧灼痛。

（3）心绞痛　压榨性痛伴窒息感。

（4）心肌梗死　剧烈胸痛伴濒死感。

（5）胸膜炎　尖锐刺痛、钝痛或撕裂痛。

4.胸痛的持续时间

（1）心绞痛　1~5 min，一般不超过15 min。

（2）心肌梗死　时间多超过30 min。

5.胸痛的加重或缓解因素

（1）心绞痛　劳累、体力活动、精神紧张可诱发，休息、含服硝酸甘油可缓解。

（2）胸膜炎　深呼吸、咳嗽、打喷嚏时可加剧。

（3）反流性食管炎　餐后出现，平卧或弯腰可诱发，应用 H_2 受体阻滞剂、质子泵抑制剂可缓解。

【知识问答】（10分）

1.青壮年的胸痛多考虑什么疾病？（5分）

答　结核性胸膜炎、自发性气胸、心肌炎等。

2.心绞痛的胸痛一般持续多长时间？（5分）

答　1~5 min，一般不超过15 min。

第四节　咳嗽与咳痰

【实训目标】（8 分）

1. 对以咳嗽、咳痰为主诉就诊的患者进行正确的病史采集。（2 分）

2. 掌握病史采集的内容及方法。（2 分）

3. 熟悉咳嗽、咳痰的常见原因及鉴别诊断。（2 分）

4. 掌握医患沟通的技巧,体现良好的职业素养。（2 分）

【模拟临床场景】

模拟患者,男性,20 岁,反复咳嗽、咳痰 1 年,咳大量脓痰 1 周。请你作为住院医师,按照标准住院病历的要求,围绕以上主诉,询问患者的现病史及相关病史。

【学习方法】

1. 听示范性问诊录音。

2. 在模拟病房中,教师示教性询问病史。

3. 学生 4～6 人一组,由 1 位学生模拟患者,1 位学生担任主问,其余聆听并做简要记录。

【问诊步骤及评分】（82 分）

1. 做好病史采集前的准备。（2 分）

2. 采集现病史（40 分）

（1）起病情况,如起病的急缓及发病诱因,有无环境、气候改变,感染或过敏等。（7 分）

（2）咳嗽的性质,咳嗽出现的时间与节律（有无晨起或改变体位时加剧）,咳嗽的音色。（7 分）

（3）痰的颜色、性状、量、气味及咳痰与体位的关系。（7 分）

（4）有无发热、胸痛、咯血和呼吸困难等。（7 分）

（5）是否到过医院就诊,做过哪些检查,结果如何,治疗情况如何。（6 分）

（6）发病以来的饮食、睡眠、大小便、体重变化情况。（6 分）

3. 采集相关病史（20 分）

（1）有无药物、食物过敏史。（6 分）

（2）有无吸烟史以及从事的职业。（7 分）

（3）有无与该病有关的其他病史,如百日咳、支气管肺炎、结核等。（7 分）

4. 问诊技巧（20 分）

（1）问诊内容完整,重点突出。（10 分）

（2）问诊条理清晰,紧密围绕病情询问。（10 分）

【要点提示】

1. 咳嗽的性质

（1）干性咳嗽　见于急慢性咽喉炎、急性支气管炎初期、轻症肺结核、胸膜炎、支气管异物等。

（2）湿性咳嗽　见于慢性支气管炎、肺炎、支气管扩张症、肺脓肿、空洞型肺结核等。

2. 咳嗽的时间与规律

（1）突然发生的咳嗽　见于吸入刺激性气体所致的急性咽喉炎、气管异物。

（2）阵发性咳嗽　见于支气管哮喘、支气管内膜结核等。

（3）长期慢性咳嗽　见于慢性支气管炎、慢性肺脓肿、支气管扩张症等。

（4）改变体位时咳嗽、咳痰加剧（如晨起或夜间就寝）　常见于慢性支气管炎、支气管扩张症、肺脓肿等。

（5）夜间咳嗽　常见于左心衰竭。

3. 咳嗽的音色

（1）咳嗽声音嘶哑　见于声带炎症或喉返神经受压。

（2）咳嗽呈犬吠样　见于会厌、喉头疾病，气管受压。

（3）咳嗽声音低微或无声　见于极度衰弱及声带麻痹患者。

（4）咳嗽呈金属音调　纵隔肿瘤或支气管肺癌。

4. 痰的性状和痰量

（1）浆液性痰　见于肺水肿。

（2）黏液性痰　见于急性支气管炎、支气管哮喘、肺炎球菌肺炎初期、慢性支气管炎、肺结核等。

（3）脓性痰　见于化脓性细菌性呼吸道感染。

（4）血性痰　见于各种原因造成的呼吸道黏膜受损或肺癌。

（5）恶臭痰　见于厌氧菌感染。

（6）痰量　急性呼吸道炎症时痰量少；支气管扩张症、肺脓肿时痰量较多，且排痰与体位改变有关；弥漫性肺泡癌日咳痰量可达数百至上千毫升。

5. 痰的颜色

（1）铁锈色痰　见于肺炎链球菌肺炎。

（2）粉红色泡沫痰　见于急性左心衰竭致肺水肿。

（3）绿色或黄绿色痰　见于铜绿假单胞菌感染。

（4）白色黏稠痰牵拉成丝，难以咯出　见于真菌感染。

6. 咳嗽、咳痰的伴随症状

（1）咳嗽、咳痰伴发热　见于急性呼吸道感染、胸膜炎、肺结核等。

（2）咳嗽、咳痰伴呼吸困难　见于气管异物、喉头水肿、支气管哮喘、慢性阻塞性肺疾病、肺水肿、重症肺炎、胸腔积液、气胸等。

（3）咳嗽、咳痰伴胸痛　见于肺炎、胸膜炎、肺梗死、肺癌、自发性气胸等。

（4）咳嗽、咳痰伴咯血　见于支气管扩张症、肺结核、支气管肺癌等。

（5）咳嗽、咳痰伴哮鸣音　见于支气管哮喘、慢性支气管炎喘息型、心源性哮喘、呼吸道异物等。

（6）咳嗽、咳痰伴杵状指（趾）　见于慢性肺脓肿、支气管扩张症、支气管肺癌等。

【知识问答】（10分）

1. 咳嗽伴有铁锈色痰，多见于什么疾病？（5分）

答　肺炎链球菌肺炎。

2. 痰液有恶臭味见于什么情况？（5分）

答　厌氧菌感染。

第五节　咯　血

【实训目标】（8分）

1. 对以咯血为主诉就诊的患者进行正确的病史采集。（2分）

2. 掌握病史采集的内容及方法。（2分）

3. 熟悉咯血的常见原因及鉴别诊断。（2分）

4. 掌握医患沟通的技巧，体现良好的职业素养。（2分）

【模拟临床场景】

模拟患者，男性，20岁，咯血伴发热1个多月。请你作为住院医师，按照标准住院病历的要求，围绕以上主诉，询问患者的现病史及相关病史。

【学习方法】

1. 听示范性问诊录音。

2. 在模拟病房中，教师示教性询问病史。

3. 学生4～6人一组，由1位学生模拟患者，1位学生担任主问，其余聆听并做简要记录。

【问诊步骤及评分】（82分）

1. 做好病史采集前的准备。（2分）

2. 采集现病史（40分）

（1）发病诱因　咯血发作前是否有咳嗽等诱因。（7分）

（2）咯血的特点　咯血是急骤发生还是缓慢发生，咯血量多少，咯血的颜色及性状。（7分）

（3）体温　体温多少，体温的升降有无规律。（7分）

（4）伴随症状　如有无咳嗽、咳痰、胸痛、盗汗、呼吸困难、心慌、血尿等。（7分）

（5）诊疗经过　是否就诊过，是否做过胸部X射线或胸部CT检查，结果如何；曾被诊断为什么疾病；做过哪些治疗，用过什么药物，治疗效果如何。（6分）

（6）一般情况　饮食、睡眠、大小便、体重变化情况。（6分）

3. 采集相关病史(20分)

(1)有无药物、食物过敏史。(5分)

(2)有无与该病有关的其他病史,如肺结核、肺癌、心力衰竭、白血病、再生障碍性贫血等,有无肺结核患者密切接触史等。(6分)

(3)有无手术、外伤史。(5分)

(4)有无吸烟和饮酒史以及从事的职业。(4分)

4. 问诊技巧(20分)

(1)问诊内容完整,重点突出。(10分)

(2)问诊条理清晰,紧密围绕病情询问。(10分)

【要点提示】

1. 咯血的发病年龄

(1)青壮年咯血　多见于肺结核、支气管扩张症等。

(2)有长期吸烟史的中老年患者咯血　多见于支气管肺癌。

(3)儿童的慢性咳嗽伴少量咯血、低血红蛋白性贫血　应注意特发性含铁血黄素沉着症的可能。

2. 咯血量

每日咯血量在100 mL以内属小量咯血,100~500 mL属中等量咯血,超过500 mL或一次咯血量超过100 mL属大量咯血。大量咯血常见于空洞型肺结核、支气管扩张症、肺脓肿。

3. 咯血的颜色与性状

(1)鲜红色痰　多见于肺结核、支气管扩张症等。

(2)暗红色痰　多见于二尖瓣狭窄。

(3)铁锈色血痰　多见于肺炎球菌肺炎。

(4)砖红色、胶冻样痰　多见于肺炎克雷伯杆菌肺炎。

(5)粉红色泡沫痰　多见于急性左心衰竭所致肺水肿。

(6)黏稠暗红色血痰　多见于肺梗死。

4. 咯血的伴随症状

(1)伴发热　多见于肺炎、肺结核、肺脓肿、支气管肺癌等。

(2)伴脓痰　多见于肺脓肿、支气管扩张症、肺结核空洞合并感染等。

(3)伴胸痛　多见于肺炎球菌肺炎、肺结核、肺梗死、支气管肺癌等。

(4)伴皮肤黏膜出血　多见于血液病、流行性出血热、钩端螺旋体病等。

(5)伴杵状指(趾)　多见于支气管扩张症、原发性肺脓肿、支气管肺癌等。

【知识问答】(10分)

1. 青壮年咯血多见于什么原因？中老年人咯血多见于什么原因？(5分)

答　青壮年咯血多见于肺结核、支气管扩张症等,有长期吸烟史的中老年人咯血多见于支气管肺癌。

2. **什么是大咯血？**(5分)

答　大咯血是指 24 h 咯血量超过 500 mL 或一次咯血量超过 100 mL。

第六节　呼吸困难

【实训目标】(8 分)

1. 对以呼吸困难为主诉就诊的患者进行正确的病史采集。(2 分)

2. 掌握病史采集的内容及方法。(2 分)

3. 熟悉呼吸困难的常见原因、发生机制及鉴别诊断。(2 分)

4. 掌握医患沟通的技巧,体现良好的职业素养。(2 分)

【模拟临床场景】

模拟患者,男性,25 岁,阵发性呼吸困难伴咳嗽 1 周。请你作为住院医师,按照标准住院病历的要求,围绕以上主诉,询问患者的现病史及相关病史。

【学习方法】

1. 听示范性问诊录音。

2. 在模拟病房中,教师示教性询问病史。

3. 学生 4～6 人一组,由 1 位学生模拟患者,1 位学生担任主问,其余聆听并做简要记录。

【问诊步骤及评分】(82 分)

1. 做好病史采集前的准备。(2 分)

2. 采集现病史(40 分)

(1)呼吸困难的发病诱因　是否有上呼吸道感染或过敏源接触史。(8 分)

(2)呼吸困难的特点　发作情况(是突发性还是渐进性)、性质(是吸气性、呼气性,还是呼、吸都感到困难)、是晚上发作还是白天发作、每次持续时间、呼吸时有无哨鸣样声音、呼吸困难的诱发因素和缓解因素(如平卧位可否使呼吸困难加重,端坐体位可否使呼吸困难减轻)。(10 分)

(3)伴随症状　呼吸困难是否伴有发热、心慌、胸痛、水肿、咳痰(痰的性状)、咯血(咯血量及咯出的血液性状)。(8 分)

(4)诊疗经过　是否到医院就诊,做过哪些检查,结果如何;用过什么药物治疗,效果如何。(8 分)

(5)一般情况　体重、体力状态、食欲及食量、睡眠、大小便及精神状态等。(6 分)

3. 采集相关病史(20 分)

(1)有无药物及其他过敏史。(8 分)

(2)既往有无类似病史,有无季节性发作性过敏史,有无高血压、心脏病、支气管炎病史,从事何种职业,有无粉尘或刺激性气体接触史。(12 分)

4. 问诊技巧(20 分)

(1)问诊内容完整,重点突出。(10 分)

（2）问诊条理清晰,紧密围绕病情询问。（10 分）

【要点提示】

1.呼吸困难与呼吸的关系

（1）吸气性呼吸困难 见于各种原因引起的喉、气管、大支气管等大气道的狭窄或梗阻,如喉头水肿、气管支气管异物、急性喉炎、喉癌、气管肿瘤等。

（2）呼气性呼吸困难 见于慢性阻塞性肺气肿、喘息型慢性支气管炎、支气管哮喘等小气道的阻塞性病变。

（3）混合性呼吸困难 见于弥漫性肺纤维化、大面积肺不张、重症肺炎、大量胸腔积液、气胸等。

2.呼吸困难与呼吸频率、节律的关系

（1）呼吸加深加快 见于急性感染引起的高热。

（2）深大而规则的呼吸 伴有鼾声者称为酸中毒大呼吸(库斯莫尔呼吸),见于尿毒症、糖尿病酮症酸中毒等。

（3）呼吸减慢、变浅伴呼吸节律异常(潮式呼吸或间停呼吸) 见于吗啡、巴比妥类药物中毒。

（4）呼吸慢而深 伴有呼吸节律的异常,如呼吸遏止(吸气突然停止)、双吸气(抽泣样呼吸),见于重症颅脑疾病。

（5）突然发生呼吸困难 如呼吸频数而表浅,伴有叹息样呼吸,常可因过度换气导致呼吸性碱中毒,出现口周、肢体麻木和手足搐搦,见于癔病患者。

3.呼吸困难的伴随症状

（1）伴发热 见于炎症性疾病,如急性扁桃体周围脓肿、咽后壁脓肿、肺炎、肺脓肿、肺结核、胸膜炎、心包炎等。

（2）伴一侧胸痛 见于大叶性肺炎、胸膜炎、自发性气胸、支气管肺癌等。

（3）伴咳嗽、咳痰 伴咳嗽、咳痰,见于肺炎球菌肺炎、支气管扩张症、慢性支气管炎、肺脓肿等;伴大量浆液性泡沫痰,见于有机磷杀虫药中毒;伴粉红色泡沫痰,见于急性左心衰竭。

（4）伴昏迷 见于肺性脑病、糖尿病酮症酸中毒、急性中毒、脑出血、脑膜炎等。

（5）发作性呼吸困难伴有哮鸣音 见于支气管哮喘、心源性哮喘等。

【知识问答】（10 分）

1.呼吸困难伴发热多见于什么疾病?（5 分）

答 多见于炎症性疾病,如急性扁桃体周围脓肿、咽后壁脓肿、肺炎、肺脓肿、肺结核、胸膜炎、心包炎等。

2.吸气性呼吸困难和呼气性呼吸困难分别多见于什么疾病?（5 分）

答 吸气性呼吸困难多见于各种原因引起的喉、气管、大支气管等大气道的狭窄或梗阻,如喉头水肿、气管支气管异物、急性喉炎、喉癌、气管肿瘤等。呼气性呼吸困难多见于慢性阻塞性肺气肿、喘息型慢性支气管炎、支气管哮喘等小气道的阻塞性病变。

第七节 水 肿

【实训目标】（8分）

1. 对以水肿为主诉就诊的患者进行正确的病史采集。（2分）

2. 掌握病史采集的内容及方法。（2分）

3. 熟悉水肿的常见原因、产生机制及心源性水肿、肝源性水肿、肾源性水肿的鉴别诊断。（2分）

4. 掌握医患沟通的技巧,体现良好的职业素养。（2分）

【模拟临床场景】

模拟患者,男性,11岁,颜面部水肿3 d。请你作为住院医师,按照标准住院病历的要求,围绕以上主诉,询问患者的现病史及相关病史。

【学习方法】

1. 听示范性问诊录音。

2. 在模拟病房中,教师示教性询问病史。

3. 学生4~6人一组,由1位学生模拟患者,1位学生担任主问,其余聆听并做简要记录。

【问诊步骤及评分】（82分）

1. 做好病史采集前的准备。（2分）

2. 采集现病史（40分）

(1)发病的诱因是什么,发病前有无上呼吸道感染或发热。（5分）

(2)颜面部水肿发生的时间(晨起时或夜间)。（5分）

(3)水肿首先出现的部位和发生顺序,水肿是否受体位影响。（5分）

(4)水肿发生的速度。（5分）

(5)水肿是否可凹,是否双侧对称。（5分）

(6)伴随症状,是否有咽痛、发热;是否有少尿、尿色异常;是否有呼吸困难、不能平卧;血压如何,是否有头晕、头痛等。（5分）

(7)诊疗经过,是否到医院就诊,做过哪些检查,结果如何;治疗用药情况及效果。（5分）

(8)一般情况,体重、体力状态、食欲及食量、睡眠、大小便及精神状态。（5分）

3. 采集相关病史（20分）

(1)有无食物及药物过敏史、手术史。（6分）

(2)有无心脏病、肝硬化、肾炎等病史,营养状况如何。（7分）

(3)是否有高盐饮食习惯,是否使用导致水肿的药物,如胰岛素、吲哚美辛、糖皮质激素类药物等。（7分）

4.问诊技巧(20分)

(1)问诊内容完整,重点突出。(10分)

(2)问诊条理清晰,紧密围绕病情询问。(10分)

【要点提示】

1.水肿的原因

(1)心源性水肿　常见于右心衰竭、缩窄性心包炎。水肿先出现于身体下垂部位,能起床活动者为踝内侧,经常卧床者为腰骶部;活动后明显,休息后减轻或消失。常伴有右心功能衰竭的其他临床表现。

(2)肾源性水肿　常见于各种肾炎、肾病。初起为早晨起床时有眼睑与颜面水肿,以后发展为全身水肿。常伴高血压、尿常规改变、肾功能损害等表现。

(3)肝源性水肿　常见于失代偿期肝硬化。以腹水为主要表现,也可首先出现踝部水肿,逐渐向上蔓延,但头面部及上肢多无水肿。

(4)营养不良性水肿　水肿出现前常有消瘦、体重减轻等表现,水肿常从足部逐渐蔓延至全身。及时补充足够的蛋白质后水肿可迅速消退。

(5)其他　①甲状腺功能减退症:可引起黏液性水肿,多发生于颜面及下肢。②经前期紧张综合征:月经前7~14 d出现眼睑、踝部及手部轻度水肿,常伴乳房胀痛、盆腔沉重感,行经后水肿可消退。③特发性水肿:多见于妇女,常表现在身体下垂部位,原因不明。④药物性水肿:肾上腺糖皮质激素、雄激素、雌激素、胰岛素等的使用可引起水肿。⑤血栓性静脉炎、局部炎症、丝虫病、过敏等:可引起局限性水肿。

2.水肿的伴随症状

(1)伴肝大　见于心源性、肝源性、营养不良性水肿;若伴有颈静脉怒张、肝颈静脉反流征阳性,多为心源性水肿;若伴有黄疸、蜘蛛痣、脾大,多为肝源性水肿。

(2)伴蛋白尿　常为肾源性水肿。

(3)伴呼吸困难、发绀　多提示心脏疾病、上腔静脉阻塞综合征。

(4)与月经周期明显相关　多见于经前期紧张综合征。

(5)伴消瘦或体重减轻　多见于营养不良性水肿。

【知识问答】(10分)

1.首先出现于身体下垂部位的水肿以什么原因居多?(5分)

答　心源性水肿。

2.肾源性水肿的特点是什么?(5分)

答　初起为早晨起床时有眼睑与颜面水肿,以后发展为全身水肿。常伴高血压、尿常规改变、肾功能损害等表现。

第八节　呕血与便血

【实训目标】(8分)

1.对以呕血与便血为主诉就诊的患者进行正确的病史采集。(2分)

2.掌握病史采集的内容及方法。(2分)

3.熟悉呕血与便血的常见原因及鉴别诊断。(2分)

4.掌握医患沟通的技巧,体现良好的职业素养。(2分)

【模拟临床场景】

模拟患者,男性,58岁,呕血伴黑便3 h。请你作为住院医师,按照标准住院病历的要求,围绕以上主诉,询问患者的现病史及相关病史。

【学习方法】

1.听示范性问诊录音。

2.在模拟病房中,教师示教性询问病史。

3.学生4~6人一组,由1位学生模拟患者,1位学生担任主问,其余聆听并做简要记录。

【问诊步骤及评分】(82分)

1.做好病史采集前的准备。(2分)

2.采集现病史(40分)

(1)发病诱因 有无饮酒或进食粗糙食物,有无食用动物血、肝或服用铁剂、铋剂等,是否存在某些应激因素如大手术、大面积烧伤等。(8分)

(2)起病 是急性起病还是慢性起病。(6分)

(3)主要症状及特点 呕血前是否有上腹不适或恶心,呕血及便血的颜色、量,是否混有血凝块。(8分)

(4)伴随症状 有无头晕、心慌、出汗、口渴、尿量减少,有无发热、腹痛、呕吐、黑便、反酸,有无皮肤黏膜黄染。(6分)

(5)诊疗经过 是否到医院就诊,做过哪些检查,结果如何;治疗用药情况及效果如何。(6分)

(6)一般情况 体重、体力状态、食欲及食量、睡眠、大小便及精神状态等。(6分)

3.采集相关病史(20分)

(1)有无药物、食物过敏史。(4分)

(2)有无消化性溃疡、肝硬化、出血性胃炎、反流性食管炎等消化系统病史,有无血液病及传染性疾病病史。(6分)

(3)有无手术、外伤史。(5分)

(4)饮食习惯,吸烟和饮酒史以及从事的职业。(5分)

4.问诊技巧(20分)

(1)问诊内容完整,重点突出。(10分)

(2)问诊条理清晰,紧密围绕病情询问。(10分)

【要点提示】

1.确定是否为便血

食用过多猪肝、动物血等所致的黑便,进素食后黑便消失;服用某些药物,如铁剂、铋剂等也可使大便变黑,但大便隐血试验阴性。

2. 出血量多少的判断

出血量 5 mL 以上出现大便隐血试验阳性,出血量 50 mL 以上出现黑便,胃内蓄积血量达到 250 ~ 300 mL 出现呕血。

3. 出血部位与出血时间的判断

出血部位较高,出血量大,在胃内停留时间较短时,呕吐物为暗红色或鲜红色,甚至混有血凝块;出血部位较高,出血量少,在胃内停留时间较长时,呕吐物为咖啡色或棕褐色;出血部位较高时,部分血液可经肠道排出体外,表现为黑便,当粪便附有黏液时可发亮,状似柏油样便,称柏油样便。通常情况下,呕血均伴有黑便,黑便不一定伴有呕血;幽门以下的出血常只有黑便而无呕血,幽门以上的出血则黑便、呕血均会出现。

4. 呕血(便血)的伴随症状

(1)伴发热　见于恶性肿瘤、流行性出血热、钩端螺旋体病、急性胆道炎症、急性出血坏死性肠炎等。

(2)伴腹痛　见于消化性溃疡(慢性反复发作、周期性、节律性上腹痛)、胃癌(老年人慢性上腹疼痛,无明显节律性,进行性厌食,消瘦)、急性出血坏死性肠炎、肠套叠、肠系膜血栓形成(下腹部疼痛)等。

(3)伴黄疸　见于重型肝炎、肝硬化、肝癌、胆道出血等肝胆疾病,或某些感染性疾病,如钩端螺旋体病等。

(4)伴皮肤黏膜出血　见于血液系统疾病及某些传染病。

(5)伴脾大　若同时伴有肝掌、蜘蛛痣、腹水、腹壁静脉曲张,提示肝硬化食管胃底静脉曲张破裂出血。

(6)伴肝大　肝大,且质地坚硬、表面凹凸不平时,多见于肝癌。

(7)伴里急后重　见于直肠炎、急性细菌性痢疾、直肠癌等。

(8)伴腹部肿块　见于结肠癌、小肠恶性淋巴瘤、肠结核、肠套叠等。

【知识问答】(10 分)

1. 出血量多少可出现大便隐血试验阳性?(5 分)

答　出血量 5 mL 以上可出现大便隐血试验阳性。

2. 呕血伴肝大、质地坚硬、表面凹凸不平多见于什么疾病?(5 分)

答　肝癌。

第九节　腹　泻

【实训目标】(8 分)

1. 对以腹泻为主诉就诊的患者进行正确的病史采集。(2 分)

2. 掌握病史采集的内容及方法。(2 分)

3. 熟悉腹泻的常见原因及鉴别诊断。(2 分)

4. 掌握医患沟通的技巧,体现良好的职业素养。(2分)

【模拟临床场景】

模拟患者,女性,55岁,间断性左下腹痛、腹泻两年,加重3 d。请你作为住院医师,按照标准住院病历的要求,围绕以上主诉,询问患者的现病史及相关病史。

【学习方法】

1. 听示范性问诊录音。

2. 在模拟病房中,教师示教性询问病史。

3. 学生4~6人一组,由1位学生模拟患者,1位学生担任主问,其余聆听并做简要记录。

【问诊步骤及评分】(82分)

1. 做好病史采集前的准备。(2分)

2. 采集现病史(40分)

(1)发病诱因 有无精神紧张、饮食不当、饮酒及服药,是急性起病还是慢性起病。(6分)

(2)腹泻 每日大便次数及量,粪便性状(包括颜色改变,有无脓血和黏液)。(7分)

(3)腹痛 具体部位、性质、程度及持续时间,腹痛与排便的关系,加重或缓解的因素。(7分)

(4)伴随症状 有无发热、盗汗、关节痛、口渴、心慌等表现。(7分)

(5)诊疗经过 是否就诊过,是否做过胃镜检查、钡餐检查等,曾被诊断为什么疾病;做过哪些治疗,用过什么药物,治疗效果如何。(7分)

(6)其他 发病以后饮食、睡眠、小便及近期体重变化情况。(6分)

3. 采集相关病史(20分)

(1)有无药物、食物过敏史。(4分)

(2)有无结核病、细菌性痢疾、阿米巴痢疾、炎症性肠病等消化系统或传染病病史,近期有无腹泻患者接触史。(7分)

(3)有无疫区居住史,询问月经、婚育史及饮食习惯。(5分)

(4)有无家族病史。(4分)

4. 问诊技巧(20分)

(1)问诊内容完整,重点突出。(10分)

(2)问诊条理清晰,紧密围绕病情询问。(10分)

【要点提示】

1. 急性腹泻

(1)起病及病程 起病较急,常在不洁或不当饮食后24 h内发病,病程一般较短(短于2个月),多见于感染、食物中毒等。

(2)腹泻次数与粪便性状 急性感染性腹泻每天排便可达数次或10次以上。粪便多为糊样或水样,少数为脓血便。如:阿米巴痢疾时粪便呈暗红色果酱样,以血为主,血中带脓,有血腥臭味;细菌性痢疾粪便以黏液及脓液为主,脓中带血;重症霍乱的粪便呈白色淘米水样,粪便内混有黏液片块;小儿肠炎的粪便为绿色稀糊状;伪膜性肠炎的粪便呈大量黄绿色稀汁样,含有膜状物;副溶血性弧菌食物中毒时粪便为洗肉水样;出血性坏死性肠炎的粪便为红豆汤样。

（3）腹泻与腹痛的关系　急性腹泻常伴腹痛。小肠疾病的腹泻常伴脐周疼痛,便后疼痛无明显缓解;结肠疾病所致的疼痛多在下腹部,便后疼痛可明显缓解。分泌性腹泻无明显疼痛。

2.慢性腹泻

（1）起病及病程　起病缓慢,病程较长。多见于慢性感染、非特异性炎症、肠道肿瘤、肠道功能紊乱、吸收不良等。

（2）腹泻次数及粪便性状　小肠性腹泻通常每天大便 2～10 次,大便量多,性状较稀薄,渗出物、血等与粪便均匀地混在一起,除非渗出物过多或蠕动过快,一般无肉眼脓血便,需显微镜检查才能发现;结肠性疾病腹泻时大便次数更多,大便量较少,肉眼可见脓血及黏液,左半结肠的病变肉眼脓血便尤其常见;单纯性肠运动功能异常导致的腹泻,粪便不带渗出物和血液,见于肠易激综合征、甲状腺功能亢进症等。

（3）缓解与加重的因素　禁食后腹泻停止或减轻见于渗透性腹泻,禁食后腹泻仍持续存在见于分泌性腹泻。

（4）伴随症状及体征　伴发热见于肠结核、克罗恩病、溃疡性结肠炎急性发作期、肠道恶性肿瘤等;伴里急后重见于直肠病变为主者,如直肠炎症、直肠肿瘤等;伴腹部包块者见于克罗恩病、肠结核、胃肠道恶性肿瘤等;伴关节疼痛或肿胀见于克罗恩病、肠结核、溃疡性结肠炎等;伴消瘦见于小肠病变为主者,如肠结核、吸收不良综合征及晚期胃肠道恶性肿瘤。

【知识问答】(10 分)

1.暗红色果酱样便多见于什么疾病?（5 分）

答　多见于阿米巴痢疾。

2.腹泻伴里急后重多见于什么疾病?（5 分）

答　多见于直肠病变为主者,如直肠炎症、直肠肿瘤等。

第十节　黄　疸

【实训目标】(8 分)

1.对以黄疸为主诉就诊的患者进行正确的病史采集。（2 分）

2.掌握病史采集的内容及方法。（2 分）

3.熟悉黄疸的常见原因及肝细胞性黄疸、溶血性黄疸、胆汁淤积性黄疸的鉴别要点。（2 分）

4.掌握医患沟通的技巧,体现良好的职业素养。（2 分）

【模拟临床场景】

模拟患者,男性,48 岁,皮肤黏膜黄染半个月。请你作为住院医师,按照标准住院病历的要求,围绕以上主诉,询问患者的现病史及相关病史。

【学习方法】

1. 听示范性问诊录音。

2. 在模拟病房中,教师示教性询问病史。

3. 学生 4～6 人一组,由 1 位学生模拟患者,1 位学生担任主问,其余聆听并做简要记录。

【问诊步骤及评分】(82 分)

1. 做好病史采集前的准备。(2 分)

2. 采集现病史(40 分)

(1)发病情况　发病有何诱因,是否曾食用胡萝卜、南瓜,是急性起病还是慢性起病。(8 分)

(2)主要症状特点　皮肤黏膜的颜色是浅柠檬色、深黄色还是黄绿色,皮肤黏膜发黄是否为进行性加重。(8 分)

(3)伴随症状　是否伴有发热、食欲缺乏、消瘦、皮肤瘙痒、腹痛、腰背痛,大小便的颜色有无改变。(8 分)

(4)诊疗经过　是否到医院就诊过,做过哪些检查,是否做过肝功能及肝 B 超、CT检查,结果如何;治疗用药情况及效果如何。(8 分)

(5)一般情况　体重、体力状态、食欲及食量、睡眠、大小便及精神状态等。(8 分)

3. 采集相关病史(20 分)

(1)有无药物、食物过敏史。(7 分)

(2)有无肝炎、肝硬化病史,有无胆管结石、胆囊炎等胆道疾病史。(7 分)

(3)有无手术、外伤史。(6 分)

4. 问诊技巧(20 分)

(1)问诊内容完整,重点突出。(10 分)

(2)问诊条理清晰,紧密围绕病情询问。(10 分)

【要点提示】

1. 黄疸的临床表现

(1)溶血性黄疸　黄疸较轻,皮肤呈浅柠檬色,皮肤无瘙痒,有典型急性溶血的表现,如发热、头痛、腰痛等,可合并不同程度的贫血、血红蛋白尿(小便呈浓茶色),病情严重者出现急性肾衰竭。慢性溶血多为先天性,主要表现为贫血、脾大。

(2)肝细胞性黄疸　皮肤黏膜呈浅黄至深金黄色,有轻度皮肤瘙痒,合并肝原发病表现,如疲乏无力、食欲不佳、肝区不适等,重者有出血倾向。

(3)胆汁淤积性黄疸　黄疸较重,皮肤呈暗黄色,甚至黄绿色,尿色深,粪便颜色变浅,可呈白陶土色,常伴有皮肤明显瘙痒、心动过缓,可有出血倾向。

2.黄疸的伴随症状

（1）伴发热　　常见于急性胆管炎、肝脓肿、败血症、钩端螺旋体病、急性溶血等。

（2）伴腹痛　　伴上腹疼痛,见于胆管结石、肝脓肿、胆道蛔虫症等;伴持续右上腹钝痛、胀痛,见于病毒性肝炎、原发性肝癌等;黄疸、右上腹剧痛、高热,称为夏科三联征,见于急性化脓性胆管炎。

（3）伴肝大　　轻至中度肝大,质地软或中等硬度,表面光滑,见于病毒性肝炎、胆管阻塞、急性胆道感染;明显肝大且质地硬,表面凹凸不平,有结节,见于肝癌。

（4）伴胆囊肿大　　见于胆总管梗阻,如胰头癌、壶腹周围癌等。

（5）伴脾大　　见于病毒性肝炎、肝硬化、败血症、急性溶血、疟疾等。

（6）伴呕血与黑便　　见于重症肝炎、肝硬化等。

（7）伴腹水　　见于重症肝炎、肝硬化(失代偿期)、原发性肝癌等。

【知识问答】(10分)

1.肝细胞性黄疸的特点是什么?（5分）

答　　皮肤黏膜呈浅黄至深金黄色,有轻度皮肤瘙痒,合并肝原发病表现,如疲乏无力、食欲不佳、肝区不适等,重者有出血倾向。

2.黄疸伴发热多见于什么疾病?（5分）

答　　常见于急性胆管炎、肝脓肿、败血症、钩端螺旋体病、急性溶血等。

第十一节　尿频、尿急、尿痛

【实训目标】(8分)

1.对以尿频、尿急、尿痛为主诉就诊的患者进行正确的病史采集。（2分）

2.掌握病史采集的内容及方法。（2分）

3.熟悉尿频、尿急、尿痛的常见原因及鉴别诊断。（2分）

4.掌握医患沟通的技巧,体现良好的职业素养。（2分）

【模拟临床场景】

模拟患者,女性,43岁,尿频、尿急、尿痛10 d。请你作为住院医师,按照标准住院病历的要求,围绕以上主诉,询问患者的现病史及相关病史。

【学习方法】

1.听示范性问诊录音。

2.在模拟病房中,教师示教性询问病史。

3.学生4~6人一组,由1位学生模拟患者,1位学生担任主问,其余聆听并做简要记录。

【问诊步骤及评分】(82分)

1.做好病史采集前的准备。（2分）

2. 采集现病史(40分)

(1)发病诱因,有无劳累、受凉或憋尿。是否为月经期,是否接受过导尿、尿道器械检查或流产术。症状是否与性生活有关。(7分)

(2)排尿频率,每次排尿间隔及尿量。(6分)

(3)尿痛的部位、尿痛是否牵连其他部位、疼痛的性质、疼痛出现的时间(是排尿开始、排尿中间还是排尿结束)。(7分)

(4)伴随症状,有无尿色改变,有无血尿、脓尿或多尿,有无尿不尽感或排尿困难,有无发热、寒战、盗汗,有无腰痛、腹痛。(7分)

(5)诊疗经过,是否就诊过,做过哪些检查,曾被诊断为什么疾病;做过哪些治疗,用过什么药物,治疗效果如何。(7分)

(6)一般情况,如饮食、睡眠、大小便、体重变化情况。(6分)

3. 采集相关病史(20分)

(1)有无药物、食物过敏史。(4分)

(2)有无泌尿系统感染、结石病史,有无结核病史,有无盆腔手术、导尿、尿路器械检查史,有无精神心理疾病史,有无流产史或妇科疾病史等。(6分)

(3)有无手术、外伤史。(4分)

(4)月经、婚育史。(3分)

(5)职业史、毒物接触史、冶游史。(3分)

4. 问诊技巧(20分)

(1)问诊内容完整,重点突出。(10分)

(2)问诊条理清晰,紧密围绕病情询问。(10分)

【要点提示】

1. 尿道分泌物的性状

血性分泌物提示尿道癌,黄色或脓性分泌物提示淋菌性尿道炎,无色或白色稀薄尿道分泌物为支原体、衣原体等非淋菌性尿道炎,晨起排尿前少量黏稠分泌物提示慢性前列腺炎症。

2. 伴随症状

(1)伴发热 常见于尿路感染,结缔组织疾病和肿瘤也可出现发热。

(2)伴盗汗 常见于尿路结核。

(3)伴血尿 常见于膀胱肿瘤、出血性膀胱炎等。出血严重的肾小球疾病也会有血尿。

(4)伴尿不尽感或排尿困难 常见于膀胱以下的尿路梗阻,如膀胱或尿道结石、肿瘤及良性前列腺增生等。神经源性膀胱也会出现尿频、尿急、排尿困难的症状,但尿痛多不显著。

(5)伴结缔组织疾病表现 如伴随口腔溃疡、关节疼痛、皮疹、脱发等,多见于结缔组织疾病导致的间质性膀胱炎,同时要考虑经过细胞毒性药物和免疫抑制剂治疗后导致的出血性膀胱炎和感染的可能。

【知识问答】(10 分)

1.尿频、尿急、尿痛伴血性分泌物,多见于什么疾病?(5 分)

答　多见于尿道癌。

2.尿频、尿急、尿痛伴发热要考虑什么疾病?(5 分)

答　要考虑尿路感染。

第十二节　血　尿

【实训目标】(8 分)

1.对以血尿为主诉就诊的患者进行正确的病史采集。(2 分)

2.掌握病史采集的内容及方法。(2 分)

3.熟悉血尿的常见原因及鉴别诊断。(2 分)

4.掌握医患沟通的技巧,体现良好的职业素养。(2 分)

【模拟临床场景】

模拟患者,男性,54 岁,间歇性、无痛肉眼血尿 2 个月。请你作为住院医师,按照标准住院病历的要求,围绕以上主诉,询问患者的现病史及相关病史。

【学习方法】

1.听示范性问诊录音。

2.在模拟病房中,教师示教性询问病史。

3.学生 4~6 人一组,由 1 位学生模拟患者,1 位学生担任主问,其余聆听并做简要记录。

【问诊步骤及评分】(82 分)

1.做好病史采集前的准备。(2 分)

2.采集现病史(40 分)

(1)发病诱因　有无明确的诱因,血尿发生与剧烈运动、体位变化有无关系。(8 分)

(2)症状特点　血尿是出现在排尿起始、排尿中间还是排尿结束时,血尿呈什么颜色,是否有血凝块,有无加重或缓解的因素。(8 分)

(3)伴随症状　是否伴有腰腹肿块、疼痛或肾绞痛,是否伴有尿频、尿急、尿痛等症状,是否伴有低热、夜间出汗增多,是否发现血压增高。(8 分)

(4)诊疗经过　是否就诊过,做过哪些检查,曾被诊断为什么疾病;做过哪些治疗,用过什么药物,治疗效果如何。(8 分)

(5)一般情况　饮食、睡眠、大小便、体重变化情况。(8 分)

3.采集相关病史(20 分)

(1)有无药物、食物过敏史。(4 分)

（2）有无泌尿系统疾病、血液病、肿瘤病史，有无结核、尿路结石史，有无长期大量应用磺胺嘧啶、磺胺甲唑（新诺明）、头孢曲松钠、庆大霉素、氯霉素、利福平、四环素、环磷酰胺等药物。（6分）

（3）有无手术、外伤史。（2分）

（4）饮食习惯，有无吸烟和饮酒史，以及从事的职业。（4分）

（5）有无癌症家族史。（4分）

4．问诊技巧（20分）

（1）问诊内容完整，重点突出。（10分）

（2）问诊条理清晰，紧密围绕病情询问。（10分）

【要点提示】

1．血尿的诱因

剧烈运动之后的血尿为运动性血尿，多出现在马拉松、拳击等剧烈运动之后（多由于在剧烈运动过程中尿液反复冲击膀胱壁引起毛细血管出血），运动前排空膀胱可减少其发生。服用肝素、华法林、阿司匹林等也可造成血尿。口服避孕药的年轻女性，可出现一侧或双侧腰痛伴血尿，称为腰痛血尿综合征。

2．血尿的特点

（1）血尿是间断性还是持续性　与感染密切相关的反复发作的肉眼血尿多见于IgA肾病；与腰痛伴随的间断肉眼血尿见于尿路结石；与睡眠相关，间断出现的血红蛋白尿见于阵发性睡眠性血红蛋白尿。

（2）血尿是否为全程性　排尿开始时的血尿提示病变部位在前尿道，排尿后程出现的血尿提示病变在膀胱三角区或尿道前列腺部。肾小球源性血尿为全程血尿。

（3）血尿的性状　肾小球源性血尿多为不凝血尿，非肾小球源性血尿多有血丝或血块。无痛性肉眼血尿伴血块首先考虑泌尿系统肿瘤。

3．血尿的伴随症状

（1）伴疼痛　多数肾小球源性血尿不伴有疼痛，少数患者由于严重的血尿或血凝块刺激膀胱可产生尿痛；血尿伴腰痛（单侧或双侧）多见于尿路结石或腰痛血尿综合征。

（2）伴尿路刺激征　见于尿路感染或前列腺疾病。

（3）伴发热、盗汗　见于泌尿系统结核。

【知识问答】（10分）

1．排尿开始时的血尿提示病变在什么位置？（5分）

答　在前尿道。

2．无痛性肉眼血尿伴血块首先考虑什么疾病？（5分）

答　泌尿系统肿瘤。

第十三节　抽搐与惊厥

【实训目标】(8 分)

1. 对以抽搐、惊厥为主诉就诊的患者进行正确的病史采集。(2 分)

2. 掌握病史采集的内容及方法。(2 分)

3. 熟悉抽搐、惊厥的常见原因及鉴别诊断。(2 分)

4. 掌握医患沟通的技巧,体现良好的职业素养。(2 分)

【模拟临床场景】

模拟患者,男性,2 岁,高热 1 d,抽搐 1 次急诊入院。请你作为住院医师,按照标准住院病历的要求,围绕以上主诉,询问患者的现病史及相关病史。

【学习方法】

1. 听示范性问诊录音。

2. 在模拟病房中,教师示教性询问病史。

3. 学生 4～6 人一组,由 1 位学生模拟患者,1 位学生担任主问,其余聆听并做简要记录。

【问诊步骤及评分】(82 分)

1. 做好病史采集前的准备。(2 分)

2. 采集现病史(40 分)

(1)发病诱因　有无咳嗽、咳痰、腹痛、腹泻等症状,有无接触其他发热患者,有无外伤。(6 分)

(2)发热程度　体温升高及变化情况,有无寒战。(8 分)

(3)抽搐的特点　全身抽搐还是局部抽搐,肢体抽动部位和抽动次数,惊厥持续时间,发作过后意识状况,发作次数。(8 分)

(4)发热与抽搐的关系　发热多久后出现惊厥,当时体温多少。(8 分)

(5)伴随症状　有无咽痛、咳嗽、流涕,有无头痛、呕吐、大小便失禁、口周发青。(6 分)

(6)发病以来饮食、睡眠及大小便情况。(4 分)

3. 采集相关病史(20 分)

(1)有无药物、食物过敏史,预防接种史。(6 分)

(2)与该病有关的其他病史,如有无惊厥病史、传染病接触史,有无发热抽搐家族史。(6 分)

(3)有无手术、外伤史。(4 分)

(4)出生与喂养情况。(4 分)

4. 问诊技巧(20 分)

(1)问诊内容完整,重点突出。(10 分)

（2）问诊条理清晰，紧密围绕病情询问。（10分）

【要点提示】

1.抽搐与惊厥的临床表现

（1）全身性抽搐　以全身骨骼肌痉挛为主要表现，见于癫痫大发作、破伤风发作。前者发作时意识模糊或丧失，多数持续约半分钟后自行停止，可反复发作或呈持续状态；发作停止后意识恢复，但对发病情况多无记忆。后者发作时伴肌肉剧烈疼痛。

（2）局限性抽搐　以手足、口角、眼睑等身体某一局部肌肉连续性收缩为主要表现。手足搐搦症表现为间歇性的双侧强直性痉挛，手部最为典型。

2.抽搐与惊厥的伴随症状

（1）伴发热　多见于小儿急性感染、胃肠功能紊乱、重度脱水等。惊厥本身也可引起发热。

（2）伴血压增高　见于原发性高血压、子痫、肾炎、铅中毒等。

（3）伴脑膜刺激征　见于蛛网膜下腔出血、脑膜炎、脑膜脑炎等。

（4）伴瞳孔散大与舌咬伤　见于癫痫大发作。

（5）伴发作前剧烈头痛　见于急性感染、原发性高血压、颅内占位性病变、蛛网膜下腔出血等。

（6）伴意识丧失　见于重症颅脑疾病、癫痫大发作等。

【知识问答】（10分）

1.惊厥伴发热多见于什么疾病？（5分）

答　多见于小儿急性感染、胃肠功能紊乱、重度脱水等。惊厥本身也可引起发热。

2.惊厥伴意识丧失见于什么疾病？（5分）

答　见于重症颅脑疾病、癫痫大发作等。

第十四节　意识障碍

【实训目标】（8分）

1.对以意识障碍为主诉就诊的患者进行正确的病史采集。（2分）

2.掌握病史采集的内容及方法。（2分）

3.熟悉意识障碍的分类、常见原因及鉴别诊断。（2分）

4.掌握医患沟通的技巧，体现良好的职业素养。（2分）

【模拟临床场景】

模拟患者，女性，37岁，突然呼叫无应答40 min来诊。请你作为住院医师，按照标准住院病历的要求，围绕以上主诉，询问患者的现病史及相关病史。

【学习方法】

1.听示范性问诊录音。

2.在模拟病房中,教师示教性询问病史。

3.学生4~6人一组,由1位学生模拟患者,1位学生担任主问,其余聆听并做简要记录。

【问诊步骤及评分】(82分)

1.做好病史采集前的准备。(2分)

2.采集现病史(40分)

(1)发病诱因　发病前是否有外伤史,是否有急性重症感染、颅脑出血、脑血栓、糖尿病、心脏病等病史。(10分)

(2)起病情况　昏迷起病的急缓、持续时间的长短,昏迷是首发还是反复多次发生。昏迷的具体过程(是否时轻时重,波动性大小,有无清醒后再度昏迷),四肢自主运动和肌张力如何。(10分)

(3)伴随症状　有无头痛、恶心、呕吐、视力障碍,有无肢体感觉、运动障碍,有无皮肤黏膜的发紫、发黄、出血,有无呼吸节律减慢、水肿。(8分)

(4)诊疗经过　是否到医院就诊过,做过哪些检查,结果如何;治疗用药情况及效果如何。(8分)

(5)一般情况　体重、体力状态、食欲及食量、睡眠、大小便及精神状态如何。(4分)

3.采集相关病史(20分)

(1)有无外伤、手术史,有无药物、食物过敏史,有无毒物接触史。(7分)

(2)既往健康情况如何,有无与该病有关的其他病史,有无糖尿病、高血压、脑部疾病史。(10分)

(3)月经、婚育史。(3分)

4.问诊技巧(20分)

(1)问诊内容完整,重点突出。(10分)

(2)问诊条理清晰,紧密围绕病情询问。(10分)

【要点提示】

1.意识障碍的表现形式

(1)嗜睡　最轻的意识障碍,是一种病理性倦睡。患者处于持续睡眠状态,较易唤醒;醒后可正确回答问题、配合检查,但较正常迟钝,停止刺激后很快又再次入睡。

(2)意识模糊　较嗜睡深的意识障碍。患者意识清晰度降低,能保持简单的精神活动,但对时间、地点、人物等定向能力出现障碍。

(3)昏睡　接近于人事不省的意识障碍。患者处于熟睡状态,不易唤醒;在强烈刺激下可被唤醒,但很快再次入睡;醒时答话含糊或答非所问。

(4)昏迷　意识障碍最严重的表现。患者意识呈持续中断、完全丧失状态,各种刺激均无法唤醒,无自主运动。

(5)谵妄　是一种以兴奋性增高为特征的高级神经活动急性失调状态。表现为感觉错乱(错觉、幻觉)、意识模糊、躁动不安、定向力障碍、言语杂乱。常见于急性感染高热期、急性乙醇中毒、肝性脑病、颠茄类药物中毒等。

2. 意识障碍的伴随症状

（1）伴发热　先发热后有意识障碍见于急性重症感染性疾病；先有意识障碍后有发热见于颅脑疾病，如脑出血、蛛网膜下腔出血、巴比妥类药物中毒。

（2）伴瞳孔缩小　见于巴比妥类、吗啡类、有机磷杀虫剂等中毒。

（3）伴瞳孔散大　见于颠茄类、乙醇、氰化物等中毒及低血糖等。

（4）伴呼吸缓慢　见于吗啡类、巴比妥类、有机磷杀虫剂中毒等，是呼吸中枢受抑制的表现。

（5）伴心动过缓　见于颅内高压症、房室传导阻滞、吗啡类及毒蕈等中毒。

（6）伴高血压　见于高血压脑病、脑血管意外，也见于肾炎等。

（7）伴低血压　见于各种原因造成的休克。

（8）伴脑膜刺激征　见于脑膜炎、蛛网膜下腔出血等。

（9）伴偏瘫　见于脑出血、脑栓塞、颅内占位性病变。

（10）伴皮肤黏膜出血　见于各种严重感染、出血性疾病。

【知识问答】(10 分)

1. 意识障碍有哪几种表现形式？（5 分）

答　嗜睡、意识模糊、昏睡、昏迷、谵妄。

2. 意识障碍伴发热见于什么疾病？（5 分）

答　先发热后有意识障碍见于急性重症感染性疾病；先有意识障碍后有发热见于颅脑疾病，如脑出血、蛛网膜下腔出血、巴比妥类药物中毒。

（张　蕾）

第二章 体格检查

第一节 全身体格检查的基本要求和注意事项

全身体格检查是临床医生和医学生的基本功,也是评价和考核医生临床基本技能的重要手段。要求医学生遵循全身体格检查的原则和规范,在规定的时间内完成内容全面系统、顺序合理流畅的全身体格检查。

1.基本要求

(1)检查内容务求全面系统且有所侧重 全身体格检查要尽可能搜集到完整的客观资料,一般来说应该包括器官系统教学中要求的各项内容,能涵盖住院病历的要求条目,同时在全面系统的基础上有所侧重,能重点深入患病的器官系统。

(2)检查顺序要规范 全身体格检查应全面、系统,重点突出,建立规范的检查顺序,注意左右两侧及相邻部位的对照检查。危重患者先做重点检查,待病情稳定后再详细检查补充。全身体格检查的顺序应是从头到脚分段进行,以保证体格检查的效率和速度,减少受检者的不适和不必要的体位更动。

卧位检查顺序:一般情况和生命体征→头颈部→前胸部、侧胸部(心、肺)→(受检者取坐位)后背部(包括肺、脊柱、肾区、骶部)→(受检者取卧位)腹部→上肢、下肢→肛门、直肠→外生殖器→神经系统(最后站立位)。

坐位检查顺序:一般情况和生命体征→上肢→头颈部→后背部(包括肺、脊柱、肾区、骶部)→(受检者取卧位)前胸部、侧胸部(心、肺)→腹部→下肢→肛门、直肠→外生殖器→神经系统(最后站立位)。

(3)具体操作要有灵活性 允许根据具体情况,酌情对个别检查顺序做适当调整。如甲状腺触诊,常需从受检者背后进行,因此,卧位的受检者在坐位检查后胸时可再触诊甲状腺,予以补充。腹部检查采取视诊、听诊、叩诊、触诊顺序更好。四肢检查中,上肢检查习惯上是由手至肩,而下肢应由近及远进行。

(4)检查中重视思考 强调边查边想、正确评价,边查边问、核实补充。对于客观检查结果的临床意义,需要医生的学识和经验,有时需要重复的检查和核实,才能获得完整而正确的资料。

(5)注意与受检者交流 适当与受检者交流不仅可以融洽医患关系,而且健康教育及精神支持也可在检查过程中体现。检查中查到哪里,问到哪里,简单几个问题可十分自然而简捷地获取各系统的患病资料。检查结束时应向受检者说明重要发现、下一步的检查计划。但如对体征的意义把握不定,不要随便解释,以免增加受检者思想负担或给医疗工作造成紊乱。

(6)掌握检查的进度和时间 为了避免检查给受检者带来的不适或负担,一般应尽量在 30 min 内完成,初学者可以适当延长。

(7)医学生体格检查训练中的要求 必须遵守实训室及医院的一切规章制度;必须具有高度的责任感,关心爱护患者;在检查时如果患者有不适感或病情发生变化,应立即停止检查并报告教师;对检查不合作的患者,应耐心地做思想工作;对恶性疾病或预后不良的患者,注意不要透露其病情,尽量避免增加患者负担;应充分做好预习,熟悉各系统常见疾病的典型体征,并能解释其发生机制及临床意义,了解每次实训的内容、方法与要求;操作开始前细心听取教师关于该次实训的一切讲解;按规定手续领取检查仪器,并了解其使用方法;先在同学中互相检查,反复练习,基本掌握后才能进行临床实习。

2. 注意事项

(1)以患者为中心 医生应具有高度的责任感和良好的医德修养,举止大方、态度和蔼、严肃认真。检查前先向受检者作自我介绍,说明检查原因和要求,取得配合。检查时站在受检者的右侧。检查中要关心爱护受检者,手法操作轻巧、细致、准确、熟练,注意避免交叉感染。

(2)检查环境合适 检查室应保持肃静、整洁、光线充足、温度适宜。被检查部位充分暴露,未被检查部位适当遮盖。注意保护患者隐私。

(3)检查前医师做好准备 清点器械,当受检者面洗手,手不要太凉,工作衣、帽要穿戴整齐,仪表要端庄。

第二节 老年人和特殊情况的体格检查

1. 老年人的体格检查

老年人常出现因年龄增加而发生的老年性改变,体检时要注意与病态区别。检查过程中要特别重视检查技巧。

(1)随着年龄增加而可能出现的老年性改变 ①视力、听力有一定下降,记忆力减退。②皮肤弹性降低。③瞳孔对光反应稍迟钝,眼球向上凝视能力下降。老年环也不是病理改变。④收缩压略升高,但仍在正常范围。⑤与脊柱后凸和椎体下塌有关的胸腔前后径增加。胸部检查时有捻发音并不一定是疾病所造成。⑥肠蠕动功能下降致肠鸣音较少和较弱。⑦性器官(如女性阴唇、阴道,男性睾丸)萎缩,前列腺增大。⑧肌肉常有轻度萎缩。⑨步态变慢,跨步变小。⑩神经系统检查时,踝反射可能减弱,其他深反射及肌力也可能减弱。

(2)老年人体检时特别注意事项 ①定期的体格检查十分必要,但老年人可能由于骨关节改变而行动不便,应照顾患者实际情况,准备更多时间,耐心、细致进行体检。②检查的方法应灵活、机动,如在交谈中有效地了解智力、记忆力。③初步的精神状态检查可从患者一般状态、情感反应及语言、行为是否适度加以评价。④注意患者视力、听力下降程度,一般对耳语音及高调语音分辨能力较差。⑤心脏检查时,注意第一心音改变及第三心音可能是病态表现。⑥血压检查最好包括坐、卧、立位,以了解循环代偿能力,并应双臂检查。

2.特殊情况的体格检查

临床实际工作中会遇到某些特殊情况,如患者病情与体位的限制,心理或生理的缺陷,不能配合医生按常规方法和顺序检查,医生需要考虑改变检查顺序,或变通方法实施。

(1)智力障碍患者的检查 智力障碍的患者可能由于不能理解意图、过去不悦的经历、恐惧或对检查方法不适应,不能配合检查。此时应特别耐心,创造舒适的检查环境,由患者亲近的一位家人在场以减少患者顾虑,检查应耐心、轻缓、细致,必要时分次完成。可能有损伤或带来恐惧的检查留待最后完成,以免影响关键部位的检查。

(2)心理障碍或精神病患者的检查 可能由于不合作、敌意而妨碍检查。应由患者家人陪同,适当抚慰患者,减轻敌意。精神病患者可在用镇静剂或适当约束后进行。

(3)病重或有生理缺陷患者的检查 坐轮椅者或者病情严重不能配合医师检查者,需要更长的检查时间、更轻柔的手法,必要时请助手协助患者变换体位,或医师变更自己的检查位置来完成检查项目。

(4)意外紧急情况下的体格检查 在公共场所遇到意外的求援要求,在缺乏必要器械的情况下,不求全面检查,生命体征、瞳孔大小和对光反射、意识状态、眼球运动及心肺检查是最重要的,如有外伤要及时发现创伤部位。

第三节 体温、脉搏、呼吸和血压检查

体温、脉搏、呼吸和血压称为四大生命体征,它们是维持机体正常生命活动的支柱,是评价生命活动存在与否及其质量的指标。医生可依据生命体征的严重改变,向患者家属发出病危通知。

【实训目标】(6分)

1.做好检查前的准备,体现出人文关怀和良好的医德风范。(2分)

2.掌握体温、脉搏、呼吸和血压的正确检查方法。(2分)

3.对测定结果能正确分析,给患者以相应的指导。(2分)

【实训用品】(2分)

听诊器、血压计、体温计、棉签、纱布块、带秒针的钟表。(2分)

【模拟临床场景】

模拟患者,男性,50岁。高血压病史5年,血压最高时达160/90 mmHg(1 mmHg=0.133 kPa),间断服用降压药物。3 d前受凉后感觉发热、咽痛、全身酸痛,在外院诊为"病毒性感冒",服药后热度有所下降,咽痛好转,但觉心悸、乏力、胸闷,今来院做进一步检查。

【学习方法】

1. 观看体温、脉搏、呼吸和血压检查的教学录像及老师示教。

2. 2人一组互相扮演模拟患者和医生练习体温、脉搏、呼吸和血压的检查,互相评价学习效果。

3. 分组讨论模拟患者的病情,给患者做出指导。

【操作步骤及评分】(60分)

1. 体温(10分)

(1)洗手,检查体温计是否完好,将水银柱甩至35 ℃以下。(1分)

(2)告知患者需要测量体温,以取得其合作。(1分)

(3)协助患者取舒适体位。(1分)

(4)分别采用3种方法检查体温。①腋测法:用纱布块擦干患者腋下汗液,将体温计水银端置于患者腋窝深处,贴紧皮肤,让患者屈臂过胸夹紧体温计防止脱落,放置10 min后取出并读数,正常值为36~37 ℃。②口测法:将消毒体温计的水银端置于患者的舌下,让其紧闭口唇,放置5 min后取出并读数,正常值为36.2~37.2 ℃。③肛测法:患者取侧卧位,将肛门体温计的圆钝端涂以润滑剂,徐徐插入肛门,深达体温计长度的一半,放置5 min后取出并读数,正常值为36.5~37.5 ℃。(5分)

(5)协助患者整理衣被。(1分)

(6)记录检查结果。(1分)

2. 脉搏(10分)

(1)先让患者安静休息5~10 min。(1分)

(2)告知患者检查脉搏,手平放在适当位置,坐卧位均可。(1分)

(3)检查者用示指、中指、无名指的指端触诊桡动脉,压力大小以能感到清楚的动脉搏动为宜,通常计数30 s脉搏次数再乘以2,得每分钟脉搏频率,危重患者和脉搏异常者应计数1 min脉搏次数。正常成人脉搏为60~100次/分。(3分)

(4)检查脉搏节律、强弱、波形改变、血管紧张度、动脉壁硬度等。注意两侧桡动脉脉搏的强弱对比。(2分)

(5)发现脉搏短绌时,由两人同时分别测量脉搏与心率1 min,并以分数方式记录,即心率/脉率。(2分)

(6)记录检查结果。(1分)

3. 呼吸(10分)

(1)告知患者取坐位或仰卧位,平静呼吸,不要讲话。(1分)

(2)观察患者胸部或腹部起伏,一起一伏为1次,测量30 s次数,所得数乘2,即为呼吸频率。婴儿及呼吸不规则者测量1 min呼吸次数。正常成人呼吸频率为16~20次/分。(5分)

(3)检查呼吸节律、呼吸深浅度、呼吸困难程度,以及体位改变对呼吸造成的影响。(2分)

（4）呼吸微弱、危重患者可将少许棉花置患者鼻孔前，观察棉花吹动情况，计数1 min呼吸次数。（1分）

（5）记录检查结果。（1分）

4. 血压（30分）

（1）检查血压计。（1分）

（2）告知患者保持安静，测量前休息5～10 min。（2分）

（3）告知患者取坐位或仰卧位，脱去待测肢体（一般为右上肢）的衣袖使血液循环通畅。（3分）

（4）将患者待测肢体外展45°，肘部与心脏在同一水平（坐位时约与第4肋软骨同高，卧位时与腋中线同高）。（3分）

（5）将血压计袖带内空气全部放出，中央气囊部对着肱动脉，缚于上臂，松紧度以能容下两手指为宜，袖带下缘高度应距肘弯横纹2～3 cm。（3分）

（6）用手触及肱动脉搏动后，将听诊器体件置于肱动脉搏动处，注意不要塞在袖带下面。（2分）

（7）缓慢向袖带内打气，待肱动脉搏动声音消失或触诊桡动脉搏动消失，再将汞柱提高20～30 mmHg，后以恒定速度（汞柱缓慢下降，以2 mmHg/s为宜）缓慢放出袖带中空气。（3分）

（8）放气过程中，双眼持续平视汞柱的高度，听到的第一声响（Korotkoff分期法，第1期）汞柱所示的数值是收缩压，动脉音消失时（Korotkoff分期法，第5期）汞柱所示的数值是舒张压。儿童、妊娠、严重贫血或主动脉瓣关闭不全等情况下，听诊动脉音不消失，此时改定为以变音为舒张压。（4分）

（9）继续放气使汞柱高度下降到0刻度，间隔30 s～1 min重复测量第二次，取两次平均值记录。（2分）

（10）测量下肢血压：患者取俯卧位，选用较宽的袖带，将袖带束于腘窝上部3～4 cm处，听诊器置于腘窝处动脉上，其余测量方法同上肢血压测量。（3分）

（11）排尽袖带内空气，把血压计向贮汞瓶侧倾斜45°，待水银完全回流后关闭水银槽开关，整理用物。（2分）

（12）协助患者穿好衣服。（1分）

（13）记录血压测量结果。（1分）

【注意事项】（22分）

1. 测量体温时，甩体温计要用腕部力量，不可触及它物，以防碰碎。切忌把体温计放在热水中清洗或沸水中煮，以防爆裂。患者在测量前有进食、冷热饮、洗澡、运动、冷热敷治疗时需等待30 min后测量。腋下有创伤、手术、炎症、出汗较多、极度消瘦的患者不宜测腋温。（6分）

2. 检查脉搏时，不可用拇指诊脉，因检查者拇指小动脉搏动与患者的脉搏容易混淆。为偏瘫患者测量脉搏，应选择健侧肢体。（5分）

3. 测量呼吸时，不能与患者讲话，测量时应转移患者的注意力，使其处于自然呼吸状态。避免在婴幼儿哭闹时测呼吸。（5分）

4.检查血压的环境安静,温度适宜。测前半小时禁止吸烟、禁饮浓茶或咖啡,避免紧张、焦虑、情绪激动或疼痛。测量血压的肢体要裸露,不应将过多或太厚的衣袖推卷上去,挤压在袖带之上,以免影响血液循环。(6分)

【知识问答】(10分)

1.发热的最常见原因是什么?(5分)

答 感染。

2.为什么听诊器头不能塞入袖下?(5分)

答 听诊器头塞在袖带里,使袖带更紧迫,压力加大导致测得血压较真实值高。

第四节　浅表淋巴结检查

人体全身有500~600个淋巴结,只有浅表淋巴结才可触及。正常人浅表淋巴结很小,直径多为0.2~0.5 cm,质地柔软,表面光滑,无粘连,无压痛,多不易触及。当细菌侵入机体时,淋巴结内的淋巴细胞和组织细胞反应性增生。淋巴细胞产生淋巴因子和抗体,有效地杀灭细菌,其结果会使淋巴结肿大,称为淋巴结反应性增生。能引起淋巴结反应性增生的还有病毒、某些化学药物、代谢产生的毒性产物、变性的组织成分及异物等。及时发现淋巴结肿大对疾病诊断具有重要意义。

【实训目标】(8分)

1.做好检查前的准备。(1分)

2.检查中体现出人文关怀和良好的医德风范。(2分)

3.熟悉浅表淋巴结的分布区域。(1分)

4.掌握检查浅表淋巴结的正确方法。(2分)

5.对各区域淋巴结肿大的临床意义做出正确判断。(2分)

【实训用品】(2分)

工作服、帽子、口罩、直尺、模型人。(2分)

【模拟临床场景】

模拟患者,女性,43岁,已婚。反复发热2个月余,经多家医院诊治未查明原因,近2 d患者颈部及左腹股沟处摸到"肿块"来院就诊。请对患者做全身淋巴结检查。

【学习方法】

1.观看浅表淋巴结检查的教学录像及老师示教。

2.两人一组互相扮演模拟患者和医生,并借助模型人练习浅表淋巴结的检查,互相评价学习效果。

3.分组讨论模拟患者的病情,给患者做出指导。

【操作步骤及评分】(60分)

1.头颈部淋巴结检查(10分)

（1）告知患者体位　取坐位,头稍低下或偏向检查侧使肌肉松弛。（3分）

（2）检查方法　医生将手指并拢,其指腹部平放于被检查部位的皮肤上进行多个方向的滑动触诊。（4分）

（3）检查顺序　耳前→耳后→乳突区→枕骨下区→颌下→颏下→颈后三角→颈前三角。（3分）

2.锁骨上淋巴结检查（10分）

（1）告知患者体位　取坐位或仰卧位,头部稍向前屈。（4分）

（2）检查方法　医生站在患者前面,用双手进行触摸,左手触诊右侧,右手触诊左侧,由浅入深进行滑动触摸。（6分）

3.腋窝淋巴结检查（20分）

（1）告知患者体位　取坐位或仰卧位。（5分）

（2）检查方法　检查右侧时,医生右手托起患者右前臂,使其前臂稍外展,左手四指并拢稍弯曲,自患者右上臂后方插入右侧腋窝,直达腋窝顶部,自腋窝顶部沿胸壁触摸,依次检查右侧腋窝前壁、内壁、后壁、外壁。检查左侧时以左手托起患者左前臂,检查者以右手检查左侧。（10分）

（3）检查顺序　按尖群→中央群→胸肌群→肩胛下群→外侧群的顺序进行。（7分）

4.滑车上淋巴结检查（10分）

（1）告知患者体位　取坐位或仰卧位。（3分）

（2）检查方法　检查右侧时,医生以右手托患者右前臂,左手四指并拢从患者右上臂外侧伸至肱二头肌和肱三头肌间沟,于肱骨内上髁上3~4 cm处进行上下滑动触诊。检查左侧时以左手托患者左前臂,用右手检查。（7分）

5.腹股沟淋巴结检查（10分）

（1）告知患者体位　仰卧位,暴露检查部位。（3分）

（2）检查方法　医生站在患者右侧,右手四指并拢,以指腹触及腹股沟,由浅及深滑动触诊,先触摸腹股沟韧带下方水平组淋巴结,再触摸腹股沟大隐静脉处的垂直组淋巴结。左右腹股沟对比检查。（7分）

6.腘窝淋巴结检查（10分）

（1）告知患者体位　取坐位或仰卧位,下肢屈曲。（3分）

（2）检查方法　医生站在患者右侧,右手四指并拢,以指腹在小隐静脉和腘静脉的汇合处触诊。（7分）

【注意事项】（10分）

1.动作宜轻柔,以免引起患者不适。（2分）

2.按顺序检查,以免遗漏。（3分）

3.注意医患沟通,以取得患者配合。（3分）

4.及时记录检查结果。（2分）

【知识问答】（10分）

1.发现淋巴结肿大应如何描述?（5分）

答　描述肿大的淋巴结所在的部位以及其大小、质地、数量、活动度,有无粘连、压痛,局部皮肤变化。

2.肺癌、胃癌、乳腺癌各易转移至何处浅表淋巴结?（5 分）

答　肺癌易转移至右侧锁骨上或腋窝淋巴结,胃癌易转移至左锁骨上淋巴结,乳腺癌易转移至腋窝淋巴结。

第五节　眼部检查

眼睛是全身器官中的一部分,许多疾病都可以引起眼睛病变,如高血压病、糖尿病、肾疾病、维生素 A 缺乏、颅脑疾病、遗传代谢性疾病和风湿免疫性疾病等。瞳孔是危重患者的主要观察指标。

【实训目标】(6 分)

1.掌握眼部检查内容及正确的检查方法。(2 分)

2.熟悉眼部异常体征的临床意义。(2 分)

3.正确描述检查结果。(2 分)

【实训用品】(2 分)

手电筒、直尺、视力表、视野计、检眼镜、色盲表。(2 分)

【模拟临床场景】

模拟患者,男性,25 岁。诉昨晚在看完电视后觉得眼睛痛,且有"复视"现象,今来我院就诊。你作为接诊医师,在眼部检查方面应检查哪些内容? 如何正确进行检查?

【学习方法】

1.观看眼部检查的教学录像及老师示教。

2.两人一组互相扮演模拟患者和医生练习眼部检查,互相评价学习效果。

3.分组讨论模拟患者的病情,给患者做出指导。

【操作步骤及评分】(72 分)

1.眉毛、眼睑检查(10 分)

(1)告知患者体位　取坐位或仰卧位,两眼向前平视。(3 分)

(2)检查方法及内容　医生站在患者面前观察眉毛有无过于稀疏或脱落,眼睑有无下垂、水肿或闭合障碍,有无睑内、外翻及倒睫。(7 分)

2.结膜、巩膜、角膜、虹膜检查(10 分)

(1)结膜　观察结膜有无充血、苍白、出血点、颗粒及滤泡。正常结膜为透明有光泽的薄膜,分睑结膜、穹隆部结膜与球结膜三部分。①睑结膜:检查时须翻转眼睑才能进行。翻转上眼睑的要领为,用示指和拇指捏住上眼睑中部的边缘,嘱患者向下看,此时轻轻向前下方牵拉,然后示指向下压迫睑板上缘,并与拇指配合将睑缘向上捻转,即可将眼睑翻开。向下牵拉下眼睑翻转下眼睑,检查下睑结膜。②球结膜:嘱患者向下看,检查双眼上部球结膜;嘱患者向上看检查下部球结膜;嘱患者向左看,检查右侧球结膜;嘱患者向右看,检查左侧球结膜。(3分)

(2)巩膜 嘱患者眼向下看同时用拇指使上睑上提,或按下睑同时嘱患者眼向上看,即可观察巩膜。检查巩膜是否黄染,应在自然光线下进行。(2分)

(3)角膜 嘱患者两眼向前平视,用斜照光观察角膜透明度,有无云翳、白斑、溃疡、软化、血管增生、异常色素环。(2分)

(4)虹膜 嘱患者两眼向前平视,在充分自然光线下观察虹膜有无纹理模糊或消失,颜色是否变淡,有无裂孔或形态异常等。虹膜正常为圆盘形,中央有圆孔(即瞳孔)。东方民族虹膜多为棕色。正常虹膜纹理呈放射状排列。(3分)

3. 瞳孔检查(12分)

(1)大小和形状 嘱患者两眼向前平视,在室内自然光线下用直尺测量两侧瞳孔大小。正常瞳孔直径为3~4 mm,圆形,两侧等大等圆。检查时注意瞳孔有无椭圆形、三角形、不规则形,双侧是否等圆等大。(4分)

(2)对光反射 包括直接对光反射和间接对光反射。①直接对光反射:检查时先嘱患者向远方平视,然后用手电筒光源从头一侧移向眼睛直接照射瞳孔,再移开光源,观察瞳孔动态变化。正常人瞳孔受光线刺激后立即缩小,移开光源后瞳孔迅速复原。(2分)②间接对光反射:用左手隔开两眼,用手电筒照射一侧瞳孔,观察对侧瞳孔变化情况。正常人当一侧瞳孔受光线刺激后,对侧瞳孔也立即缩小。(2分)

(3)集合反射 包括调节反射和辐辏反射。①调节反射:嘱患者头不动,两眼注视1 m外医生的示指,然后医生将示指从1 m外迅速移近距眼球约10 cm处,正常人瞳孔逐渐缩小,称为调节反射。(2分)②辐辏反射:重复以上检查,但医生示指从1 m外缓慢移近距眼球约10 cm处,正常人双侧眼球向内聚合,称为辐辏反射。(2分)

4. 眼球检查(20分)

(1)眼球外形 嘱患者两眼向前平视,观察眼球有无外突或凹陷。甲状腺功能亢进眼征的检查包括以下几个方面。①格雷夫(Graefe)征:嘱患者眼球随医生手指由上向下移动,上睑不能伴随眼球下旋的速度下垂,使角膜上方的白色巩膜暴露,为格雷夫征阳性。(3分)②斯蒂尔威格(Stellwag)征:嘱患者两眼凝视前方,由于提上睑肌痉挛,上睑退缩而使两眼突出,瞬目次数减少,为斯蒂尔威格征阳性。(3分)③毛伯斯(Mobius)征:嘱患者凝视医生的右手示指,手指先放在远处约1 m之外再缓慢移至患者的鼻前,此时两眼球均应向内聚合,如不能聚合或聚合能力减弱,为毛伯斯征阳性。(3分)④爵夫罗(Joffroy)征:嘱患者头、额略上抬,两眼向上看,如额部无皱纹出现,为爵夫罗征阳性。(3分)

(2)眼球运动 医生置目标物(棉签或手指尖)于患者眼前30~40 cm处,嘱患者固定头位,眼球随目标方向移动,按左→左上→左下,右→右上→右下6个方向的顺序进行,每一方向代表双眼的一对配偶肌的功能。眼球运动受动眼神经、滑车神经、外展神经3对脑神经支配,这些神经麻痹时就会出现眼球运动障碍,并伴有复视。(4分)

(3)眼球震颤 嘱患者头不动,眼球随医生手指所示的方向(水平或垂直)运动数次,观察眼球是否出现水平或垂直方向的不自主摆动。(4分)

5. 眼功能检查(20 分)

(1)视力 分别用远、近视力表检查。①远距离视力表:患者距视力表 5 m 远,两眼分别检查。一般先检查右眼,用干净的卡片或遮眼板盖于左眼前,但勿使眼球受压。嘱患者从上至下指出"E"字形视标开口的方向,记录所能看清的最小一行视力读数,即为该眼的远视力。能看清"1.0"行视标者为正常视力。(3 分)②近距离视力表:在距视力表 33 cm 处,能看清"1.0"行视标者为正常视力。尚可让患者改变检查距离,即将视力表拿近或远离至清晰辨认,以便测得其最佳视力和估计屈光性质与度数。(3 分)

(2)视野 ①嘱患者与医生相对而坐,距离约 1 m,两眼分别检查。如检查右眼,则嘱其用手遮住左眼,右眼注视医生的左眼,此时,医生亦应将自己的右眼遮盖;然后,医生将其手指置于自己与患者中间等距离处,分别自上、下、左、右等不同的方位从外周逐渐向眼的中央部移动,嘱患者在发现手指时立即示意。如患者能在各方向与检查者同时看到手指,则大致属正常视野。(3 分)②视野计:做精确的视野测定。(3 分)

(3)色觉 嘱患者在 50 cm 距离处读出色盲表上的数字或图像,如 5~10 s 内不能读出表上的彩色数字或图像,则可按色盲表的说明判断为某种色盲或色弱。(4 分)

(4)眼底检查 检查在暗室中进行。嘱患者取坐位,检查右眼时医生位于患者的右侧,用右手持镜,右眼观察;检查左眼时,则位于患者左侧,左手持镜,用左眼观察。检查眼底重点观察的项目为:视神经乳头、视网膜血管、黄斑区、视网膜各象限,检查有无各种疾病的特征性异常改变。(4 分)

【注意事项】(10 分)

1. 翻转眼睑时动作要轻巧、柔和,以免引起患者痛苦和流泪。(2.5 分)

2. 除眼底检查需在暗室进行外,其余检查均要求室内光线充足,最好用自然光。(2.5 分)

3. 结合临床表现有重点地检查,并注意左右对比。(2.5 分)

4. 眼底检查一般要求在不扩瞳情况下进行,医生和患者都不戴眼镜。(2.5 分)

【知识问答】(10 分)

1. 双眼瞳孔缩小有什么临床意义?(5 分)

答 见于虹膜炎症、中毒(有机磷类农药)、药物反应(毛果芸香碱、吗啡、氯丙嗪)等。

2. 角膜软化有什么临床意义?(5 分)

答 见于婴幼儿营养不良、维生素 A 缺乏等。

第六节 耳部、鼻部、口腔和腮腺检查

耳部、鼻部、口腔和腮腺检查是全身体格检查的一部分,专科检查方法甚多,其最基本的检查是每个临床医生应该掌握的。

【实训目标】(8分)

1. 掌握耳部、鼻部、口腔和腮腺基本检查内容及正确的检查方法。(3分)
2. 熟悉耳部、鼻部、口腔和腮腺异常体征的临床意义。(3分)
3. 正确描述检查结果。(2分)

【实训用品】(2分)

压舌板、手电筒、机械表、音叉。(2分)

【模拟临床场景】

模拟患者,男性,45岁。1个月前出现左耳鸣,未做检查和治疗。4 d前受凉后开始发热、流少量黄色脓涕,咽喉疼痛,今来我院要求诊治。请检查该患者的耳部、鼻部、口腔和腮腺。

【学习方法】

1. 观看耳部、鼻部、口腔和腮腺检查的教学录像及老师示教。
2. 两人一组互相扮演模拟患者和医生练习耳部、鼻部、口腔和腮腺的检查,互相评价学习效果。
3. 分组讨论模拟患者的病情,说出该患者检查中可能出现的阳性体征。

【操作步骤及评分】(76分)

1. 耳部检查(18分)

(1)告知患者体位　取坐位检查。(2分)

(2)耳郭检查　观察耳郭大小、是否对称,有无痛风结节、畸形、红肿、压痛,耳周淋巴结有无肿大,乳突区有无压痛。(3分)

(3)外耳道检查　一手将耳郭向外后上方牵拉,一手示指向前推压耳屏,以使外耳道变直,观察外耳道有无红肿、溢液、流脓、耵聍或异物堵塞。(6分)

(4)听力检查　①粗测法:在安静室内嘱患者闭目坐于椅子上,并用手指堵塞一侧耳道,医生持机械表,自1 m以外逐渐移近患者耳边,直到听到声音为止,测量距离。同样方法检查另一侧。正常在1 m左右处即可听到机械表声,两侧听力大致相同。(5分)②精测法:用音叉或电测听器进行。(2分)

2. 鼻部检查(18分)

(1)告知患者体位　取坐位检查。(2分)

(2)检查鼻外形　观察鼻位是否居中,有无鼻翼扇动、酒渣鼻、鞍鼻、蛙状鼻。(3分)

(3)检查鼻前庭及鼻中隔　医生将拇指置于患者鼻尖,其他四指置于额部,以拇指上推鼻尖,观察鼻前庭有无疖肿,鼻黏膜有无充血、水肿及有无异常分泌物;鼻中隔是否居中,注意有无穿孔。(4分)

(4)检查鼻通气　医生用示指或拇指压一侧鼻孔,嘱被检查者用另一侧鼻孔吸气。同法检查另一侧。(4分)

(5)检查鼻窦压痛　鼻窦检查顺序为额窦、筛窦、上颌窦。检查额窦时一手扶持患者枕部,用另一手示指置于眼眶上缘内侧适度用力向后向上按压;检查筛窦时双手固定患者两侧耳后,双侧拇指分别置于鼻根部与眼内眦之间向后方按压;检查上颌窦时双手固定于患者两侧耳后,拇指分别置于左右颧部向后按压。(5分)

3.口腔检查(30分)

(1)口唇及口腔黏膜检查　告知患者取坐位,在充分的自然光线下,借助压舌板观察口唇和口腔黏膜颜色,有无口角糜烂、口周疱疹、黏膜溃疡、麻疹黏膜斑。(7分)

(2)牙齿与牙龈检查　在自然光线下,借助压舌板观察有无龋齿、义齿、残根、残冠及缺牙,牙龈有无出血、肿胀,牙龈缘有无铅线。(7分)

(3)舌检查　嘱患者将舌伸出,观察舌的颜色、舌尖位置、舌运动和舌苔等。(7分)

(4)咽部及扁桃体检查　告知患者坐在椅子上或仰卧头略后仰,口张大并发"啊"音,医生将压舌板置于舌前2/3与后1/3交界处迅速下压,在手电筒照明下或充分的自然光线下,观察咽部有无充血、红肿、分泌物,咽后壁有无淋巴滤泡增生,扁桃体有无肿大。(9分)

4.腮腺检查(10分)

(1)嘱患者取坐位,张口,检查腮腺导管开口处(位于上颌第二磨牙相对的颊黏膜处)有无分泌物。(5分)

(2)以耳垂为中心触诊耳屏前方、颧弓下方,正常人触不到腺体轮廓。(5分)

【注意事项】(6分)

1.如发现龋齿、义齿、残根、残冠及缺牙,用牙列格式记录所在部位。(2分)

2.压舌板及时消毒,以免交叉感染。(2分)

3.检查中与患者交流沟通,及时了解其感受。(2分)

【知识问答】(10分)

1.体表无法检查的鼻窦是什么?(5分)

答　蝶窦。

2.扁桃体肿大怎样分度?(5分)

答　扁桃体肿大分3度:Ⅰ度,不超过咽腭弓;Ⅱ度,超过咽腭弓但未达到咽后壁中线;Ⅲ度,达到或超过咽后壁中线。

第七节　颈部血管、甲状腺和气管检查

【实训目标】(6分)

1.做好检查前的准备,体现出人文关怀和良好的医德风范。(2分)

2.掌握颈部血管、甲状腺和气管检查的正确方法。(2分)

3.对检查结果能正确分析,为诊断提供可靠依据。(2分)

【实训用品】(2 分)

模型人、听诊器。(2 分)

【模拟临床场景】

模拟患者,女性,28 岁。食欲亢进伴心悸、怕热 2 个月,体重减少约 5 kg,家人发现其颈部粗,即来就诊。请检查患者的颈部。

【学习方法】

1. 观看颈部血管、甲状腺和气管检查的教学录像及老师示教。

2. 两人一组互相扮演模拟患者和医生,并借助模型人练习颈部血管、甲状腺和气管的检查,互相评价学习效果。

3. 分组讨论。若患者疑诊为"甲状腺功能亢进症",在为患者测量体温、血压后还要重点检查哪些内容,该患者有可能出现哪些阳性体征。

【操作步骤及评分】(70 分)

1. 颈部血管检查(20 分)

(1)告知患者体位 取舒适坐位或仰卧位,使颈部处于自然直立状态。(5 分)

(2)颈静脉怒张检查 观察患者立位与坐位时有无明显颈静脉充盈;再嘱患者平卧,观察颈静脉充盈是否超过锁骨上缘至下颌角距离的下 2/3 处以上,如果超过上述水平则为颈静脉怒张。(8 分)

(3)颈动脉搏动检查 观察患者平静状态下有无明显颈动脉搏动,如观察到则为颈动脉异常搏动,表示脉压明显增加。(7 分)

2. 甲状腺检查(40 分)

(1)视诊 告知患者坐位,充分暴露颈部,并做吞咽动作,观察有无随吞咽动作向上下移动的肿块。如不易辨认,可嘱患者两手放于枕后,头后仰,再进行观察即较明显。(10 分)

(2)触诊 包括甲状腺峡部和甲状腺侧叶的检查。

1)甲状腺峡部 站于患者前面用拇指或站于患者后面用示指从胸骨上切迹向上触摸,可感到气管前软组织,请患者做吞咽动作,可感到此软组织在手指下滑动,判断有无肿大和包块。(10 分)

2)甲状腺侧叶 ①前面触诊:一手拇指施压于一侧甲状软骨,将气管推向对侧,另一手示、中指在对侧胸锁乳突肌后缘向前推挤甲状腺侧叶,拇指在胸锁乳突肌前缘触诊,配合吞咽动作,重复检查。用同样方法检查另一侧甲状腺。(5 分)②后面触诊:一手示、中指施压于一侧甲状软骨,将气管推向对侧,另一手拇指在对侧胸锁乳突肌后缘向前推挤甲状腺,示、中指在其前缘触诊甲状腺。配合吞咽动作,重复检查。用同样方法检查另一侧甲状腺。(5 分)

(3)听诊 当触到甲状腺肿大时,将听诊器体件放在肿大的甲状腺上,如听到动脉收缩期杂音及低调的连续性静脉"嗡鸣"音,对诊断甲状腺功能亢进症很有帮助。(10 分)

3.气管检查(10分)

(1)告知患者取舒适坐位或仰卧位,使颈部处于自然直立状态。(3分)

(2)医生右手示指与无名指分别置双侧胸锁关节上,中指置于气管之上,观察中指是否在示指与无名指中间,若距离不等则表示有气管移位。(7分)

【注意事项】(12分)

1.检查前应与患者沟通交流,争取其配合。(4分)

2.检查时手部应温暖,手法要轻柔,触诊甲状腺时切忌用力挤压。(4分)

3.应随时详细准确记录所见的阳性体征,并能及时给患者做出恰当的指导。(4分)

【知识问答】(10分)

1.甲状腺肿大怎样分度?(5分)

答 甲状腺肿大程度分3度:能触及不能看见为Ⅰ度;能触及又能看见,但在胸锁乳突肌外缘以内为Ⅱ度;超过胸锁乳突肌外缘为Ⅲ度。

2.左侧张力性气胸患者气管向哪侧移位?(5分)

答 向右侧移位。

第八节 胸壁、胸廓和乳房检查

为了标记正常胸廓内脏器的轮廓和位置,以及异常体征的部位和范围,熟悉胸廓上的自然标志和人为的画线具有十分重要的意义。胸壁、胸廓和乳房的检查有助于疾病的初步诊断。

【实训目标】(8分)

1.熟悉胸部的体表标志、人工画线、自然凹陷及分区。(1分)

2.熟悉胸壁、胸廓、乳房的正常状态及生理变异。(2分)

3.掌握乳房检查时受检者的体位和检查方法。(2分)

4.熟悉常见阳性体征的临床意义,并正确描述检查结果。(2分)

5.了解乳房常见疾病。(1分)

【实训用品】(2分)

模型人、直尺、软尺、标记笔等。(2分)

【模拟临床场景】

模拟患者,女性,47岁,已婚,无生育史。右侧乳房疼痛并触及"肿块"1周,来外科门诊求治。请为该患者检查胸廓和乳房。

【学习方法】

1.观看胸壁、胸廓和乳房检查的教学录像及老师示教。

2.两人一组互相扮演模拟患者和医生,并借助模型人练习胸壁、胸廓和乳房的检查,互相评价学习效果。

3.分组讨论模拟患者的病情,给患者做出指导。

4.分组讨论急性乳腺炎、乳腺良性和恶性肿瘤的体征有何不同。

【操作步骤及评分】(70 分)

1.辨认胸部的体表标志、画线、自然凹陷及分区(10 分)

(1)告知患者体位 取坐位或卧位,暴露胸部,平静呼吸,放松。(2 分)

(2)辨认 4 个角 胸骨角、腹上角、肩胛下角、肋脊角。(2 分)

(3)辨认 4 个窝 腋窝、胸骨上窝、锁骨上窝、锁骨下窝。(2 分)

(4)辨认 4 个区 肩胛上区、肩胛区、肩胛下区、肩胛间区。(2 分)

(5)用直尺划出 7 条线 前正中线、后正中线、锁骨中线、腋前线、腋中线、腋后线、肩胛线。(2 分)

2.胸壁检查(10 分)

(1)视诊 观察有无胸壁静脉曲张和肋间隙回缩或膨隆。(5 分)

(2)触诊 用手按压胸壁,检查有无压痛和皮下气肿。(5 分)

3.胸廓检查(20 分)

(1)测量胸廓前后径与横径,计算其比值。(10 分)

(2)观察有无扁平胸、桶状胸、鸡胸、漏斗胸、佝偻病串珠、肋膈沟、胸廓局部隆起或凹陷。(10 分)

4.乳房检查(30 分)

(1)视诊 告知患者体位以坐位为宜,也可仰卧位,充分暴露双侧乳房。检查乳房的对称性、表观情况(乳房皮肤有无红、肿、溃疡、皮疹、瘢痕、凹陷、色素沉着)、乳头(乳头的位置、大小、颜色、对称性及分泌物)。(8 分)

(2)触诊 ①告知体位:采取坐位,先两臂下垂,然后双臂高举过头或双手叉腰进行检查,当仰卧位检查时,可垫以小枕头抬高肩部使乳房能较对称地位于胸壁上,便于检查。(5 分)②检查方法:浅部滑行触诊法。(5 分)③检查顺序:由外上象限起始→外下象限→内下象限→内上象限→中部→最后挤压乳头根部。左侧乳房沿顺时针方向触诊,右侧乳房沿逆时针方向触诊。(5 分)

(3)淋巴结检查 乳房触诊后,仔细检查腋窝、锁骨上窝和颈部淋巴结,了解乳房炎症及恶性肿瘤有无扩散和转移。(7 分)

【注意事项】(10 分)

1.女性受检者应有第三者陪同检查。(2.5 分)

2.充分暴露被检查部位,以免漏诊或误诊。(2.5 分)

3.乳房触诊时手部应温暖,手法要轻柔,以免增加患者痛苦。(2.5 分)

4.注意保护患者隐私。(2.5 分)

【知识问答】(10 分)

1.乳房触诊包括哪些内容?(5 分)

答 主要包括乳房的硬度、皮肤温度、弹性、压痛、包块。

2. 乳房触及包块时应注意什么？（5分）

答　乳房触及包块时应注意其部位、大小、外形、硬度、压痛、活动度等,以鉴别急性乳腺炎、乳腺良性和恶性肿瘤。

第九节　肺和胸膜检查

肺和胸膜体格检查临床上沿用已久,设备条件要求不高,检查方便,并能收集到许多具有重要价值的资料,因此对疾病的诊断具有十分重要的意义。其检查顺序是先前胸、后侧胸及背部,先上后下,注意左右对比。检查方法有视诊、触诊、叩诊和听诊。

【实训目标】（8分）

1. 掌握肺和胸膜检查时受检者的体位、检查顺序、检查方法和检查内容。（2分）
2. 熟悉肺和胸膜的正常状态及生理变异。（1分）
3. 熟悉呼吸系统常见疾病的体征。（1分）
4. 能区分清音、浊音、实音、过清音、鼓音的特点及正常分布。（1分）
5. 能区分肺泡呼吸音、支气管呼吸音、支气管肺泡呼吸音的特点,熟悉听诊位置。（1分）
6. 能叩出肺上界、肺下界和肺下界的移动度。（1分）
7. 能区分干啰音、湿啰音、胸膜摩擦音的特点。（1分）

【实训用品】（2分）

听诊器、标记笔、直尺、心肺听诊模拟人、电子标准化患者。（2分）

【模拟临床场景】

模拟患者,男性,22岁,建筑工人。3 d前在大雨中施工,当晚寒战、高热、咳嗽,3 d来热度不退,今咳嗽时觉左胸疼痛,咳出少量铁锈色痰。请予以相关检查。

【学习方法】

1. 观看肺和胸膜检查的教学录像及老师示教。
2. 两人一组互相扮演模拟患者和医生,并借助于心肺听诊模拟人、电子标准化患者练习肺和胸膜的检查,互相评价学习效果。
3. 分组讨论该模拟患者病情,若诊断为"肺炎球菌肺炎",患者有可能出现哪些阳性体征。
4. 分组讨论呼吸系统常见疾病的体征,列表比较肺炎球菌肺炎、肺气肿、气胸、胸腔积液的体征。

【操作步骤及评分】（68分）

1. 视诊（5分）

（1）告知患者采取坐位或仰卧位,脱去上衣,充分暴露胸部。（2分）

（2）医生的眼睛从切线方向观察胸壁和腹壁起伏情况,判断呼吸运动类型（胸式

呼吸、腹式呼吸)以及呼吸节律、频率、深度有无异常。(3分)

2.触诊(10分)

(1)胸廓扩张度　应分别检查前胸和背部。①前胸部检查:将两手掌及伸展的手指置于胸廓下部的对称部位,左右拇指分别沿两侧肋缘指向剑突,拇指尖间距约为1 cm,然后嘱患者做深呼吸动作,两手随之移动,比较两手拇指尖分开的距离。(2分)②背部检查:将两手掌及伸展的手指贴于背部肩胛下区对称部位,两手拇指平行置于后正中线两侧对称部位,嘱患者做深呼吸,两手随之移动,观察两手拇指分开的距离。(2分)

(2)语音震颤　将两手掌或手掌尺侧缘轻放于患者胸壁的对称部位,嘱患者拉长发"yi"音,此时在胸壁上可触到由声波所产生的振动,即为触觉语颤。检查顺序:由上到下,从内到外,先前胸,再侧胸,最后背部。两侧对称部位双手交叉对比有无一侧或局部的语颤增强或减弱。(3分)

(3)胸膜摩擦感　将手掌或手掌尺侧缘平贴于呼吸运动幅度最大的前下胸部和腋下部,嘱患者深呼吸,注意有无类似两片皮革互相摩擦的感觉。(3分)

3.叩诊(25分)

(1)检查方法　一般用间接叩诊法,有时也用直接叩诊法。①间接叩诊法:检查者左手中指作为板指,右手中指指端以垂直方向叩击于板指第二指节前端,判断由胸壁及其下面的结构发出的声音。叩诊前胸、侧胸及肩胛下区时板指与肋骨平行置于肋间隙,叩诊肩胛间区时板指与脊柱平行。(2分)②直接叩诊法:医生右手四指并拢,用掌面直接拍击被检查的部位,判断不同部位发出的声音。该法适用于面积广泛的病变,如大量气胸、胸腔积液等。(2分)

(2)告知患者体位　取坐位或卧位,呼吸平静而均匀。取坐位时,患者端坐,全身肌肉松弛,两手自然下垂。检查前胸时,胸部应稍向前挺;检查侧胸时,宜将手臂举起置于头上;检查背部时,身体稍向前弯,头略低,将两手交叉抱肩或抱肘。取卧位时,需让患者随时变换体位,以检查各部。(3分)

(3)辨认5种叩诊音　用间接叩诊法辨认清音、浊音、鼓音、实音、过清音。正常肺组织为清音。叩诊顺序:由上到下,由外到内,左右对比。坐位时,先叩前胸,再叩背部及两侧;卧位时,先叩前胸,然后侧卧位叩诊背部及侧胸部。(3分)

(4)肺上界的叩诊　告知患者取坐位,医生立于患者身后,用间接叩诊法,自斜方肌前缘中央部开始叩诊,此处为清音,逐渐向外侧叩诊,当清音变为浊音时,用标记笔做一记号;然后再从斜方肌前缘中央转向内侧叩诊,直到清音变为浊音为止。浊音之间的宽度即肺尖的宽度,正常人为4~6 cm,右侧较左侧稍窄。肺结核时变窄,肺气肿时增宽。(5分)

(5)肺下界的叩诊　叩诊肺下界时,一般先叩右侧、后叩左侧,在平静呼吸时,自上而下沿锁骨中线(左胸不用叩)、腋中线、肩胛线进行叩诊。除在右锁骨中线上叩诊音由清音先变为浊音(即肝上界),后由浊音变为实音处为肺下界,在其他垂直线上由清音变为浊音处,即为该垂直线上的肺下界。正常人右肺下界的位置在锁骨中线上第6肋间隙,腋中线上第8肋间隙,肩胛下角线上第10肋间隙。左肺下界除锁骨中线的

下端因受心脏浊音区及胃泡鼓音区的影响,不易确定外,其他均与右肺相同。(5 分)

(6)肺下界移动度的叩诊　先让患者平静呼吸,一般在腋中线及肩胛线上进行自上而下叩诊,先定出肺下界,再让患者深吸一口气后暂时屏住气,沿该线继续向下叩诊,当由清音变为浊音时,即为肺下界的最低点。当患者恢复平静呼吸时,再嘱其做深呼气并屏住呼吸,然后再由上向下叩诊,直至清音变为浊音时,即为肺下界的最高点。最高至最低两点间的距离即为肺下界移动度,正常人为 6～8 cm,若<4 cm 即表示移动度减弱。(5 分)

4.听诊(28 分)

(1)告知患者体位　取坐位或卧位,平静而均匀地呼吸,必要时做深呼吸或咳嗽几声后立即听诊。(2 分)

(2)听诊顺序和方法　一般由肺尖开始,自上而下,由前胸到两侧及背部、逐一肋间隙,左右对称部位进行对比听诊。听诊前胸部沿锁骨中线和腋前线;听诊侧胸部沿腋中线;听诊背部沿肩胛线和腋后线,同时注意肩胛间区的听诊。(3 分)

(3)听诊内容　包括正常呼吸音、异常呼吸音、啰音、胸膜摩擦音及语音共振等。

1)正常呼吸音　正常呼吸音主要有支气管呼吸音、支气管肺泡呼吸音、肺泡呼吸音 3 种。①支气管呼吸音:类似将舌根部抬高而呼气所发出的"哈"音,呼气音强于吸气音,在正常人的喉部、胸骨上窝、背部第 6、7 颈椎及第 1、2 胸椎附近均可听到。(2 分)②支气管肺泡呼吸音:是肺泡呼吸音与支气管呼吸音的混合声音,吸气音与呼气音性质相似,正常人在胸骨角、背部肩胛间区上部(第 3、4 胸椎水平)可以听到。(2 分)③肺泡呼吸音:类似以上齿轻咬下唇,向内吸气时发的"夫"音,吸气音强于呼气音,正常人除支气管呼吸音及支气管肺泡呼吸音分布的部位外,其余部位都听到肺泡呼吸音,在乳房下部最明显,肩胛下区次之,再次为腋下,而肺尖及肺下缘最弱。(2 分)

2)异常呼吸音　主要有异常肺泡呼吸音(肺泡呼吸音减弱、消失、增强、粗糙、断续等)、异常支气管呼吸音(在肺泡呼吸音的区域内出现支气管呼吸音)、异常支气管肺泡呼吸音(在肺泡呼吸音的区域内出现支气管肺泡呼吸音)。(4 分)

3)啰音　啰音是伴随呼吸音的一种附加音,按其性质及发生原理可分为干啰音、湿啰音。①干啰音:听诊特点是声音连续,吸气、呼气均可听到,呼气时更明显;有易变性,咳嗽常可使啰音消失,部位容易变换,在短时间内其数量也可增多或减少。(3 分)②湿啰音:听诊特点是声音断续,吸气末最为清晰,有时也出现在呼气早期;性质不易变,部位较为恒定,咳嗽常可使啰音消失。(2 分)

4)语音共振　检查方法与语音震颤基本相同,嘱患者拉长发"yi"音,声音产生的振动经气管、支气管和肺泡传至胸壁。与语音震颤不同的是并非用手触胸壁振动,而是用听诊器听声音。通过两侧比较,可以发现有无语音共振增强或减弱。(4 分)

5)胸膜摩擦音　听诊特点是吸气、呼气均可听到,一般在吸气末或呼气开始时较为明显,深呼吸及听诊器体件用力加压可使其加强,声音断续、粗糙、响亮、长短不一,颇似用一手掩耳,以另一手指在其手背上摩擦时所听到的声音,可随体位改变、消失或出现,屏气时消失。听诊部位是前下侧胸壁。(4 分)

【注意事项】（12 分）

1. 胸廓扩张度检查时不可将两手强压在胸壁上,以免限制胸廓的运动。（2 分）

2. 语音震颤检查时为排除检查者双手感觉可能存在敏感度的差异导致的错误判断,应在同一对称部位双手交叉对比。（2 分）

3. 正常人胸壁前、后、上、下的语颤不相同,右胸上部因靠近气管且右支气管较粗短而比左胸上部语颤稍强,故强调在两侧对称部位进行比较。比较左右两侧对称部位的叩诊音时,应排除胸腔内实质性脏器（如心、肝、胃泡）的影响所造成的误差。（2 分）

4. 叩诊、听诊时环境应安静,应充分暴露叩诊部位。（2 分）

5. 仔细检查听诊器,如管腔是否通畅,皮管有无破损,听诊器体件有无松动、音膜有无破裂。（2 分）

6. 听诊器体件应紧贴胸壁,中间不得有间隙和有任何物体相隔（如衣服）。（2 分）

【知识问答】（10 分）

1. 湿啰音有什么临床意义?（5 分）

答　局限的湿啰音见于肺炎、肺结核、支气管扩张症等。两肺满布湿啰音,表示病变广泛,如支气管肺炎、急性肺水肿等。

2. 语音震颤减弱或消失有什么临床意义?（5 分）

答　语音震颤减弱或消失主要见于以下几种情况。①肺泡内含气量过多,如肺气肿;②支气管阻塞,如阻塞性肺不张;③大量胸腔积液或气胸;④胸膜高度增厚粘连;⑤胸壁皮下气肿。

第十节　心脏检查

心脏的物理检查是全身体格检查的重要部分。尽管现代诊断技术的发展日新月异,应用视诊、触诊、叩诊、听诊方法对患者进行心脏检查仍然是必不可少且十分重要的诊断方法。通过物理检查可得到心脏有无疾病及何种疾病的初步印象,也可由此决定选择哪些必要的特殊检查。

【实训目标】（8 分）

1. 掌握心脏检查时受检者的体位、检查顺序、检查方法和检查内容。（1 分）

2. 熟悉心脏的正常形态及生理变异。（1 分）

3. 熟悉循环系统常见疾病的体征。（1 分）

4. 掌握第一心音、第二心音、心脏杂音、舒张早期奔马律、心包摩擦音的听诊特点。（2 分）

5. 熟悉心音的改变及其临床意义。（1 分）

6. 掌握心脏相对浊音界的叩诊方法,熟悉其改变的临床意义。（1 分）

7.熟悉检查注意事项,在检查中学会关心爱护患者。(1分)

【实训用品】(2分)

听诊器、直尺、标记笔、心肺听诊模拟人、电子标准化患者。(2分)

【模拟临床场景】

模拟患者,女性,30岁。自幼体弱,易感冒,经常咳嗽、咽痛,上楼梯或做稍重的体力活时觉胸闷、气短。近日夜间出现阵发性呼吸困难,坐起后稍好转。在外院疑诊为"风湿性心脏病,二尖瓣狭窄"。患者今来我院诊治,请为其做心脏检查。

【学习方法】

1.观看心脏检查的教学录像及老师示教。

2.两人一组互相扮演模拟患者和医生,并借助于心肺听诊模拟人和电子标准化患者练习心脏检查,互相评价学习效果。

3.分组讨论该模拟患者的病情,若确诊为"风湿性心瓣膜病,二尖瓣狭窄",患者有可能出现哪些阳性体征。

4.分组讨论循环系统常见疾病的体征,比较二尖瓣狭窄和主动脉瓣关闭不全的杂音特点。

【操作步骤及评分】(70分)

1.视诊(5分)

(1)告知患者体位　取仰卧位。(1分)

(2)检查方法及内容　医生站在患者右侧,身体下蹲,两眼与患者胸廓同高,从切线方向观察。①心前区有无隆起。(1分)②心尖冲动:位置、强度、范围、节律及频率。(1分)③其他部位搏动:胸骨右缘第2肋间及胸骨上窝的搏动,可见于主动脉扩张或主动脉瘤。上腹部的搏动可见于肺心病伴右心室增大。(2分)

2.触诊(15分)

(1)告知患者体位　可取坐位、仰卧位或半卧位,身体勿倾斜,以免影响心脏正常位置。(2分)

(2)触诊方法　医生先用右手全手掌置于心前区开始检查,然后逐渐缩小到用右手掌尺侧(小鱼际)或用示指、中指和环指并拢以指腹端置于被检查者的心前区进行触诊,小儿可用单指指腹部检查。按压力应适中,过大可影响振动的传导和手掌的敏感性。(4分)

(3)触诊内容　①心尖冲动:医生示指和中指并拢,用指腹确定心尖冲动的准确位置、强度、范围、频率及节律,是否弥散,有无抬举性搏动。(3分)②震颤:检查时医生用手掌尺侧(小鱼际)在心尖部、心底部和胸骨左缘第3、4肋间触诊,确定震颤的具体位置,判定是收缩期还是舒张期震颤。(3分)③心包摩擦感:医生用手掌尺侧在心前区或胸骨左缘第3、4肋间触诊,坐位前倾或呼气末时更易触及。(3分)

3.叩诊(25分)

(1)叩诊方法　嘱患者取仰卧位或坐位,平静呼吸,用间接叩诊法叩诊,坐位叩诊时板指的位置与心脏边缘平行,仰卧位叩诊时板指方向与肋间隙平行。板指要平贴肋间隙并加一定压力。叩力应均匀一致,一般轻叩为宜,胸壁厚者可稍加叩力。由外向内叩诊音变化依次为清音、浊音和实音,浊音为相对浊音界,实音为绝对浊音界。(8分)

(2)叩诊顺序 自外向内,自下而上,先叩左界,后叩右界。左心界自心尖冲动最强部位外2~3 cm处(一般在第5肋间左锁骨中线稍外)开始由外向内叩至清音变浊音时检查者在胸壁上做一标记,然后向上逐肋间依次由外向内叩出左侧相对浊音界并做出标记,叩至第2肋间结束。如果心尖冲动不明显,则从左侧第5肋间腋前线处开始向内叩,依次叩出第5、4、3、2肋间心左界。叩诊右侧心界先沿右侧锁骨中线由第2肋间向下叩出肝上界(多数为右侧第5肋间),从肝上界的上一肋间(一般为第4肋间)锁骨中线处由外向内叩出心脏相对浊音界,依次向上叩至第2肋间,并做出标记。(10分)

(3)心脏浊音界的测量和记录 左右相对浊音界叩出后用直尺测量每个肋间浊音点至前正中线的距离,再测量锁骨中心至前正中线的距离,并按照格式做记录。(7分)

4.听诊(25分)

(1)告知患者体位 可取坐位或仰卧位,必要时可变换体位以利听诊,如左侧卧位、坐位身体前倾。(2分)

(2)辨认各瓣膜听诊区的位置 ①二尖瓣听诊区:在心尖部,即第5肋间左锁骨中线内0.5~1.0 cm处。在心脏增大时,心尖向左或左下移位,这时可选心尖冲动最强点为二尖瓣听诊区。②主动脉瓣听诊区:在胸骨右缘第2肋间。③主动脉瓣第二听诊区:在胸骨左缘第3、4肋间。④肺动脉瓣听诊区:在胸骨左缘第2肋间。⑤三尖瓣听诊区:在胸骨体下端近剑突处,稍偏右或偏左。(5分)

(3)听诊顺序 一般按逆时针方向依次听诊:二尖瓣听诊区→肺动脉瓣听诊区→主动脉瓣听诊区→主动脉瓣第二听诊区→三尖瓣听诊区。(2分)

(4)心脏听诊内容 包括心率、心律、心音、额外心音、心脏杂音及心包摩擦音等。

1)心率 正常成人心率60~100次/分,一般听30 s计数心率次数,计算每分钟心脏搏动次数即可。但在心率较慢或节律不整齐时,应听1 min心脏搏动次数作为心率。(2分)

2)心律 正常人心律规则,听诊所能发现的心律失常最常见的是期前收缩和心房颤动。①期前收缩的听诊特点:在规则的心律中出现提前的心搏,其后有一较长的间隙(代偿间期),第一心音增强,第二心音减弱,可伴有该次脉搏的减弱或消失。②心房颤动的听诊特点:心律绝对不规则,第一心音强弱不等,心率快于脉率。(2分)

3)心音 心音共有4个,按其在心动周期中出现的先后顺序称为第一心音、第二心音、第三心音、第四心音。正常情况下只能听到第一心音、第二心音。第三心音在儿童及青少年时期易听到。第四心音一般听不到,如听到第四心音,多属病理情况。听诊心音时要注意心音有无增强、减弱、分裂和心音性质改变(钟摆律、胎心律)等。准确地鉴别第一心音及第二心音,可判断心室收缩期或舒张期,是心脏听诊的最基本要点。(2分)

4）额外心音 指在正常心音之外听到的附加心音,多数为病理性。常见的额外心音有奔马律（舒张早期、舒张中期、舒张晚期）、开瓣音、心包叩击音、喀喇音。其中以舒张早期奔马律最为重要,它的听诊特点是:短促、低调、强度弱,常在心尖部或其右上方听到。多见于心力衰竭,称之为心脏呼救声。（2分）

5）心脏杂音 听诊心脏杂音时,除了区别其是生理性或是病理性的,更应特别注意杂音发生的时间、最响的部位,杂音的性质、强度、传导方向,以及杂音与呼吸、运动及体位的关系等来判断其临床意义。①二尖瓣狭窄心脏杂音的听诊特点:在心尖区听到舒张中、晚期递增性隆隆样杂音,该杂音局限不传导,左侧卧位和呼气末更明显。②主动脉瓣关闭不全心脏杂音的听诊特点:在主动脉瓣第二听诊区听到舒张早期叹气样或泼水样递减型杂音,该杂音可沿胸骨左缘向心尖部传导,坐位身体前倾更明显。③Austin-Flint（奥斯汀·弗林特）杂音:主动脉瓣关闭不全时,由于从主动脉反流入左心室的血液将二尖瓣的前叶冲起,形成相对性二尖瓣狭窄,故在心尖区亦可听到隆隆样舒张期杂音,该杂音性质较器质性二尖瓣狭窄的杂音柔和,不伴随开瓣音和第一心音增强。④Graham-Steell（格雷厄姆·斯蒂尔）杂音:在二尖瓣狭窄时,由于肺动脉瓣压力增高,肺动脉扩张引起相对性的肺动脉瓣关闭不全,可在肺动脉瓣区听到柔和、吹风样舒张早期杂音。（6分）

6）心包摩擦音 心包摩擦音的听诊特点是:该声音粗糙,似手指擦耳壳声,近在耳边,其发生与心搏一致,收缩期与舒张期均能听到,常在胸骨左缘第3、4肋间心脏绝对浊音界以内最清楚,听诊器体件向胸壁加压可使心包摩擦音增强。（2分）

【注意事项】（10分）

1. 心脏视诊时医师身体要下蹲,从切线方向观察心前区。（2分）

2. 触诊时按压在胸壁上的力量不宜过大,因用力按压可降低手掌触觉感受器的敏感度,以致触不到震颤或心包摩擦感。（2分）

3. 左侧心浊音界叩诊以轻叩为宜,右侧叩诊宜使用较重的力量。板指每次向内移动的距离不宜过大,以免叩出的心界范围小于实际大小。（2分）

4. 听诊器体件应紧贴胸壁,中间不得有间隙和任何物体相隔（如衣服）。钟形体件适合听低调的声音,如二尖瓣狭窄的舒张期隆隆样杂音;膜型体件适合听高调杂音,如主动脉瓣关闭不全的舒张期叹气样杂音。（2分）

5. 应随时详细准确记录所见的阳性体征,并协助患者穿好衣服。（2分）

【知识问答】（10分）

1. 心脏杂音的听诊应注意什么?（5分）

答 应注意杂音发生的时间、最响的部位,杂音的性质、强度、传导方向,以及杂音与呼吸、运动及体位的关系。

2. 心脏听诊包括哪些内容?（5分）

答 心脏听诊内容包括心率、心律、心音、额外心音、心脏杂音及心包摩擦音。

第十一节　外周血管检查

外周血管检查是体格检查的重要组成部分之一,它可为许多疾病的诊断提供极有价值的资料。

【实训目标】(8分)

1. 掌握外周血管检查的内容和方法。(3分)

2. 熟悉水冲脉、交替脉、肝-颈静脉回流征、毛细血管搏动征的临床意义。(3分)

3. 熟悉检查注意事项,在检查中学会关心爱护患者。(2分)

【实训用品】(2分)

玻片、听诊器、模型人、脉搏计。(2分)

【模拟临床场景】

模拟患者,男性,35岁,15年前患过"感染性心内膜炎"。近来心悸频发并出现胸痛,头部、颈部觉血管跳动。在外院诊断为"主动脉瓣关闭不全"。今午睡起床时突然晕厥一次,现来院急诊。你作为接诊医师,在为患者做外周血管检查时,可能有哪些体征发现?

【学习方法】

1. 观看外周血管检查的教学录像及老师示教。

2. 两人一组互相扮演模拟患者和医生,并借助于模型人练习外周血管的检查,互相评价学习效果。

3. 分组讨论模拟患者的病情,给患者做出指导。

【操作步骤及评分】(75分)

1. 肝-颈静脉回流征(10分)

(1)告知患者取屈膝仰卧位,暴露腹部和颈部。(3分)

(2)医生用手掌中等力度按压瘀血肿大的肝时,颈静脉充盈更加明显,称之为肝-颈静脉回流征阳性。它是右心功能不全的重要体征之一。(7分)

2. 毛细血管搏动征(10分)

(1)告知患者取坐位。(3分)

(2)医生用手指轻压患者指甲床末端,或以一玻片轻压其唇黏膜,如见到红、白交替的节律性微血管搏动,即为毛细血管搏动征阳性。见于主动脉瓣关闭不全、甲状腺功能亢进症等脉压增大时。(7分)

3. 手背静脉充盈情况(10分)

(1)告知患者取仰卧位或坐位。(3分)

(2)先嘱患者将一手保持与右心房同一水平(仰卧位平腋中线,坐位平第4肋骨水平),观察手背静脉充盈情况,然后嘱患者将手逐渐向上抬至一定高度,正常时可见

手背静脉充盈度下降。手上抬的距离相当于静脉压的高度,对右心衰竭、上腔静脉梗阻所致的静脉压升高有一定的评估作用。(7分)

4. 水冲脉(10分)

(1)告知患者取坐位。(3分)

(2)嘱患者将前臂抬高过头,触其桡动脉搏动。若脉搏骤起骤落,急促而有力则称之为水冲脉。常见于主动脉瓣关闭不全、动脉导管未闭、甲状腺功能亢进症等。(7分)

5. 交替脉(15分)

(1)告知患者取坐位。(3分)

(2)嘱患者前臂平置,手掌向上,触其桡动脉搏动,若脉搏节律正常而其强弱出现交替改变,则称之为交替脉。轻者仅可用脉波计描出,重者则可触知。常见于左心功能不全。(12分)

6. 奇脉(10分)

(1)告知患者取坐位。(3分)

(2)嘱患者前臂平置,手掌向上,触其桡动脉搏动,在其吸气时脉搏明显减弱或消失,而在呼气终末时变强,称之为奇脉。常见于心包积液、缩窄性心包炎。(7分)

7. 动脉枪击音、Duroziez(杜若兹埃)双重杂音(10分)

(1)告知患者取卧位。(3分)

(2)将听诊器体件放于股动脉处,若听到"Ta——Ta——"声,则为枪击音。在听到动脉枪击音处,将听诊器体件稍加压力,人为造成动脉狭窄,则可听到收缩期与舒张期双重杂音,呈吹风样,不连续,该杂音称为杜若兹埃双重杂音。见于动脉压增大时。(7分)

【注意事项】(5分)

1. 疑有血管疾病时,应详细地进行上、下肢动脉对比检查,及左、右两侧动脉对比检查。(3分)

2. 触诊脉搏时按压力量不要太大。(2分)

【知识问答】(10分)

1. 什么是周围血管征?有何临床意义?(5分)

答 周围血管征包括:点头运动、毛细血管搏动征、水冲脉、枪击音和杜若兹埃双重杂音。由脉压增大所引起,见于严重甲状腺功能亢进症、严重贫血、主动脉瓣关闭不全、动脉导管未闭等。

2. 肝-颈静脉回流征阳性有什么临床意义?(5分)

答 见于右心衰竭、大量心包积液和缩窄性心包炎导致的肝瘀血。

第十二节　腹部检查

检查腹部应按视诊、触诊、叩诊、听诊等基本检查法进行。其中以腹部触诊最重要,触诊中又以脏器触诊较难掌握,需要勤学苦练,反复实践体会,才能不断提高触诊水平。为了避免触诊引起胃肠蠕动增加,导致肠鸣音变化,腹部检查的顺序应为视诊、听诊、触诊、叩诊,但记录时为了统一格式仍然按视诊、触诊、叩诊、听诊的顺序。

【实训目标】(8分)

1.熟悉腹部的体表标志和分区。(1分)

2.熟悉腹部常见疾病的体征。(1分)

3.掌握肝、胆囊、脾的触诊方法。(2分)

4.掌握腹部包块的触诊要点。(2分)

5.正确描述检查结果。(1分)

6.在检查中学会关心爱护患者。(1分)

【实训用品】(2分)

直尺、标记笔、听诊器、腹部触诊模拟人、电子标准化患者。(2分)

【模拟临床场景】

模拟患者,男性,46岁,24年前患过"乙型肝炎"。平时喜饮酒,每日能喝白酒半斤左右。近半年来渐觉消瘦、乏力,右上腹痛且持续加重。近3个月面色灰暗,少光泽,下肢出现水肿。近3d来又出现恶心、腹胀、尿少。请为该患者做腹部检查。

【学习方法】

1.观看腹部检查的教学录像及老师示教。

2.两人一组互相扮演模拟患者和医生,并借助于腹部触诊模拟人、电子标准化患者练习腹部检查,互相评价学习效果。

3.分组讨论模拟患者的病情,接诊医师在为患者做腹部检查时,可能会发现哪些阳性体征。

【操作步骤及评分】(70分)

1.辨认腹部体表标志及分区(5分)

(1)患者体位　告知患者排空膀胱,屈膝仰卧位,充分暴露腹部(上自剑突,下至耻骨联合水平),两手置于身体两侧。(1分)

(2)依次辨认腹部体表标志　胸骨剑突、肋弓下缘、脐、腹直肌外侧缘、腹中线、髂前上棘、耻骨联合、肋脊角。(1分)

(3)划出腹部分区　①四区法:以脐为中心划一水平线和一垂直线,两线相交,把腹部分成4个区(右上腹部、右下腹部、左上腹部、左下腹部)。②九区法:用两条水平线和两条垂直线将腹部分成九个区,上水平线为两侧肋缘最低点(相当于第10肋骨前端)的连线,下水平线为两侧髂前上棘的连线,左、右两条垂直是在髂前上棘至腹正中线的水平线的中点上所作的垂直线。这4条线相交将腹部分成9个区(右上腹部或右季肋部、右侧腹部或右腰部、右下腹部或右髂部、上腹部、中腹部、下腹部、左上腹部或左季肋部、左侧腹部或左腰部、左下腹部或左髂部)。(3分)

2. 视诊(15 分)

(1)方法　医生站在患者右侧,身体稍微下蹲保持视线与患者的腹部在同一平面上,按一定的顺序进行细致全面的观察。(3 分)

(2)视诊内容　观察腹部外形(平坦、凹陷,有无蛙状腹、舟状腹、球状腹)、呼吸运动、腹壁皮肤(有无紫纹、妊娠纹、色素沉着、皮疹及瘢痕、Cullen 征、Grey-Turner 征)、腹壁静脉、胃肠型和蠕动波、脐部(有无突出、凹陷、红肿、渗出)、上腹部搏动。(5 分)

(3)检查腹壁静脉血流方向　医生将右手示指和中指并拢压在曲张的静脉上,然后将示指沿着静脉紧压而向外移动,将静脉中的血液挤走,到一定距离后放松示指,中指仍紧压静脉,如果这一段挤空的静脉很快充盈,则血流方向是从放松的示指一端流向紧压的中指一端。再往相反方向做一遍进一步证实。(7 分)

3. 听诊(15 分)

(1)方法　将听诊器体件置于腹壁上,由左到右、由下至上移动其位置,全腹九区均应听到。尤其注意上腹部、脐部、右下腹部及肝脾各区。(3 分)

(2)肠鸣音的检查　肠管蠕动时,肠内气体和液体移动的声音,称为肠鸣音。通常在右下腹或脐周围听诊较清楚。听诊时注意其频率、音调、强弱。正常 4～5 次/分,机械性肠梗阻时>10 次/分,音调增高,称肠鸣音亢进;麻痹性肠梗阻时,肠鸣音减弱(数分钟听到 1 次)或消失(3～5 min 未听到肠鸣音)。(6 分)

(3)振水音的检查　让患者仰卧,将听诊器放在上腹部,医生用并拢的手指连续地冲击受检者上腹部,如听到有胃内气体与液体相撞击而发出的"咣当"声,即为振水音。若在空腹 6～8 h 以上仍听到有振水声,表示胃内有液体潴留,见于幽门梗阻或胃扩张。(6 分)

4. 触诊(20 分)

(1)患者体位　告知患者取屈膝仰卧位,使腹壁肌肉放松,头垫低枕,两手平放于躯干两侧,微张口做缓慢的腹式呼吸运动。(1 分)

(2)医生站位　医生站在患者右侧,面向受检者,以便观察受检者有无疼痛等痛苦表情。(1 分)

(3)检查顺序　结合问诊,从健康部位开始,逐渐移向病变区域。一般先从左下腹开始,循逆时针方向,由下而上,先左后右,由浅入深,对腹部各区仔细进行触诊,并注意比较病变区与健康部位。其顺序是左下腹部→左腰部→左上腹部→上腹部→右上腹部→右腰部→右下腹部→下腹部→脐部。(1 分)

(4)触诊方法　①浅部触诊法:一只手平放于腹部,不需加压,轻轻地在腹壁进行滑动触摸,使腹壁下陷约 1 cm,主要检查腹部有无腹肌紧张、压痛、包块、搏动等。②深部触诊法:用一手或两手重叠,由浅入深,逐渐增加压力,使腹壁下陷 2 cm 以上,以了解腹腔脏器情况。根据检查目的不同,可使用深部滑行触诊法、深压触诊法、双手触诊法和冲击触诊法。(1 分)

(5)触诊内容　包括腹壁紧张度、压痛和反跳痛、腹部包块、液波震颤及脏器触诊等。(16 分)

1)腹壁紧张度　用浅部触诊法检查。(1 分)

　　2)压痛及反跳痛　　由浅入深按压时发生疼痛,称为压痛。广泛性压痛见于弥漫性腹膜炎,局限性压痛见于局限性腹膜炎或局部脏器的病变。若压痛局限于一点,该点称为压痛点。检查反跳痛时,用示指和中指逐渐用力压迫腹部某一局限部位后,手指稍停片刻,给患者有短暂的适应时间,然后迅速将手抬起,若此时患者感觉腹痛加重或有痛苦表情,称为反跳痛,提示病变累及壁腹膜。(2分)

　　临床上把腹肌紧张、压痛及反跳痛统称为腹膜刺激征,它们是急性腹膜炎的可靠体征。

　　3)腹部包块　　多采用双手触诊法,检查包块的部位、大小、形态、质地、有无压痛、移动度、搏动性及包块与邻近脏器的关系。(1分)

　　4)液波震颤　　嘱患者取屈膝仰卧位,医生用一手掌面贴紧被检查者一侧腹壁,另一手用并拢屈曲的手指指端叩击对侧腹部,助手伸出一只手用尺侧缘压在脐部正中线上阻止腹壁振动的传导,若腹腔内有中等量(3 000~4 000 mL)以上的积液,则击一侧腹部产生的液波震动可传导到对侧腹部,使紧贴腹壁的手掌感到液波震动,此即为液波震颤。(2分)

　　5)肝触诊　　触诊时应仔细体会并描述肝的大小、质地、边缘和表面形态、压痛及搏动等。检查方法有以下几种。①单手触诊法:先教会患者做腹式呼吸,然后右手掌平放于患者腹壁,手指并拢,掌指关节自然伸直,示指的桡侧缘与右肋缘大致平行。检查肝右叶时自右髂前上棘水平开始,沿右锁骨中线自下向上,逐渐移动右手至右肋缘下;检查肝左叶时自脐部开始,沿前正中线自下向上,逐渐移动右手至剑突下。移动过程中嘱患者做缓慢、深而均匀的腹式呼吸配合医生检查。呼气时腹壁松弛下陷,右手逐渐向腹部加压;吸气时,腹壁隆起,右手随腹壁缓慢被动抬起,但不要离开腹壁且稍加压力,此时,由于膈肌下降而将肝下缘推向下方,恰好右手缓慢抬起且稍向前上方加压,便与肝下缘相遇,肝自手指下滑过;若未触及,则可逐渐向上移动,每次移动不超过1 cm,一直触诊到右肋缘下及剑突,以了解全部肝下缘的情况。②双手触诊法:医生用左手托住被检查者右腰部,左手拇指固定于右肋缘,右手检查方法同单手触诊法。③钩指触诊法:适用于腹壁较薄者和儿童。触诊时,医生位于患者右肩旁,面向其足部,将右手四指并拢弯曲成钩状,嘱患者做深呼吸动作,医生随吸气而进一步屈曲指关节,这样指腹容易触到下移的肝下缘。④冲击触诊法:适用于大量腹水患者。医生嘱患者取仰卧位,用并拢的第2~3手指指端,与腹壁呈70°~90°角,在腹部相应部位做数次急速而较有力的冲击动作时,可排开腹水从而易于触及肿大的肝。⑤肝下缘的记录:分别记录右锁骨中线上肝下缘至右肋下缘和前正中线上肝下缘至剑突下的距离,以 cm 为单位表示。正常人右肋下不超过1 cm,剑突下不超过3 cm。(5分)

　　6)Murphy 征(墨菲征,胆囊触痛征)　　医生将左手平放在患者的右胸下部,左拇指放在腹直肌外侧缘与肋弓交界处,嘱患者深吸气的同时左拇指用中等力度压向腹壁,有炎症的胆囊碰到拇指,患者因疼痛而突然屏气,称为墨菲征阳性。(1分)

　　7)脾触诊　　①双手触诊法:先嘱患者仰卧位,两腿稍屈曲,医生左手掌置于患者左胸第9~11肋处,将脾从后向前托起,右手平放于脐部,与左肋弓大致呈垂直方向,如同肝触诊一样,配合患者的腹式呼吸,逐渐地由下向上迎触脾,直至触到脾缘或左肋弓缘。如脾过大,则右手应先放在下腹部,逐渐向脐及脐上部移动。如脾轻度大,仰卧位不易触及时,患者取右侧卧位,右下肢伸直,左下肢屈曲进行触诊。②测量肿大的脾:轻度或中度肿大时,以左肋缘下多少"cm"表示。重度肿大时,以三条线来表示。第1线(甲乙线),即左锁骨中线与肋弓缘交点至脾下缘间的距离;第2线(甲丙线),即左锁骨中线与左肋弓缘交点到脾最远端的距离;第3线(丁戊线),即脾右缘到前正中线的距离。如脾大向右超过正中线,测量脾右缘到正中线间的距离,以"+"表示;未超过正中线,以"-"表示;以上距离均以 cm 为单位表示。(2分)

8)肾触诊 ①双手触诊法:医生站在患者右侧,触诊右肾时,医生左手托住患者右腰部,右手掌放在右季肋部,手指微弯曲,嘱患者深呼吸配合检查。呼气时医生双手向相对方向逐渐加压,右手压向腹腔深部,直抵腹后壁,并试图与左手相接近,腹壁较薄软的患者常可触及肾。触诊左肾时,医生左手自患者前方绕过,托住患者左腰部,其余步骤同右肾触诊。②检查肾和输尿管压痛点:用两手大拇指分别按压左右季肋点、上输尿管点、中输尿管点、肋脊点、肋腰点,检查有无压痛。(2分)

5. 叩诊(15分)

(1)辨认腹部叩诊音 从左下腹开始叩诊,沿逆时针方向叩至右下腹部,再至脐部。仔细辨认腹部叩诊音。正常情况下,腹部叩诊除肝、脾所在部位为浊音或实音外,均为鼓音。当胃肠道高度胀气、胃肠道穿孔、人工气腹时,腹部叩诊呈明显鼓音;当腹腔内大量积液或有肿块时,可出现浊音或实音。(3分)

(2)肝叩诊 先叩诊肝上界,一般沿右锁骨中线由肺区向下叩,由清音转为浊音时为肝上界(正常在右锁骨中线第5肋间)。然后叩诊肝下界,一般由腹部鼓音区沿右锁骨中线向上叩,由鼓音变为浊音处即为肝下界。叩诊肝浊音界时,应注意其是否扩大、缩小、消失。(5分)

(3)肾叩击痛 医生左手掌平置于患者的肾区(肋脊角),右手握拳,用轻到中等的力量叩击左手背,正常人肾区无叩击痛。(2分)

(4)移动性浊音的叩诊 医生自脐部开始向患者左侧腹部叩诊,当发现浊音时板指固定不动,嘱患者右侧卧位,再由左侧腹部向右侧腹部叩诊,原浊音部位呈鼓音,浊音区移到右侧腹部。板指再次固定不动,再嘱患者左侧卧位,由右侧腹部向左侧腹部叩诊,原浊音部位呈鼓音,浊音区移到左侧腹部。这种因体位不同而出现浊音区变动的现象,称移动性浊音,提示腹水>1 000 mL。(5分)

【注意事项】(10分)

1. 检查室内应温暖,腹部暴露时间不宜过长,以免受凉。(2分)

2. 视诊时光线要充足适宜,以自然光为好,光线最好从侧面来,便于观察肠型及包块。医生应从不同角度和方向进行仔细全面观察。(2分)

3. 触诊时医生的手应温暖,指甲剪短,手法要轻柔。过于冰冷或粗重的手法,可使腹肌紧张,影响触诊的进行。对于精神紧张的患者,触诊时可与患者谈话,转移其注意力使腹肌放松。为避免患者过于敏感造成腹肌紧张,医生可先将手掌置于腹壁上,让患者适应片刻,再行触诊检查。(3分)

4. 肝、脾触诊时右手按压力度要适中,并教会患者做腹式呼吸,吸气时手掌上抬的

速度应落后于腹壁的抬起,呼气时手掌应在腹壁下陷前按压。(3 分)

【知识问答】(10 分)

1.腹部触及包块时应注意什么? (5 分)

答　注意检查包块的部位、大小、形态、质地、压痛、移动度、搏动性以及包块与邻近脏器的关系。

2.脾大怎样分度? (5 分)

答　深吸气时,脾在左肋下不超过 2 cm 者为轻度脾大;超过 2 cm,在脐水平线以上为中度脾大;超过脐水平线或前正中线,为重度脾大。

第十三节　脊柱、四肢和关节检查

脊柱是支持体重、维持躯体各种姿势的重要支柱,并作为躯体活动的枢纽。当脊柱、四肢和关节发生病变时主要表现为疼痛、姿势异常和运动障碍。

【实训目标】(8 分)

1.掌握脊柱、四肢和关节检查顺序、检查方法和检查内容。(3 分)

2.熟悉脊柱与四肢的正常状态及生理变异。(2 分)

3.熟悉脊柱与四肢常见的异常体征。(1 分)

4.正确描述检查结果。(1 分)

5.熟悉检查注意事项,在检查中学会关心爱护患者。(1 分)

【实训用品】(2 分)

叩诊锤、软尺、直尺、模型人。(2 分)

【模拟临床场景】

模拟患者,女性,45 岁。近 1 个月来晨起感两手指关节僵硬,示指、中指关节肿胀、疼痛,全身乏力,有时低热。请为其做脊柱、四肢和关节检查。

【学习方法】

1.观看脊柱、四肢和关节检查的教学录像及老师示教。

2.两人一组互相扮演模拟患者和医生,并借助模型人练习脊柱、四肢和关节的检查,互相评价学习效果。

3.分组讨论模拟患者的病情,若患者被诊断为"类风湿性关节炎",随着病情的进展,她还有可能出现哪些体征。

【操作步骤及评分】(70 分)

1.脊柱检查(40 分)

(1)告知患者体位　可采用立位、坐位或卧位,检查时应肌肉放松,上肢自然下垂,若俯卧检查则头部不放枕头。注意防止因姿势不当造成误差。(3 分)

(2)检查脊柱的弯曲度　首先用视诊的方法观察脊柱的 4 个生理弯曲是否存在,

有无明显的前凸、后凸及侧凸;然后医生用示指、中指或拇指沿脊椎的棘突以适当的压力往下划压,划压后皮肤出现一条红色充血痕,以此痕为标准,观察脊柱有无侧凸。(6分)

(3)检查脊柱的活动度 嘱被检查者做躯干前屈、后伸、侧弯及旋转动作,观察脊柱有无活动受限。正常情况下,颈椎可前屈、后伸、左右侧屈各45°,旋转60°;腰椎在骨盆固定时,前屈45°,后伸35°,左右侧弯各30°,旋转45°;胸椎活动度很小;骶椎几乎不活动。(6分)

(4)检查脊柱有无压痛及叩击痛 医生用右手拇指自上而下按压每一脊椎棘突,观察患者有无痛苦表现。如有压痛,提示压痛部位可能有病变,并以第7颈椎棘突为标志计数病变椎体的位置。叩击痛检查方法有两种。①直接叩击法:直接用叩诊锤或右手中指指端叩击各脊椎棘突,多用于检查胸椎及腰椎。②间接叩击法:嘱患者端坐,医生以左手掌面放在其头顶,右手半握拳以小鱼际肌部叩击左手背,观察有无叩击痛。(7分)

(5)杰克逊(Jackson)压头试验 患者取端坐位,医生双手重叠放于其头顶部,向下加压,如患者出现颈痛或上肢放射痛即为阳性。多见于颈椎病及颈椎间盘突出症。(6分)

(6)拾物试验 将一物品放在地上,嘱患者拾起。腰椎正常者可两膝伸直,腰部自然弯曲,俯身将物品拾起。如患者先以一手扶膝蹲下,腰部挺直地用手接近物品,则为拾物试验阳性。多见于腰椎病变,如腰椎间盘突出症、腰肌外伤及炎症。(6分)

(7)直腿抬高试验(Lasegue 征) 患者仰卧位,双下肢伸直,医生一手置于膝关节伸侧,另一手握患者踝部将一侧下肢抬起,同样方法检查另一侧。正常人可使髋关节屈曲至70°以上,若屈曲不到30°即出现屈曲受阻或放射疼痛为阳性。可见于腰椎间盘突出症、坐骨神经痛。(6分)

2.四肢及关节检查(30分)

(1)检查上肢的长度 嘱患者双上肢向前伸直,手掌并拢比较其长度;也可用软尺测量肩峰至桡骨茎突或中指指尖的距离,此为全上肢长度。上臂长度是从肩峰至尺骨鹰嘴的距离,前臂长度则是从鹰嘴突至尺骨茎突的距离。双上肢正常情况下等长,长度不一见于先天性短肢畸形、骨折重叠和关节脱位等。肩关节脱位时患侧上臂长于健侧,肱骨颈骨折时患侧短于健侧。(2分)

(2)检查肩关节外形 嘱患者脱去上衣,取坐位,在良好的照明情况下,观察双肩有无倾斜。正常双肩对称,呈弧形。肩关节弧形轮廓消失,肩峰突出,呈"方肩",见于肩关节脱位或三角肌萎缩。(3分)

(3)检查肩关节运动 嘱患者做自主运动,观察有无活动受限,肩关节外展可达90°,内收45°,前屈90°,后伸35°,旋转45°。肩关节周围炎时,关节各方向的活动均受限,称冻结肩。(3分)

(4)检查肩关节压痛点 肩关节周围不同部位的压痛点,对鉴别诊断很有帮助。肱骨结节间的压痛见于肱二头肌长头腱鞘炎,肱骨大结节压痛可见于冈上肌腱损伤,肩峰下内方有触痛可见于肩峰下滑囊炎。(3分)

（5）检查肘关节形态　正常肘关节双侧对称，伸直时肘关节轻度外翻，称携物角，正常为 5°～15°。检查此角时嘱患者伸直两上肢，手掌向前，左右对比。此角>15°为肘外翻，<15°为肘内翻。（3 分）

（6）检查肘关节运动　肘关节活动正常时屈 135°～150°，伸 10°，旋前（手背向上转动）80°～90°，旋后（手背向下转动）80°～90°。（2 分）

（7）检查腕关节及手的外形　手的功能位置为腕背伸 30°并偏尺侧约 10°，拇指于外展时掌屈曲位，其余各指屈曲，呈握茶杯姿势。临床常见的畸形有杵状指（趾）、匙状甲、爪形手、腕垂症。类风湿性关节炎晚期可出现腕和肘关节强直、掌指关节半脱位、手指向尺侧偏斜和"天鹅颈"样及"纽扣花"样畸形。（3 分）

（8）检查髋关节形态及运动　正常时双下肢可伸直并拢。如一侧下肢超越躯干中线向对侧偏移，而且不能外展，为内收畸形；下肢离开中线，向外侧偏移，不能内收，称外展畸形。髋关节疾病引起的步态异常有跛行、鸭步等。（3 分）

（9）检查膝关节形态及运动　正常膝关节活动度，屈曲 120°～150°，伸 5°～10°，内旋 10°，外旋 20°。常见异常表现有以下几种。①膝外翻：嘱患者暴露双膝关节，取站立位进行检查，直立时双腿并拢，两股骨内髁及两胫骨内踝可同时接触。如两踝距离增宽，一小腿向外偏斜，双下肢呈"X"状，称膝外翻。②膝内翻：直立时，患者双股骨内髁间距增大，小腿向内偏斜，膝关节向内形成角度，双下肢形成"O"状，称膝内翻。③膝关节肿胀：当发现膝关节肿胀时常做浮髌试验以确定有无膝关节腔积液。检查方法：嘱患者仰卧位，将下肢伸直，医生用左手拇指及其余四指分别固定在肿胀的膝关节上方两侧，右手拇指和其余四指分别固定在关节下方两侧，然后用右手示指将髌骨连续向后按压数次，加压时髌骨与关节面有撞击感，松开时有髌骨浮起感，此即浮髌试验阳性。（4 分）

（10）检查踝关节与足　让患者取站立或坐位进行，有时需患者步行，从步态观察正常与否。正常踝关节活动度：背伸 20°～30°，跖屈 40°～50°，内、外翻各 30°。常见异常表现有以下几种。①扁平足：足纵弓塌陷，足跟外翻，前半足外展，形成足旋前畸形，横弓塌陷，前足增宽，足底前部形成胼胝。②足内翻：跟骨内旋，前足内收，足纵弓高度增加，站立时足不能踏平，外侧着地，常见于小儿麻痹后遗症。③足外翻：跟骨外旋，前足外展，足纵弓塌陷，舟骨突出，扁平状，跟腱延长线落在跟骨内侧，见于胫前胫后肌麻痹。（4 分）

【注意事项】（10 分）

1.检查前应告知受检者，争取受检者配合。（2 分）

2.充分暴露被检查部位。（2 分）

3.注意保护受检者的隐私。（2 分）

4.检查时手部应温暖，手法要轻柔。（2 分）

5.应随时详细准确记录所见的阳性体征。（2 分）

【知识问答】（10 分）

1.正常脊柱生理弯曲有哪些？（5 分）

答 正常脊柱有 4 个生理弯曲,呈"S"状,即颈椎稍向前凸,胸椎稍向后凸,腰椎向前凸,骶椎明显向后凸。

2. 脊柱明显后凸、前凸的常见部位和病因有哪些?(5 分)

答 脊柱明显后凸多发生于胸椎段,常见病因有佝偻病、结核病、强直性脊柱炎、脊椎退行性变。脊柱明显前凸多发生于腰椎段,常见病因有晚期妊娠、大量腹水、腹腔巨大肿瘤、髋关节结核及先天性髋关节后脱位等。

第十四节 神经反射和脑膜刺激征检查

神经系统检查是为了判断神经系统有无损害及损害的部位和程度,即病变的定位诊断。检查内容包括:脑神经检查、运动功能检查、感觉功能检查、自主神经功能检查、神经反射检查和脑膜刺激征检查。其中以神经反射检查和脑膜刺激征检查最重要。

【实训目标】(8 分)

1. 掌握神经反射和脑膜刺激征的检查方法。(2 分)

2. 熟悉神经系统常见疾病的异常体征。(2 分)

3. 熟悉锥体束征的临床意义。(1 分)

4. 熟悉腱反射亢进的临床意义。(1 分)

5. 正确记录检查结果。(1 分)

6. 在检查中学会关心爱护患者。(1 分)

【实训用品】(2 分)

叩诊锤、棉签。(2 分)

【模拟临床场景】

模拟患者,男性,56 岁。2 h 前大便时突然跌倒,家人扶起后发现患者口角"歪斜"和步态不稳,即来院就诊。既往史:高血压病史 20 年。你作为接诊医师,为患者检查各项生命体征后,在神经反射检查和脑膜刺激征检查方面应主要检查哪些项目?

【学习方法】

1. 观看神经反射和脑膜刺激征检查的教学录像及老师示教。

2. 两人一组互相扮演模拟患者和医生,练习神经反射和脑膜刺激征的检查,互相评价学习效果。

3. 分组讨论模拟患者的病情,如果患者被诊断为"右侧基底节区出血",可能出现哪些阳性体征。

【操作步骤及评分】(75 分)

1. 浅反射检查(20 分)

(1)角膜反射 嘱患者睁眼,眼球注视内上方,医生用棉签的细棉絮轻触角膜外侧缘,则引起眼睑急速闭合,双眼分别检查。刺激一侧引起闭目,为直接角膜反射;刺激后引起对侧也闭目,为间接角膜反射,正常人均存在。角膜反射的传入神经为三叉神经眼支,反射中枢在脑桥,传出神经为面神经。直接与间接角膜反射皆消失,见于患侧三叉神经病变(传入障碍);直接反射消失,间接反射存在,见于患侧面神经瘫痪(传出障碍);角膜反射完全消失见于深昏迷患者。(4分)

(2)腹壁反射 嘱患者仰卧,下肢屈曲,腹壁放松,然后用钝头竹签由外向内轻划上、中、下腹部皮肤,正常人在受刺激的部位可见腹壁肌肉收缩。腹壁反射的传入、传出神经皆为肋间神经,反射中枢在胸髓。上腹壁反射消失,胸髓第7~8节病损;中腹壁反射消失,胸髓第9~10节病损;下腹壁反射消失,胸髓第11~12节病损。双侧上、中、下三部反射均消失,见于昏迷或急腹症的患者;一侧腹壁反射消失,见于锥体束病损。老年人、过度肥胖者和经产妇由于腹壁松弛,也可出现腹壁反射减弱或消失。(4分)

(3)提睾反射 用钝头竹签由下向上轻划股内侧上方皮肤,可引起同侧提睾肌收缩使睾丸上提。其传入、传出神经皆为生殖股神经,反射中枢为腰髓。双侧反射减弱或消失,见于腰髓第1~2节病损;一侧减弱或消失,见于锥体束损害,此外还见于老年人或局部病变,如腹股沟疝、阴囊水肿、精索静脉曲张、附睾炎、睾丸炎等。(4分)

(4)跖反射 用钝头竹签由后向前划足底外侧至小趾掌关节处,再转向拇指侧,正常表现足趾向跖面屈曲。其传入、传出神经为胫神经,反射中枢为骶髓第1~2节。(4分)

(5)肛门反射 用大头针轻划肛周皮肤,可看到肛门外括约肌收缩。其传入、传出神经为肛尾神经,反射中枢为骶髓第4~5节。(4分)

2. 深反射检查(20分)

(1)肱二头肌反射 嘱患者肘部屈曲,并使前臂稍内旋,医生以左手托扶患者屈曲的肘部,左拇指置于患者的肱二头肌腱上,右手持叩诊锤叩击左拇指,正常前臂呈快速性屈曲。其传入、传出神经皆为肌皮神经,反射中枢在颈髓第5~6节。(4分)

(2)肱三头肌反射 嘱患者肘部屈曲,医生以左手托扶其前臂及肘关节,用叩诊锤叩击尺骨鹰嘴突上方的肱三头肌腱,正常前臂做伸展动作。其传入、传出神经皆为桡神经,反射中枢在颈髓第7~8节。(4分)

(3)桡骨膜反射 嘱患者肘关节半屈曲,医生左手托起患者前臂使其腕关节自然下垂,前臂略向外旋,医生用右手持叩诊锤叩击患者桡骨茎突上方,正常反应为肘屈及前臂旋前。其传入、传出神经均为桡神经,反射中枢在颈髓第5~8节。(4分)

(4)膝腱反射 嘱患者坐位,小腿自然下垂,或取卧位,医生用左手于腘窝部托起患者下肢,使髋、膝关节稍屈曲,右手持叩诊锤叩击髌骨下方股四头肌腱。正常反应为小腿做伸展运动。其传入、传出神经均为股神经,反射中枢在腰髓第2~4节。(4分)

(5)跟腱反射 嘱患者仰卧位,髋、膝关节屈曲,下肢外旋外展,医生用手托患者足掌,使足呈过伸位,然后以叩诊锤叩击跟腱。正常反应为腓肠肌和比目鱼肌收缩,足向跖面屈曲。如卧位不能测出,可让患者跪于凳子上,足悬于凳外,叩跟腱,反应同前。其传入、传出神经皆为胫神经,反射中枢在骶髓第1~2节。(4分)

3. 病理反射检查(20分)

(1)巴宾斯基(Babinski)征 嘱患者取仰卧位,髋、膝关节伸直,医生左手持患者的踝部,右手用竹签由后向前沿足底外侧划至小趾趾掌关节,再转向拇趾侧,正常表现为足趾向跖面屈曲(跖反射,即巴宾斯基征阴性),如拇趾背伸,其余四趾呈扇面外展,为巴斯基征阳性,提示锥体束损伤。(4分)

(2)奥本海姆(Oppenheim)征　医生用右手拇指和示指沿患者的胫骨前嵴两侧用力由上向下滑压,阳性表现和临床意义同巴宾斯基征。(3分)

(3)戈登(Gordon)征　医生用拇指和其他四指以适当力量捏压患者腓肠肌,阳性表现和临床意义同巴宾斯基征。(3分)

(4)查多克(Chaddock)征　医生用竹签在患者足背外侧缘,从外踝下方开始由后向前划至趾掌关节处,阳性表现和临床意义同巴宾斯基征。(3分)

(5)霍夫曼(Hoffmann)征　医生左手持患者腕部,然后以右手中指与示指夹住患者中指并稍向上提,使腕部处于轻度过伸位。以拇指迅速弹刮患者的中指指甲,引起其余四指轻度掌屈反应为阳性。(3分)

(6)阵挛　为腱反射亢进的表现,包括两种。①髌阵挛:嘱患者下肢伸直,医生用右手拇指和示指捏住髌骨上缘,用力向下快速推动数次,并保持一定推力,如髌骨出现上下节律性运动则为阳性。②踝阵挛:嘱患者取仰卧位,下肢髋、膝关节稍屈曲。医生左手握住患者小腿,右手握住足掌前端,并用力使足呈背伸位,保持一定推力,如足部出现节律性伸屈运动即为阳性,示腓肠肌和比目鱼肌发生节律性收缩。(4分)

4.脑膜刺激征检查(15分)

(1)颈强直　嘱患者取仰卧位,医生用一手托扶其枕部,另一手置于患者前胸上部,使之被动屈颈,若有一定阻力为颈部抵抗感,如抵抗力明显增强且感疼痛为颈强直。(5分)

(2)凯尔尼格(Kernig)征　嘱患者取仰卧位,先将一侧髋和膝关节各屈曲成直角。医生一手扶住膝关节,另一手托住该下肢足跟部,使之上抬,正常人可将膝关节伸直135°以上。若在135°之内出现抵抗感或沿坐骨神经发生疼痛感,或对侧下肢屈曲者,均为阳性。(5分)

(3)布鲁津斯基(Brudzinski)征　嘱患者仰卧,下肢自然伸直,医生右手置于患者前胸上部,左手托患者枕部,然后使头被动前屈,阳性表现为双侧膝关节和髋关节屈曲。(5分)

【注意事项】(5分)

1.检查前应向受检者说明检查的要求,以取得其配合。(1分)

2.深反射易受精神紧张的影响,如出现可疑性减弱、消失或深反射活跃,应在转移其注意力,放松肢体之后重新检查。(2分)

3.1岁半以内小儿两侧巴宾斯基征阳性无病理意义。(1分)

4.同一强度的刺激,在不同部位感受的灵敏度也不同,故应注意对称部位的对比。(1分)

【知识问答】(10分)

1.脑膜刺激征有什么临床意义?(5分)

答　脑膜刺激征阳性见于各种脑炎、脑膜炎和蛛网膜下腔出血等。

2.深反射减弱和亢进有什么临床意义?（5分）

答　深反射减弱或消失多为反射弧受损害,如末梢神经炎、急性炎症性脱髓鞘性多发性神经病、脊髓前角灰质炎等。深反射亢进是锥体束受损害的重要体征。

（艾　娟）

第三章 临床基本操作技术

第一节 临床常用穿刺术

一、胸膜腔穿刺术

胸膜腔穿刺术是用于检查胸膜腔积液的性质,查找病因,从而协助疾病诊断的一种技术。此外,通过穿刺可以向胸膜腔内给药,或者适量抽气、抽液减轻肺压迫症状,以达到治疗疾病的目的。

【实训目标】(8分)

1. 做好胸膜腔穿刺术的术前准备。(2分)

2. 正确选择穿刺部位。(2分)

3. 掌握胸膜腔穿刺术的具体操作过程。(2分)

4. 熟悉胸膜腔穿刺术的注意事项。(2分)

【实训用品】(2分)

工作衣、工作帽、口罩、胸膜腔穿刺模型、胸膜腔穿刺手术包(包括消毒洞巾、带胶皮管的胸穿针、血管钳、消毒纱布、5 mL和50 mL注射器各1支、6~8号针头2枚、无菌手套1副、弯盘1个、标本试管3支)、治疗盘(包括碘附、棉签、胶布、麻醉药)、标记笔1支、椅子、痰盂等。(2分)

【模拟临床场景】

模拟患者,男性,30岁。经体检及X射线透视诊断为"左侧胸膜腔积液"。请在医学模拟人上做胸膜腔穿刺术。

【学习方法】

观摩老师示教及教学视频。4人一组,利用胸膜腔穿刺模型练习操作步骤。每组学生根据评分标准先在组内互相评价学习效果,然后指导老师从各组抽查1~2名学生考核评估,找出存在问题,巩固学习效果。

【操作步骤及评分】(70分)

1. 操作前准备(15分)

(1)详细了解病史,进行体格检查和血常规、出凝血时间、活化部分凝血酶时间及凝血酶原时间检查。(2分)

（2）向患者家属说明胸膜腔穿刺术的必要性和存在风险,签署知情同意书。（2分）

（3）简要告知患者操作过程,解除顾虑,取得配合。嘱患者术中不要说话、咳嗽、深呼吸等以免伤及肺。过度紧张的患者术前半小时可予以地西泮等药物镇静。（3分）

（4）如使用1%普鲁卡因局部麻醉,使用前做皮肤过敏试验。（2分）

（5）参阅患者胸部X射线和超声波检查结果,了解液体或气体所在部位及量,并标上穿刺记号。（2分）

（6）核查所用器械与药物是否齐全。（2分）

（7）术者及助手常规洗手,戴好口罩和帽子。（2分）

2.选择穿刺部位（5分）

胸腔积液穿刺点选择胸部叩诊实音最明显部位,一般常取肩胛线第7~9肋间、腋后线第7~8肋间、腋中线第6~7肋间或腋前线第5肋间进行（图3-1）。（3分）包裹性积液可结合X射线或超声波检查确定。（1分）气胸穿刺点选择患侧锁骨中线第2肋间。穿刺点可用标记笔在皮肤上做标记。（1分）

3.患者体位（5分）

患者多取坐位,面向椅背,两手交叉抱臂置于椅背,头伏臂上,使肋间隙增宽;不能坐起者,可采取半卧位,举起患侧上臂（图3-1）。（5分）

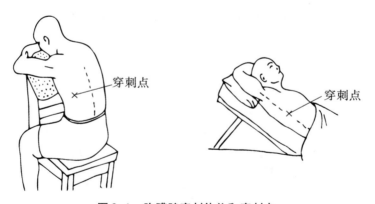

图3-1　胸膜腔穿刺体位和穿刺点

4.操作过程（45分）

（1）用碘附以穿刺点为中心,由内向外进行皮肤消毒,消毒范围直径约15 cm。（5分）

（2）解开穿刺手术包,术者戴无菌手套,铺无菌洞巾。（5分）

（3）检查穿刺包内器械,注意带胶皮管的胸膜腔穿刺针是否通畅。（5分）

（4）局部麻醉。用注射器抽取利多卡因,针尖斜面向上,在穿刺点处沿肋骨上缘斜刺入皮内,注射一橘皮样隆起5 mm大小的皮丘,然后直刺逐渐深入,并向各个方向注药,直至麻醉到胸膜壁层。注药前应先回抽无回血,以免误将药物注入血管。一旦

回抽出胸水,应停止进针,将剩余的麻醉药推注到高度敏感的壁层胸膜,麻醉后拔出针头。(8分)

(5)术者左手拇指和示指固定穿刺点皮肤,右手持穿刺针沿肋骨上缘缓慢刺入,当穿刺针进入肌层后,用50 mL注射器吸去胶皮管内空气,将胶皮管吸扁,再用血管钳夹住胶皮管。继续进针至针尖阻力突然消失或胶皮管突然复张,表示穿刺针进入胸膜腔,将注射器接上,松开血管钳,抽吸胸液,助手协助用血管钳固定穿刺针(图3-2),并配合松开或夹紧乳胶管。诊断性穿刺抽取50~100 mL,分别注入3支无菌试管内立即送检。减压抽液注入痰盂内计量。(8分)

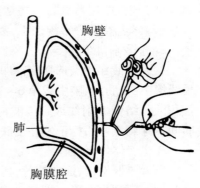

(6)需要进行药物治疗时,可于抽液后将药物稀释注入,推入药物后回抽胸液,再推入,反复2~3次,使药物分布均匀。若同时注入少量利多卡因及地塞米松,可减轻疼痛及发热等不良反应。恶性胸腔积液可注入抗肿瘤药或硬化剂,诱发化学性胸膜炎,促使壁层与脏层胸膜粘连,闭合胸膜腔,防止新积液。(7分)

(7)抽吸完毕拔针,消毒穿刺点,稍用力压迫穿刺部位,覆盖无菌纱布,用胶布固定。(3分)

图3-2　固定穿刺针

(8)整理用物,医疗垃圾分类处理,并做详细穿刺记录。嘱患者卧床休息2~4 h,若胸膜腔注入了药物,需经常变换体位,使药物在胸膜腔内涂布均匀。继续观察4~8 h,注意术后反应及有无并发症。(4分)

【注意事项】(10分)

1.操作前评估患者,做好术前准备工作。(1分)

2.操作中应密切观察患者的反应,如有头晕、面色苍白、出汗、心悸、胸部压迫感或剧痛、昏厥等胸膜过敏反应,或出现连续性咳嗽、气短、咳泡沫痰等现象,立即停止抽液,并皮下注射0.1%肾上腺素0.3~0.5 mL,或进行其他对症处理。(2分)

3.一次抽液不宜过多、过快。诊断性抽液50~100 mL即可,减压抽液首次不超过600 mL,以后每次不超过1 000 mL。如为脓胸,每次尽量抽尽。做细胞学检查至少需100 mL,并应立即送检,以免细胞自溶。(2分)

4.严格无菌操作,操作中要防止空气进入胸腔,始终保持胸腔负压。(1分)

5.应避免在第9肋间以下穿刺,以免穿透膈肌损伤腹腔脏器。(1分)

6.预防并处理。①血胸:多由穿刺部位不正确,刺破肋间动静脉所致。如发现抽出的血液易凝固,应停止抽胸液,观察患者脉搏、血压。②气胸:少量气胸可能为针头后皮管未夹紧而漏入空气所致,不必处理;大量气胸多为穿破脏层胸膜所致,按自发性气胸处理。③穿刺口出血:用消毒纱布按压及胶布固定即可。(3分)

【知识问答】(10分)

1.渗出液和漏出液的病因各是什么?(5分)

答　渗出液为炎性积液,多由感染、恶性肿瘤、外伤、变态反应性疾病、结缔组织病等引起;漏出液为非炎性积液,多由心力衰竭、肝硬化、肾病综合征引起。

2. 穿刺过程中出现胸膜过敏反应该如何处理?(5分)

答　一旦出现胸膜过敏反应,立即停止胸穿,取平卧位,注意保暖,观察脉搏、血压、神志的变化。症状轻者,经休息或心理疏导即能自行缓解。对于出汗明显、血压偏低的患者,给予吸氧及补充 100 g/L 葡萄糖 500 mL。必要时皮下注射肾上腺素 0.5 mg,防止休克。

二、腹腔穿刺术

腹腔穿刺术是用于检查腹腔积液的性质,找出病原,从而协助疾病诊断的一种技术。通过穿刺可以向腹腔内给药,或者注入气体(人工气腹)促使肺空洞愈合。

【实训目标】(8分)

1. 做好腹腔穿刺术的术前准备。(2分)

2. 正确选择穿刺部位。(2分)

3. 掌握腹腔穿刺术的具体操作过程。(2分)

4. 熟悉腹腔穿刺术的注意事项。(2分)

【模拟临床场景】

模拟患者,男性,52岁。近3个月来腹部逐渐膨隆,经检查为腹水,其原因不明,现需做诊断性穿刺。请在医学模拟人上做腹腔穿刺术。

【学习方法】

观摩老师示教及教学视频。4人一组,利用腹腔穿刺模型练习操作步骤。每组学生根据评分标准先在组内互相评价学习效果,然后指导老师从各组抽查1~2名学生考核评估,找出存在问题,巩固学习效果。

【实训用品】(2分)

工作衣、工作帽、口罩、腹腔穿刺模型、腹腔穿刺手术包(包括消毒孔巾、带胶皮管的腹穿针、血管钳、消毒纱布、5 mL 和 50 mL 注射器各1支、8~9号针头2枚、17~18号长针头1枚、无菌手套1副、弯盘1个、标本试管3支)、治疗盘(包括碘附、棉签、胶布、麻醉药)、标记笔1支、腹带(大量放腹水者)1个、痰盂等。(2分)

【操作步骤及评分】(70分)

1. 操作前准备(15分)

(1)详细了解病史,进行体格检查(重点测量腹围,查脉搏、血压、腹部体征)和血常规、出凝血时间、活化部分凝血酶时间及凝血酶原时间检查。(3分)

(2)向患者家属说明腹腔穿刺术的必要性和存在风险,签署知情同意书。(2分)

(3)简要告知患者操作过程,解除顾虑,取得配合。穿刺前嘱患者排空膀胱尿液,以免损伤膀胱。过度紧张患者术前半小时可予以地西泮等药物镇静。(2分)

(4)如使用1%普鲁卡因局部麻醉,使用前做皮肤过敏试验。(2分)

（5）术前进行 B 超检查,初步估计积液量,确定穿刺部位。(2 分)

（6）核查器械与药物是否齐全。(2 分)

（7）术者及助手常规洗手,戴好口罩和帽子。(2 分)

2.选择穿刺部位(5 分)

穿刺点选择:①脐与耻骨联合上缘间连线的中点上方 1 cm、偏左或右 1～2 cm,此处无重要器官,穿刺较安全(图 3-3)。(1 分)②左下腹部穿刺点。脐与左髂前上棘连线的中、外 1/3 交界处,此处可避免损伤腹壁下动脉,肠管较游离而不易损伤。放腹水时通常选用左侧穿刺点。(2 分)③侧卧位穿刺点。脐平面与腋前线或腋中线交点处。此处穿刺多适于腹膜腔内少量积液的诊断性穿刺。(2 分)

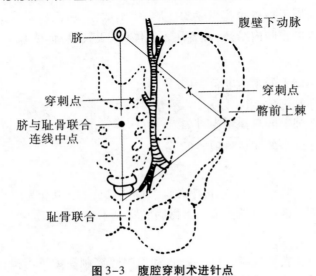

图 3-3　腹腔穿刺术进针点

3.患者体位(5 分)

患者取坐位、半卧位或侧卧位。如大量放腹水,背部先垫好腹带。(5 分)

4.操作过程(45 分)

（1）用碘附以穿刺点为中心,由内向外进行皮肤消毒,消毒范围直径约 15 cm。(5 分)

（2）解开穿刺手术包,术者戴无菌手套,铺无菌洞巾。(5 分)

（3）检查穿刺包内器械,注意带胶皮管的腹腔穿刺针是否通畅。(5 分)

（4）局部麻醉:抽取 5 mL 2% 利多卡因,从穿刺点刺入皮肤,注射一个直径 5 mm 的皮丘,然后逐层深入向腹膜腔麻醉,进针→回抽→推注药物,以免药物误注入血管。(7 分)

（5）诊断性穿刺时,术者左手拇指和示指固定穿刺点皮肤,右手持接有 17～18 号长针头的注射器,经穿刺点垂直进入腹壁,当针尖有落空感时抽液送检。(8 分)

（6）大量放腹水时,可用 8～9 号针头,并于针座接一橡皮管,用血管钳夹住胶皮管,刺入腹腔有腹水流出时,以输液夹子调整速度,将腹水引入容器中计量并送化验检

查。随着腹水的流出,将腹带自上而下逐渐束紧,以防止腹压骤降引起虚脱。(5分)

(7)抽吸完毕夹闭胶皮管后拔针,消毒穿刺点,覆盖无菌纱布,压迫数分钟,胶布固定。(5分)

(8)术后整理用物,医疗垃圾分类处理,并做详细穿刺记录。(5分)

【注意事项】(10分)

1. 操作前评估患者,做好术前准备工作。(1分)

2. 术中密切观察患者,如有头晕、心悸、恶心、气短、脉搏增快及面色苍白等,应立即停止操作,并进行适当处理。(1分)

3. 放液不宜过快、过多,肝硬化患者一次放液一般不超过3 000 mL,过多放液可诱发肝性脑病和电解质紊乱。放液过程中要注意腹水的颜色变化。(2分)

4. 放腹水时若流出不畅,可将穿刺针稍作移动或稍变换体位。(1分)

5. 术后嘱患者平卧,并使穿刺孔位于上方,以免腹水继续漏出。对腹水量较大者,为防止漏出,在穿刺时应注意勿使自皮肤到腹膜壁层的针眼位于一条直线上,方法是当针尖通过皮肤到达皮下后,即在另一手协助下,稍向周围移动一下穿刺针头,然后再向腹腔刺入。如遇穿刺孔继续有腹水渗漏,可用蝶形胶布或火棉胶粘贴。大量放液后,需束以多头腹带,以防腹压骤降、内脏血管扩张引起血压下降或休克。(2分)

6. 注意无菌操作,以防止腹腔感染。(1分)

7. 放液前后均应测量腹围、脉搏、血压,检查腹部体征,以观察病情变化。(1分)

8. 术后嘱患者卧床休息2~4 h,观察4~6 h。(1分)

【知识问答】(10分)

1. 诊断性穿刺抽出的腹水,需进一步做哪些检查?(5分)

答 需进一步检查腹水颜色、透明度、密度、蛋白含量、细胞数,以及酶、细菌学和细胞学检查。

2. 若给肝硬化患者放腹水,1次最多不能超过多少?为什么放腹水时要严密观察病情?(5分)

答 1次最多不能超过3 000 mL。大量放腹水后,可导致患者水钠代谢失衡,血浆蛋白丢失,甚至发生虚脱、休克、肝性脑病等,故放腹水时要严密观察病情。

三、腰椎穿刺术

腰椎穿刺术常用于检查脑脊液的性质,对诊断脑炎、脑膜炎、脑血管病、脑肿瘤等有重要意义。有时也用于鞘内注射药物、测定颅内压力和了解蛛网膜下隙有无阻塞等。

【实训目标】(8分)

1. 做好腰椎穿刺术的术前准备。(2分)

2. 正确选择穿刺部位。(2分)

3. 掌握腰椎穿刺术的具体操作过程。(2分)

4. 熟悉腰椎穿刺术的注意事项。(2分)

【模拟临床场景】

模拟患者,女性,14 岁。疑诊为"乙型脑炎",现需做脑脊液检查。请在医学模拟人上做腰椎穿刺术。

【实训用品】(2 分)

工作衣、工作帽、口罩、腰椎穿刺模型、腰椎穿刺手术包(包括消毒洞巾、6 号和 7 号腰穿针各 1 枚、玻璃测压管、消毒纱布、5 mL 注射器 1 支、6~8 号针头 2 枚、无菌手套 1 副、弯盘 1 个、标本试管 3 支)、治疗盘(包括碘附、棉签、胶布、麻醉药)、标记笔 1 支、椅子等。(2 分)

【学习方法】

观摩老师示教及教学视频。4 人一组,利用腰椎穿刺模型练习操作步骤。每组学生根据评分标准先在组内互相评价学习效果,然后指导老师从各组抽查 1~2 名学生考核评估,找出存在问题,巩固学习效果。

【操作步骤及评分】(70 分)

1. 操作前准备(15 分)

(1)详细了解病史,检查患者的生命体征、意识、瞳孔及有无视盘水肿。(2 分)

(2)检查血常规、出凝血时间、活化部分凝血酶时间及凝血酶原时间。(2 分)

(3)向患者本人及家属说明腰椎穿刺术的必要性和存在风险,签署知情同意书。(2 分)

(4)简要告知患者操作过程,解除顾虑,取得配合。嘱患者术中不要咳嗽,以免损伤脊髓。过度紧张患者术前半小时可予以地西泮等药物镇静。(2 分)

(5)如使用 1% 普鲁卡因局部麻醉,使用前做皮肤过敏试验。(3 分)

(6)核查器械与药物是否齐全。(2 分)

(7)术者及助手常规洗手,戴好口罩和帽子。(2 分)

2. 选择穿刺部位(5 分)

以髂后上棘连线与后正中线的交会处为穿刺点,相当于第 3~4 腰椎棘突间隙,有时也可在上一或下一腰椎间隙进行。(5 分)

3. 患者体位(5 分)

患者侧卧于硬板床上,背部与床面垂直,头向前胸部屈曲,两手抱膝紧贴腹部,使躯干呈弓形;或由助手在术者对面用一手抱住患者头部,另一手挽住双下肢腘窝处并用力抱紧,使脊柱尽量后凸以增宽椎间隙,便于进针(图 3-4)。(5 分)

4. 操作过程(45 分)

(1)用碘附以穿刺点为中心,由内向外进行皮肤消毒,消毒范围直径约 15 cm。(5 分)

(2)解开穿刺手术包,术者戴无菌手套,铺无菌洞巾。(5 分)

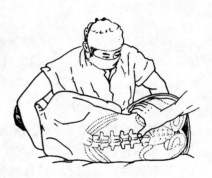

图 3-4　腰椎穿刺术体位

（3）检查穿刺包内器械，注意穿刺针是否通畅。（3分）

（4）局部麻醉：抽取5 mL 2%利多卡因，从穿刺点刺入皮肤，注射一个直径5 mm的皮丘，然后自皮肤依次深入椎间韧带做局部麻醉，进针→回抽→推注药物，以免药物误注入血管。（8分）

（5）术者左手拇指和示指固定穿刺点皮肤，右手持腰穿针，针尖斜面朝向头部，垂直进针，针头穿过韧带时有一定阻力感，当感到阻力突然消失、第二次落空感时，提示进入蛛网膜下隙（第一次落空感提示进入硬脊膜外腔），此时可将针芯慢慢抽出（以防脑脊液迅速流出，造成脑疝），即可见脑脊液流出。（8分）

（6）接上测压管测量压力。正常侧卧位脑脊液压力为0.69~1.76 kPa或40~50滴/分。若要了解蛛网膜下隙有无阻塞，可做奎肯施泰特（Queckenstedt）试验，即在测定初压后，由助手先压迫一侧颈静脉约10 s，然后再压另一侧，最后同时按压双侧颈静脉。正常时压迫颈静脉后，脑脊液压力立即迅速升高1倍左右，解除压迫后10~20 s，迅速降至原来水平，称为梗阻试验阴性，示蛛网膜下隙通畅。若压迫颈静脉后脑脊液压力不升高，则为梗阻试验阳性，示蛛网膜下隙完全阻塞；若施压后压力缓慢上升，放松后又缓慢下降，示有不完全阻塞。凡颅内压增高者，禁做此试验。（8分）

（7）撤去测压管，收集脑脊液2~5 mL送检。（3分）

（8）术毕插入针芯后拔针，消毒穿刺点，覆盖无菌纱布，压迫数分钟，胶布固定。（3分）

（9）术后整理用物，医疗垃圾分类处理，并做详细穿刺记录。（2分）

【注意事项】（10分）

1.操作前评估患者，做好术前准备工作。（1分）

2.严格无菌操作。（1分）

3.术后嘱患者去枕平卧4~6 h，以免引起术后低颅压头痛。低颅压综合征多由穿刺针过粗、穿刺技术不熟练或术后起床过早，使脑脊液自穿刺孔不断外流所致，患者于坐起后头痛明显加剧，严重者伴有恶心、呕吐或眩晕、昏厥，平卧或头低位时头痛等可减轻或缓解。少数尚可出现意识障碍、精神症状、脑膜刺激征等，约持续一至数日。故使用细针穿刺，并多饮开水（忌饮浓茶、糖水）常可预防。如已经发生，除嘱患者继续平卧和多饮开水外，可再次腰椎穿刺在椎管内或硬脊膜外注入生理盐水20~30 mL，消除硬脊膜外间隙的负压，以阻止脑脊液继续漏出。（2分）

4.严格掌握禁忌证，凡疑有颅内压升高者必须先做眼底检查，有明显视盘水肿或有脑疝先兆者，禁忌穿刺。凡处于休克、衰竭或濒危状态以及局部皮肤有炎症、颅后窝有占位性病变者，均禁忌穿刺。（2分）

5.穿刺时患者如出现呼吸、脉搏、面色异常等症状，应立即停止操作，并做相应处理。放液过快导致脑疝者，立即静脉注射20%甘露醇200~400 mL和高渗葡萄糖等，必要时还可自脑室穿刺放液和自椎管内快速推注生理盐水10~20 mL。（2分）

6.鞘内给药时，应先放出等量脑脊液，然后再等量转换性注入药液。勿一次性完全将药物推入，应注入、回抽，每次注入多于回抽，如此反复多次完成。（1分）

7.腰椎穿刺术失败的原因：①穿刺方向不对；②穿刺针选择不对，成人针过细、小

儿针过粗都容易导致穿刺失败;③患者过分紧张,椎间隙未拉开;④脊柱畸形、患者过度肥胖等。(1分)

【知识问答】(10分)

1.腰椎穿刺后为什么要去枕平卧?(5分)

答 为了避免低颅压头痛。

2.腰椎穿刺术的禁忌证有哪些?(5分)

答 腰椎穿刺术的禁忌证包括疑有颅内高压、颅后窝有占位性病变、休克、濒危状态、穿刺部位有炎症等。

四、骨髓穿刺术

骨髓穿刺术常用于血细胞形态学检查、造血干细胞培养、细胞遗传学分析及病原生物学检查等。

【实训目标】(8分)

1.做好骨髓穿刺术的术前准备。(2分)

2.正确选择穿刺部位。(2分)

3.掌握骨髓穿刺术的具体操作过程。(2分)

4.熟悉骨髓穿刺术的注意事项。(2分)

【实训用品】(2分)

工作衣、工作帽、口罩、骨髓穿刺模型、骨髓穿刺手术包(包括消毒洞巾、骨穿针1枚、消毒纱布、5 mL和20 mL注射器各1支、6~8号针头2枚、无菌手套1副、弯盘1个、载玻片6块、推片1块)、培养基、治疗盘(包括碘附、棉签、胶布、麻醉药)、标记笔1支等。(2分)

【模拟临床场景】

模拟患者,男性,28岁。血常规检查发现红细胞、白细胞和血小板都明显低于正常值,疑患"再生障碍性贫血"。请在医学模拟人上做骨髓穿刺术。

【学习方法】

观摩老师示教及教学视频。4人一组,利用骨髓穿刺模型练习操作步骤。每组学生根据评分标准先在组内互相评价学习效果,然后指导老师从各组抽查1~2名学生考核评估,找出存在问题,巩固学习效果。

【操作步骤及评分】(70分)

1.操作前准备(15分)

(1)详细了解病史,进行体格检查和血常规、出凝血时间、活化部分凝血酶时间及凝血酶原时间检查。(3分)

(2)向患者本人及家属说明骨髓穿刺术的必要性和存在风险,签署知情同意书。(2分)

(3)简要告知患者操作过程,解除顾虑,取得配合。(2分)

（4）如使用1%普鲁卡因局部麻醉,使用前做皮肤过敏试验。（3分）

（5）核查器械与药物是否齐全。（2分）

（6）术者及助手常规洗手,戴好口罩和帽子。（3分）

2. 选择穿刺部位(5分)

骨髓穿刺常用穿刺点:①髂前上棘。常取髂前上棘后上方1~2 cm处作为穿刺点,此处骨面较平,容易固定,操作方便安全(图3-5)。（2分）②髂后上棘。位于骶椎两侧,臀部上方骨性突出部位,此处骨密质薄,骨松质间隙大,容易刺入(图3-6)。（1分）③胸骨柄。此处骨髓含量丰富,当上述部位穿刺失败时,可做胸骨柄穿刺,但此处骨质较薄,其后有心房及大血管,应严防穿透发生危险,较少选用(图3-7)。（1分）④腰椎棘突。一般选第3、4腰椎棘突处,极少选用(图3-8)。（1分）

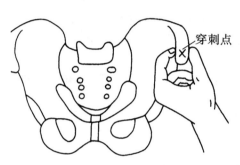

图3-5 髂前上棘穿刺点

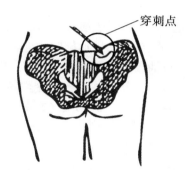

图3-6 髂后上棘穿刺点

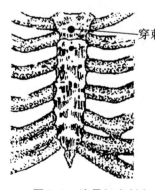

图3-7 胸骨柄穿刺点

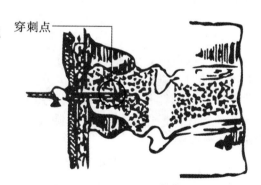

图3-8 腰椎棘突穿刺点

3. 患者体位(5分)

胸骨柄及髂前上棘穿刺时取仰卧位,髂后上棘穿刺时应取俯卧位或侧卧位,腰椎棘突穿刺时取坐位或侧卧位。（5分）

4. 操作过程(45分)

（1）用碘附以穿刺点为中心,由内向外进行皮肤消毒,消毒范围直径约15 cm。（6分）

（2）解开穿刺手术包,术者戴无菌手套,铺无菌洞巾。（6分）

（3）检查穿刺包内器械，注意穿刺针是否通畅，将骨髓穿刺针固定器固定在适当长度上（髂骨穿刺约 1.5 cm，肥胖者可适当放长，胸骨柄穿刺约 1.0 cm）。（6 分）

（4）局部麻醉。抽取 5 mL 2% 利多卡因，从穿刺点刺入皮肤，注射一个直径 5 mm 的皮丘后，逐层深入向骨膜麻醉，进针→回抽→推注药物，以免药物误注入血管。（6 分）

（5）术者左手拇指和示指固定穿刺点皮肤，右手持针向骨面垂直刺入（胸骨柄刺应与骨面成 30°～40°角）旋转进针，缓慢进入骨质有落空感，穿刺针能固定在骨质内，提示进入骨髓腔。拔出针芯，连接 20 mL 注射器，缓慢用力抽吸，可见少量红色骨髓液进入注射器内，骨髓液抽吸量以 0.1～0.2 mL 为宜。取下注射器，将骨髓液推于玻片上，由助手迅速制作涂片 5～6 张，送检细胞形态学及细胞化学染色检查。如需做骨髓培养，再接上注射器，抽吸骨髓液 2～3 mL 注入培养液内。如未能抽得骨髓液，可能是针腔被皮肤、皮下组织或骨片填塞，也可能是进针太深或太浅，针尖未在骨髓腔内，此时应重新插上针芯，稍加旋转或再钻入少许或再退出少许，拔出针芯，如见针芯上带有血迹，再行抽吸可望获得骨髓液。（10 分）

（6）抽吸完毕，插入针芯，轻微转动拔出穿刺针，消毒穿刺点，覆盖无菌纱布，压迫数分钟，胶布固定。（6 分）

（7）术后整理用物，医疗垃圾分类处理，并做详细穿刺记录。（5 分）

【注意事项】（10 分）

1. 操作前评估患者，做好术前准备工作。（1 分）

2. 穿刺针进入骨松质后避免摆动过大，以免折断。（1 分）

3. 胸骨柄穿刺不可垂直进针，不可用力过猛，以防穿透内侧骨板。（2 分）

4. 抽吸骨髓液时，逐渐加大负压。做细胞形态学检查时，抽吸量不宜过多，否则会使骨髓液稀释。（2 分）

5. 骨髓液抽取后应立即涂片。（1 分）

6. 多次干抽时应进行骨髓活检。（1 分）

7. 注射器与穿刺针必须干燥，以免发生溶血。（1 分）

8. 严格执行无菌操作，以免发生骨髓炎。（1 分）

【知识问答】（10 分）

1. 骨髓穿刺部位有哪些？（5 分）

答　穿刺部位有髂前上棘、髂后上棘、胸骨柄和腰椎棘突。

2. 骨髓培养时，需抽取多少骨髓标本？（5 分）

答　骨髓培养时，骨髓抽取量以 2～3 mL 为宜。

五、淋巴结穿刺术

淋巴结穿刺术是采集淋巴结抽取液，制备涂片进行细胞学或病原生物学检查的诊断技术。

【实训目标】（8 分）

1. 做好淋巴结穿刺术的术前准备。（2 分）

2. 正确选择穿刺部位。(2分)

3. 掌握淋巴结穿刺术的具体操作过程。(2分)

4. 熟悉淋巴结穿刺术的注意事项。(2分)

【实训用品】(2分)

工作衣、工作帽、口罩、穿刺手术包(包括消毒洞巾、消毒纱布、5 mL 和 10 mL 注射器各 1 支、6~8 号针头 2 枚、18 号针头 1 枚、无菌手套 1 副、弯盘 1 个、载玻片和推片各 1 个)、治疗盘(包括碘附、棉签、胶布、麻醉药)、标记笔 1 支等。(2分)

【模拟临床场景】

模拟患者,女性,40 岁。体检发现左乳房外侧有一包块,且左腋窝淋巴结肿大,疑患乳腺癌。请在医学模拟人上做淋巴结穿刺术。

【学习方法】

观摩老师示教及教学视频。4 人一组,利用淋巴结穿刺模型练习操作步骤。每组学生根据评分标准先在组内互相评价学习效果,然后指导老师从各组抽查 1~2 名学生考核评估,找出存在问题,巩固学习效果。

【操作步骤及评分】(70分)

1. 操作前准备(15分)

(1)详细了解病史,进行体格检查和必要的实验室检查。(2分)

(2)向患者本人及家属说明淋巴结穿刺术的必要性和存在风险,签署知情同意书。(3分)

(3)简要告知患者操作过程,解除顾虑,取得配合。(2分)

(4)如使用 1% 普鲁卡因局部麻醉,使用前做皮肤过敏试验。(3分)

(5)核查器械与药物是否齐全。(2分)

(6)术者及助手常规洗手,戴好口罩和帽子。(3分)

2. 选择穿刺部位(5分)

选择肿大明显的体表淋巴结进行穿刺。(5分)

3. 患者体位(5分)

坐位或卧位。(5分)

4. 操作过程(45分)

(1)用碘附以穿刺点为中心,由内向外进行皮肤消毒,消毒范围直径约 15 cm。(5分)

(2)解开穿刺手术包,术者戴无菌手套,铺无菌洞巾。(5分)

(3)检查穿刺包内器械,注意穿刺针是否通畅。(5分)

(4)局部麻醉:抽取 5 mL 2% 利多卡因,从穿刺点刺入皮肤,注射一个直径 5 mm 的皮丘后,向淋巴结表面逐层麻醉,进针→回抽→推注药物,以免药物误注入血管。(10分)

(5)术者左手拇指和示指固定淋巴结,右手持 10 mL 干燥注射器,沿着淋巴结长轴方向垂直刺入淋巴结,深度依淋巴结大小而定,然后边拔针边用力抽吸,利用空针内的负压将淋巴结内的液体和细胞成分吸出。不必等有组织液进入注射器,即可固定注射器内栓,拔出针头后将注射器取下,充气后再将针头内的抽出液喷射到玻璃片上制成均匀涂片,染色镜检。（10分）

（6）术毕消毒穿刺点,覆盖无菌纱布,压迫数分钟,胶布固定。（5分）

（7）术后整理用物,医疗垃圾分类处理,并做详细穿刺记录。（5分）

【注意事项】（10分）

1. 操作前评估患者,做好术前准备工作。（1分）

2. 最好在饭前穿刺,以免抽出物中含脂质过多,影响染色。（2分）

3. 若未能获得抽出物,可将针头再由原穿刺点刺入,并可在不同方向连续穿刺,抽吸数次,只要不发生出血,直到取得抽出物为止。（3分）

4. 注意选择易于固定的部位,淋巴结不宜过小,且应远离大血管。（2分）

5. 在做涂片之前要注意抽出物的外观性状。一般炎症抽出液色微黄,结核病变可见干酪样物,结核性脓液为黄绿色或乌灰色黏稠液体。（2分）

【知识问答】（10分）

1. 淋巴结肿大的原因有哪些?（5分）

答　常见原因有感染（细菌、病毒、真菌、丝虫）、结核病、造血系统肿瘤（白血病、淋巴瘤）、转移瘤等。

2. 腋窝淋巴结分哪几群?（5分）

答　腋尖群、中央群、胸肌群、外侧群、肩胛下群。

六、关节腔穿刺术

关节腔穿刺术是进行抽液检查,关节腔引流,向关节腔内注射药物、空气或造影剂的一种诊疗技术。

【实训目标】（8分）

1. 做好关节腔穿刺术的术前准备。（2分）

2. 正确选择穿刺部位。（2分）

3. 掌握关节腔穿刺术的具体操作方法及步骤。（2分）

4. 熟悉关节腔穿刺术的注意事项。（2分）

【实训用品】（2分）

工作衣、工作帽、口罩、关节腔穿刺模型、穿刺手术包（包括消毒洞巾、消毒纱布、5 mL 和 20 mL 注射器各 1 支、6～8 号针头 2 枚、18～20 号针头 1 枚、无菌手套 1 副、弯盘 1 个、标本试管 3 支）、治疗盘（包括碘附、棉签、胶布、麻醉药、注射所需药物）、标记笔 1 支、椅子、痰盂等。（2分）

【模拟临床场景】

模拟患者,男性,56 岁。经体检及 X 射线摄片诊断为"右膝关节腔积液"。请在医学模拟人上做关节腔穿刺术。

【学习方法】

观摩老师示教及教学视频。4人一组,利用膝关节腔穿刺模型练习操作步骤。每组学生根据评分标准先在组内互相评价学习效果,然后指导老师从各组抽查1~2名学生考核评估,找出存在问题,巩固学习效果。

【操作步骤及评分】(70分)

1. 操作前准备(15分)

(1)详细了解病史,进行体格检查和血常规、出凝血时间、活化部分凝血酶时间及凝血酶原时间检查。(2分)

(2)向患者本人及家属说明关节腔穿刺术的必要性和存在风险,签署知情同意书。(2分)

(3)简要告知患者操作过程,解除顾虑,取得配合。(2分)

(4)如使用1%普鲁卡因局部麻醉,使用前做皮肤过敏试验。(3分)

(5)术前参阅患者X射线、CT、B超检查结果,确定穿刺点。(2分)

(6)核查器械与药物是否齐全。(2分)

(7)术者及助手常规洗手,戴好口罩和帽子。(2分)

2. 选择穿刺部位(6分)

(1)肩关节穿刺术部位　在肱骨小结节与喙突之间垂直进针,或喙突尖下缘外侧、三角肌前缘向后外方向进针。(1分)

(2)肘关节穿刺术部位　在紧贴桡骨小头近侧,于其后外方向前下或尺骨鹰嘴顶端和肱骨外上髁之间向前方进针。(1分)

(3)腕关节穿刺术部位　在尺骨茎突或桡骨茎突垂直进针。(1分)

(4)髋关节穿刺术部位　在髂前上棘与耻骨结节连线的中点,腹股沟韧带下2.5 cm再向外2.5 cm垂直进针。(1分)

(5)膝关节穿刺术部位　在髌骨上缘的水平线与髌骨外缘的垂直线的交点向内下方向进针。(1分)

(6)踝关节穿刺术部位　在趾长伸肌腱与外踝之间或胫前肌腱与内踝之间进针。(1分)

3. 患者体位(6分)

(1)肩关节穿刺术体位　患侧肢体轻度外展外旋,肘关节屈曲位。(1分)

(2)肘关节穿刺术体位　患侧肘关节屈曲90°。(1分)

(3)腕关节穿刺术体位　患侧肢体轻度外展外旋,腕关节伸直。(1分)

(4)髋关节穿刺术体位　患者仰卧,髋关节伸直。(1分)

(5)膝关节穿刺术体位　患者仰卧于手术台上,两下肢伸直。(1分)

(6)踝关节穿刺术体位　患者仰卧于手术台上,两下肢伸直。(1分)

4. 操作过程(43分)

(1)用碘附以穿刺点为中心,由内向外进行皮肤消毒,消毒范围直径约15 cm。(5分)

（2）解开穿刺手术包，术者戴无菌手套，铺无菌洞巾。（5分）

（3）检查穿刺包内器械，注意穿刺针是否通畅。（5分）

（4）局部麻醉。抽取5 mL 2%利多卡因，从穿刺点刺入皮肤，注射一个直径5 mm的皮丘后，向关节腔表面逐层麻醉，进针→回抽→推注药物，以免药物误注入血管。（10分）

（5）术者左手拇指和示指固定穿刺点皮肤，右手持带18~20号针头的20 mL注射器在该关节对应的穿刺部位刺入关节腔。当进入关节腔后，左手固定针头，右手缓慢抽动注射器针栓进行抽液，抽液完毕后，如需注入药物，则应另换无菌注射器。（10分）

（6）术毕拔针，消毒穿刺点，覆盖无菌纱布，压迫数分钟，胶布固定。（4分）

（7）术后整理用物，医疗垃圾分类处理，标本送检，并做详细穿刺记录。（4分）

【注意事项】（10分）

1. 操作前评估患者，做好术前准备工作。（1分）

2. 严格执行无菌操作规定，以防无菌的关节腔继发感染。（2分）

3. 动作要轻柔，避免损伤关节软骨。（1分）

4. 如关节腔积液过多，于抽吸后应适当加压固定。根据积液多少，确定再次穿刺时间，一般每周穿刺2次即可。（2分）

5. 穿刺时应边进针边抽吸，注意有无新鲜血流。如有，说明刺入血管，应将穿刺针退出少许，改变方向后再继续进针。（2分）

6. 反复向关节腔内注射类固醇药物可造成关节损伤，故药物注射不应超过3次。（1分）

7. 抽出的液体要注意观察其性状以协助诊断。如：暗红色陈旧血性液体往往为外伤性，含有脂肪滴可能为关节内骨折，混浊脓性多提示为感染。（1分）

【知识问答】（10分）

1. 关节腔穿刺的适应证有哪些？（5分）

答　确定关节病变性质，进行关节腔冲洗、注射药物和引流等治疗。

2. 关节腔注射类固醇药物不超过几次？（5分）

答　为避免关节损伤，药物注射不超过3次。

七、静脉穿刺术

熟练掌握静脉穿刺技术，提高穿刺成功率，可以及时、准确地治疗、抢救患者；否则，反复穿刺增加了患者的痛苦，甚至贻误抢救、治疗的最佳时机。

【实训目标】（8分）

1. 做好静脉穿刺术的术前准备。（2分）

2. 掌握静脉穿刺术的操作过程。（3分）

3. 熟悉静脉穿刺术的注意事项。（3分）

【实训用品】(2 分)

工作衣、帽子、口罩、压脉带、治疗盘、体积分数 2%~3% 碘酊、体积分数 70% 乙醇、镊子、棉签、弯盘、无菌干燥的 10 mL 注射器、试管、输血输液用品、静脉穿刺包、医学穿刺模型等。(2 分)

【模拟临床场景】

模拟患者,男性,56 岁。因治疗需要抽血查血常规。请在医学穿刺模型上模拟静脉穿刺抽血操作。

【学习方法】

观摩老师示教及教学视频。4 人一组,利用医学穿刺模型练习操作步骤。每组学生根据评分标准先在组内互相评价学习效果,然后指导老师从各组抽查 1~2 名学生考核评估,找出存在问题,巩固学习效果。

【操作步骤及评分】(70 分)

1. 操作前准备(10 分)

(1)核对患者,简要了解病史,进行必要的体格检查。(4 分)

(2)向患者本人及家属说明静脉穿刺术的目的和意义,解除顾虑,取得配合。(4 分)

(3)核查所用物品是否齐全。(2 分)

2. 选择穿刺部位(10 分)

上肢常用的浅层静脉有头静脉、贵要静脉、肘正中静脉、前臂正中静脉,下肢常用的浅层静脉有大隐静脉、小隐静脉。(4 分)

成人要选择浅显、无弯曲、易固定的静脉。妇女和肥胖的患者,有时浅静脉显露不好,在选择血管时,不能单凭肉眼来判断,而应借助手指触摸的感觉来选择。对重症或需要反复做静脉注射、抽血化验的患者,要有计划地使用静脉,先用手背、足背部等肢体远端静脉,然后逐渐向上,同时尽量保留一条较粗的静脉,以备抢救时急用。(6 分)

3. 患者体位(5 分)

患者取坐位或仰卧位。(5 分)

4. 操作过程(45 分)

(1)操作者戴口罩、帽子,洗手。(5 分)

(2)患者取仰卧位,将一上臂放于一旁,穿刺时先在肢体下面垫一小枕头,让患者握拳和将腕关节向尺侧或掌侧屈曲,充分显露血管。在搏动最明显处扎上压脉带,可见静脉曲张。取穿刺条件最好的静脉进行消毒,用体积分数 2%~3% 的碘酊消毒局部皮肤 2~3 次,乙醇棉球脱碘 1 次。(10 分)

(3)术者以拇、示两指在穿刺点的上、下端均匀地牵压,或将血管拉向一侧压紧皮肤固定,使之进针时不易滑动。用左手两指固定穿刺部位皮肤及静脉,右手持注射器,针尖斜面朝上,使针头与皮肤成 15°~30°角,刺入皮肤,再沿静脉近心方向潜行,然后刺入静脉。注意不要用力过猛,见回血后先将针头与血管调整到平行位置,再将针头顺血管推进约 1 cm,将针头放平并固定,进行抽血或注入药物。对较粗、滑动性大的血管应从侧旁刺入,对较细、滑动性小的血管应从血管壁上方穿刺,进针要快、要轻,针头进入皮内后应稍向上挑起一点,然后再刺入血管。当针头碰到静脉壁时,常有一种小小的阻力感或弹性感,待针头刺入静脉后阻力将迅速消失。(15分)

(4)抽取完毕,解开压脉带,拔出针头,局部用无菌棉球或纱布加压3~5 min,直到不出血为止。(5分)

(5)采血后取下针头,将血液顺标本管壁缓慢注入,贴标签送检。(5分)

(6)整理患者衣物,收拾操作用物,帮助患者取舒适体位。(5分)

【注意事项】(10分)

1.必须严格无菌操作,以防感染。(2分)

2.如抽出鲜红色血液表示误入动脉,应立即拔出,压迫穿刺点5 min。(3分)

3.尽量避免反复穿刺,以免形成血肿,一般穿刺3次不成功者应停止。(3分)

4.穿刺后妥善压迫止血,防止局部血栓形成。(2分)

【知识问答】(10分)

1.深静脉穿刺中误入动脉,应如何处理?(5分)

答　立即拔出穿刺针,局部压迫5 min。如局部无明显瘀血,可继续深静脉穿刺。

2.深静脉穿刺置管的适应证有哪些?(2分)

答　需要长期输液者、需行全胃肠外营养者、采血困难者、需中心静脉压测定者等。

3.四肢浅静脉穿刺部位分别在何处? 如遇四肢无法穿刺,还有哪些部位可以穿刺?(3分)

答　四肢浅静脉穿刺部位并无固定要求,选择手足部位较直、管腔稍粗一些的血管即可。如四肢无法穿刺,可以选择股静脉、颈静脉等。

(王海鑫)

第二节　常用护理技术

一、导尿术

导尿术是在严格无菌操作条件下用导尿管经尿道插入膀胱引出尿液的方法。导尿可引起医源性感染,在操作中应严格掌握无菌技术,熟悉男、女性尿道解剖特点,避免增加患者的痛苦。

【实训目标】(6分)

1.做好导尿术的术前准备。(2分)

2.掌握导尿术的具体操作过程。(2分)

3.熟悉导尿术的注意事项。(2分)

【实训用品】(2 分)

工作衣、工作帽、口罩、模型人、无菌导尿包(包括无菌洞巾、导尿管 2 根、血管钳 2 把、无菌手套 1 副、无菌纱布数块、弯盘 1 个、治疗碗 1 个、小药杯盛消毒棉球数个、标本瓶、石蜡油瓶)、治疗盘(包括体积分数 0.1% 新洁尔灭或络合碘溶液、消毒棉球、小药杯、弯盘、无菌治疗碗、无菌持物钳)、小橡胶单、治疗巾、便盆等。(2 分)

【模拟临床场景】

模拟患者,男性,68 岁。尿潴留。请在医学模拟人上做导尿术。

【学习方法】

观摩老师示教及教学视频。4 人一组,利用导尿模型练习操作步骤。每组学生根据评分标准先在组内互相评价学习效果,然后指导老师从各组抽查 1~2 名学生考核评估,找出存在问题,巩固学习效果。

【操作步骤及评分】(70 分)

1. 操作前准备(15 分)

(1)操作者洗手,戴好口罩、帽子,备齐用物并携至床旁。(2 分)

(2)核对患者床号、姓名。(2 分)

(3)向患者及家属说明导尿术的目的和意义。简要说明操作过程,消除患者顾虑,取得配合。(2 分)

(4)关闭门窗,屏风遮挡,调节室温。(2 分)

(5)操作前全面评估患者情况,包括全身情况(意识状态、生命体征、临床诊断、导尿目的)、局部情况(膀胱充盈程度、会阴部皮肤黏膜情况)、心理状态(是否有焦虑不安、恐惧等不良心理反应,合作程度及对疾病的认识)。(3 分)

(6)核查所用物品是否齐全、导尿包的灭菌日期、消毒液的有效浓度等。(2 分)

(7)能自理者嘱患者清洗外阴,不能起床者由护士协助洗净。(2 分)

2. 操作过程(55 分)

(1)女性患者导尿术操作过程 ①操作者站在患者右侧,患者取仰卧屈膝位,双腿略向外展,脱去对侧裤腿,盖在近侧腿上,对侧大腿用棉被遮盖,露出会阴。(2 分)②将小橡胶单及治疗巾垫于患者臀下,治疗碗与弯盘放于患者的两腿之间,把体积分数0.1% 的新洁尔灭(或络合碘)溶液倒入盛有消毒棉球的小药杯内,左手戴手套,右手用持物钳夹体积分数 0.1% 新洁尔灭(或络合碘)棉球擦洗外阴(阴阜及大阴唇),以左手拇、示指分开大阴唇,擦洗小阴唇及尿道口,自外向内,由上而下,每个棉球限用1 次,将污棉球放于弯盘内,脱去手套放入治疗碗内,撤去治疗碗、弯盘置于治疗车下。(6 分)③取无菌导尿包置于患者两腿之间,打开导尿包,取出装干棉球的小杯,倒体积分数 0.1% 的新洁尔灭(或络合碘)于小药杯内。嘱患者不要移动肢体,以免污染无菌区。(3 分)④戴无菌手套,铺洞巾,使洞巾与导尿包包布形成一无菌区,取弯盘置于洞巾口旁,按操作顺序排列无菌用物。用液状石蜡油棉球润滑导尿管前端,1 根放于孔巾口旁的弯盘内,另 1 根放于无菌包布上备用。以左手分开并固定小阴唇,右手用血管钳夹新洁尔灭(或络合碘)棉球自上而下、由内向外分别消毒尿道口、双侧小阴唇、尿道口(注意:尿道口须消毒2次)。每个棉球限用1次。用过的血管钳、棉球、弯盘移至床尾。(7分)⑤左手继续固定小阴唇,右手用另一止血钳持导尿管对准尿道口缓缓插入尿道4~6 cm,见尿液流出,再插入1 cm左右(气囊导尿管再插入3~4 cm),松开左手,固定导尿管,将尿液引入无菌治疗碗内(图3-9)。若需做尿培养,用无菌标本瓶接取,盖好瓶盖。(7分)⑥导尿毕,拔出导尿管(或根据情况留置导尿管),脱去手套,放于弯盘内,撤下洞巾,擦洗外阴,协助患者穿裤,整理床单,与患者交流,了解患者对导尿的反应,根据情况进行健康教育。清理用物,医疗垃圾分类处理。(3分)⑦洗手并做好记录,将标本瓶贴好标签,送验标本。(2分)

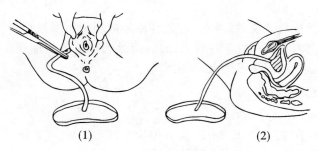

(1)　　　　　　　　　(2)

图3-9　女性患者导尿术

(2)男性患者导尿术操作过程　①操作者站在患者右侧,患者仰卧,两腿屈膝外展,臀下垫小橡胶单及治疗巾。(2分)②操作者戴无菌手套,右手用持物钳夹消毒棉球消毒外阴、阴囊、阴茎。左手用无菌纱布包裹阴茎,将包皮向后推,自尿道口向外旋转消毒尿道口、龟头、包皮及冠状沟。一个棉球限用1次。外阴清洗完毕后脱去手套。(3分)③取无菌导尿包放在患者两腿之间,打开导尿包,取出装干棉球的小杯,倒体积分数0.1%新洁尔灭(或络合碘)于小药杯内。戴无菌手套,铺洞巾,使洞巾与导尿包包布形成一无菌区,嘱患者不要移动肢体,以免污染无菌区。(5分)④用液状石蜡油润滑导尿管前端,左手用纱布包裹阴茎,将包皮向后推,右手持血管钳夹消毒棉球自尿道口向外旋转消毒尿道口、龟头及冠状沟。用过的血管钳、棉球、弯盘移至床尾。(5分)⑤左手继续持无菌纱布固定阴茎并提起,与腹壁成60°角(图3-10)伸直尿道,右手用另一止血钳持导尿管对准尿道口缓缓插入尿道20~22 cm,见尿液流出,再插入2 cm左右。松开左手,固定导尿管,将尿液引入无菌治疗碗内。若需做尿培养,用无菌标本瓶接取,盖好瓶盖。(5分)⑥导尿毕,拔出导尿管(或根据情况留置导尿管),脱去手套,放于弯盘内,撤下洞巾,擦洗外阴,协助患者穿裤,整理床铺,与患者交流,了解患者对导尿的反应,根据情况进行健康教育。清理用物,医疗垃圾分类处理。(3分)⑦洗手并做好记录,将标本瓶贴好标签,送验标本。(2分)

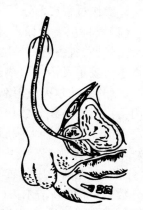

图3-10　男性患者导尿术

【注意事项】（12 分）

1. 操作前评估患者,做好操作准备工作。（1 分）

2. 严格无菌操作,预防尿路感染。（1 分）

3. 导尿管前端插入部分应涂抹足够润滑剂,插入尿管动作要轻柔,以免损伤尿道黏膜。若插入时有阻挡感,可更换方向再插,见有尿液流出时再插入 2 cm,勿过深或过浅,尤忌反复抽动尿管。（2 分）

4. 选择导尿管的粗细要适宜,对小儿或疑有尿道狭窄者,导尿管宜细。（1 分）

5. 给女患者导尿时,若误入阴道,应立即更换导尿管重新插入;给男患者插管时,因膀胱颈部肌肉收缩产生阻力,故应稍等片刻,嘱患者深呼吸后再缓慢插入。（1 分）

6. 对膀胱过度充盈者,排尿宜缓,第一次放尿量不超过 1 000 mL,以免骤然减压引起血尿或晕厥。（1 分）

7. 留置导尿时,应经常检查尿管固定情况,有否脱出,必要时以无菌药液每日冲洗膀胱 1 次;每隔 5 ~ 7 d 更换尿管 1 次,再次插入前应让尿道松弛数小时,再重新插入。（2 分）

8. 要注意保护患者隐私,耐心解释,尊重患者。（1 分）

9. 为避免损伤和导致泌尿系统的感染,必须掌握男性和女性的解剖特点。（1 分）

10. 气囊导尿管固定时要注意,不能过度牵拉尿管,以防膨胀的气囊卡在尿道内口,压迫膀胱壁或尿道,导致黏膜组织损伤。（1 分）

【知识问答】（10 分）

1. 为男性患者导尿,为什么要将阴茎提起?（5 分）

答　因为男性尿道较长,有两个弯曲,即耻骨前弯和耻骨下弯,提起阴茎到一定角度可方便导尿管插入。

2. 导尿术的适应证有哪些?（3 分）

答　尿潴留,泌尿系统手术后,急性肾衰竭记录尿量,不明原因少尿、无尿或可疑尿路梗阻者,膀胱冲洗,盆腔器官术前准备等。

3. 如果膀胱高度充盈,第一次放尿量不应超过多少? 为什么?（2 分）

答　不应超过 1 000 mL,以免出现血尿或虚脱。

二、吸痰术

吸痰术是清除呼吸道分泌物或误吸物,保持呼吸道通畅的一种治疗方法。临床常用的有电动吸引器吸痰法、注射器吸痰法、口对口吸痰法等。这里重点学习电动吸引器吸痰法。

【实训目标】（8 分）

1. 做好吸痰术的术前准备。（2 分）

2. 掌握电动吸引器吸痰的操作过程。（3 分）

3. 熟悉电动吸引器吸痰的注意事项。（3 分）

【实训用品】（2 分）

工作衣、工作帽、口罩、模型人、治疗碗、无菌生理盐水、型号适宜的一次性吸痰管数根、棉签、纱布、治疗巾、电动吸引器或中心吸引器、弯盘、手电筒无菌持物钳（镊），必要时备压舌板、开口器、舌钳、电插板等。（2 分）

【模拟临床场景】

模拟患者，男性，70 岁。中风，昏迷，正在抢救中，因呼吸道中有痰液，需清理呼吸道，改善通气功能。请在医学模拟人上施行电动吸引器吸痰术操作。

【学习方法】

观摩老师示教及教学视频。4 人一组，利用电动吸引器在医学模拟人上练习操作步骤。每组学生根据评分标准先在组内互相评价学习效果，然后指导老师从各组抽查 1 ~ 2 名学生考核评估，找出存在问题，巩固学习效果。

【操作步骤及评分】（65 分）

1. 操作前准备（10 分）

（1）操作者洗手，戴好口罩、帽子，备齐用物，携至床旁。（1 分）

（2）核对患者床号、姓名。（1 分）

（3）向患者及家属说明吸痰术的目的和意义。简要说明操作过程，消除患者顾虑，取得配合。（2 分）

（4）保持环境整洁、安静、安全。（2 分）

（5）操作前全面评估患者情况，包括全身情况（患者年龄、意识状态、生命体征、临床诊断）、局部情况（患者有无将呼吸道分泌物排出的能力）、心理状态及合作程度。（3 分）

（6）核查所用物品是否齐全。（1 分）

2. 操作过程（55 分）

（1）协助患者取舒适卧位。检查患者口、鼻腔，如有活动性义齿应取下。将患者的头偏向一侧，面向操作者，铺治疗巾。昏迷患者可用压舌板或张口器帮助张口。如口腔吸痰有困难，可由鼻腔插入（颅底骨折患者禁用）；气管插管或气管切开患者，可由插管或套管内插入。（8 分）

（2）接通电源，检查吸引器性能，调节负压（一般成人 40.0 ~ 53.3 kPa，儿童<40.0 kPa）。连接吸痰管，试吸少量生理盐水检查是否通畅并湿润导管。（6 分）

（3）一手反折吸痰管末端，另一手用无菌持物钳（镊）或戴无菌手套持吸痰管前端，缓缓插入口咽部（10 ~ 15 cm），然后放松导管末端，左右旋转，向上提拉。先吸口咽部分泌物，再吸气管内分泌物，动作轻柔，每次吸痰时间应短于 15 s，一次未吸净可隔 3 ~ 5 min 更换吸痰管后再吸。（10 分）

（4）在吸痰过程中，要随时观察患者神志、心率、呼吸、血压、面色等，若有异常应立即停止操作并做紧急处理。注意观察吸出物的性状、量、颜色。（7 分）

（5）吸痰完毕，抽吸生理盐水冲洗管道，关吸引器开关。（6 分）

（6）拭净患者面部分泌物，取下治疗巾，协助患者取舒适卧位，询问患者感受。

（6分）

（7）整理用物,洗手,医疗垃圾分类处理。（6分）

（8）听诊患者肺部,观察患者的反应（面色、呼吸、心率、血压等）,评价吸痰效果并做好记录。（6分）

【注意事项】（15分）

1. 操作前评估患者,做好术前准备工作。（1分）

2. 严格执行无菌操作,治疗盘内用物每4 h更换1次,吸痰管每次更换,勤做口腔护理。（2分）

3. 吸痰动作要轻柔,以防止损伤黏膜。（1分）

4. 痰液黏稠时,可配合叩背、蒸汽吸入、雾化吸入等方法使痰液稀释。（2分）

5. 吸痰中患者如有发绀、心率下降等缺氧症状,应当立即停止吸痰,待症状缓解后再吸。（3分）

6. 小儿吸痰时,吸痰管应细些,吸力要小些。（2分）

7. 贮液瓶内液体不得超过总容量的2/3,以防损坏机器。贮液瓶内应放少量消毒液,使吸出液不致黏附于瓶底,便于清洗消毒。（2分）

8. 使用前检查机器性能是否良好,各管连接是否正确。（2分）

【知识问答】（10分）

1. 吸痰操作中,每次抽吸时间多长? 两次操作间隔多长时间为宜?（5分）

答　每次抽吸时间不超过15 s,间隔3～5 min再吸。

2. 吸痰时患者出现恶心,咳嗽明显,该如何处理?（5分）

答　如无发绀等缺氧症状,可以调整吸痰管的深度,减少对咽喉部的刺激,在患者吸气时插到气管深部抽吸;如有缺氧,应暂停吸痰,待症状缓解后再吸痰。

三、鼻饲法

鼻饲法是将导管经鼻腔插入胃内,从管内灌注流质食物、水分和药物的方法。鼻饲法适用于不能由口进食的患者,他们可通过从胃管注入的营养丰富的流食来摄取足够的蛋白质、水、药物与热量。

【实训目标】（8分）

1. 做好鼻饲法的操作前准备。（2分）

2. 掌握鼻饲法的具体操作过程。（3分）

3. 熟悉鼻饲法的注意事项。（3分）

【实训用品】（2分）

工作衣、工作帽、口罩、模型人、治疗碗、压舌板、镊子、胃管、无菌手套、50 mL注射器、纱布、治疗巾、液状石蜡、棉签、胶布、皮筋、听诊器、温水、鼻饲食物等。（2分）

【模拟临床场景】

模拟患者,男性,74岁。因口腔患病不能进食,需进行鼻饲。请在医学模拟人上施行插胃管术和鼻饲供食的操作。

【学习方法】

观摩老师示教及教学视频。4 人一组,利用医学模拟人练习操作步骤。每组学生根据评分标准先在组内互相评价学习效果,然后指导老师从各组抽查 1～2 名学生考核评估,找出存在问题,巩固学习效果。

【操作步骤及评分】(65 分)

1. 操作前准备(15 分)

(1)操作者洗手,戴好口罩、帽子,备齐用物并携至床旁。(2 分)

(2)核对患者床号、姓名。(1 分)

(3)向患者及家属说明鼻饲法的目的和意义。简要说明操作过程,消除患者顾虑,取得配合。(3 分)

(4)环境整洁、安静、安全。(2 分)

(5)操作前全面评估患者情况,包括意识状态、生命体征、临床诊断及治疗,患者有无插管经历,鼻腔黏膜有无肿胀、炎症、鼻中隔偏曲、息肉等,既往有无鼻部疾病,心理状态、合作程度。(5 分)

(6)核查所用物品是否齐全。(2 分)

2. 患者体位(5 分)

根据患者病情取坐位、半坐卧位或仰卧位,头稍后仰。有活动义齿或眼镜者,取下妥善保管。(5 分)

3. 操作过程(45 分)

(1)协助患者取坐位或半坐位。胸前垫以防水布,将治疗巾围在患者颌下。(2 分)

(2)清洁鼻腔。左手用纱布裹着胃管,右手持止血钳夹住导管前端测量长度(发际至剑突)并标记,润滑胃管前端,沿一侧鼻孔轻轻插入。当导管插入 10～15 cm(咽喉部)时,嘱患者做吞咽动作,使环咽肌开放,导管可顺利通过食管口。若患者出现恶心,应暂停片刻,嘱患者做深呼吸,随后迅速将管插入,以减轻不适。若插入不畅,应检查胃管是否盘在口中。插管过程中如发现呛咳、呼吸困难、发绀等情况,表示误入气管,应立即拔出,休息片刻后重新插入。(8 分)

(3)昏迷患者,因吞咽和咳嗽反射消失,不能合作,为提高插管的成功率,在插管前应将患者头后仰(图 3-11),当插入 14～16 cm(会厌部)时,以左手将患者头部托起向前屈,使下颌靠近胸骨柄,以增大咽喉部通道的弧度(图 3-12),使胃管可顺利通过食管口。(6 分)

(4)胃管插入预定长度(45～55 cm)时,将末端接注射器,可抽出胃液(或置听诊器于患者胃区,用注射器快速向胃内注入 10 mL 空气,听到气过水声;或将胃管末端置于盛水的治疗碗内,观察有无气泡逸出),证实胃管在胃内,用胶布固定于鼻翼及面颊部,注入少量温开水后,再缓慢注入流质食物或药物。每次鼻饲量不超过 200 mL,间隔时间不少于 2 h。注完饮食后,再注入适量温开水冲洗胃管,避免食物存积在管腔中变质,造成胃肠炎或堵塞管腔。(10 分)

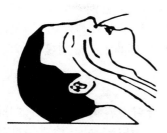
图3-11　给昏迷患者插胃管头向后仰

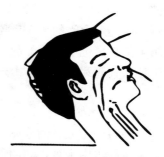
图3-12　抬高头部增大咽喉通道的弧度

（5）将胃管末端反折，用纱布包好夹紧，固定于患者枕旁。（5分）

（6）鼻饲用物每餐清洗，每日消毒一次。需要时每餐记录饮食量。（5分）

（7）拔管：①将弯盘置于患者颌下，胃管末端用夹子夹紧放入弯盘内（避免拔管时，由于大气压强的正压和存液本身重力向下的作用，使液体流入呼吸道），轻轻揭去固定的胶布。（3分）②用纱布包裹近鼻孔处的胃管，嘱患者深呼吸，在患者呼气时拔管，边拔边将胃管盘绕在纱布中。（2分）③全部拔出后，将胃管放入弯盘内，清洁患者口鼻面部，必要时用汽油或松节油擦拭胶布痕迹，协助患者取舒适卧位。（2分）④整理用物，洗手并做好记录。（2分）

【注意事项】（15分）

1. 插管时动作应轻柔，避免损伤食管黏膜，尤其是通过食管3个狭窄部位时。（2分）

2. 插管过程中如果患者出现呛咳、呼吸困难、发绀等，表示误入气管，应立即拔出胃管，休息片刻重新插入。（2分）

3. 每次鼻饲前应证实胃管在胃内，并用少量温开水冲管后再进行喂食，鼻饲完毕后再次注入少量温开水，防止鼻饲液凝结。（2分）

4. 鼻饲时温度应保持在38~40℃，避免过冷或过热；新鲜果汁与牛奶应分别注入，防止产生凝块；给药时应先将药物研碎，溶解后注入。（2分）

5. 鼻饲患者需要一个适应过程，开始时鼻饲量应少、清淡，以后逐渐增多，鼻饲食物有米汤、混合奶、厚流质食物，每次灌注量包括水在内一般应在200~300 mL，4~5次/d，每次间隔3 h以上。及时记录，防止过量喂食。（3分）

6. 食管静脉曲张、食管梗阻的患者禁忌使用鼻饲法。（1分）

7. 长期鼻饲患者要防止发生鼻、食管溃疡，胃出血，肺部感染及胃肠道细菌感染。每天进行口腔护理2次，并定期更换胃管，普通胃管每周更换1次，硅胶胃管每月更换1次。（3分）

【知识问答】（10分）

1. 如何确定胃管已插入胃内？（5分）

答　确定胃管是否插入胃内的方法如下：试抽胃液；向胃管内注入空气，同时用听诊器于胃部听诊;或将胃管末端置于盛水碗内观察,应无气泡逸出。

2.插管时应经过食管的哪3个狭窄?距中切牙的距离分别是多少?(5分)

答 第1个狭窄位于食管的起始处,第2个狭窄位于食管与左主支气管交叉处,第3个狭窄位于食管穿膈肌处。上述3个狭窄距中切牙的距离分别是15、25、40 cm。

四、洗胃术

洗胃术是指将一定成分的液体灌入胃腔内,混合胃内容物后再抽出,如此反复多次。其目的是清除胃内未被吸收的毒物或清洁胃腔,为胃部手术、检查做准备。对于急性中毒如吞服有机磷、生物碱、巴比妥类药物等,洗胃是一项极其重要的抢救措施。洗胃术有催吐洗胃术、插管洗胃术、剖腹胃造口洗胃术3种。这里重点学习插管洗胃术。

【实训目标】(8分)

1.做好洗胃术的术前准备。(2分)

2.掌握洗胃术的操作过程。(2分)

3.正确选用洗胃液。(2分)

4.熟悉洗胃术的注意事项。(2分)

【实训用品】(2分)

工作衣、工作帽、口罩、洗胃溶液(常用的有生理盐水、温开水、2%~4%碳酸氢钠溶液、1:5 000高锰酸钾溶液等,用量一般为2 000~5 000 mL,中毒患者则需10 000 mL以上或更多,温度为37~40 ℃)、洗胃包(漏斗洗胃管或粗胃管、镊子、纱布、压舌板、治疗碗各1个)、治疗盘(液状石蜡、弯盘、纸巾、胶布、棉签、治疗巾、橡皮围裙、注射器、量杯、开口器、舌钳、牙垫、检验标本容器、听诊器)、水桶2只、洗胃机或电动吸引器。(2分)

【模拟临床场景】

模拟患者,女性,22岁。2 h之前口服大量安眠药,来院急救,须立即洗胃。请在医学模拟人上施行插管洗胃术的操作。

【学习方法】

观摩老师示教及教学视频。4人一组,利用医学模拟人练习操作步骤。每组学生根据评分标准先在组内互相评价学习效果,然后指导老师从各组抽查1~2名学生考核评估,找出存在问题,巩固学习效果。

【操作步骤及评分】(65分)

1.操作前准备(10分)

(1)操作者洗手,戴好口罩、帽子,备齐用物并携至床旁。(2分)

(2)核对患者床号、姓名。(1分)

(3)操作前全面评估患者情况:包括口服毒物的种类及剂量、中毒时间、来院前处理情况、意识状态、生命体征、瞳孔变化、有无洗胃禁忌证、患者心理状态、合作程度。

（5分）

（4）核查所用物品是否齐全。（2分）

2.患者体位(5分)

患者取坐位或半坐位。（5分）

3.洗胃液的选择(5分)

（1）温水或者生理盐水　对毒物性质不明的急性中毒者,洗胃液选用温开水或生理盐水,待毒物性质确定后,再采用对抗剂洗胃。（1分）

（2）2%~4%碳酸氢钠溶液　常用于有机磷农药中毒,能使其分解失去毒性。但美曲膦酯（敌百虫）中毒时禁用,因美曲膦酯在碱性环境中能变成毒性更强的敌敌畏。砷（砒霜）中毒也可用碳酸氢钠溶液洗胃。（1分）

（3）1：（2 000~5 000）的高锰酸钾溶液　常用于急性巴比妥类药物、阿托品及毒蕈中毒。但对硫磷(1605)中毒时,不宜用高锰酸钾,因能使其氧化成毒性更强的对氧磷(1600)。（2分）

（4）茶叶水　含有丰富鞣酸,具有沉淀重金属及生物碱等毒物的作用,且取材容易。（1分）

4.操作过程(45分)

插管洗胃术是将胃管从鼻腔或口腔插入,经食管到达胃内,先吸出毒物后注入洗胃液,并将胃内容物排出,以达到消除毒物的目的。口服毒物的患者有条件时应尽早插胃管洗胃,最佳洗胃时间是在6 h之内,有人主张即使服毒超过6 h也要洗胃。（5分）

（1）协助患者取坐位或半坐位。胸前垫以防水布,有活动义齿应取下,盛水桶放于患者头部床下,弯盘放于患者的口角处。（3分）

（2）将消毒的胃管前端涂液状石蜡后,左手用纱布捏着胃管,右手用纱布裹住胃管5~6 cm处,自鼻腔或口腔缓缓插入。当胃管插入10~15 cm（咽喉部）时,嘱患者做吞咽动作,轻轻将胃管推进。如患者呈昏迷状态,则应轻轻抬起其头部,使咽喉部弧度增大,轻快地把胃管插入。当插到45 cm左右时,胃管进入胃内（插入长度以45~55 cm为宜,约前额发际到剑突的距离）。（7分）

（3）有意识障碍者,可用开口器撑开上下牙列,徐徐地送入胃管,切不可勉强用力。（2分）

（4）可通过3种检测方法证实胃管已进入胃内：①将末端转接注射器,可抽出胃液;（2分）②可一边用注射器快速将空气注入胃管,一边用听诊器在胃部听诊,若听到气过水声,即可确定胃管已在胃腔内;（2分）③将胃管末端置于盛水的治疗碗内,观察无气泡逸出。（2分）

（5）漏斗洗胃法(图3-13)　先将漏斗放置在低于胃部的水平位置,挤压橡皮球,抽尽胃内容物（必要时取标本送验）。再举漏斗高过头部30~50 cm,每次将洗胃液慢慢倒入漏斗300~500 mL。当漏斗内尚余少量洗胃液时,迅速将漏斗降至低于胃的部位,并倒置于盛水桶,利用虹吸作用排出胃内灌洗液。若引流不畅,再挤压橡皮球吸引,并再次高举漏斗注入溶液。这样反复灌洗,直至洗出液澄清无味为止。（8分）

（6）全自动洗胃机洗胃法　接通电源，检查洗胃机（图3-14）性能。将已经配好的洗胃液倒入水桶内，将3根橡胶管分别与进液管、胃管、出液管相连，插入胃管并确定胃管进入胃腔，按"手吸"键吸出胃内容物，再按"自动"键机器开始对胃进行自动冲洗，直至洗出液澄清无味为止。（7分）

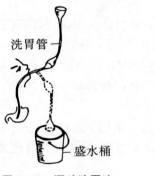
图3-13　漏斗洗胃法

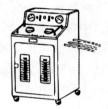
图3-14　洗胃机

（7）洗胃完毕，可根据病情从胃管内注入解毒剂、活性炭、导泻药等，然后反折胃管后迅速拔出，以防管内液体误入气管。（5分）

（8）整理用物，并做好记录。（2分）

【注意事项】（15分）

1. 操作前评估患者，做好操作前准备工作。（1分）

2. 在插入胃管过程中如遇患者剧烈呛咳、呼吸困难、面色发绀，应立即拔出胃管，休息片刻后再插，避免误入气管。（2分）

3. 急救人员必须迅速、准确、轻柔、敏捷、熟练地操作，完成洗胃的全过程，以尽最大努力来抢救患者生命。（2分）

4. 在洗胃过程中应随时观察患者生命体征的变化，如患者感觉腹痛、流出血性灌洗液或出现休克现象，应立即停止洗胃。（2分）

5. 要注意每次灌入量与吸出量的基本平衡。每次灌入量不宜超过500 mL。灌入量过多可引起急性胃扩张，使胃内压上升，增加毒物吸收。（2分）

6. 凡呼吸停止、心脏停搏者，应先做心肺复苏，再行洗胃术。洗胃前应检查生命体征，如有缺氧或呼吸道分泌物过多，应先吸取痰液、保持呼吸道通畅，再行插管洗胃术。（2分）

7. 用全自动洗胃机洗胃，使用前必须接妥地线，以防触电，并检查机器各管道衔接是否正确、接牢，运转是否正常。打开控制台上的按钮向胃内注入洗胃液的同时观察压力表（一般压力不超过40 kPa），并观察洗胃液的出入量。如有水流不畅，进、出液量相差较大，可交替按"手冲"和"手吸"两键数次，进行调整。（3分）

8. 口服毒物时间过长（超过6 h）者，可酌情采用血液透析治疗。（1分）

【知识问答】(10 分)

1. 胃管洗胃术的适应证有哪些?（5 分）

答　催吐洗胃法无效或有意识障碍、不合作者;需留取胃液标本送毒物分析者,应首选胃管洗胃术;凡口服毒物 6 h 之内、无禁忌证者均应采用胃管洗胃术。

2. 洗胃术常用的有哪几种?（5 分）

答　洗胃术常用的有催吐洗胃术、插管洗胃术、剖腹胃造口洗胃术 3 种。

五、吸氧术

吸氧术是通过给患者吸入高于空气中氧浓度的氧气,来提高患者肺泡内的氧分压,达到改善组织缺氧目的的一种治疗方法。

【实训目标】(8 分)

1. 做好吸氧术的术前准备。（2 分）

2. 掌握给氧的方法和步骤。（3 分）

3. 熟悉吸氧术的注意事项。（3 分）

【实训用品】(2 分)

工作衣、工作帽、口罩、模型人、氧气装置 1 套、鼻导管或鼻塞、棉签、胶布、氧气面罩、扳钳、止血钳、"四防"(防水、防震、防油、防热)提示牌、用氧记录卡、治疗碗、蒸馏水、松节油等。（2 分）

【模拟临床场景】

模拟患者,男性,78 岁。肺气肿,胸闷憋气、反应迟钝、表情淡漠、精神萎靡、烦躁不安,血氧饱和度低于 80%,请在医学模拟人上施行吸氧术的操作。

【学习方法】

观摩老师示教及教学视频。4 人一组,利用医学模拟人练习操作步骤。每组学生根据评分标准先在组内互相评价学习效果,然后指导老师从各组抽查 1～2 名学生考核评估,找出存在问题,巩固学习效果。

【操作步骤及评分】(65 分)

1. 操作前准备(10 分)

(1)操作者洗手,戴好口罩、帽子,备齐用物并携至床旁。（1 分）

(2)核对患者床号、姓名。（1 分）

(3)向患者及家属说明吸氧术的目的和意义。简要说明操作过程,消除患者顾虑,取得配合。（3 分）

(4)环境整洁、安静、安全。（1 分）

(5)操作前全面评估患者情况,包括意识状态、生命体征、临床诊断及治疗、患者缺氧程度、血气分析结果、心理状态、合作程度、对氧疗的认识程度。（3 分）

(6)核查所用物品是否齐全。（1 分）

2. 给氧的方法(15 分)

(1)鼻导管给氧法 插入较深,不易滑出,适合神志不清或昏迷患者。(2 分)

(2)鼻塞给氧法 适用于需较长时间给氧者,如心肌梗死、休克患者。(3 分)

(3)面罩给氧法 适用于无二氧化碳潴留的患者。(2 分)

(4)氧气帐给氧法 适用于小儿。(2 分)

(5)环甲膜穿刺给氧法 只能作为提供有效通气的暂时措施。(2 分)

(6)气管内插管给氧法 适用于昏迷、无自主呼吸者。(2 分)

(7)气管切开置管给氧法 为较理想的人工气道。(2 分)

上述方法中以鼻导管、鼻塞给氧法最为常用。

3. 操作过程(40 分)

(1)鼻导管给氧法 协助患者取舒适卧位,用手电筒检查患者鼻腔,湿棉签清洁鼻孔。将鼻导管与连接管连接,打开流量开关调节氧流量,将鼻导管插入冷开水药杯中试验导管是否通畅,润滑鼻导管后自一侧鼻孔轻轻插入至鼻咽部,长度约为鼻尖至耳垂距离的2/3(图 3-15),无异常时用胶布固定鼻导管于鼻翼及面颊部(图 3-16),记录给氧时间,观察吸氧效果。吸氧过程中,悬挂"四防"提示牌。停用氧气时,先分离鼻导管和玻璃接头,后关流量表小开关,取下鼻导管置于弯盘内,清洁面部并去除胶布痕迹,关闭总开关,重开小开关,放余氧,关小开关,记录停氧时间。卸下湿化瓶,同时将氧气表卸下,整理用物和床单。(10 分)

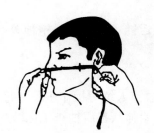
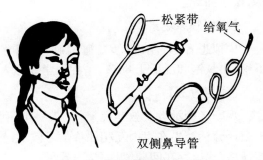

图 3-15 鼻导管插入长度为鼻尖   图 3-16 鼻导管胶布固定法
     至耳垂距离的2/3

(2)鼻塞给氧法 用塑料或有机玻璃制成带有管腔的球状物塞于鼻孔,代替鼻导管用氧的方法。鼻塞大小以恰能塞鼻孔为宜。此法可避免鼻导管对鼻黏膜的刺激,患者较为舒服。(10 分)

(3)面罩给氧法 检查面罩各部功能是否良好,将面罩置患者口鼻部,用松紧带固定,再将氧气接于氧气进孔上,调节流量,一般 3~4 L/min,严重缺氧者 7~8 L/min(图 3-17)。(10 分)

(4)氧气帐给氧法 一般应用于儿科抢救。若无氧气帐,可用塑料薄膜制成帐篷,其大小约为病床的一半,氧气经过湿化瓶,由橡皮管通入帐内。氧流量需 10~12 L/min,吸入的氧浓度才能达到体积分数 60%~70%。每次打开帐幕后,应将氧流

速加大至 12～14 L/min,持续 3 min,以恢复帐内原来的氧浓度(图 3-18)。(10 分)

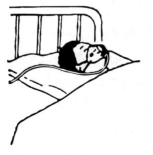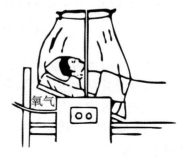

图 3-17　面罩给氧法　　　　　　　图 3-18　氧气帐给氧法

【注意事项】(15 分)

1. 操作前评估患者,做好操作前准备工作。(1 分)

2. 严格遵守操作规程,注意用氧安全,切实做好"四防"。氧气瓶与明火距离应该不小于 10 m,不得靠近热源,不得受日光暴晒。宜存放在干燥阴凉处,避免倾倒撞击,防止爆炸。氧气瓶嘴、吸入器、压力表及接口螺纹严禁沾染油脂。氧气瓶在运输和装卸时,要关紧瓶阀,拧紧帽盖,轻移轻放,不得抛甩坠落。(2 分)

3. 供氧应先调节流量,后连接鼻导管。停氧时,应先分离鼻导管接头,再关流量表小开关,以免关开倒置时大量气体冲入呼吸道损伤肺组织。(2 分)

4. 用氧过程中通过观察患者的脉搏、血压、精神状态、皮肤颜色、温度与呼吸方式等有无改善来衡量氧疗效果,还可测定动脉血气分析判断疗效,选择适当的用氧浓度。(2 分)

5. 湿化瓶每次用后均须清洗、消毒。(1 分)

6. 氧气筒内氧气不可用尽,应保留不少于 0.5 MPa 的剩余压力。(2 分)

7. 对未用或已用空的氧气筒应分别放置并挂"满"或"空"的标记,以免急用时搬错而影响抢救工作。(2 分)

8. 氧疗的不良反应。①氧中毒:长时间吸高浓度氧可产生氧的毒性作用,影响到肺、中枢神经系统、红细胞生成系统、内分泌系统及视网膜,其中最重要的是氧对呼吸器官的不良反应。一般情况下连续吸纯氧 6 h 后,即可出现恶心、烦躁不安、面色苍白、咳嗽、胸痛;吸纯氧 24 h 后,肺活量可减少;吸纯氧 1～4 d 后可发生进行性呼吸困难。氧中毒的程度主要取决于吸氧浓度及吸入时间。(1.5 分)②吸收性肺不张:呼吸空气时,肺内含有大量不被血液吸收的氮气,构成肺内气体的主要成分,当高浓度氧疗时,肺泡气中氮逐渐为氧所取代,肺泡内的气体易被血液吸收而发生肺泡萎缩。这种现象,在通气少、血流多的肺局部表现得更为明显,故高浓度氧疗时可产生吸收性肺不张。(1.5 分)

【知识问答】(10 分)

1. 用氧过程中应观察患者的哪些指标?(5 分)

答 用氧过程中应密切观察患者呼吸、神志、氧饱和度及缺氧程度改善情况等。

2. 氧疗的不良反应有哪些？（5 分）

答 氧疗的不良反应有氧中毒和吸收性肺不张两种。

六、超声雾化吸入术

超声雾化吸入术是应用超声波声能，将药液变成细微的气雾，再由呼吸道吸入，达到治疗目的。其特点是雾量大小可以调节，雾滴小而均匀（直径在 5 μm 以下），药液随着深而慢的吸气被吸入终末支气管及肺泡。雾化器电子部分能产热，对雾化液有加温作用，可使患者吸入温暖、舒适的气雾。

【实训目标】（8 分）

1. 做好超声雾化吸入术的术前准备。（2 分）

2. 掌握超声雾化吸入术的操作过程。（3 分）

3. 掌握超声雾化吸入术的注意事项。（3 分）

【实训用品】（2 分）

工作衣、工作帽、口罩、模型人、超声雾化吸入器 1 套、药液、蒸馏水、水温计等。（2 分）

【模拟临床场景】

模拟患者，男性，56 岁。咽部疼痛、咳嗽、咳痰困难，请在医学模拟人上施行超声雾化吸入的操作。

【学习方法】

观摩老师示教及教学视频。4 人一组，利用医学模拟人练习操作步骤。每组学生根据评分标准先在组内互相评价学习效果，然后指导老师从各组抽查 1~2 名学生考核评估，找出存在问题，巩固学习效果。

【操作步骤及评分】（65 分）

1. 操作前准备（15 分）

（1）操作者洗手，戴好口罩、帽子，备齐用物并携至床旁。（2 分）

（2）核对患者床号、姓名。（1 分）

（3）向患者及家属说明超声雾化吸入治疗的目的。简要说明操作过程，消除患者顾虑，取得配合。（3 分）

（4）操作前全面评估患者情况，包括意识状态、生命体征、临床诊断及治疗、口咽部有无异常、心理状况、合作程度、对疾病的认识、对雾化吸入作用的了解程度。（5 分）

（5）核查所用物品是否齐全。检查电源、电压、雾化吸入器是否符合要求。（4 分）

2. 操作过程（50 分）

（1）水槽内加冷蒸馏水 250 mL，液面高度约 3 cm，要浸没雾化罐底的透声膜。

（6 分）

（2）雾化罐内放入药液，稀释至 30～50 mL，将罐盖旋紧，把雾化罐放入水槽内，将水槽盖盖紧。（6 分）

（3）协助患者取舒适体位，接通电源。（6 分）

（4）先开电源开关，红色指示灯亮，预热 3～5 min，再开雾化开关，白色指示灯亮，此时药液呈雾状喷出。（7 分）

（5）根据需要调节雾量（开关自左向右旋，分 3 档，大档雾量为 3 mL/min，中档为 2 mL/min，小档为 1 mL/min），一般用中档。（7 分）

（6）患者吸气时，将面罩覆于口鼻部，呼气时启开；或将"口含嘴"放入患者口中，嘱其紧闭口唇深吸气。（6 分）

（7）一般每次使用时间为 15～20 min，治疗结束，先关雾化开关，再关电源开关，否则电子管易损坏。整理用物，倒掉水槽内的水，擦干水槽。（6 分）

（8）整理用物，洗手并做好记录。（6 分）

【注意事项】（15 分）

1. 操作前评估患者，做好操作前准备工作。（1 分）

2. 使用前，先检查机器各部有无松动、脱落等异常情况。机器和雾化罐编号要一致。（2 分）

3. 在使用过程中，如发现水槽内水温超过 60 ℃，可调换冷蒸馏水，换水时要关闭机器。（2 分）

4. 如发现雾化罐内液体过少，影响正常雾化，应继续增加药量，但不必关机，只要从盖上小孔向内注入即可。（2 分）

5. 水槽和雾化罐切忌加热水。（1 分）

6. 水槽底部的晶体换能器和雾化罐底部的透声膜薄而质脆，易破碎，应轻按，不能用力过猛。（3 分）

7. 特殊情况连续使用时，中间须间歇 30 min。（2 分）

8. 每次使用完毕，将雾化罐和"口含嘴"浸泡于消毒溶液内 60 min。（2 分）

【知识问答】（10 分）

1. 超声雾化吸入的注意事项有哪些？（5 分）

答 ①水槽和雾化罐中切忌加温水或者热水；②水温超过 60 ℃ 时，应停机调换（冷）蒸馏水；③水槽内无足够的冷水及雾化罐内无液体的情况下不能开机。

2. 超声雾化吸入时，打开电源开关后，需预热多长时间？（5 分）

答 需预热 3～5 min。

（王海鑫）

第三节　常用急救技术

一、心肺复苏术

心肺复苏(CPR)术,亦称基本生命支持,是针对由各种原因导致的心搏骤停,以徒手操作来恢复猝死患者的自主循环、自主呼吸和意识,抢救发生突然、意外死亡的患者,在4~6 min 内所必须采取的急救措施之一。

【实训目标】(8分)

1. 正确认识急救复苏初期时间的重要性。(2分)

2. 掌握心肺骤停的正确判断与心肺复苏术的实施步骤。(2分)

3. 能正确进行口对口人工呼吸、胸外心脏按压的实地操作。(2分)

4. 了解心肺复苏术的并发症。(1分)

5. 培养良好的职业素养。(1分)

【实训用品】(2分)

Istan 生理驱动模型人、生命体征监测仪、无菌纱布2块、弯盘2个、听诊器、手电筒、简易呼吸器、一次性无菌麻醉面罩、60 ml 注射器1具,必要时备四头带、储氧袋、吸氧装置等。(2分)

【模拟临床场景】

模拟患者,男性,35岁。手术后,心脏停搏,呼吸消失。请为患者(Istan 生理驱动模型人)进行心肺复苏。

【学习方法】

分析讨论该患者病情,观摩老师示教及教学视频。4人一组,利用 Istan 生理驱动模型人练习心肺复苏术的操作。每组学生根据评分标准先在组内互相评价学习效果,然后指导老师从各组抽查1~2名学生考核评估,找出存在问题,巩固学习效果。

【操作步骤及评分】(70分)

1. 心搏骤停的临床表现(10分)

(1)意识突然丧失,面色可由苍白迅速呈现发绀。(2分)

(2)大动脉搏动消失,触摸不到颈动脉搏动。(2分)

(3)呼吸停止或开始叹息样呼吸,逐渐缓慢,继而停止。(2分)

(4)双侧瞳孔散大。(2分)

(5)可伴有短暂抽搐和大小便失禁。(2分)

2. 心肺骤停的判断(10分)

(1)判断意识:拍患者肩部,并呼唤"喂!您怎么了?"评估患者的反应,患者无反应。(4分)

（2）检查呼吸是否正常，同时以示指和中指指尖触及患者气管正中部（相当于喉结部位）向左或向右旁开两指，至胸锁乳突肌前缘凹陷处，触摸颈动脉搏动，判断颈动脉是否微弱或消失（5～10 s）。如果无呼吸或呼吸不正常（仅喘息），颈动脉无搏动，立即呼救，启动院内急救系统。（5分）

（3）手术时，患者的伤口突然停止渗血。（1分）

3. 操作前准备（10分）

（1）Istan 生理驱动模型人状态设置（2分）

初始状态（HR＝72 次/分；BP＝118/52 mmHg；RR＝14 次/分；正常窦性心律；在自然呼吸状态 SpO_2＝98％；双肺呼吸音清晰，呼吸动度相等；意识清醒）→室颤骤停（HR＝0，BP＝18/18 mmHg，RR＝0，SpO_2＝0，测不出粗性室颤，呼吸音未闻及，无反应）→心肺复苏抢救→等待再次起搏（可配合电击除颤）→抢救成功时恢复窦性心律（HR＝85 次/分，BP＝117/58 mmHg，窦性心律）。（2分）

（2）检查简易呼吸器各部件是否完好，麻醉面罩充气并连接。（2分）

（3）了解单人徒手简易呼吸器心肺复苏的目的。（1分）

（4）评估操作环境安全。（1分）

（5）心肺骤停一旦确诊，应立即就地置患者于硬板床或地上，解开有碍呼吸的衣领和束缚物，暴露患者胸腹部。（1分）

（6）呼叫其他人员协助。（1分）

4. 患者体位（5分）

患者去枕平卧位。开放气道时配合仰头举颏法。（5分）

5. 操作过程（25分）

（1）确定部位：成人胸骨中、下 1/3 交界处，双乳头连线的中点。（2分）

（2）按压方法：操作者一手掌根部紧贴按压部位，另一手重叠其上，指指交叉，双臂关节伸直并与患者胸部呈垂直方向，用上半身重量及肩臂肌力量向下用力按压，每次按压后胸廓充分回弹，力量均匀，有节律（按压间隙手可以放在胸上，但不能有力量），按压频率为 100～120 次/分，按压幅度胸骨下陷 5～6 cm。（3分）

对婴幼儿复苏时，可用一手托起其胸段脊柱，大拇指按压其胸骨下 1/3 处，婴儿和儿童的按压深度至少为胸部前后径的 1/3，按压频率至少 100 次/分（图 3-19）。

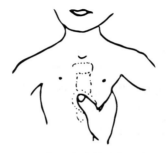

图 3-19　小儿胸外按压部位与方法

（3）口腔：患者颈部无损伤，将头偏向一侧，清除口、鼻、咽腔分泌物，检查有无活动义齿。（2分）

（4）开放气道（仰头举颏法）：左手小鱼际置于患者的前额，向后向下方施加压力，右手中指、示指向上向前托起下颌，使患者气道打开。（3分）

（5）建立人工呼吸：①对于成人院内患者，操作者站在患者右侧肩部或头部，将连接好的简易呼吸器面罩完全覆盖患者的口鼻，一手将面罩紧贴患者皮肤使之密闭（EC手法固定面罩）；另一手挤压呼吸囊将气体送入（每次送气量500～600 mL），然后松开（每次送气时间为1 s以上）；观察患者胸部复原后，紧接着做第二次，频率为10～12次/分。②对于现场复苏患者，口对口（鼻）人工呼吸最适宜于现场复苏。若遇电击患者口张不开，则可改用口对鼻吹气。救护者清理完呼吸道后，应先将患者的头后仰，用一手将其下颌向上、后方扳起解除舌后坠，保持呼吸道顺畅，并用小指轻压环状软骨关闭咽喉，以防吹气时气体进入食管；另一手压迫于患者前额保持患者头部后仰位置，同时以拇指和示指将患者的鼻孔捏闭。然后术者深吸一口气，对准患者口部用力吹入。开始时可连续吹入3～4次，然后以每5 s吹气1次的频率进行。成人约12次/分，小儿18次/分。每次吹毕即将口移开并做深吸气，此时患者凭其胸肺的弹性被动地完成呼气。若有简易呼吸器配合，则效果更佳。（10分）

（6）心脏按压与送气的配合：按压通气比30∶2，即按压30次，连续送气2次（每次按压中断必须控制在10 s以内）（图3-20）。（5分）

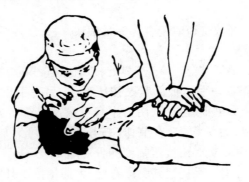

图3-20　胸外按压法

6.效果判定（3分）

做5个循环后，以送气2次结束。判断自主呼吸及大动脉搏动是否恢复、瞳孔有无缩小、光反射是否恢复，口唇、肤色、甲床有无转红润及血压有无回升。（3分）

7.复苏成功，将患者的头复位，用纱布擦拭其口鼻周围，穿好衣裤，盖好被子，继续有效的高级生命支持及综合的心搏骤停后治疗。（2分）

8.整理用物，进行卫生消毒，记录。（2分）

9.并发症（3分）

胸外心脏按压的常见并发症是肋骨骨折，可引起心、肺、肝和脾的穿孔、破裂及出血等，应尽量避免。老年人骨质脆、胸廓缺乏弹性，更易发生肋骨骨折，应加倍小心。

（3分）

【注意事项】（10分）

1.人工呼吸时送气量不宜过大，以免引起患者胃部胀气。（2分）

2.胸外按压时要确保足够的频率及深度，尽可能不中断胸外按压，每次胸外按压后要让胸廓充分回弹，以保证心脏得到充分的血液回流。（2分）

3.胸外按压时肩、肘、腕在一条直线上，并与患者身体长轴垂直；按压时手掌掌根不能离开胸壁。（2分）

4.按压过程中密切观察患者病情及生命体征变化。（1分）

5.人工呼吸要口对口贴紧，捏紧患者鼻孔，以防漏气。（1分）

6.人工呼吸施行过程中应观察胸壁是否起伏，吹气时的阻力是否过大，否则应重新调整呼吸道的位置，或清除呼吸道内的异物或分泌物。（1分）

7.每次深吸气时必须尽量多吸气，吹出时必须用力。这样可使吹出的气体中氧浓度较高。（1分）

【知识问答】（10分）

1.心肺复苏成功后，怎样判断患者生命体征的恢复情况？（5分）

答：按压5个循环周期（约2 min）对患者做1次判断，包括触摸颈动脉有无搏动（不超过5 s），观察自主呼吸有无恢复（3~5 s）。

2.人工呼吸时，患者取什么头位呼吸道最通畅？（5分）

答：头部后仰，下颌向上提起，下颌和耳垂线与床面垂直。

（王海鑫）

二、简易呼吸器的使用

简易呼吸器的原理是氧气进入球形气囊和储气袋或蛇形管，人工指压气囊打开前方活瓣，将氧气压入与患者口鼻贴紧的面罩或气管导管内，以达到人工通气的目的。简易呼吸器具有结构简单、操作迅速方便、易于携带、可随意调节、不需用电动装置、通气效果好等优点。主要由弹性呼吸囊、呼吸活瓣、面罩或气管插管接口和氧气接口等组成。

【实训目标】（8分）

1.了解简易呼吸器的结构及原理。（3分）

2.掌握简易呼吸器的操作规范。（3分）

3.培养良好的职业素养。（2分）

【实训用品】（2分）

面罩、呼吸活瓣、呼吸气囊、衔接管、必要时备口咽通气管、氧气储气阀座、氧气储气袋、氧气连接管、氧气表1套、氧气。（2分）

【模拟临床场景】

模拟患者，男性，40岁。因煤气中毒急诊入院。请用简易呼吸器为患者行辅助呼吸。

【学习方法】

分析讨论该患者病情,观摩老师示教及教学视频。4 人一组,利用心肺复苏模拟人练习简易呼吸器的操作。每组学生根据评分标准先在组内互相评价学习效果,然后指导老师从各组抽查 1～2 名学生考核评估,找出存在问题,巩固学习效果。

【操作步骤及评分】(65 分)

1. 评估(15 分)

(1)观察患者胸廓有无呼吸起伏动作,口鼻有无气息吐出,呼叫有无应答。(3 分)

(2)检查患者呼吸道是否通畅。(2 分)

(3)判断是否为使用简易呼吸器的指征和适应证,如:急性呼吸衰竭时出现呼吸停止或呼吸微弱经积极治疗后无改善,肺通气量明显不足者;慢性重症呼吸衰竭,经各种治疗无改善或有肺性脑病者,呼吸机使用前或停用呼吸机时;心肺复苏患者。(7 分)

(4)有无使用简易呼吸器的禁忌证,如中等以上活动性咯血、心肌梗死、大量胸腔积液、肺大泡、张力性气胸等。(3 分)

2. 操作前准备(10 分)

(1)了解简易呼吸器的结构(图 3-21)　面罩、气囊、输氧管、储氧袋、呼气阀、鸭嘴阀、压力安全阀、进气阀、储氧阀、储氧安全阀。(7 分)

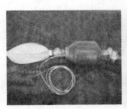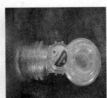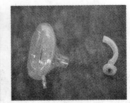

图 3-21　简易呼吸器的结构

(2)清除患者口腔与喉中任何可见的异物　如义齿等。(3 分)

3. 患者体位(5 分)

患者取仰卧位,去枕,头后仰。(5 分)

4. 操作过程(30 分)

(1)操作者站于患者头侧,使患者头后仰,托起下颌开放气道,清除上呼吸道分泌物和呕吐物,松解患者衣领。(3 分)

(2)将简易呼吸器连接面罩。(2 分)

(3)操作者一手将面罩罩住患者口鼻,按紧使之不漏气,应用 E-C 手法(E 是中指、无名指、小指抬下颌,C 是拇指、示指固定面罩)固定面罩,另一只手有规律地压缩球囊,成人频率为 16～20 次/分。简易呼吸器的容量:无氧源时挤压气囊的 2/3,500～1 000 mL;有氧源时挤压气囊的 1/3,400～600 mL。(5 分)

（4）嘱助手将简易呼吸器连接输氧管,调节氧流量 8～10 L/min(供氧浓度为 40%～60%),使储气袋充盈。(5 分)

（5）观察胸廓是否随捏、松呼吸囊的操作相应起伏。(5 分)

（6）每按压 6 个循环周期(约 2 min)后,均应听诊两肺,了解两肺呼吸音情况。(5 分)

（7）气管插管或气管切开患者使用简易呼吸器时,应先将痰液吸净,气囊充气后再应用。(5 分)

5. 观察要点(5 分)

（1）胸廓起伏。(1 分)

（2）口唇与面部的颜色。(1 分)

（3）呼气时面罩内是否呈雾状。(2 分)

（4）鸭嘴阀工作状态。(1 分)

【注意事项】(15 分)

1. 检查吸氧管氧气连接点是否结实,氧流量是否足够,以保证储氧袋充满氧气。(3 分)

2. 无氧源的情况下,请将储氧阀、储氧袋卸下,以免影响简易呼吸器压缩次数。(3 分)

3. 如患者使用气管插管,请将面罩卸下,直接与气管插管连接使用。(3 分)

4. 不能在有毒的场合使用(如使用须配置毒气过滤装置)。(2 分)

5. 面罩要紧扣患者的面部,避免漏气。(2 分)

6. 患者有自主呼吸时,应注意与其同步。(2 分)

【知识问答】(10 分)

1. 若患者有自主呼吸,应如何进行简易呼吸器的操作? (5 分)

答　若患者有自主呼吸,应与之同步,即患者吸气初顺势挤压呼吸囊,达到一定潮气量便完全松开气囊,让患者自行完成呼气动作。

2. 使用简易呼吸器的适应证有哪些? (5 分)

答　①各种原因所致的呼吸停止、呼吸衰竭的抢救及麻醉期间的呼吸管理;②临时替代呼吸机,如呼吸机故障、停电等特殊情况或机械通气患者做特殊检查,可临时应用简易呼吸器替代。

（王海鑫）

三、气管插管术

气管插管术是将一特制的气管内导管经声门置入气管的技术。这一技术能为通畅气道、通气供氧、呼吸道吸引和防止误吸等提供最佳条件。

【实训目标】(8 分)

1. 掌握成人及婴幼儿气管插管术的基本操作方法。(3 分)

2. 了解气管插管术的术后护理和常见并发症。(3 分)

3. 培养良好的职业素养。(2 分)

【实训用品】(2 分)

气管插管模型、麻醉喉镜、气管导管、气管导管衔接管、牙垫、导管管芯、5 mL 注射器、胶布等。(2 分)

【模拟临床场景】

模拟患者,女性,63 岁。在全身麻醉下行甲状腺癌根治术。请为患者行气管插管术。

【学习方法】

分析讨论该患者病情,观摩老师示教及教学视频。4 人一组,利用气管插管模型练习气管插管的操作。每组学生根据评分标准先在组内互相评价学习效果,然后指导老师从各组抽查 1~2 名学生考核评估,找出存在问题,巩固学习效果。

【操作步骤及评分】(65 分)

1. 适应证(10 分)

气管内插管是通过口腔或鼻腔将特制的气管导管插入患者的气管内,是急救复苏时和气管内麻醉时的必要技术。其目的在于:①保持呼吸道通畅,防止异物进入呼吸道,并能及时吸出气管内的血液、分泌物和误吸物。(2.5 分)②进行有效的辅助呼吸和人工或机械呼吸。(2.5 分)③便于吸入麻醉的实施。全身麻醉对呼吸有明显抑制时或使用肌松药时,为保证患者术中呼吸道通畅,都要进行气管内插管。(2.5 分)④对呼吸衰竭患者进行呼吸治疗、心肺复苏、药物中毒的抢救以及新生儿严重窒息时,必须进行气管内插管。(2.5 分)

2. 术前准备(10 分)

(1)清除患者口腔与喉中的异物,如患者有松动的牙齿应摘除。(2 分)

(2)检查麻醉喉镜及其光源。(1 分)

(3)准备插管用品与器械(图 3-22)。气管插管所需用品包括喉镜、气管导管、衔接管和管芯、牙垫、插管钳及吸引装置。选择导管时要根据插管途径,选择不同长度和口径的气管导管。鼻插管要比经口插管口径小,插入深度为 2~4 cm(图 3-22)。不同年龄患者的气管插管导管一套。新生儿气管插管的型号即内径(mm)= 体重(kg)/2+2,经口插入深度即唇-管端(cm)= 体重(kg)+6;小于 1 岁者,经口(鼻)插管深度(cm)= 1/2 体重(kg)+8;2~12 岁者,气管插管的型号即内径(mm)= 年龄(岁)/4+4,经口插入深度即唇-管端(cm)= 年龄(岁)/2+12。(5 分)

(4)检查气管导管头端气囊是否完好。(1 分)

(5)在导管前端外壁涂抹润滑剂。(1 分)

3. 患者体位(5 分)

患者取仰卧位,去枕,头后仰。(5 分)

4. 操作过程(40 分)

(1)经口腔明视插管 借助喉镜在直视下暴露声门后,将导管经口腔插入气管内(图 3-23)。

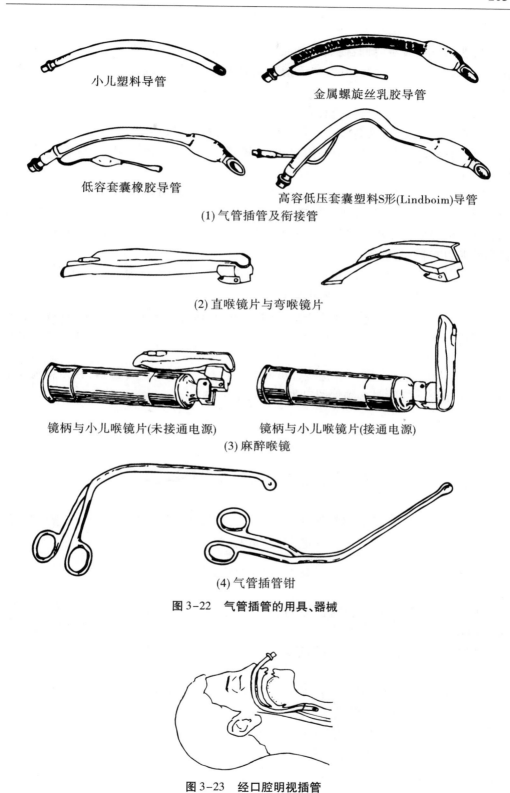

小儿塑料导管

金属螺旋丝乳胶导管

低容套囊橡胶导管

高容低压套囊塑料S形(Lindboim)导管

(1) 气管插管及衔接管

(2) 直喉镜片与弯喉镜片

镜柄与小儿喉镜片(未接通电源)　　镜柄与小儿喉镜片(接通电源)

(3) 麻醉喉镜

(4) 气管插管钳

图 3-22　气管插管的用具、器械

图 3-23　经口腔明视插管

1)张口 患者头后仰,使口自然张开。若未张开,可用双手将下颌向前、向上托起,以使口张开;或用右手拇指与示指分别对准上下牙列,以旋转的力量开启口腔。(5分)

2)暴露声门 左手持喉镜自右口角处放入口腔,将舌推向左侧后缓慢推进,可见到悬雍垂,继续推进可见会厌。如系弯型喉镜,可继续推进喉镜至舌根与会厌交界处,向上、向前提起,会厌随镜片前端抬起,即显露声门。如用直镜片,则直接挑起会厌,即可暴露声门。(5分)

3)插入气管导管 以右手执气管导管后端,由右口角放入口腔,直视下对准声门,以轻巧的旋转力量将插管推进声门4~5 cm。若因导管弯度不佳或患者生理解剖的差异造成导管前端难以接近声门,则借助导管芯插管。当导管尖端进入声门后,即拔出管芯,再将导管推入。(5分)

4)确认导管是否插入正确的方法 ①压胸部,导管口有气流。②人工通气时,听诊双肺可听到清晰的呼吸音,双侧胸廓对称起伏。③如用透明导管,气流呼出时,管壁可见白雾样变化。④有自主呼吸的患者,接麻醉机后可见呼吸囊的张缩;通过呼吸末二氧化碳分压监测,可准确判断。导管插入正确后安置牙垫,退出喉镜,确定深度后固定导管。(5分)

(2)经鼻腔盲探插管 事先检查鼻腔是否通畅,鼻中隔是否偏斜,有无息肉和咽后壁异常情况。插管时必须保留自主呼吸(图3-24)。

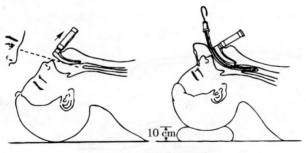

图3-24 经鼻腔插管

1)以1%丁卡因做鼻腔内表面麻醉,并滴入3%麻黄素使鼻腔黏膜血管收缩以增加鼻容积,并减少出血。(5分)

2)右手持管将导管以与面部垂直的方向插入鼻腔,沿鼻底部出后鼻孔至咽腔。(5分)

3)边推进边侧耳听呼出气流的声音,同时左手调整患者头部位置,寻找呼出气流最强的位置,缓缓推进导管进入声门。(5分)

4)导管插入正确时可感到推进阻力减小,管内呼出气流明显。有时患者有咳嗽反射,接上呼吸机可见呼吸囊的张缩。(5分)

【注意事项】（15 分）

1. 动作轻柔,以免损伤牙齿。待声门开启时再插入导管,避免导管与声门相顶,以保护声门后部黏膜,减少喉头水肿的发生。（2 分）

2. 防止牙齿脱落误吸。术前应检查患者有无义齿和已松动的牙齿,将其去除或摘掉,以免在插管时损伤或不小心致其脱落而滑入气道,引起窒息从而危及生命。（3 分）

3. 使用带气囊导管时需防止气囊滑脱。如果气囊固定在导管上,一般不会滑脱。但如果导管与气囊分开,应选择与导管相匹配的气囊,并用丝线捆扎在导管上,防止其滑脱落入气道,造成严重的后果。（2 分）

4. 检查导管的位置。一般气管插管后或机械通气后应常规行床边 X 射线检查,以确定导管位置。（2 分）

5. 防止插管意外。气管插管时,尤其是在挑起会厌时,由于迷走神经反射,有可能造成患者的呼吸、心搏骤停,特别是生命垂危或原有严重缺氧、心功能不全的患者更容易发生。因此,插管前应向患者的家属交代清楚,取得理解和配合。插管时应充分吸氧,并进行监测,备好急救药和器械。（3 分）

6. 插管后时间。一般不宜超过 48 ~ 72 h,否则可能引起喉水肿及拔管后发生严重呼吸困难。插管后,要尽量避免碰动导管,以减少对喉头的刺激。导管管腔易被分泌物堵塞,须注意定时吸痰,保持管腔和呼吸道的通畅。要将气管插管和牙垫固定好,保持插管的正确位置,防止其滑入一侧总支气管,或自气管脱出。（3 分）

【知识问答】（10 分）

1. 气管插管时,如何置入喉镜？（5 分）

答　左手持麻醉喉镜自患者右侧口角置入,将舌体挡向左侧,再把镜片移至正中,见到腭垂;沿舌背弧度将镜片再稍向前置入咽部,即可见到会厌。

2. 插管的时机如何选择？（5 分）

答　待声门开启时再插入导管,避免导管与声门相顶,以保护声门后部黏膜,减少喉头水肿的发生。

（王海鑫）

四、气管切开术

气管切开术系切开颈段气管,放入金属气管套管。气管切开术是解除喉源性呼吸困难、呼吸功能失常或下呼吸道分泌物潴留所致呼吸困难的一种常见手术。

【实训目标】（8 分）

1. 掌握气管切开术的基本操作方法。（3 分）

2. 了解气管切开术后的护理和常见的并发症。（3 分）

3. 培养良好的职业素养。（2 分）

【实训用品】（2分）

气管切开模型、气管套管、气管扩张器、外科手术剪、止血钳、换药用具与敷料、生理盐水和饱和碳酸氢钠液等。（2分）

【模拟临床场景】

模拟患者，男性，58岁。因喉外伤致严重呼吸困难。请为患者行气管切开术。

【学习方法】

分析讨论该患者病情，观摩老师示教及教学视频。4人一组，利用气管切开模型练习颈部气管切开的操作。每组学生根据评分标准先在组内互相评价学习效果，然后指导老师从各组抽查1～2名学生考核评估，找出存在问题，巩固学习效果。

【操作步骤及评分】（70分）

1. 适应证（5分）

（1）各种原因引起的喉部梗阻致严重呼吸困难，即将危及生命或已危及生命者，如喉外伤、喉异物、呼吸道烧伤、破伤风频繁抽风等。（2分）

（2）昏迷，颅脑病变，神经麻痹，严重的脑、胸、腹部外伤及吸入性损伤等原因引起的下呼吸道分泌物潴留。（1分）

（3）便于麻醉，防止血液吸入下呼吸道，保持术后呼吸通畅术。（1分）

（4）去除气管内异物。（1分）

2. 术前准备（10分）

（1）在最短时间内准备或消毒必需的特殊器械、药品，包括合适型号的气管套管、尖刀、吸引器、吸痰管等。尤其注意气管套管的型号选用要适当，一般小儿选用口径4～6 mm，12～18岁及成年女性选用口径7～8 mm，成年男性选用口径9～10 mm（图3–25）。（4分）

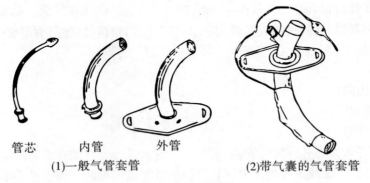

管芯　　内管　　外管
（1）一般气管套管　　　　　　（2）带气囊的气管套管

图3–25　气管套管

（2）颈部备皮、消毒、铺巾，术者与助手洗手、泡手后穿手术衣。病情危急时，可不予洗手、泡手、穿手术衣及消毒而立即做紧急气管切开术。（3分）

（3）麻醉。临床上一般采用局部麻醉，自甲状软骨至胸骨上缘中点做各层组织浸

润麻醉。如遇到患者突然出现呼吸骤停、昏迷等紧急情况,可在无麻醉下实行,以争取抢救时间。(3 分)

3.患者体位(5 分)

患者取仰卧位,肩下垫小枕,通过喉中线使颈部对准胸骨切迹正中,使头部保持中立位,不可偏向一侧。头部由一助手扶持并后仰固定(图 3-26)。(5 分)

4.操作过程(30 分)

(1)切口(图 3-26) 多采用直切口。术者左手拇指、示指固定喉头及环状软骨,右手持刀沿着颈前正中线作纵切口,切开皮肤、皮下组织和颈阔肌,上起自环状软骨下缘,下至胸骨上缘。(5 分)

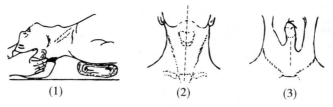

(1)   (2)   (3)

图 3-26   气管切开体位和切口的选择

(2)分离气管前组织 拉钩拉开切口,用血管钳沿中线向两侧钝性分离组织,显露舌骨下肌群,将胸骨舌骨肌及胸骨甲状肌向两侧分开,暴露气管前壁及甲状腺峡部。如覆盖于气管前壁的甲状腺峡部过宽,在其下缘稍行分离后,用甲状腺拉钩将峡部向上牵引,必要时可将峡部切断、结扎,以便暴露气管。在分离过程中,助手在切口两侧拉钩的力量应均匀。术者常以手指触摸环状软骨及气管,以便手术时始终沿气管前中线进行。(5 分)

(3)确认气管 分离甲状腺后,可透过气管前筋膜隐约感到气管环,并可用手指摸到环形的软骨结构。小儿气管柔软、较细,不易与颈总动脉相区别。确定有困难时,可用注射器穿刺视有无气体抽出,以免在紧急时把大血管误认为气管。必要时也可先找到环状软骨,然后再向下寻找气管。(5 分)

(4)切开气管 确定气管后,用 11 号或 12 号尖刀在第 3~5 气管软骨环范围内,由下向上、自内向外挑开切断 2 个气管软骨环。切开后会有一阵剧咳,立即用止血钳撑开气管前壁切口,吸净分泌物。刀尖切勿插入过深,以免刺伤气管后壁和食管前壁,引起气管、食管瘘。如因气管切口过小,气管套管插入困难,则可在切口两侧切除少许气管软骨,以扩大切口。儿童不宜切除气管软骨,以防术后形成气管狭窄(图 3-27)。(5 分)

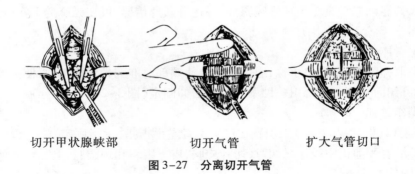

切开甲状腺峡部　　　　　切开气管　　　　　扩大气管切口

图 3-27　分离切开气管

（5）插入气管套管　切开气管后，用弯血管钳或气管切口扩张器撑开气管切口，右手持大小适当、带有管芯的气管套管，管口向下，沿气管长轴经气管切口向下方轻轻插入，依套管弯度徐徐向下移动，至全插入外管后，立即取出管芯，放入内管。如无分泌物咳出，可用少许纤维置于管口，观察其是否随呼吸飘动。如发现套管不在气管内，应拔出套管，套入管芯，重新插入。如无气管套管，可暂时用其他空心圆管如塑料管、橡皮管等先行插入气管内，确保呼吸道通畅（图 3-28）。（5 分）

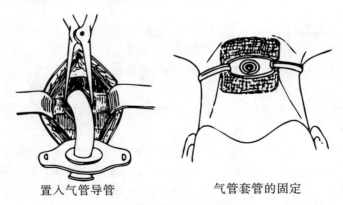

置入气管导管　　　　　　气管套管的固定

图 3-28　气管切开后置管

（6）创口处理　套管插入后，用带子将其固定于颈部，松紧要适度，以防脱出。皮肤切口一般不必缝合。若颈部软组织切开过长，可在切口上端缝 1～2 针（下端不缝），但不宜缝合过密，以免加重术后皮下气肿。最后用一块剪一半的纱布条垫于伤口与套管之间。创口内可填细碘附纱条一根，次日抽取剪除一部分，术后第 3 日取完。有时，喉阻塞症状明显，气管切开术前可先插入气管镜或气管插管，以维持气道通畅，以便有充裕的时间实施手术，并使寻找气管较为方便。（5 分）

5. 术后护理（10 分）

（1）专人护理，保持套管通畅，及时吸出气管内分泌物。每 4～6 h 取出并更换消毒内管。术后 1 周内不宜更换外管。（2 分）

（2）维持下呼吸道通畅。室内保持适当温度（22～25 ℃）和相对湿度（90% 以上),蒸气、雾化吸入或定时通过气管滴入少许生理盐水、0.05%糜蛋白溶液、1%碘化钾或抗生素溶液,以稀释痰液,便于咳出。必要时可用吸引器吸出下呼吸道分泌物。(2分)

(3)严格无菌操作,防止伤口感染。需长期气管切开者,可酌情针对性应用抗生素控制感染。(2分)

(4)防止外管脱出。应经常检查套管系带松紧度、是否在气管内。如发现套管脱出,应立即重新插入,以免发生窒息。床边应常备同型号消毒内管、氧气筒、吸引器、细导尿管等器物。(2分)

(5)拔管。若喉阻塞及下呼吸道分泌物堵塞症状已经消除,可考虑去除套管。方法为间歇堵套管管口 1/2,练习用呼吸道自然呼吸,呼吸适应后逐渐将管口全部堵塞,24 h 后如呼吸道通畅,便可去除套管。创口不必缝合,只用蝶形胶布拉紧切口两侧皮肤,覆盖敷料,每日换药 1 次,至切口全部愈合。带管时间长久者,颈部伤口常难自愈,应予缝合。间歇堵管期及拔管 1~2 d 内应严密观察,如有呼吸困难应及时处理,必要时沿颈前创口重新插入套管。(2分)

6. 术后并发症(10分)

(1)皮下气肿　术后最常见的并发症,多与软组织分离过多、气管切口过长或皮肤切口缝合过紧有关。大多数日后自行吸收,不需要特殊处理。(2.5分)

(2)气胸及纵隔气肿　暴露气管时,若过于向下分离,损伤胸膜后可引起气胸。气胸明显时,引起呼吸困难,应行胸腔穿刺术,抽除积气,必要时行闭式排气术。过多分离气管前筋膜,可形成纵隔气肿,较轻者可自行吸收。(2.5分)

(3)出血　术后伤口少量出血,可于气管套管周围填塞碘仿纱条压迫止血。若出血较多,应在充分准备前提下,检查伤口,结扎出血点。(2.5分)

(4)拔管困难　手术时,若切开气管部位过高,损伤环状软骨,术后可造成喉狭窄,致使拔管困难。原发疾病未愈,以及气管切口处肉芽增生或软骨切除过多,造成术后气管狭窄,均为拔管困难的常见原因。此外,插入气管套管型号偏大,亦致不能顺利拔管。故对拔管困难的患者,应做 X 射线喉侧位拍片及直接喉镜、气管镜检查,根据不同的原因,酌情处理。(2.5分)

【注意事项】(10分)

1. 术者用右手推患者前额,使头部在寰枕关节处极度后伸。如未张口,应用右手推下颌并用示指拨开下唇,避免喉镜置入时下唇被卷入挤伤。(4分)

2. 使用直喉镜片,将其置于会厌的喉面挑起会厌,以显露声门。(2分)

3. 使用弯喉镜片,只需将其远端伸入舌根与会厌面间的会厌谷,再上提喉镜,使会厌向上翘起,紧贴镜片而显露声门。(4分)

【知识问答】(10分)

1. 气管切开时,如何选择切口?(5分)

答　右手持刀沿着颈前正中线作纵切口,切开皮肤、皮下组织和颈阔肌,上起自环状软骨下缘,下至胸骨上缘。

2.气管切开术后拔管困难的原因有哪些?(5分)

答　①切开气管部位过高,损伤环状软骨,术后造成喉狭窄,致使拔管困难;②原发疾病未愈,以及气管切口处肉芽增生或软骨切除过多,造成术后气管狭窄;③插入气管套管型号偏大。

(王海鑫)

五、电击除颤术

心脏电复律指在严重快速型心律失常时,用外加的高能量脉冲电流通过心脏,使全部或大部分心肌细胞在瞬间同时除极,造成心脏短暂的电活动停止,然后由最高自律性的起搏点(通常为窦房结)重新主导心脏节律的治疗过程。在心室颤动时的电复律治疗称为电击除颤。

【实训目标】(3分)

1.了解除颤器的工作原理。(1分)

2.掌握电击除颤的操作方法与步骤。(1分)

3.培养良好的职业素养。(1分)

【实训用品】(2分)

除颤器、导电糊或盐水纱布、除颤电极片。(2分)

【模拟临床场景】

模拟患者,女性,60岁,心搏骤停。在胸外心脏按压的同时,需行电击除颤急救。

【学习方法】

分析讨论该患者病情,观摩老师示教及教学视频。4人一组,利用心肺复苏模拟人练习电击除颤术的操作。每组学生根据评分标准先在组内互相评价学习效果,然后指导老师从各组抽查1~2名学生考核评估,找出存在问题,巩固学习效果。

【操作步骤及评分】

1.评估(5分)

了解患者病情状况,评估患者是否意识消失,颈动脉、股动脉搏动消失,呼吸断续或停止,皮肤发绀,心音消失,血压测不出,心电图状态以及是否有室颤波。(5分)

2.适应证和禁忌证(10分)

(1)适应证(5分)

1)紧急适应证　心室颤动及扑动(首选非同步电击)、阵发性室性心动过速。(1分)

2)选择性适应证(均用同步电复律)　①心房颤动;②心房扑动;③阵发性室上性心动过速,兴奋迷走神经措施及药物治疗无效者;④预激综合征伴心动过速;⑤心电图一时难以辨明的快速异位心律,病情危重者。(4分)

(2)禁忌证(5分)

1)洋地黄过量。(1分)

2）电解质紊乱，特别是低钾血症。（1分）

3）伴有病态窦房结综合征或高度房室传导阻滞者。（1分）

4）3个月内有栓塞史者。（1分）

5）甲状腺功能亢进症引起的心律失常，原发病尚未控制或伴有急性感染。（1分）

3. 操作前准备（12分）

（1）除颤仪处于完好备用状态，准备抢救物品、导电糊、电极片，治疗碗内放纱布5块，摆放有序。（3分）

（2）暴露胸部，清洁监护导联部位皮肤，安电极片，连接导联线。（3分）

（3）正确开启除颤仪，调至监护位置；观察显示仪上心电波形；检查除颤仪后向考官报告"设备完好，电量充足，连线正常，电极板完好"。（3分）

（4）报告心律："患者出现心室颤动，需紧急除颤"（准备时间不超过30 s）。（3分）

4. 患者体位（3分）

患者取仰卧位，去枕，头后仰。（3分）

5. 操作过程（40分）

（1）迅速开放气道，放置口咽导管或气管插管，人工呼吸。在准备除颤仪的同时，给予持续胸外心脏按压。（4分）

（2）选择除颤能量，单相波除颤用360 J，直线双相波用120 J，双相指数截断波（BTE）用150～200 J。若操作者对除颤仪不熟悉，除颤能量选择200 J。确认电复律状态为非同步方式。（4分）

（3）迅速擦干患者胸部皮肤，手持电极板时不能面向自己，将手控除颤电极板涂以专用导电糊，并均匀分布于两块电极板上。（4分）

（4）电极板位置安放正确（"STERNVM"电极板上缘放于胸骨右侧第2肋间，"APEX"电极板上缘置于左腋中线第4肋间），电极板与皮肤紧密接触。（3分）

（5）充电，口述"请旁人离开"。（2分）

（6）电极板压力适当，再次观察心电示波（报告仍为"室颤"）。（2分）

（7）环顾患者四周，确定周围人员无直接或间接与患者接触（操作者身体后退一小步，不能与患者接触）。（2分）

（8）双手拇指同时按压放电按钮电击除颤（从启用手控除颤电极板至第一次除颤完毕，全过程不超过20 s）。（2分）

（9）除颤结束，报告"除颤成功，恢复窦性心律"。（2分）

（10）移开电极板。（2分）

（11）旋钮回位至监护。清洁除颤电极板。（2分）

（12）协助患者取舒适卧位，报告"密切观察生命体征变化，继续做好后续治疗；患者病情稳定，遵医嘱停用心电监护"。取下电极片，擦净皮肤。（2分）

（13）电极板正确回位，关机。（2分）

（14）首次除颤后立即进行5个循环心肺复苏，然后观察并记录即刻心电图。如室颤持续存在，可连续电击，直至转复成功或停止抢救。（3分）

（15）如心电监测显示心电静止,立即给予肾上腺素注射。（2分）

（16）转复过程中与转复成功后,均须严密监测并记录心律、心率、呼吸、血压、神志等病情变化。（2分）

6.操作后处理（5分）

（1）擦干胸壁皮肤,整理患者衣物,协助其舒适卧位,密切观察并及时记录生命体征变化。（3分）

（2）整理用物。（2分）

【注意事项】（10分）

1.保证操作中的安全,患者去除义齿,卧于硬板床上。（1分）

2.选择合适的能量。（1分）

3.将电极板涂好导电膏放于患者胸壁上,导电物质涂抹均匀,避免局部皮肤灼伤。（2分）

4.保持电极板的间隔在10 cm以上。（2分）

5.电击时,任何人不得接触患者及病床,以免触电。（2分）

6.尽量避免高氧环境,避开内置式起搏器部位。（1分）

7.进行心电图示波监视,观察生命体征及肢体活动情况。（1分）

【知识问答】（10分）

1.患者发生心搏骤停后,现场无法做心电图检查,能否直接进行电击除颤?（5分）

答　可以。

2.同步电复律与非同步电复律有什么区别?（5分）

答　同步时放电电流正好与R波同步,电流刺激落在心室肌的绝对不应期,从而避免在心室的易损期放电而导致室颤,主要用于除室颤外的快速性心律失常。而非同步电复律可以在任意时间即刻放电,用于室颤。

（张　岳）

六、开放性伤口的止血包扎

止血包扎是外伤急救中最常用的方法,具有保护伤口、减少污染、固定敷料、压迫止血、减轻疼痛、促进伤口早期愈合等作用;急救时可暂时固定骨折或受伤的关节,防止夹板移位,有利于搬运转送,可支持或悬吊肢体。

【实训目标】（6分）

1.掌握临床上常用的各种止血包扎的适用范围及正确操作方法。（2分）

2.掌握止血包扎应用中的注意事项。（2分）

3.培养良好的职业素养。动作轻柔,态度认真。（2分）

【实训用品】（4分）

消毒用品、无菌纱布、棉垫、绷带、三角巾、止血带。（4分）

【模拟临床场景】

模拟患者,女性,25 岁。左小腿外伤,有活动性出血。请随车出诊,并在现场做开放性伤口止血包扎。

【学习方法】

分析讨论该患者病情,观摩老师示教及教学视频。两人一组,相互结合,在对方肢体上练习各种基本包扎方法的操作。每组学生根据评分标准先在组内互相评价学习效果,然后指导老师从各组抽查 1~2 名学生考核评估,找出存在问题,巩固学习效果。

【操作步骤及评分】

1. 小组讨论适应证(10 分)

适用于各种出血情况下的急救止血与包扎,尤其是大出血的急救处理,以压迫止血、保护伤口、固定敷料、减少污染、固定骨折与关节、减少疼痛。(10 分)

2. 术前准备(5 分)

(1)了解、熟悉患者病情。向患者或家属交代病情,做好解释工作,争取清醒患者配合。(2 分)

(2)准备消毒用品、无菌纱布、棉垫、绷带、三角巾、止血带等,亦可用清洁毛巾、手绢、布单、衣物等替代。(3 分)

3. 告知患者体位(5 分)

在满足治疗目的的前提下,患者体位应尽量舒适,保持肢体的功能体位或所需要的体位。(5 分)

4. 操作过程(50 分)

(1)止血方法(20 分)

1)加压包扎法　为最常用的急救止血方法。用敷料盖住伤口,再用绷带加压包扎。(3 分)

2)堵塞止血法　用消毒的纱布、棉垫等敷料堵塞在伤口内,再用绷带、三角巾或四头带加压包扎,松紧度以达到止血为宜。常用于颈部、臀部等较深伤口。(3 分)

3)指压止血法　用手指压迫出血的血管上端(近心端),使血管闭合,阻断血流,达到止血目的。(3 分)

4)屈曲加垫止血法　当前臂或小腿出血时,可在肘窝或腘窝内放置棉纱垫、毛巾或衣服等物品,屈曲关节,用三角巾或布带做"8"字形固定。注意有骨折或关节脱位者不能使用。因此方法令伤员痛苦较大,不易首选。(3 分)

5)止血带止血法　适用于四肢大血管破裂或经其他急救止血无效者,常选用 1 m 长的橡皮管作为止血带。上止血带前,应先将患肢抬高 2~3 min,以增加回心血量。止血带位置应在靠近伤口的近心端,上肢在上臂上 1/3 处,下肢一般在大腿中上 1/3 处,手指在指根部。在标记牌上记录使用止血带的开始时间,每隔 60 min 应放松止血带 1 次,每次放松止血带的时间为 3 min,使肢体暂时恢复血液供应。松开止血带之前应用手压迫出血动脉的近端,再行扎紧,直到能以血管钳结扎止血为止。谨防止血带绑扎过久造成肢体严重缺血坏死。(3 分)

橡皮管止血带止血法　常用气囊止血带或长1 m左右的橡皮管,先在止血带部位垫一层布或单衣,再以左手拇指、示指、中指持止血带头端,另一手拉紧止血带绕肢体缠2~3圈,并将橡皮管末端压在紧缠的橡皮管下固定(图3-29)。止血带绑扎要松紧适宜,过松不能止血,过紧则可损伤神经和皮肤。(3分)

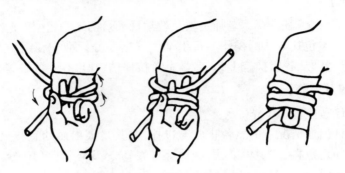

图3-29　橡皮管止血带止血法

绞紧止血法　急救时可用布带、绳索、三角巾或者毛巾替代橡皮管,先垫衬垫,再将带子在垫上绕肢体一圈打结,在结下穿一短棒,旋转此短棒使带子绞紧,至不流血为止,最后将短棒固定在肢体上。(2分)

(2)包扎方法(30分)

1)卷轴带包扎法(8分)

卷轴带的种类及选用　①卷轴带按包扎部位不同有各种规格,3 cm宽的用于手指(趾),5 cm宽的用于头、手、足、前臂,7 cm宽的用于上臂、肩、腿,10~15 cm宽的用于胸腹、乳房、腹股沟等部位。②卷轴带按其不同种类,酌情选用。纱布卷轴带透气、较软,适用于固定敷料;棉布卷轴带可用于加压止血、悬吊肢体及固定关节等;弹性卷轴带适用于下肢包扎,可防止肿胀,或用于胸部伤口包扎,利于呼吸;石膏卷轴带适用于固定骨折或矫正畸形。(2分)

绷带基本包扎法　如图3-30所示。①环形包扎法:在包扎原处环形重叠缠绕,每周完全覆盖前一周。常用于包扎的起始和终止。为固定绷带,防止滑脱,第一圈斜置,环绕一周后,将露出的带头斜角下折,再连续环形包扎2~3圈。②蛇形包扎法:呈斜行环绕包扎,每周不覆盖前周。常用于绷带不足、临时简单固定夹板或需由一处迅速延伸至另一处时。③螺旋形包扎法:螺旋状缠绕,每周均覆盖上周的1/3~1/2。常用于径围相近的部位,如上臂、大腿、躯干、手指等处包扎。④螺旋反折形包扎法:在螺旋形的基础上每周反折成等腰三角形。以左手拇指压住绷带上缘,右手持绷带卷向下反折缠绕,每次反折处应对齐以保持美观。常用于包扎径围不一致的小腿和前臂等。⑤回返形包扎法:从顶端正中开始,来回向两侧翻转绷带,回返覆盖前次的1/3~1/2,直至顶端包没为止。常用于包扎头顶和残肢端。⑥"8"字形包扎法:于关节处定带环绕后,按"8"字书写路径包扎,交叉缠绕。常用于包扎肘关节、膝关节、腹股沟或肩、手掌、足跟等处。身体各部绷带包扎方法如图3-31所示。(6分)

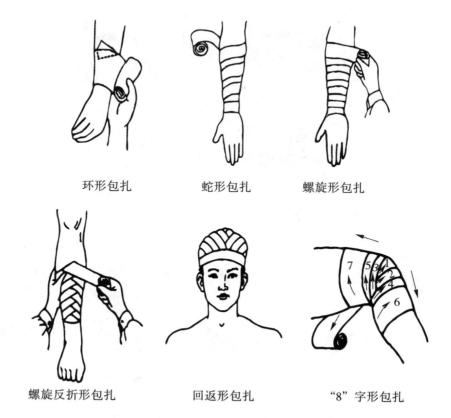

环形包扎　　　　　蛇形包扎　　　　　螺旋形包扎

螺旋反折形包扎　　　回返形包扎　　　　"8"字形包扎

图 3-30　绷带基本包扎法

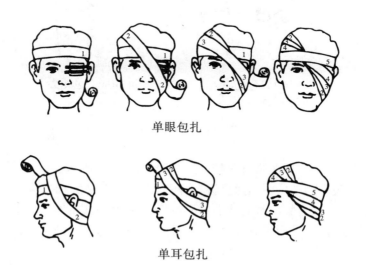

单眼包扎

单耳包扎

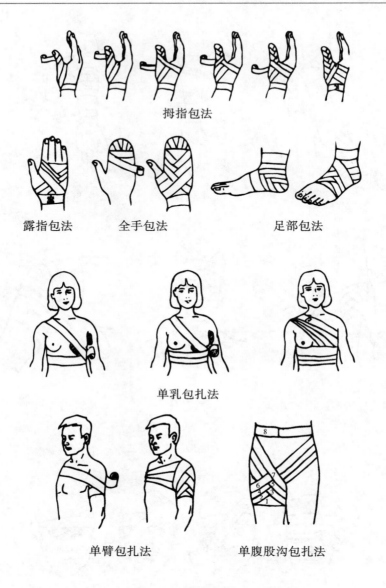

拇指包法

露指包法　　全手包法　　足部包法

单乳包扎法

单臂包扎法　　　　单腹股沟包扎法

图3-31　各部包扎法

2）多头带包扎法　多头带有胸带、腹带、四头带、丁字带等。（3分）

胸、腹带　腹带的结构中间为包腹布，两侧各有5条带脚相互重叠。常用于腹部手术后包扎。创口在上腹部时应由上向下包扎，创口在下腹部时应由下向上包扎。胸带比腹带多两根竖带，常用于胸部手术后包扎（图3-32）。（2分）

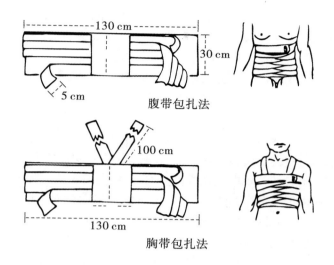

图 3-32　胸、腹带包扎法

四头带、丁字带　四头带是将卷轴带的二头剪开成四头,常用于包扎下颌、枕、额等处。丁字带常用于包扎会阴或肛门(图3-33)。(1分)

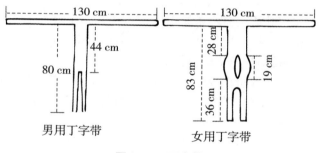

图 3-33　丁字带

3)三角巾包扎法　可包扎全身各部位,多用于战地救护,一般医院少用。(14分)

头顶部伤口　采用帽式包扎法,将三角巾底边折叠约3 cm宽,底边正中放在眉间上部,顶尖拉向枕部,底边经耳上向后在枕部交叉并压住顶角,再经耳上绕到额部拉紧打结,顶角向上反折至底边内或用别针固定。(1分)

头顶、面部或枕部伤口　将三角巾顶角打结放在额前,底边中点打结放在枕部,底边两角拉紧包住下颌,再绕至枕骨结节下方打结,称为风帽式包扎法。(1分)

颜面部较大范围的伤口　采用面具式包扎法。将三角巾顶角打结,放在下颌处,上提底边罩住头面,拉紧两底角至后枕部交叉,再绕至前额部打结,包扎好后根据伤情在眼、鼻、口处剪洞。(1分)

头、眼、耳处外伤　采用头眼包扎法。三角巾底边打结放在鼻梁上,两底角拉向耳后下,枕后交叉后绕至前额打结,反折顶角向上固定。(1分)

一侧眼球受伤　采用单眼包扎法。将三角巾折叠成4指宽的带形，将带子的上1/3盖住伤眼，下2/3从耳下至枕部，再经健侧耳上至前额，压住另一端，最后绕经伤耳上、枕部至健侧耳上打结。（1分）

双眼损伤　采用双眼包扎法。先将带子中部压住一眼，下端从耳后到枕部，经对侧耳上至前额，压住上端，反折上端斜向下压住另一眼，再绕至耳后、枕部，至对侧耳上打结。（1分）

下颌、耳部、前额或颞部伤口　采用下颌带式包扎法。将带巾经双耳或颞部向上，长端绕顶后在颞部与短端交叉，将两端环绕头部，在对侧颞部打结。（1分）

肩部伤口　可用肩部三角巾包扎法、燕尾式包扎法或衣袖肩部包扎法包扎。燕尾式包扎法是将三角巾折成燕尾式放在伤侧，向后的角稍大于向前的角，两底角在伤侧腋下打结，两燕尾角于颈部交叉，至健侧腋下打结。（1分）

前臂悬吊带　前臂大悬吊带适用于前臂外伤或骨折，将三角巾平展于胸前，顶角与伤肢肘关节平行，屈曲伤肢，提起三角巾下端，两端在颈后打结，顶尖向胸前外折，用别针固定；前臂小悬吊带适用于锁骨骨折、肱骨骨折、肩关节损伤和上臂伤，将三角巾叠成带状，中央放在伤侧前臂的下1/3，两端在颈后打结，将前臂悬吊于胸前。（1分）

胸背部伤口　包括单胸包扎法、胸背部燕尾式包扎法、胸背部双燕尾式包扎法。（1分）

腹部伤口　包括腹部兜式包扎法、腹部燕尾式包扎法。（1分）

臀部伤口　单臀包扎法。需两条三角巾，将一条三角巾盖住伤臀，顶角朝上，底边折成两指宽在大腿根部绕成一周打结；另一三角巾折成带状压住三角巾顶角，围绕腰部一周打结，最后将三角巾顶角折回，用别针固定。（1分）

四肢包扎法　将三角巾折叠成适当宽度的带状，在伤口部环绕肢体包扎。（1分）

手（足）部三角巾包扎法　将手或足放在三角巾上，与底边垂直，反折三角巾顶角至手或足背，底边缠绕打结。（1分）

4）特殊损伤的包扎（5分）

开放性颅脑损伤　用干净的碗扣在伤口上，或者用敷料或其他干净布类做成大于伤口的圆环，放在伤口周围，然后包扎，以免包扎时骨折片陷入颅内，同时保护膨出的脑组织。（1分）

开放性气胸　如胸部外伤伴有气胸，对较小的伤口采用紧密包扎，阻断气体从伤口进出。可先用厚敷料或塑料布覆盖，再用纱布垫或毛巾垫加压包扎。对伤口较大或胸壁缺损较多者，可用葫芦形纱布填塞压迫。先用一块双侧凡士林纱布经伤口填塞在胸腔内，再在其中心部位填塞干纱布，外加敷料，用胶布粘贴加压固定。（1分）

肋骨骨折　胸部外伤伴有多发肋骨骨折，可用衣物、枕头等加压包扎伤侧，以遏制胸壁浮动，必要时可将伤员侧卧在伤侧。单根肋骨骨折可用宽胶布固定，用胶布3～4条，每条宽7～8 cm，长度为胸廓周径的2/3，在患者最大呼气末时固定，从健侧肩胛下向前至健侧锁骨中线，上下胶布重叠2～3 cm。（1分）

开放性骨折并骨端外露　包扎时外露的骨折端不要还纳，如自行还纳还需特别注明。（1分）

腹部外伤并内脏脱出　　脱出的内脏不能还纳,包扎时屈曲双腿,放松腹肌,将脱出的内脏用大块无菌纱布盖好,再用干净碗、木勺等凹形物扣上,或用纱布、布卷、毛巾等做成圆圈状,以保护内脏,再包扎固定。(1分)

【注意事项】(10分)

1. 患者取舒适坐位或卧位,扶托肢体,保持功能位置。(1分)

2. 皮肤皱褶处如腋窝、腹股沟部位,应先涂滑石粉,再以棉垫间隔。骨隆处用衬垫保护。(1分)

3. 选择宽度合适的绷带卷。潮湿或污染的绷带均不宜使用。(1分)

4. 包扎四肢应自远心端开始(石膏绷带应自近心端开始),指(趾)尽量外露,以便观察血循环。(2分)

5. 包扎时应用力均匀,松紧适度,动作轻快,防止过紧影响血运、过松绷带滑脱,要求牢固、舒适、整齐、美观。(1分)

6. 每包扎一周应压住前周的 1/3～1/2,包扎开始与终了时均需环绕两周。包扎完毕用胶布粘贴固定,或撕开末端在肢体外侧打结,避免打在伤口及骨隆处。(2分)

7. 嘱咐门诊患者回家后若肢(指)端发胀、麻木、疼痛加重,应立即来复诊检查,查明原因,必要时拆除绷带。病房患者应加强巡视,防止继发的缺血。(2分)

【知识问答】(10分)

1. 使用止血带易发生哪些错误?(5分)

答　对可用其他方法止血的患者滥用止血带;使用绳索、布条等不合格的止血带代用品,不仅起不到止血作用,反而造成局部损害;止血压力不足,未能阻断动脉血流,却造成静脉回流障碍,反而助长出血;止血带压迫过紧,引起周围神经损伤;缠扎部位和方法不当,不仅止血不佳,反而促使局部皮肤损害或肢体坏死。

2. 上臂下部止血带有何危险?(5分)

答　损伤桡神经。

（张　岳）

七、脊柱损伤的搬运

脊柱损伤的搬运是外伤急救中常用的方法。只要怀疑有脊柱损伤就应按脊柱损伤情况处理,将脊柱不稳定的患者仰卧位固定在一块坚硬长背板上并放置在中心直线位置,即头部、颈部、躯干、骨盆应以中心直线位置逐一固定,保持脊柱伸直位,严禁屈曲或扭转。

【实训目标】(6分)

1. 掌握脊柱损伤搬运的适应证。(2分)

2. 掌握临床上常用的脊柱损伤搬运的正确操作方法。(2分)

3. 培养良好的职业素养。(2分)

【实训用品】（4分）

脊柱固定担架、短脊板、固定带、颈托、头部固定器,必要时可就地取材,如木板、门板等。（4分）

【模拟临床场景】

模拟患者,男性,45岁,建筑工人,不慎从15 m高处跌下,疑脊柱损伤。请实施脊柱损伤患者的搬运。

【学习方法】

分析讨论该患者病情,观摩老师示教及教学视频。4人一组,利用模型人练习脊柱损伤搬运的操作。每组学生根据评分标准先在组内互相评价学习效果,然后指导老师从各组抽查1~2名学生考核评估,找出存在问题,巩固学习效果。

【操作步骤及评分】

1.小组讨论适应证（10分）

钝性创伤者出现下列情况应行脊柱固定:①脊柱疼痛或触痛;②出现神经性缺损主诉或体征;③脊柱结构变形。（10分）

2.操作前准备（5分）

准备脊柱固定担架、短脊板、固定带、颈托、头部固定器。（5分）

3.告知患者体位（5分）

仰卧位,头部、颈部、躯干、骨盆应为中心直线位,脊柱不能屈曲或扭转。（5分）

4.操作过程（50分）

（1）现场评估（10分）

1）观察周围环境安全后,急救员正面走向伤者表明身份。（3分）

2）告知伤者不要做任何动作,初步判断伤情,简要说明急救目的。（3分）

3）先稳定自己再固定伤者,避免加重脊柱损伤。（4分）

（2）快速检测患者生命体征 血压、呼吸、心率、脉搏、意识等。（5分）

（3）用具 使用硬质担架或木板搬运。（5分）

（4）搬运方法（图3-34、图3-35）（30分）

1）先将伤者两下肢伸直,两手相握放在身旁,以便保持脊柱伸直位,不能屈曲或扭曲。（6分）

2）3人或4人至患者同侧跪下插手,同时抬高、换单腿、起立、搬运、换单腿、下跪、换双腿,同时施以平托法将患者放于硬质担架上,禁用搂抱或一人抬头、一人抬足的搬运方法。（6分）

3）在伤处垫一薄枕,使此处脊柱稍向上突,然后用4条带子把伤员固定在木板或硬质担架上（一般用带子固定胸与肱骨水平、前臂与腰水平、大腿水平、小腿水平,将伤员绑在硬质担架上）,使伤员不能左右转动。（6分）

4）如果伴有颈椎损伤,病员的搬运应注意先用颈托固定颈部,如无颈托可用"头锁"或"肩锁"手法固定头颈部,沿纵轴向上略加牵引,使头、颈随躯干一同滚动,严禁随便强行搬动头部。其余人协调一致用力将伤病员平直地抬到担架或木板上,然后头

部的左右两侧用软枕或衣服等固定。(6分)

　　5)搬运转移。①移动伤者:术者与二助在两边各自抓住腰两侧握把处,另一手放在伤者腿下,两人双手互扣抓牢,将患者分两次45°移动转体至90°。②使用长脊板:长脊板放置上车担架,且与伤者背侧成一直线,稳定上车担架,一助用双肩锁固定头部,术者与二助抬高下肢先将伤者躯干平放于长脊板上,逐渐移动到位,适度放松肩、胸、腹、腹股沟固定带,解除膝踝三角巾,并平放在长脊板上。③急救员平稳升高上车担架,搬运伤者,足侧先行,术者在头侧,同时观察伤者头颈部情况。(6分)

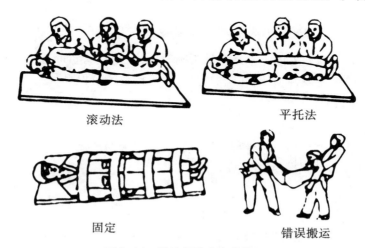

滚动法　　　　　　　　　　平托法

固定　　　　　　　　　　错误搬运

图3-34　脊柱损伤患者的搬运

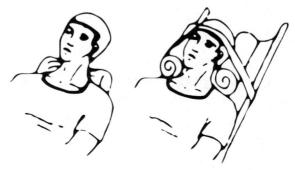

图3-35　颈椎损伤患者的搬运
(引自:郭毅,聂景蓉.临床技能.北京:北京大学医学出版社,2011)

【注意事项】(10分)

　　1.脊柱损伤搬运始终保持脊柱伸直位,严禁弯曲或扭转。(3分)

　　2.各项抢救措施的重要性依次为:环境安全,生命体征平稳(CPR),开放性创伤及严重骨折(创口止血、骨折固定)搬运。(4分)

　　3.转运过程中需注意观察生命体征和病情变化。(3分)

【知识问答】(10 分)

1. 叙述脊柱损伤的搬运原则。(5 分)

答　保持伤者脊柱伸直位,严禁屈曲。

2. 伴有颈椎损伤者的搬运应注意什么?(5 分)

答　一人托住其头部,其余人协调一致用力将伤者平直地抬到担架或木板上,然后头部的左右两侧用软枕或衣服等固定。

(张　岳)

八、四肢骨折现场急救外固定术

四肢骨折现场急救外固定术是对骨折临时固定,防止骨折断端活动刺伤血管、神经等周围组织造成继发性损伤,并减少疼痛,便于抢救运输和搬运。

【实训目标】(6 分)

1. 掌握四肢骨折现场急救外固定术的目的。(2 分)

2. 掌握临床上常用的四肢骨折现场急救外固定术的正确操作方法。(2 分)

3. 培养良好的职业素养。(2 分)

【实训用品】(4 分)

1. 木质、铁质、塑料制作的夹板或固定架。(2 分)

2. 就地取材,选用适合的木板、竹竿、树枝、纸板等简便材料。(2 分)

【模拟临床场景】

模拟患者,男性,45 岁。因车祸导致右小腿开放性骨折,伤口未见活动性出血。请随救护车前去现场处理。

【学习方法】

分析讨论该患者病情,观摩老师示教及教学视频。4 人一组,在同学肢体上练习四肢骨折现场急救外固定术的操作。每组学生根据评分标准先在组内互相评价学习效果,然后指导老师从各组抽查 1~2 名学生考核评估,找出存在问题,巩固学习效果。

【操作步骤及评分】

1. 明确操作目的(5 分)

避免骨折断端对血管、神经、肌肉及皮肤等周围组织的损伤,减轻患者的痛苦,便于搬动与转运伤员。(5 分)

2. 伤情评估(5 分)

(1)有外伤史　询问受伤原因。(1 分)

(2)有临床症状及体征　患肢有疼痛、畸形、骨摩擦感。(2 分)

(3)检查患肢,注意肿胀、疼痛、制动情况。对病情严重的患者要观察全身变化,判断有无出血、休克等,密切观察生命体征。(2 分)

3. 术前准备(8 分)

(1)准备各类夹板或固定架。(2 分)

（2）告知患者操作的目的、意义及可能出现的并发症。（2分）

（3）剪开患者受伤部位衣服，除去伤口周围污垢、脏物。（2分）

（4）伤口处覆盖无菌纱布或棉垫，包扎。（2分）

4.告知患者体位（2分）

在满足治疗目的的前提下，患者体位应尽量舒适，保持肢体的功能位或所需要的体位。

5.操作过程（50分）

（1）上臂骨折固定（图3-36）（12分）

1）夹板固定　将夹板放在骨折上臂的外侧，用绷带固定。若无夹板固定，可用三角巾先将伤肢固定于胸廓，然后用三角巾将伤肢悬吊于胸前。（6分）

2）三角巾固定　①三角巾折叠成燕尾式；②三角巾中央放在前臂的中、下1/3处；③三角巾两端在颈后打结，将前臂悬吊于胸前；④固定患侧肩肘关节于胸壁。另一条三角巾围绕患肢于健侧腋下打结。（6分）

（2）前臂骨折固定（图3-37）（12分）

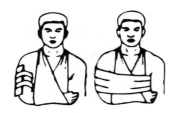

图3-36　上臂骨折固定
（引自：郭毅，聂景荣.临床技能.北京：
北京大学医学出版社，2011）

图3-37　前臂骨折固定
（引自：郭毅，聂景荣.临床技能.北京：北京大学医学出版社，2011）

1）夹板固定　①固定前用毛巾等软物铺垫在夹板与肢体间。②将夹板置于前臂四侧，然后固定腕、肘关节。夹板长度超过肘关节和手腕，上端固定至上臂，下端固定至手掌。③用绷带捆扎固定夹板，应先固定远折端，再固定近折端，以减少患肢充血、水肿。松紧度以绷带上下可移动1 cm为宜。（6分）

2）三角巾悬吊　①用三角巾将前臂屈曲悬吊于胸前，悬吊的前臂应保持功能位。②用另一条三角巾将伤肢固定于胸廓，在腋下后方打结固定。若无夹板固定，则先用三角巾将伤肢悬吊于胸前，然后用三角巾将伤肢固定于胸廓。（6分）

（3）股骨骨折固定（图3-38）（12分）

1）健肢固定法　用绷带或三角巾将双下肢绑在一起，在膝关节、踝关节及两腿之间的空隙处加棉垫。（6分）

2）躯干固定法　用长夹板从脚跟至腋下，短夹板从脚跟至大腿根部，分别置于患腿的外、内侧，用绷带或三角巾捆绑固定。（6分）

（4）小腿骨折固定（图3-39）（14分）

1）夹板固定　①固定前用毛巾等软物铺垫在夹板与肢体间。②将两块夹板分别置于小腿内、外侧，所选夹板长度超过膝关节及踝关节，夹板上端固定至大腿，下端固

定至踝关节及足底。③用绷带捆扎固定夹板,先固定近折端,再固定远折端。松紧度以绷带上下可移动1 cm为宜。(8分)

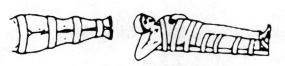

图3-38　股骨骨折固定
(引自:郭毅,聂景蓉.临床技能.北京:北京大学医学出版社,2011)

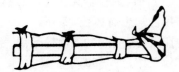

图3-39　小腿骨折固定
(引自:郭毅,聂景蓉.临床技能.北京:北京大学医学出版社,2011)

2)三角巾固定　可用三角巾代替绷带固定,亦可用三角巾将患肢固定于健肢。(6分)

【注意事项】(10分)

1. 有创口者应先止血、消毒、包扎,再固定。(1分)
2. 固定前应先用布料、棉花、毛巾等软物铺垫在夹板上,以免损伤皮肤。(2分)
3. 用绷带固定夹板时,应先从骨折的下部缠起,以减少患肢充血、水肿。(2分)
4. 夹板应放在骨折部位的下方或两侧,固定上下各一个关节。(2分)
5. 大腿、小腿及脊柱骨折者,不宜随意搬动,应临时就地固定。(2分)
6. 固定应松紧适宜。(1分)

【知识问答】(10分)

1. 骨折固定的目的是什么?(5分)

答　避免骨折断端进一步移位和摩擦对血管、神经、肌肉及皮肤等周围组织的损伤,减轻患者的痛苦,便于搬动与转运伤员。

2. 骨折临时固定有哪些注意事项?(5分)

答　骨折临时固定的注意事项有以下几点:①如为开放性骨折,必须先止血,再包扎,最后进行骨折固定。②下肢或脊柱骨折,应就地固定,尽量不要移动伤员。四肢骨折固定时,应先固定骨折的近端,后固定骨折的远端,夹板必须托扶整个伤肢,骨折上下两端的关节均必须固定。绷带、三角巾切忌绑扎在骨折处。

(张　岳)

第四节　外科基本操作技术

一、手术刷手法

手术刷手法是确保手术成功的必要条件之一。手臂皮肤上有暂居菌和常驻菌两大类细菌,暂居菌分布于皮肤表面,通过手术刷手法易被清除,从而防止暂居菌进入手术切口。

【实训目标】(6分)

1. 掌握参加手术人员的手臂肥皂水洗刷、消毒(浸泡)方法。(2分)

2. 树立牢固的无菌观念。(2分)

3. 培养良好的职业素养。(2分)

【实训用品】(4分)

手术专用帽子、口罩、刷手衣裤、拖鞋、指甲剪、消毒毛刷、无菌小毛巾、普通肥皂、消毒肥皂水、消毒剂(0.1%新洁尔灭或0.5%碘尔康等)。(4分)

【模拟临床场景】

模拟患者,男性,30岁,需做甲状腺手术。请手术人员做好术前刷手工作。

【学习方法】

观摩老师示教及教学视频。2人一组,在手术室练习手术刷手法的操作步骤。每组学生根据评分标准先在组内互相评价学习效果,然后指导老师从各组抽查1~2名学生考核评估,找出存在问题,巩固学习效果。

【操作步骤及评分】

1. 小组讨论禁忌证(10分)

(1)手臂皮肤有破损或有化脓性感染者不能参加刷手。(5分)

(2)参加手术的人员患有传染性疾病且处于传染期者(如流感等),不能参加刷手。(5分)

2. 术前准备(6分)

(1)手术室巡回护士准备好刷手液、泡手液、无菌毛刷、小毛巾等。(3分)

(2)术者及助手常规洗手,戴好口罩和帽子。(3分)

3. 告知患者体位(4分)

根据手术部位需要,患者采用仰卧位。(4分)

4. 操作过程(50分)

(1)术前一般性准备　首先要注意保持个人的卫生和健康状态,如参加手术者的手臂皮肤有破损、化脓感染或患有呼吸系统传染性疾病,则不能参加手术。在进行手臂清洗前一般还需检查自己的指甲,如过长,则须剪短和锉平,并除去甲缘下积垢。手术人员亦不可戴着戒指或手镯等物品上手术台。当手术人员进入手术室时,首先要按照手术室的规定在非限制区内更换手术室专用的净鞋,穿上专用洗手衣(卷起衣袖,使上臂露出下3/4,自身的衣服不能外露)、裤(将上衣套入裤内),戴好专用手术帽和口罩,要求洗手衣完全遮盖自身衣服,头发不得外露,口罩必须遮住口鼻,然后方可进入限制区内进行手臂的洗刷与消毒。(10分)

(2)手臂的刷洗与消毒(外科洗手)　手术人员手臂刷洗和消毒的方法常简称为外科洗手法。传统的肥皂水刷手法是最基本的刷手方法,已应用多年;但随着各种强有力的消毒剂不断产生及推广使用,肥皂水刷手法已逐渐被新型消毒剂碘附、灭菌王等刷手法所替代。过去本来就很少应用的单纯碘酊、乙醇涂擦手臂的所谓"紧急手术简易洗手法",现实际已被淘汰。应用新型消毒剂的刷手法可使刷手时间缩短,消毒效果增强,消毒作用维持时间较长;但肥皂水刷手法最能体现外科医生的无菌观念,因此它是初学者必须掌握的最重要的基本技能操作之一。(40 分)

1)肥皂水刷手法(图 3-40)(30 分)

清洗 先用肥皂和流水将手臂清洗一遍。(5 分)

刷洗手臂 再用无菌毛刷蘸煮过的肥皂软膏或 2% 消毒肥皂水刷洗手臂。从指尖到肘上10 cm 处,按由远及近的顺序刷洗。其方法沿用分段刷手法,即刷完两手,再刷两前臂,最后刷两上臂。刷手时要把每侧的手部(即从指尖到手腕)、前臂(从腕至肘)、肘上臂 3 个区域分成 3 个不同的刷洗阶段来依次进行,对同一区域的左、右侧手臂做交叉性刷洗。刷洗要先指后掌、先掌面后背侧,特别注意甲缘、甲沟及指蹼的刷洗。刷完一遍,手朝上、肘朝下,用流水冲去肥皂水,先冲手部,再冲前臂,最后冲上臂,使水从手部或上臂流向肘部。按上述方法刷洗 3 遍,在肘上每遍较前低 2 cm,时间共约 10 min。(10 分)

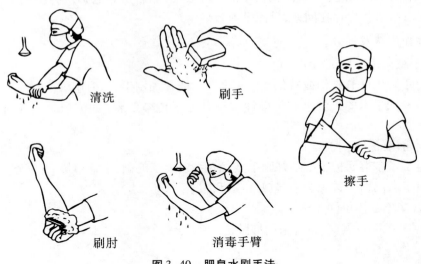

图 3-40 **肥皂水刷手法**

擦手 每侧手臂用 1 块无菌小毛巾或纱布从手指尖到肘部擦干,注意擦过肘部的毛巾不可再擦手部,以免污染。但若无菌毛巾稍大,为节约材料,也可先将毛巾折成三角形(对角折),并以三角的角边朝手、底边朝肘的包手揩擦方式,缓缓旋向前臂,直至肘部,把一侧擦干之后,将毛巾翻转一面,再对折成三角形,以同样的方式擦干另一侧。当用此方法擦水时,应避免毛巾触及洗手衣的袖口。(7 分)

消毒手臂(泡手) 方法有下列几种,可任选一种:①将手和前臂浸泡在 70% 乙醇桶中 5 min,浸泡范围到肘上 6 cm 处(乙醇浓度要经常核对,并每周过滤 1 次)。②用 0.1% 新洁尔灭代替乙醇,手和臂浸泡的范围和时间都与乙醇相同,但刷手的时间可减为 5 min(每桶新洁尔灭用 40 人次)。③用 1∶5 000 洗必泰(氯己定)溶液浸泡消毒,浸泡时间 3 min(每桶洗必泰溶液可持续使用 1～2 周)。④浸泡结束后手臂出桶时注意不能接触桶口边缘,出桶后要保持拱手姿势,手臂不可再接触未经消毒的任何物品。(8 分)

　　2)碘附洗手法　碘附是近年来在国内获得广泛应用的消毒剂之一,具有高效、杀菌谱广、作用迅速的特点。与碘酊相比较,碘附不仅增强了碘离子的杀菌作用,而且碘不易沉淀在皮肤上,容易被洗去;同时碘附对皮肤和黏膜的刺激性小,性质稳定,易于保存,使用方便。碘附洗手法的具体步骤如下:①传统肥皂刷手法行双手臂的刷洗,两遍共 5 min 后,流水冲净,无菌纱布擦干。②用浸透 0.5% 碘附的纱布球,从一侧手指尖开始涂擦,至肘上 6 cm 处止,然后以同样的方法涂擦另一侧手臂,只涂一遍,但需涂满。自然干燥后,即可穿无菌手术衣并戴无菌手套。(5 分)

　　3)灭菌王(诗乐氏)消毒剂洗手法　灭菌王的主要成分是氯己定,是一种高效复合型消毒剂,其特点是中性、稳定、刺激性小、无臭、无味、无毒。灭菌王消毒剂用于外科洗手一般可省去泡手的步骤,且 3 min 即可达到无菌要求,形成杀菌屏障,亦可用于皮肤消毒及一般手术器械清洗消毒。其具体步骤如下:①用流水将手臂清洗一遍。②无须浸泡手臂,直接用一块无菌海绵或毛刷蘸灭菌王溶液 3～5 mL,从指尖到肘上 10 cm 处揉搓 3 min。揉搓时要注意去除甲缘、甲沟处污秽。③清水冲去污沫,用无菌巾拭干手臂。④用吸足灭菌王溶液的纱布球涂抹手臂一遍(从手指尖到肘上 6 cm 处),自然干燥后,即可穿无菌手术衣和戴无菌手套。(5 分)

【注意事项】(10 分)

　　1.刷手时先从指尖开始,注意手指甲缘、甲沟、掌纹(或指蹼)处的刷洗。(2 分)

　　2.无菌毛刷、无菌小毛巾在刷手或擦拭过程中只能从远心端到近心端,不能返回。(2 分)

　　3.手臂刷洗和消毒一旦进行完毕,就应保持拱手姿势,而且手臂不能下垂,不能高举过头,也不能外展超过腋中线,更不可以再接触未经消毒的物品。(4 分)

　　4.泡手时两上臂不要碰到液平面以上的桶壁。(2 分)

【知识问答】(10 分)

　　1.刷手的顺序是什么? (5 分)

　　答　从指尖开始,由远心端往近心端进行。

　　2.泡手时泡到肘上几厘米? 需要多长时间? (5 分)

　　答　泡手时泡到肘上 6 cm,需要时间 5 min。

(张　岳)

二、穿、脱手术衣和戴无菌手套

　　手术人员的无菌准备是为了避免患者伤口感染。手臂皮肤上有暂居菌和常驻菌两大类细菌,暂居菌分布于皮肤表面,易被清除;常驻菌则深居毛囊、汗腺及皮脂腺等处,不易清除,且可在手术过程中逐渐移至皮肤表面,因此,手臂洗刷消毒后,还需穿无菌手术衣,戴无菌手套,防止细菌进入手术切口。

【实训目标】(6分)

1. 掌握穿无菌手术衣、戴无菌手套的方法。(2分)

2. 树立牢固的无菌观念。(2分)

3. 培养良好的职业素养。(2分)

【实训用品】(4分)

手术专用帽子、口罩、刷手衣裤、无菌手术衣、无菌手套等。(4分)

【模拟临床场景】

模拟患者,女性,32岁,需做甲状腺手术。请手术人员做好术前穿手术衣和戴无菌手套的无菌准备。

【学习方法】

观摩老师示教及教学视频。2人一组,在手术室练习手术人员无菌准备的穿、脱手术衣及戴无菌手套的操作步骤。每组学生根据评分标准先在组内互相评价学习效果,然后指导老师从各组抽查1~2名学生考核评估,找出存在问题,巩固学习效果。

【操作步骤及评分】

1. 小组讨论禁忌证(10分)

(1)手臂皮肤是否有破损或化脓性感染。(5分)

(2)参加手术的人员是否患有传染性疾病,且处于传染期(如流感等)。(5分)

2. 术前准备(6分)

(1)手术室巡回护士准备好无菌手术衣、无菌手套。(3分)

(2)术者及助手常规洗手,戴好口罩和帽子。(3分)

3. 告知患者体位(4分)

根据手术部位需要,患者摆放合适的体位(仰卧位)。(4分)

4. 操作过程(50分)

(1)穿无菌手术衣(20分)

1)自器械台上拿取无菌手术衣,选择空间较大的地方站立(以远离其他人员和器械、物品等),以双手持衣并将其微展,辨清衣的领侧,提住衣领,而使衣的另一端下垂。(5分)

2)两手提住衣领两角,衣袖口朝前位并将衣服展开,使衣服的内侧面对自己,不可使衣服的外侧面对自己。(5分)

3)将手术衣轻轻向上掷起,双手顺势插入袖中,两臂前伸。注意双手不可高举过肩,也不可向左、右过分外展,以免碰到其他物品。(5分)

4)由巡回护士在穿衣者的背后、衣领的内面用手协助拉后袖口,并系好后带;接着,穿衣者行双手交叉位,并用手指夹取腰带递向后方,仍由背后的巡回护士接过系好(图3-41)。(5分)

（2）戴无菌手套（20分）

1）戴干无菌手套法 戴干无菌手套的程序（图3-42）为先穿手术衣,后戴手套。①从手套夹内先取无菌滑石粉袋,将滑石粉轻轻敷在手掌、手背上,使之光滑。②用左手自手套夹内捏住双手套口的翻折部,取出手套,分清手套的左、右(手)侧。③先用右手插入手套内,且勿触及手套的外面,以防污染,再用已戴上手套的右手手指插入左手手套口的翻折部,帮助左手插入手套内。注意已戴手套的右手不可触碰左手皮肤。最后分别将左、右手手套的翻折部翻回,盖住手术衣袖的袖口。④用无菌盐水冲净手套外面的滑石粉。（10分）

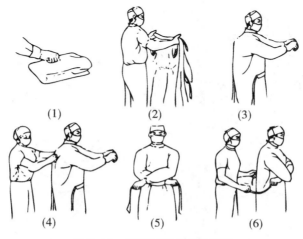

(1)　　　　　　(2)　　　　　　(3)

(4)　　　　　　(5)　　　　　　(6)

图3-41 穿无菌手术衣的步骤

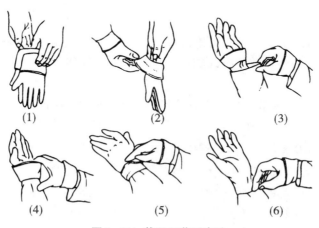

(1)　　　　　　(2)　　　　　　(3)

(4)　　　　　　(5)　　　　　　(6)

图3-42 戴干无菌手套法

2）戴湿无菌手套法 戴湿无菌手套的程序为先戴手套,后穿手术衣。①从消毒浸泡液中提起两手套的翻折部,使其内盛有液体,左手协助右手套入。②用已戴手套的右手指自左手套的翻折部之下提起,戴于左手上。③双手戴好手套后,向上举成拱

手姿势,使手套内的液体从腕流向肘部滴除(图 3-43)。(10 分)

(3)连续手术时更换手术衣和手套的方法 手术后洗净手套上的血渍,先脱手术衣,后脱手套。由巡回护士解开腰带后,将手术衣自背部向前反折脱下,使手套口随着翻折在手上。先用右手将左手套扯至左手掌部,再以左手扯去右手套,最后用右手指在左手中部推下左手套。此过程中忌用手指接触手套的外面,以免增添沾染。用清水冲洗干净手上的滑石粉,用无菌巾擦干。再进行泡手灭菌,浸 70% 乙醇需要 5 min。或者选用碘附溶液、新洁尔灭溶液、氯己定溶液等,进行手和臂皮肤消毒。然后如前法穿手术衣、戴手套。感染和重度污染的手术后,或手套已破者,必须重新刷手消毒。(10 分)

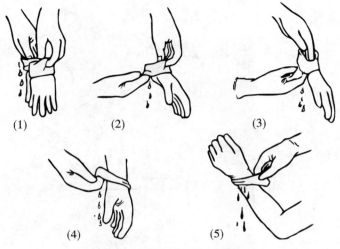

图 3-43 戴湿无菌手套法

【注意事项】(10 分)

1.穿手术衣时两手提住衣领两角,将手术衣轻轻向上掷起,双手顺势插入袖中,两臂前伸。注意双手不可高举过肩,也不可向左、右过分外展,以免碰到其他物品,更不能下垂。(5 分)

2.戴无菌手套时,未戴手套的手只能接触手套的反折面(即内面),已戴手套的手只能接触手套的外面。(5 分)

【知识问答】(10 分)

1.穿手术衣后,手术衣哪些区域确保无菌无污染?(5 分)

答 从肩部到腰部的前面、两侧腋中线之间以及双臂的区域。

2.如果术中肘部触及没有穿无菌手术衣的观察者,如何处理?(5 分)

答 应更换手术衣或者戴无菌袖套以覆盖该部位。

(张 岳)

三、手术区皮肤消毒和铺无菌巾单

患者手术区皮肤准备,目的是消灭拟作切口黏膜处及其周围皮肤上的细菌。它是整个无菌操作的重要环节之一,其内容包括备皮、消毒和铺无菌巾单。

【实训目标】(8 分)

1. 正确掌握进行手术区皮肤消毒、铺巾的操作方法。(2 分)
2. 说出手术区消毒的范围、步骤、注意事项,铺巾的方法及要求。(2 分)
3. 强化无菌观念,牢记手术区的消毒是整个无菌操作的必要环节之一。(2 分)
4. 培养良好的职业素养。(2 分)

【实训用品】(3 分)

多功能手术床、模型人、消毒液、无菌巾单包 1 个(包括卵圆钳 1 把、巾钳 4 把、皮肤巾 4 块、中单 3 块、大孔单 1 块、消毒杯 2 个)、器械车 1 辆、器械台 1 个等。(3 分)

【模拟临床场景】

模拟患者,男性,50 岁。右下腹包块,拟行剖腹探查术,现平卧于手术台上,手术人员已换好洗手衣,刷完手、泡完手,但尚未穿无菌手术衣和戴无菌手套。请为患者(医学模拟人)行手术区域皮肤消毒。

【学习方法】

观摩老师示教及教学视频。4 人一组,在手术室练习手术区皮肤消毒和铺无菌巾单的操作步骤。每组学生根据评分标准先在组内互相评价学习效果,然后指导老师抽查 1~2 组学生考核评估,找出存在问题,巩固学习效果。

【操作步骤及评分】

1. 术前判断(9 分)
(1)拟定手术切口的位置、大小。(3 分)
(2)消毒的顺序、范围及注意事项。(3 分)
(3)铺巾的顺序、范围及注意事项。(3 分)
2. 术前准备(10 分)
(1)备皮。(2 分)
(2)做好消毒、铺巾物品的准备。(3 分)
(3)清点器械物品。(2 分)
(4)术者及助手戴好术前无菌手套。(3 分)
3. 告知患者体位(3 分)
根据手术需要,患者采用仰卧位。(3 分)
4. 操作过程(47 分)

患者进入手术间后,首先由巡回护士和麻醉师摆好手术体位、显露手术区;继而由一助(已洗手、泡手或络合碘擦手,但未穿手术衣)进行患者手术区的皮肤消毒;待铺好、固定 4 块小单后,一助再泡手 1 min 或络合碘擦手一遍,然后穿手术衣、戴无菌手

套;其他已穿手术衣的手术人员则依次铺中单和大孔单。(5分)

(1)备皮　术前一日或当日对手术部位的皮肤进行洗涤。如有毛发,应予以剃除。剃毛时要注意避免剃破皮肤,以免细菌进入。对紧急手术患者,如手术区的皮肤完整,一般剃毛和清洁皮肤都在病房连同术前的其他准备工作一起进行。如皮肤上有较多油脂或胶布粘贴的残迹,可先用松节油或乙醚拭去。对于非急症手术,若发现皮肤切口处有皮疹、毛囊炎、疖肿等炎症,应延期手术,以免刀口感染。(2分)

(2)手术区皮肤的消毒(15分)

1)手术区皮肤消毒的基本原则:①消毒范围要包括手术切口周围15 cm的区域。如手术时间有延长的可能,则应适当扩大消毒范围。②清洁刀口,由手术区中央向四周消毒;对于感染伤口或肛门会阴区手术,应由手术区外周向感染伤口或肛门会阴区消毒。共消毒2~3遍,每遍范围要逐渐缩小。已接触污染部位的药液纱布,不应再返擦清洁处。③特殊部位(如面部、会阴部)或婴儿皮肤应采用刺激性小的消毒液。(5分)

2)目前常用的皮肤消毒剂是碘附,其临床应用已超过传统应用碘酊加乙醇的消毒方法。碘附易溶于水,不易沉淀在皮肤上且易用清水洗去,对皮肤和黏膜的刺激性小,故不仅可用于皮肤的消毒,而且可用于黏膜的消毒。另一种皮肤消毒剂是"诗乐氏"(灭菌王)型消毒剂,中性,尤其适用于碘过敏性皮肤的消毒。应用以上两种药物均只需对手术区皮肤(或黏膜)涂擦两遍即可。碘酊加乙醇的消毒方法(先用2%碘酊涂擦,干后以70%乙醇脱碘),不可用于黏膜或小儿,也不能用于碘过敏者。2%红汞酊、0.1%硫柳汞酊、0.1%新洁尔灭、0.5%氯己定等消毒剂,目前都已淘汰,很少使用。(5分)

因患者年龄和手术部位不同,皮肤消毒所用的消毒剂也有所不同。①婴幼儿皮肤消毒:因婴幼儿皮肤柔嫩,为防止损伤,宜用75%乙醇或0.75%碘酊消毒;会阴部、面部等处,可用碘附或0.75%吡咯烷酮碘消毒。②头颅、骨科、心胸外科手术区皮肤消毒:2%碘酊消毒3遍,乙醇脱碘3次。③普通外科手术皮肤消毒:用0.75%碘酊消毒3遍,无须脱碘;或用0.3%、0.5%碘附或0.75%吡咯烷酮碘消毒3遍。④泌尿外科、妇科手术皮肤消毒:非会阴区用0.75%碘酊消毒,会阴区用0.3%、0.5%碘附或0.75%吡咯烷酮碘由外周向肛门部消毒。⑤五官科手术皮肤消毒:面部包括眼外周皮肤、口腔及鼻部黏膜,均用0.3%、0.5%碘附或0.75%吡咯烷酮碘消毒。(5分)

(3)手术野铺无菌巾(以腹部手术为例,见图3-44)(25分)

1)铺单者(一助)站在患者的右侧,确定切口后,先铺4块无菌治疗巾于切口四周(近切口侧的治疗巾反折1/4,反折部朝下)。(3分)

2)器械士按顺序传递治疗巾,下、上、同侧块折边向着器械士,对侧折边向着手术助手。(3分)

3)铺单者将第1块治疗巾覆盖于手术野下方,然后按顺序铺置于手术野上方、对侧和同侧。(3分)

4)4块治疗巾交叉铺于手术野后,以4把巾钳固定。使用巾钳时避免夹住皮肤及巾钳向上翘。(5分)

5)铺完小单后,铺单者应再用消毒剂泡手3 min或用络合碘制剂涂擦手臂,再穿

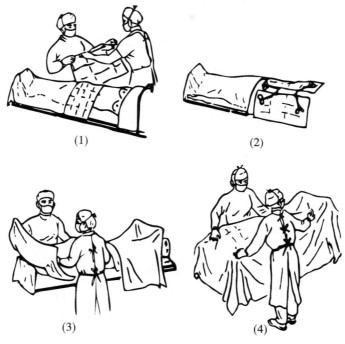

(1)　　　　　　　　　　　(2)

(3)　　　　　　　　　　　(4)

图3-44　无菌巾铺盖法

无菌手术衣、戴无菌手套。(3分)

6)铺单者和器械士2人分别站在手术床两侧,由器械士传递中单,在切口上方、下方铺置中单,头侧超过麻醉架,足侧超过手术台。(3分)

7)最后铺带孔的剖腹大单,将开口对准切口部位,短端向头部、长端向下肢,并将其展开。铺盖时和其他助手一起,寻找到上、下两角,先展开铺上端,盖住患者头部和麻醉架,按住上部,再展开铺下端,盖住器械托盘和患者足端,两侧及足端应下垂至手术床缘30 cm以下。(5分)

【注意事项】(10分)

1.蘸消毒液量不可过多,一般从切口中心向四周涂擦,但肛门或感染伤口手术,应由外周涂向肛门或感染伤口。(1分)

2.已经接触污染部位的药液纱布,不应再返擦清洁处。(1分)

3.手术区皮肤消毒范围要包括手术切口周围15 cm的区域。(2分)

4.消毒者的手勿接触患者的皮肤及其他物品,消毒完毕,应再用75%乙醇或0.1%新洁尔灭泡手3 min或涂擦其他消毒剂,然后穿手术衣、戴无菌手套。铺4块小巾时,手术者已行外科洗手,但未穿手术衣和戴手套,接器械士传递的物品时要注意防止交叉污染。(2分)

5.铺中单、大单时,术者已穿好手术衣和戴好手套,要注意自己手臂的保护,铺巾时先将自己的手包卷入无菌巾内加以保护,再行铺设,避免碰触污染。(2分)

6.铺好后不可随便移动,如位置不合适,只能由手术区向外移,不能向内移,避免污染。(1分)

7.无菌单一旦被水或血液浸湿,即失去无菌隔离作用,应立即更换或加盖无菌单。(1分)

【知识问答】(10分)

1.为什么肚脐要反复消毒?(5分)

答　因为肚脐内细菌比较多。

2.男性阴囊为什么不能用碘酊消毒?(5分)

答　因为碘酊的刺激性大,消毒作用不强。口腔、肛门、会阴部、婴幼儿、面部皮肤等,不能选用碘酊消毒,可选用刺激性小、作用持久的0.75%吡咯烷酮碘消毒。

(张　岳)

四、器械台的管理与器械物品的传递

手术器械的传递是手术顺利进行的必要条件。器械台物品安放要合理、整洁、有序。掌握器械传递的基本规律,有利于器械传递能够及时、准确,有利于手术有条不紊地进行,从而提高效率,加快手术速度。

【实训目标】(8分)

1.掌握器械台的管理要求及方法。(2分)

2.学会常用器械的传递方法、器械传递的基本规律及手势暗语。(2分)

3.建立高度责任心,严格器械清查制度。(2分)

4.进一步加强无菌观念。(2分)

【实训用品】(2分)

长方形器械台、扇形器械台、外科常用器械、特殊器械等。(2分)

【模拟临床场景】

模拟患者,女性,36岁,急性阑尾炎手术。请利用医学模型人模拟手术过程中器械台的管理与器械物品的传递。

【学习方法】

观摩老师示教及教学视频。两人一组,利用模型在手术中练习器械台管理与器械物品传递的操作。每组学生根据评分标准先在组内互相评价学习效果,然后指导老师从各组抽查1～2名学生考核评估,找出存在问题,巩固学习效果。

【操作步骤及评分】

1.手术室场景设置(6分)

(1)模型人的摆放。(2分)

(2)器械台及物品的摆放。(2分)

(3)告知患者术中密切配合。(2分)

2. 做好术前准备(6分)

(1)手术人员的无菌准备。(2分)

(2)器械士对器械台的规范管理。(2分)

(3)器械的正确传递。(2分)

3. 告知患者体位(3分)

根据手术需要,患者采取仰卧位。(3分)

4. 操作过程(60分)

(1)器械台的管理(20分)　常用的床旁器械台有两种,长方形与扇形,可根据手术的需要选择。扇形器械台常用于大手术,安放器械包。床上器械台是升降式器械台,安放使用频率高的器械、物品。

1)器械台的准备　器械士在洗手前检查床旁器械台上器械包的名称和消毒日期。按无菌操作法开包,将无菌刀片、手术剪、手套和特殊器械加入包内,按原折痕包好,再去洗手。洗手后,由巡回护士协助开包、穿手术衣、戴手套,然后迅速整理器械物品。用物分门别类排列,并分区放置,上好刀片,穿好两根针线,与巡回护士一起清点数目,用无菌巾遮盖,待患者皮肤消毒铺巾后,将切开皮肤层用物移至升降器械台上,定位放置。(10分)

2)器械台的管理要求及方法(10分)

管理要求　器械台管理的质量,对器械传递速度和手术成效等有着直接的影响。因此要求台面保持干燥、整洁、无污染;器械安放有条不紊,快递快收、心中有数。(2分)

管理方法　①防潮。台面及切口四周均应有4层以上的布类,浸湿后立即加布覆盖;盐水纱布勿太湿,以放在弯盘中为宜。②定位。器械物品最好分区安放,切皮用过的刀、纱布、直血管钳及被切除的机体组织均应及时置弯盘内放于器械台左上角,器械用毕及时收回,打开轴节擦净、扣紧放回原位。③有序(图3-45)。按使用先后分类排列安放物品,急需的放升降台上,暂不用的放床旁器械台上,常用的放近身侧。④有数。各类物品数量清楚,手术全程清点3次,针、线、纱布等小件物品递出要心中有数,并及时收回,如数目不符,应立即报告手术医生,集体查找,经确认无误后方可关闭体腔,以防异物遗留于患者体内,产生严重后果及不良影响。(8分)

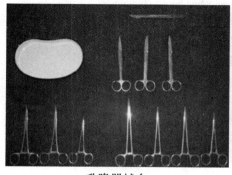
升降器械台

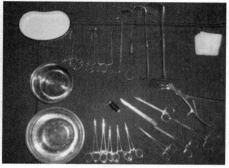
床旁器械台

图3-45　器械摆放

（2）器械的传递（40 分）　器械士要做到准确、迅速、主动地传递器械，与手术医生配合默契，除了熟悉手术操作步骤及术者的操作习惯外，还必须掌握器械传递的正确方法、规律和一些常用的传递手势暗语。器械护士一般通过 3 种方式判断手术者所需物品的要求：一是根据手术的进程预测需要；二是靠手术者的语言转告；三是根据手术者的手势暗语来判断。当手术者精力高度集中于某一操作时，往往一言不发地伸一只手做暗语姿势。此时，器械士必须懂得这种特殊的"交谈方式"从而做出正确反应，提高工作效率；但作为手术者，也必须按规范的手势暗语去进行，否则，不但不能使彼此配合默契，反而导致递械错误而延误时间。

1）常用器械的传递方法和手势暗语　任何器械的传递都应将柄递给术者，并要轻击手掌，使交接明确，接后即可使用。常用器械的传递方法及手势暗语有以下几种（以右手为例）。

血管钳的传递　手术者右手掌心向上，拇指外展，其余四指并拢伸开，而手术者又不特别说明所需器械，这种手势即暗示血管钳的传递（图 3-46）。递者手持钳的中段或前段，弯头向上，将柄递至手术者。（5 分）

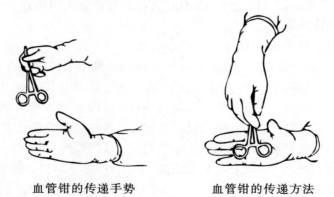

血管钳的传递手势　　　　　血管钳的传递方法

图 3-46　血管钳的传递

手术刀的传递　手术者掌心向下，拇指和示指末节对捏，其余三指自然屈曲呈空举状，手腕由前向后做"切"的动作。递者夹持刀柄中前段背侧，刀锋向上，将刀柄后段递交于术者的右手中。（5 分）

镊的传递　手术者中指、环指和小指屈曲呈空拳位，而拇指和示指平行伸直，并做"夹"的动作（图 3-47）。递者持镊的分叉处，合拢两叶，顺向递出。（5 分）

剪刀的传递　手术者将拇指、环指和小指对握，而示指和中指伸直做内收和外展的"剪"的动作（图 3-47）。递者手持剪的中段或前段，剪刀向上，将柄递至手术者。（5 分）

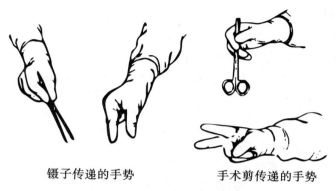

镊子传递的手势　　　　　　　手术剪传递的手势

图3-47　镊子、手术剪的传递

缝合针线（持针器）的传递　手术者各指在空拳位，前臂及手腕做旋前动作，递者用持针钳夹住针的中、后1/3交界处，穿针卡线，针尖向上，持轴递柄。缝线一般剪成30 cm长。（5分）

结扎线的传递　手术者掌心向下，拇指外展，其余四指并拢微屈并由前向后做掌屈动作（图3-48）。递者先用盐水浸湿，抹干，线轴拉出线头后递至术者手中；节节线（一段段剪好的线）则用弯血管钳夹住线的一端递出。（5分）

纱布的传递　手术者五指做对掌动作，手腕屈曲做上、下"沾血"的动作。递者先浸湿拧干，展开后直接递出；纱布垫用血管钳夹住短带递钳柄，若深部组织擦拭，可用卵圆钳夹持（图3-48）。（5分）

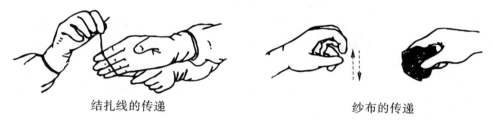

结扎线的传递　　　　　　　　　　　纱布的传递

图3-48　结扎线、纱布的传递

2）器械传递的基本规律　任何手术都是由切开、止血、结扎、分离、缝合等基本操作组成，故所需器械物品也有一定的规律性。器械士掌握了这些规律，就基本上掌握了术中配合的主动权。①切开皮肤层：递乙醇纱球、有齿镊、干纱布、刀、直血管钳、1号线轴、线剪、皮肤巾或保护膜。②其他组织切开：递无齿镊、刀、纱布、弯血管钳、组织剪、1号或4号线轴、线剪。③组织分离：递2～3把弯血管钳、组织剪或刀、线（结扎或缝扎）、线剪。④缝合：递镊（无齿或有齿）、缝针（圆针或三角针）、线剪。⑤切开腹膜：递两把弯血管钳、刀、组织剪、拉钩、吸引器头、热盐水纱垫、洗手水。⑥深部组织止血：递长弯血管钳、4号或7号结扎线（或中圆针、4号缝线）。⑦残端处理：如胃、肠切除后的残端消毒，一般用0.5%碘附棉球；阑尾切除后的残端消毒用苯酚、70%乙醇、盐水棉签。（5分）

【注意事项】(5 分)

1. 器械台的物品摆放要整洁,管理要规范。(1 分)

2. 在传递器械的过程中方法要正确。(2 分)

3. 操作中严格遵守无菌观念,要有严谨的工作态度。(2 分)

【知识问答】(10 分)

1. 器械台的管理方法有哪些?(5 分)

答 防潮、定位、有序、有数。

2. 器械传递的基本规律是什么?(5 分)

答 手术都是由切开、止血、结扎、分离、缝合等基本操作组成,故器械的传递也遵循手术过程中的每一个操作需要。

(李 斐)

五、外科常用器械的认识与正确使用

手术器械是外科手术操作必须具备的物品,手术必须借助于手术器械来完成。不同的手术操作,如切开、显露、止血等均有其特定的手术器械,了解各种手术器械的结构特点和基本性能是正确掌握和熟练运用这些器械的重要前提;正确认识和使用手术器械是对外科医生的基本要求,是做好手术、提高工作效率的基本保证。

【实训目标】(8 分)

1. 认识外科手术常用的器械。(3 分)

2. 掌握外科手术器械的正确使用方法及各种器械操作的适用范围。(3 分)

3. 培养良好的职业素养。(2 分)

【实训用品】(2 分)

手术刀、手术剪、手术镊、止血钳、持针器、巾钳、组织钳、卵圆钳、缝针、缝线、牵开器、吸引器头等。(2 分)

【模拟临床场景】

模拟患者,男性,25 岁。因皮脂腺囊肿,拟行皮脂腺囊肿切除术。

【学习方法】

观摩老师示教及教学视频。两人一组,认识外科常用器械的名称,掌握正确的使用方法以及使用范围。每组学生根据评分标准先在组内互相评价学习效果,然后指导老师从各组抽查 1～2 名学生考核评估,找出存在问题,巩固学习效果。

【操作步骤及评分】(70 分)

1. 常用器械(9 分)

(1)认识外科常用器械。(3 分)

(2)掌握外科手术器械的正确使用方法。(3 分)

(3)了解手术过程中器械的使用手势(暗语)。(3 分)

2.术前准备(6分)

(1)布置手术场景。(2分)

(2)清点器械物品。(2分)

(3)术者及助手做好术前的无菌准备。(2分)

3.告知患者体位(5分)

根据手术需要,患者取仰卧位。(5分)

4.操作过程(50分)

常用手术器械如图3-49所示。

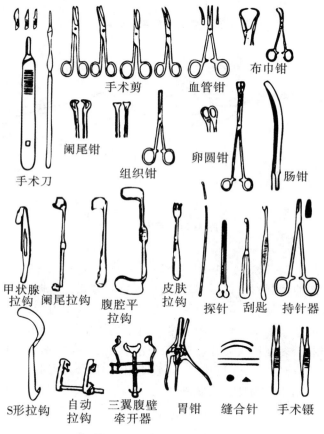

图3-49 常用手术器械

(1)手术刀 主要用于切开、解剖组织或锐性分离。用刀柄也可做钝性分离。手术刀分为刀片和刀柄两部分,使用时将刀片安装在刀柄上。手术刀片有圆、尖、弯刃及大小、长短之分,刀柄也有大小、长短不同的型号(图3-50)。装卸手术刀应用持针器夹持操作,以防割伤手指(图3-51)。(3分)

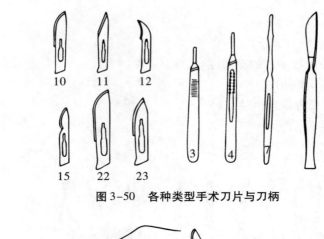

图 3-50　各种类型手术刀片与刀柄

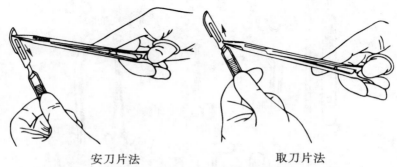

安刀片法　　　　　　　　取刀片法

图 3-51　手术刀的装卸

正确的持刀方式有以下 4 种(图 3-52)。①持弓式:持刀的方式与持小提琴琴弓的方式相同,一般使用圆刀片,为最常用的一种持刀方式。②握持式:持刀的方式与持厨刀的方式相同,一般使用圆刀片。用于切割范围较广、用力较大的切开,或用于切割较坚韧的组织,如截肢手术。切开的力量来自手腕到上臂。③持笔式:持刀的方式与持钢笔的方式相同,多使用尖刀片。持笔式用力轻柔而操作精细,用于切开皮肤、腹膜小切口,解剖血管、神经等。④反挑式:一般使用尖刀片,刀刃向上持刀,刀尖刺入皮肤后向上挑开皮肤,用于扩大切口或脓肿切开,以防损伤深层组织。(4 分)

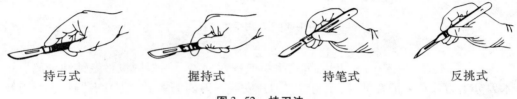

持弓式　　　　　握持式　　　　　持笔式　　　　　反挑式

图 3-52　持刀法

(2)手术剪(7 分)

1)常用手术剪种类　有组织剪、线剪及精细剪 3 种(图 3-53)。①组织剪:又叫解剖剪,用以剪开皮肤、筋膜、肌肉、血管、脏器等各种软组织。组织剪刀刃薄、锐利,有直弯两型,大小、长短不一,可依手术部位、剪割组织不同而选用,主要用于剪开、分离组织。②线剪:用以剪线、纱布、橡皮条及橡皮膏等,分为剪线剪、拆线剪,前者用于剪断缝线、引流物、敷料等,后者用于拆线。③精细剪:又称眼科剪,是最小型号的手术剪。(3分)

2)手术剪使用方法 正确的持剪姿势是将拇指和无名指放在手术剪的两个环中。手术剪的执法正确与否,直接影响动作的准确性,正确的执剪方法具有三角形的稳定作用。使用手术剪时应珍惜锋利的刀刃,不要用组织剪剪线及敷料等,以延长剪刀的使用寿命。剪割组织时,一般采用正剪法,有时也采用反剪法,特殊情况可用左右手特殊方法执剪操作。有时为了增加稳定性,还可采用扶剪法。为了操作方便,可携剪同时进行其他操作。各种执剪法如图3-54所示。(4分)

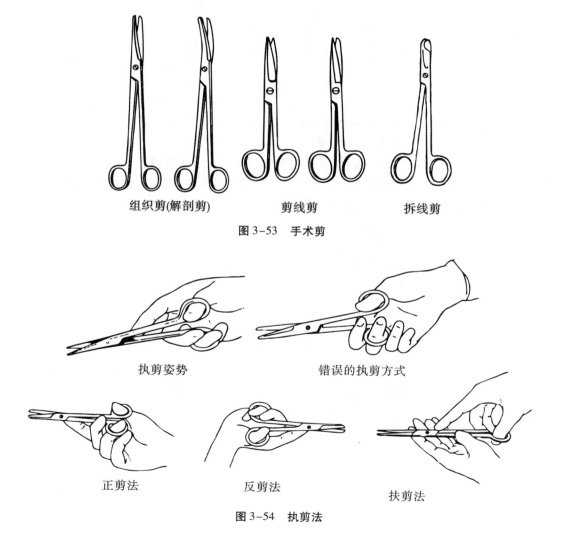

组织剪(解剖剪)　　剪线剪　　拆线剪

图3-53 手术剪

执剪姿势　　　　错误的执剪方式

正剪法　　　　反剪法　　　　扶剪法

图3-54 执剪法

（3）手术镊（7 分）

1）手术镊的种类　外科手术用镊子分有齿镊和无齿镊两种,齿又可分粗齿和细齿,长短各异。有些镊子的设计与专科性质有关（图 3-55）。①有齿镊:又称外科镊或皮镊。用于夹持较坚韧的组织如皮肤、筋膜等,因尖端有勾齿,夹持组织牢固,但由于其对组织损伤也较重,故不宜用以夹持脆弱组织。②无齿镊:又称平镊。用于夹持软组织、脏器及敷料。浅部操作时用短镊,深部操作时用长镊。尖头平镊对组织损伤较轻,用于血管、神经的手术。（3 分）

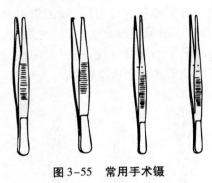

图 3-55　常用手术镊

2）镊子的使用方法　用拇指对中指及示指握持镊之中部横纹处,柄部紧贴示指中节至关节部,适当用力夹持组织（图 3-56）。（2 分）

3）镊子的携带方法　有两种（图 3-56）:一种是用拇指将镊横夹于掌中,手掌朝下,余四指可做其他操作（如切开时以四指压住切口边缘）;另一种是用无名指和小指将镊子横压在手掌中,余三指可进行其他操作（如持线打结）。（2 分）

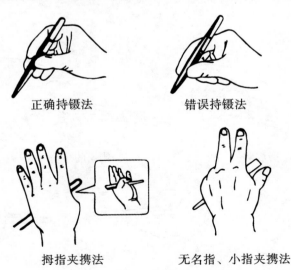

正确持镊法　　　　　　错误持镊法

拇指夹携法　　　　　无名指、小指夹携法

图 3-56　持镊法

（4）血管钳（止血钳）（8 分）

1）血管钳种类（图 3-57）　①直血管钳：用以夹止浅层组织出血、协助拔针等。②弯血管钳：用以夹止深层组织或内脏的血管出血，也最常用于分离解剖组织。有长、短及大、中、小类型之分，如"大弯""中弯""小弯"及"长弯"等。③蚊式血管钳：细小精巧，是血管钳中最小的一种。有直、弯两种，用于脏器、面部及整形等手术的止血，不宜用以钳夹大块组织。④有齿血管钳：用以夹止较厚组织及易滑脱组织内的血管出血，如肠系膜、大网膜等，前端齿可防滑脱，但不能用于皮下止血。（4 分）

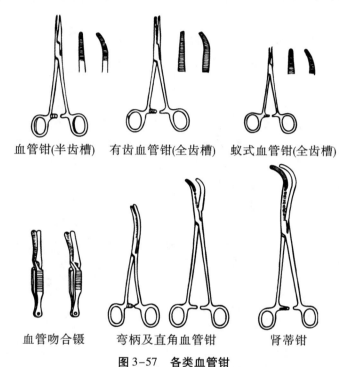

血管钳(半齿槽)　　有齿血管钳(全齿槽)　　蚊式血管钳(全齿槽)

血管吻合镊　　弯柄及直角血管钳　　肾蒂钳

图 3-57　各类血管钳

2）持血管钳的方法　将拇指和无名指放在血管钳的两个环中。开放血管钳时，利用已套入血管钳钳环的拇指与无名指相对挤压，继以旋开的动作打开血管钳，也可用拇指与示指捏住血管钳的一个环，中指与无名指向一侧推动另一个环，即可开放血管钳（图 3-58）。特殊情况下可用血管钳替代手术镊子使用。（3 分）

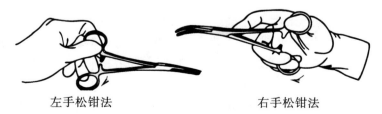

左手松钳法　　　　　右手松钳法

图 3-58　血管钳松钳法

3)血管钳携带使用法(图3-59) 学会携带多把血管钳,可以大大提高手术效率。(1分)

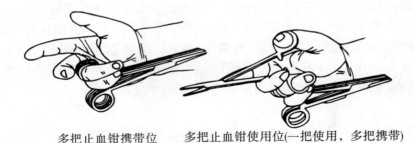

多把止血钳携带位   多把止血钳使用位(一把使用,多把携带)

图3-59 多把血管钳携带使用法

(5)缝合用的手术器械(8分)

1)缝针 缝针有直针和弧形针(弯针)两大类(图3-60),按针尖形状又分为圆针和三棱针。弧形针最为常用,其针尖有圆头、三角头和铲头3种。缝针由针尖、针体和针眼3个基本部分组成。针眼用以引线。目前发达国家多采用针线一体的缝针,这种针线对组织所造成的损伤小,因为从针到线的粗细是一致的,另外可防止缝针在手术中脱离,还可免去引线的麻烦。①圆针:前段针体横断面为圆形,有穿透力弱、缝合时组织损伤小的特点,用于缝合血管、脏器、肌肉、筋膜等组织。②三棱针:又称三角针或皮针,前段针体横断面呈三角形,故针较锐利,穿透力强,用来缝合皮肤、韧带等较坚韧的组织。但损伤较大,留下的针孔较大,不宜用于颜面皮肤的缝合。(2分)

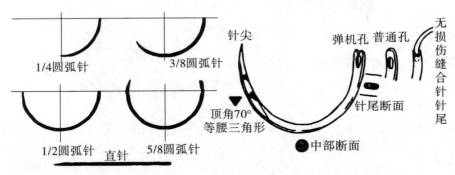

图3-60 缝针的弧度与针孔类型

2)缝线 结扎和缝合都需使用缝线。缝线有可吸收和不可吸收两大类。前者有肠线,后者有丝线、棉线、尼龙线、金属线等。①丝线:是手术最为常用的缝线和结扎线,优点是组织反应小、拉力强度高、质软不滑、便于打结、不易滑脱、价廉易得,缺点是不被吸收。0至3号丝线,为常用的细丝线,适于一般的组织缝合与结扎。5至7号为最细丝线,用于血管、神经的吻合或缝合精细手术;1至4号为中号丝线,多用于缝合腹膜、筋膜等;4号以上为粗丝线,如7号丝线常用于结扎大血管,减张缝合,10号丝线用于结扎脾蒂等。②肠线:主要为羊肠线,优点是在体内能被吸收,缺点是属于异种蛋白,组织反应大,拉力强度低,价格昂贵。分为普通和铬制两种。普通肠线约 7 d 开始吸收,多用于结扎及皮肤缝合;铬制肠线 14～21 d 逐渐吸收,主要用于胃、肠、膀胱、输尿管、胆管等黏膜的缝合,一般用 1 至 3 号的铬制肠线,结扎时需做三重结,剪线残留的线头要稍长,以免滑脱。肠线不宜用于缝合有张力的肌肉、筋膜等,因其抗张强度在吸收过程中迅速减退;同时不宜用于胰腺的结扎或缝合,因可被胰液消化吸收。③尼龙线:组织反应少,且可以制成很细的线。多用于小血管的缝合及整形手术。因其线结易滑脱,且结扎过紧时易在线结处折断,所以不适合有张力的深部组织的缝合。④不锈钢丝:其刺激小,拉力大,缺点是不易打结并有折断和嵌入组织的可能。用于骨骼固定、皮肤减张缝合等。(2 分)

　3)持针器　持针器又称持针钳,主要用于夹持缝合针,有时也用作器械打结。其基本结构与血管钳相似但前端较短粗。持针器有大、小不同规格。根据手术部位深浅、缝针大小,应适当选用。夹针时应用其尖端夹住缝针的中、后 1/3 交界处或针体的后 2/5 处,如图 3-61 所示。将针置于钳嘴的前部,将缝线随之置钳嘴内。(2 分)

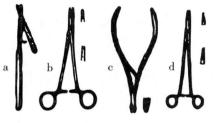 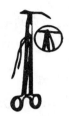 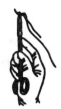

　　持针器　　　　　　　　　　持针的方法　　　　　持针器正确持法

图 3-61　持针器及正确持法

　　临床上持针器通常有 3 种持法(图 3-62),可根据每人的习惯选择,也可 3 种持法交替使用。①掌握法,俗称"满把抓",即示指抵于钳的前半部,拇指置于柄环上方,其余三指压柄环于掌中,使用时容易改变缝针方向,省力、操作方便。②指套法,为传统的操作方法,即与执剪、执血管钳方法相同,使用时省时,松钳方便。③掌指法,即示指压在钳的前中部,拇指套入钳环内,其余三指压住一柄环固定于掌中。此法关闭、松钳较容易,进针稳妥。应避免使用错误持法。(2 分)

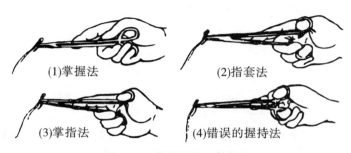

　　(1)掌握法　　　　　　　　　　(2)指套法

　　(3)掌指法　　　　　　　　　　(4)错误的握持法

图 3-62　持针器的几种持法

（6）其他常用钳类器械及牵开器　如图3-49所示。（12分）

1）卵圆钳　又称海绵钳，有弯、直两种，有齿的主要用于夹持、传递已消毒的器械、缝线、缝针、纱布、敷料、引流管等。在患者手术区皮肤消毒时也常用此钳夹持纱布消毒液进行消毒。钳头光滑无槽的无齿卵圆钳手术时可用来夹持内脏，如阑尾、小肠等。（2分）

2）布巾钳　用以钳夹各种手术巾及固定皮肤的特殊器，以防止手术巾移动和暴露切口外皮肤。手术中有时也用来夹持并牵引肋骨、髌骨等坚韧的组织。（2分）

3）阑尾钳　轻巧而富有弹性，钳住后不损伤组织，适用于钳夹较脆弱的脏器或组织，如小肠、阑尾系膜等。（1分）

4）组织钳　弹性好，头端有一排细齿，用以夹持皮下软组织、阑尾系膜及牵引皮瓣和组织等。（1分）

5）肠钳　扁平而富有弹性，无损伤，用以暂时阻断胃肠道，以防内容物溢出。用于钳夹、固定肠管，以便进行肠切除及肠吻合手术。手术中常在肠钳上套上一段橡皮管，以期进一步减少对肠管的损伤。（1分）

6）探针　一般为一细的钝头的金属棒，用以探视瘘管的方向、深度及是否有组织内异物。金属棒上可制作一纵向凹槽，可用于引导手术刀切开瘘管，防止损伤其他重要组织，称有槽探针。（1分）

7）刮匙　一金属棒，其头端有一小的类似汤匙样的凹陷，用于搔刮瘘管或窦道内坏死组织或不新鲜的肉芽组织。（1分）

8）胃钳　用于钳夹胃或结肠。轴为多关节，力量大，压榨力强，齿槽为直纹且较深，钳夹时组织不易滑脱。（1分）

9）牵引钩类　也叫拉钩，是显露手术野必需的器械。根据手术部位与深浅的需要选择不同的拉钩，常用的有以下几种。①甲状腺拉钩，为平钩状，常用于甲状腺部位的牵拉暴露，也常用于作腹部切口时皮肤、肌肉的牵拉。②腹壁拉钩，为钩状牵引器，也有深浅、宽窄之分，用于暴露腹腔脏器。③S形拉钩，是一种状如S形的腹腔深部拉钩，牵拉时间是否持久与使用方法有关，使用方法如图3-63所示。（2分）

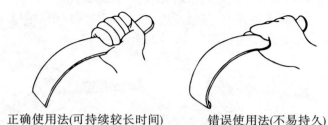

正确使用法(可持续较长时间)　　错误使用法(不易持久)

图3-63　S形拉钩的使用

（7）吸引器　凡较大的手术，都要准备好吸引器，以便手术中吸引手术野内血液或腔道中的液体内容物。吸引器头有多种，有金属制品和塑料制品，目前较多使用的是一次性单双管吸引器头，连接于手术室的中央负压吸引管上（图3-64）。（1分）

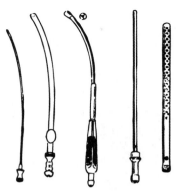

图 3-64 吸引器头

【注意事项】(10 分)

1.传递手术刀时切记不要将刀刃递给术者,以免受伤。应握住刀柄与刀片的衔接部位,将刀柄尾端送入术者手中。(2 分)

2.三角针穿透力强,但组织损伤大,切不可因其锋利而滥用,仅用在坚硬的组织,如皮肤、腱膜等。(2 分)

3.注意安全,如装卸刀片必须用持针器等。(2 分)

4.消化力强的组织如胰腺等不可用肠线。(2 分)

5.带环器械的使用最低要求为指套法,即拇指与无名指套环,必须掌握。(2 分)

【知识问答】(10 分)

1.手术刀的主要作用是什么?(5 分)

答　刀片用于切开、解剖组织或锐性分离,刀柄用于钝性分离。

2.持针钳夹持缝针的位置在哪儿?(5 分)

答　持针钳应夹持缝针的中后 1/3 处。

(李　斐)

六、手术结与打结法

打结是外科手术中最常用、最基本的操作之一,因为止血与缝合都需要进行结扎,结扎不正确,可使结扎线松脱,引起出血或缝合组织裂开。正确的结扎有赖于手术者掌握打结方法的熟练程度。因此,每个学习者都必须掌握这一重要的基本操作技术,要熟练掌握,并努力提高打结速度。

【实训目标】(8 分)

1.掌握结的种类,认识正确的结在手术中的重要性。(2 分)

2.学会手法和器械打结的正确方法。(3 分)

3.掌握打结的注意事项,能辨认和防止滑结、假结的产生。(3 分)

【实训用品】(2 分)

细麻绳、持针钳、止血钳、镊子、打结器等。(2 分)

【模拟临床场景】

模拟患者,男性,30岁。拟行右上臂皮下肿块切除术。请用医学模拟人或打结器行外科常用打结方法的练习。

【学习方法】

观摩老师示教及教学视频。两人一组,训练掌握外科常用的打结方法。每组学生根据评分标准先在组内互相评价学习效果,然后指导老师从各组抽查1~2名学生考核评估,找出存在问题,巩固学习效果。

【操作步骤及评分】(70分)

1. 外科常用的结(9分)

(1)认识外科常用的结。(3分)

(2)掌握外科常用结的打法。(3分)

(3)熟悉打结的注意事项。(3分)

2. 术前准备(9分)

(1)布置手术打结场景。(3分)

(2)清点器械物品。(3分)

(3)术者及助手做好术前的无菌准备。(3分)

3. 告知患者体位(2分)

根据手术需要,患者取仰卧位。(2分)

4. 操作过程(50分)

(1)练习常用手术结 常用手术结有方结、三重结、外科结和多重结(图3-65)。①方结:由两道方向不同的单结组成,是最基本的手术结。用于皮肤、脂肪组织的缝合打结。②三重结:为打完方结之后,再加一道第一单结,形成第一结与第三结方向相同却都与第二结方向相反的结。此结牢固可靠,用于结扎血管及皮肤、脂肪以外组织的缝合打结。缺点是遗留在组织内的线头略多。③外科结:打第一道单结时线重复绕两次,摩擦面积大,打第二道单结时第一道结不易松脱,牢固可靠,但操作较烦琐,效果与三重结相同,常被三重结所取代。用于结扎大血管及张力较大的组织缝合打结。④多重结:三重以上的结称为多重结(如四重结、五重结、六重结……)。用于肠线、合成可吸收线、尼龙线等易滑脱线缝合时的打结。(20分)

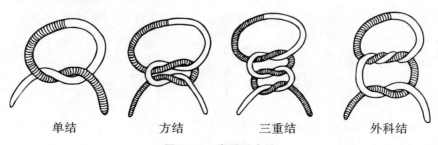

单结　　　　方结　　　　三重结　　　　外科结

图3-65　常用手术结

（2）认识常见错误结 有假结和滑结两种（图3-66）。①假结：又称十字结或女结，由两个方向相同的单结组成。②滑结：打结时两手用力不均匀或拉力方向不正确，造成一段线被拉直，另一段线缠绕在拉直的线段上，剪线后线结极易滑脱。滑结是打结学会后，最易出现的错误结，应尽量避免。（10分）

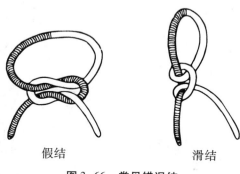

假结 滑结

图3-66 常见错误结

（3）练习常用打结方法 打结可用手和器械两种方式进行，手法打结又可分为单手打结法、双手打结法。因需打结的部位有深浅的不同，所以也有深部打结和浅部打结之说。每种打结方法都可打成方结、三重结（乃至多重结）和外科结。不同的情况下使用特定的打结方法，有利于更快地打出更牢固可靠的手术结。

1）手法打结 ①单手打结法，是最常用的一种打结方法，有方便、快捷的特点，在手术中应用最广，初学者应着重训练。但如不注意则易打成滑结。单手打结有左手打结和右手打结两种方法。临床工作中以右手打结较普遍，故以右手打结为例介绍单手打结法，如图3-67所示。②双手打结法（拇指打结法），动作较多，但打结动作较稳固，形成的结牢固可靠，不易打成滑结。适用于深部打结及重要部位的打结（图3-68）。③深部打结法，对于深部打结，应以示指尖向被结扎的组织下压推紧，不可形成钝角，否则组织被向上提，可造成组织撕裂或线结滑脱。如无法明视下操作，则只有凭手的感觉去打结（图3-69）。④双手打外科结法，如图3-70所示。（10分）

2）器械打结 器械打结是指借助持针器进行打结。多用于结扎线过短或为节约用线或皮肤缝合等不重要部位的打结。深部手术打结困难时及显微手术亦采用器械打结。器械打结容易松弛，在重要部位打结时若能用手打结则尽量不用器械打结。器械打结时，将持针器放在拿线的手指与结扎点之间较长段的缝线上，用较长段缝线向前环绕持针器一周（打外科结时环绕两周），用持针器夹住对侧的短线头，拿长线端的手与夹短线端的持针器交叉后收紧，打出第一个单结，然后再用较长段的缝线以相反方向环绕持针器一周，用持针器再夹住短线头，手与持针器交叉收紧，即打好一个方结。在方结基础上，再打一个与第一个单结相同的结，即形成三重结（图3-71）。（10分）

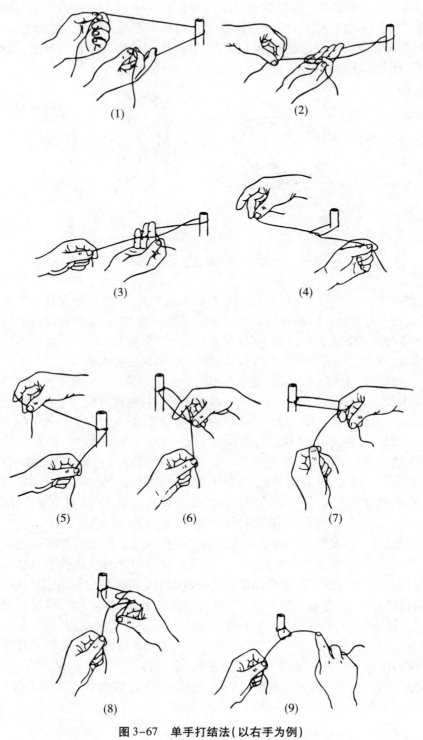

图 3-67　单手打结法（以右手为例）

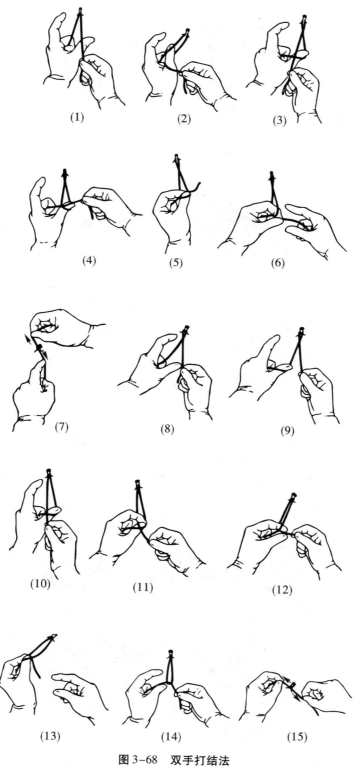

(1)　　　　　　　(2)　　　　　　　(3)

(4)　　　　　　　(5)　　　　　　　(6)

(7)　　　　　　　(8)　　　　　　　(9)

(10)　　　　　　(11)　　　　　　(12)

(13)　　　　　　(14)　　　　　　(15)

图 3-68　双手打结法

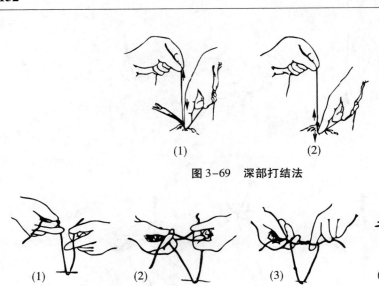

(1)   (2)

图3-69   深部打结法

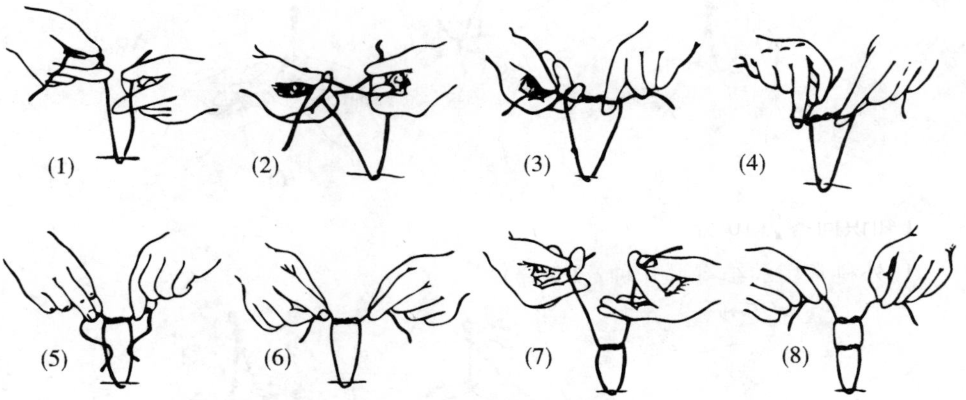

(1)   (2)   (3)   (4)

(5)   (6)   (7)   (8)

图3-70   双手打外科结法

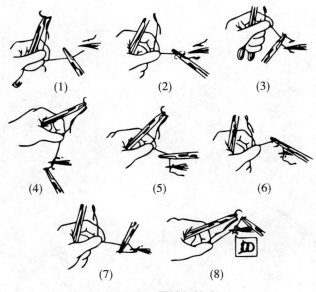

(1)   (2)   (3)

(4)   (5)   (6)

(7)   (8)

图3-71   器械打结法

【注意事项】(10 分)

1. 无论用何种方法打结,第一及第二结的方向不能相同,否则易打成假结而滑脱。(2 分)

2. 打结时两手要用力均匀。如果两手用力不均匀,即使两个结的方向相反,一根线紧,另一根线松,也易形成滑结。(2 分)

3. 打结时要求"三点一线",即两手用力点与结扎点在一条直线上。作结的第一扣时,拉线方向应顺着结扣方向,容易紧扣,还可减少断线的机会。每一结均应放平后再拉紧,忌使之成锐角,否则一用力线易被拉断。(2 分)

4. 打第二结时,要注意第一结扣不要松弛,必要时助手可用一把止血钳压住第一结扣处,待收紧第二结扣的瞬间,再移去止血钳。(2 分)

5. 打结时,要选择质量好、粗细适当的线,其粗细以张力足够而又遗留异物最少为原则。结扎前将线用盐水浸湿,因线湿后能增加线间的摩擦力,增加拉力。干线易断。(2 分)

【知识问答】(10 分)

1. 外科常用的结有哪几种?(5 分)

答　方结、三重结、外科结、多重结。

2. 打结的注意事项有哪些?(5 分)

答　①三点一线(两手的拉力点和平结的结点在一条直线上);②方向相反(每相邻两个单结的方向相反);③拉力相等(两手拉力相等)。

(李　斐)

七、缝合技术

缝合是将切开的组织予以对合,是外科手术重要的基本操作技术之一。

【实训目标】(12 分)

1. 掌握缝合的基本要求、步骤,常用的缝合方法和基本的缝合技巧。(3 分)

2. 掌握各种缝合方法的适用范围和注意事项。(3 分)

3. 进一步强化基本手术器械的正确使用。(3 分)

4. 能独立进行单纯间断、连续、锁边、垂直及水平的内、外翻缝合与荷包缝合的操作,动作规范、认真。(3 分)

【实训用品】(2 分)

缝合模型、常用器械、针、线等。(2 分)

【模拟临床场景】

模拟患者,男性,30 岁。拟行右上臂皮下肿块切除术。请为患者(医学模拟人)行外科常用缝合操作。

【学习方法】

观摩老师示教及教学视频。两人一组,训练掌握外科常用的缝合方法,并注意缝合过程中器械的正确使用。每组学生根据评分标准先在组内互相评价学习效果,然后指导老师从各组抽查1~2名学生考核评估,找出存在问题,巩固学习效果。

【操作步骤及评分】(67分)

1. 小组讨论缝合的基本要求(7分)

(1)垂直进针,沿缝针弧度拔针,不留死腔。(2分)

(2)打结手法正确,松紧适度。(2分)

(3)剪线手法正确,线头长短适中。(2分)

(4)针距、边距恰当,皮肤对合整齐。(1分)

2. 术前准备(9分)

(1)布置手术缝合场景。(3分)

(2)清点器械物品。(3分)

(3)术者及助手做好缝合的准备。(3分)

3. 告知患者体位(1分)

根据手术需要,患者取仰卧位。(1分)

4. 操作过程(50分)

(1)分组　每两个同学一组,每位以皮肤间断缝合为例,练习缝合步骤(图3-72)。(18分)

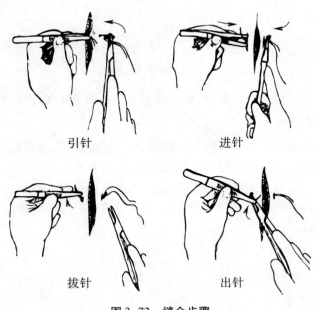

引针　　　　　　　　进针

拔针　　　　　　　　出针

图3-72　缝合步骤

1)引针　缝合时左手执镊,右手执持针器。先用镊子提起皮肤,然后进针;针跟镊走,针镊互助。(3分)

2)进针　手握持针器,使针尖的切线方向垂直于皮肤(这样针行于皮内距离最短,所受的阻力也最小),用腕臂的外旋,沿弯针的弧度迅速刺入皮肤,经皮下从切口对缘穿出。针尖的切线方向垂直于皮肤、沿弯针的弧度、迅速、旋力刺是进针的技巧。(3分)

3)拔针 可用持针器从针后部前推,镊子夹针前部顺针弧度迅速外拔,当针将要完全拔出时,阻力已很小,可松开持针器,单用镊子夹持针前部将针继续外拔,持针器迅速转位,再夹针体后1/3处(持针器应以掌面朝下夹针体,为出针做准备)。(3分)

4)出针 镊子配合,持针器外旋把针从皮内完全拔出。(2分)

5)打结 一般由一助进行。拔针后,若线不脱针,也可术者自己打结。(2分)

6)剪线 一般由二助执剪进行。正确的术中剪线方法是,术者结扎完后将双线并拢提起,并将其牵向术者的略偏左侧,助手将剪刀微展开,用剪刀叶顺线尾向下滑动至结的上缘(注意此时有突然下滑受阻的感觉),再将剪刀向上倾斜45°左右,将线剪断。剪线要在明视下进行。如离剪线部位较远,为了准确无误,可用双手剪线法(图3-73)。剪线后保留线头的长度,要以既能防止线结松脱,又能避免线头异物过多为原则,取决于缝合部位的重要程度、深度,缝线的类型、粗细及结扣的多寡等多种因素,应根据具体实际而定。一般丝线可留 1~2 mm,肠线、尼龙线留 3~4 mm。线粗、结扎的部位重要或深、结扣少时,可留长些,反之则可留短些。(5分)

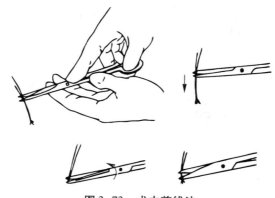

图3-73　术中剪线法

(2)常用的缝合方法 根据缝合后切口边缘的形态分为单纯缝合、外翻缝合和内翻缝合3类。各类缝合又有间断和连续缝合两种。(32分)

1)单纯缝合 将切开组织的两边缘对正缝合(不内翻或外翻)称单纯缝合。它包括间断缝合和连续缝合两类。①单纯间断缝合(图3-74),是手术中最简单、最常用的缝合法,用于皮肤、皮下组织、肌膜、腱膜及腹膜等。②"8"字缝合,又称双间断缝合。缝合线在组织深面交叉,缝合打结后形状类似数字"8"。常用于缝合腹膜及腹直肌前鞘,手术中的缝扎止血常采用"8"字缝合。有内"8"字与外"8"字之分。③单纯连续缝合(图3-75),常用于缝合腹膜及胃肠吻合时吻合口后壁缝合。如病情危急,需要迅速结束手术时,也可用此法缝合腹壁全层。开始先做一单纯间断缝合,打结后剪去缝线短头。用其长头连续缝完切口全长,缝合时助手要协助拉紧缝线。结束时将线尾留在穿入侧,与缝针所带之双股缝线结扎。此种缝合法具有缝合速度快、打结少、创缘对合严密、止血效果较佳等优点。但抽线过紧,可使环形缝合口缩小,且若有一处断裂或因伤口感染而需剪开部分缝线做引流时,均可致伤口全长哆开。④连续锁边缝合(图3-75),又名毯边缝合法,用于胃肠吻合时后壁的全层缝合。开始与结束的方法与单纯连续缝合法相同,只是每针自前一针缝合所成线襻内穿出。优缺点与前者同,但防止边缘外翻及止血作用较单纯连续缝合法更佳。缝合时必须始终将缝线拉紧,否则,难以使锁过的缝线整齐。(12分)

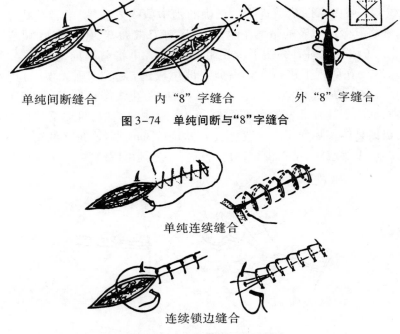

单纯间断缝合　　内"8"字缝合　　外"8"字缝合

图3-74　单纯间断与"8"字缝合

单纯连续缝合

连续锁边缝合

图3-75　单纯连续与锁边缝合

　　2)外翻缝合　　缝合时使组织边缘向外翻转,有利于保证内面光滑及皮肤切口的愈合。常用的外翻缝合法有连续外翻缝合、间断褥式缝合,后者又分为垂直褥式缝合和水平褥式缝合两种(图3-76)。①连续外翻缝合,可用于腹膜或血管的吻合。缝合时注意间距,使腹膜内面或血管内皮对合整齐。②间断垂直褥式外翻缝合,一般用于缝合松弛的皮肤,可避免切口缘内翻,有利于切口愈合。③间断水平褥式外翻缝合,多用于大血管吻合,以保证血管内面光滑。缝合切口时,在保证外翻的同时有一定的止血作用。临床有时用于腹部减张缝合。(6分)

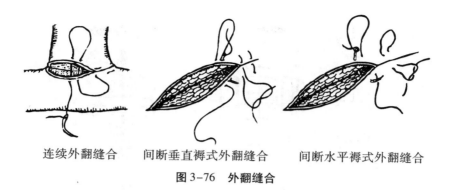

| 连续外翻缝合 | 间断垂直褥式外翻缝合 | 间断水平褥式外翻缝合 |

图 3-76 外翻缝合

3)内翻缝合 内翻缝合多用于胃肠道吻合。将缝合组织内翻,以保证缝合外表面光滑,避免粘连。内翻缝合法又分间断缝合和连续缝合两种(图 3-77)。①连续全层内翻缝合法,用于胃肠道全层缝合,但临床上已较少使用。②间断内翻缝合法,做胃肠道吻合,先做全层内翻缝合,然后再做浆肌层内翻缝合。浆肌层内翻缝合又分为间断垂直内翻缝合、间断水平(U 形)内翻缝合和荷包缝合。(6 分)

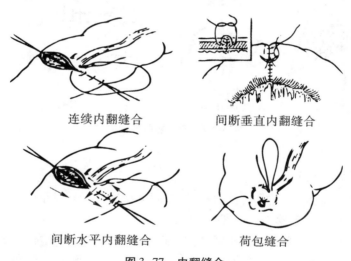

| 连续内翻缝合 | 间断垂直内翻缝合 |
| 间断水平内翻缝合 | 荷包缝合 |

图 3-77 内翻缝合

4)减张缝合 常用于腹部手术后。当切口张力过大、污染重、患者营养不良、术后切口裂开可能性大时,多采用减张缝合。缝合时要求腹膜外全层缝合,可采用单纯间断缝合、水平褥式缝合、垂直褥式缝合。缝合打结时,常自缝线穿一硅胶或橡胶管,以防止缝线勒坏皮肤(图 3-78)。(4 分)

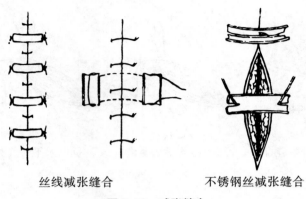

丝线减张缝合　　　　　　不锈钢丝减张缝合

图3-78　减张缝合

5）特殊切口缝合法　如图3-79所示。（4分）

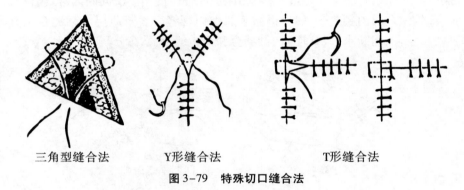

三角型缝合法　　　Y形缝合法　　　　T形缝合法

图3-79　特殊切口缝合法

【注意事项】（9分）

1.按层次由深到浅分层进行缝合。将相同类型的组织予以正确对齐缝合,不留残腔,以免积血、积液而致感染。（3分）

2.适当的针距、边距和结扎松紧度。针距、边距应适当,如腹部皮肤切口缝合的针距、边距一般为1 cm,筋膜缝合的针距、边距约3 mm,肠吻合边距约2 mm、针距1.5 mm;适当结扎松紧度可保证缝合处张力合适,以切口皮肤自然对合为准,不宜过紧、过密或过稀,因为术后伤口仍会肿胀,此时就显得密切对合了。结扎过紧,则易出现切口重叠、卷曲,甚至影响血运,不利于组织修复,易形成瘢痕。（3分）

3.美观与功能。缝合时应注意美观与功能,不同部位的缝合要选择相应恰当的缝合材料。只要缝线强度能抗过组织张力即可。缝合颜面部和身体裸露部的皮肤切口更应注意,针线太粗或对合不齐,均影响美观。（3分）

【知识问答】（10分）

1.单纯连续缝合的适用范围是什么?（5分）

答　常用于缝合腹膜及胃肠吻合时吻合口后壁缝合。

2.采用内翻缝合的目的是什么？（5分）

答　内翻缝合多用于胃肠道吻合。将缝合组织内翻，可以保证缝合组织外表面光滑，避免粘连。

（李　斐）

八、切开、止血、显露与游离

外科手术中，尽管手术种类繁多、大小不同、难度各异，但任何手术都是由切开、分离、显露、止血、结扎、缝合等基本技术操作组成的。手术基本操作是否正确、熟练程度如何，直接关系到手术效果。为此，医学生必须规范认真地练习手术的基本操作技术。

【实训目标】（9分）

1.认识组织切开和手术野显露的方法与重要性。（2分）

2.通过示教和教具（例如缝合板等）的练习，使学生初步学会切开、止血、显露、游离的方法和操作的基本原则。（3分）

3.进一步熟练、巩固常用器械的正确使用与传递、手术打结和常用的缝合方法。（2分）

4.掌握手术人员的分工及配合。（2分）

【实训用品】（3分）

外科基本技术综合练习模型、外科常用器械、络合碘、无菌巾、手术专用帽子、口罩等。

【模拟临床场景】

模拟患者，男性，30岁。拟行右上臂皮下肿块切除术。请为患者（医学模拟人）行外科常用切开、分离、显露、结扎、游离、缝合等基本技术操作。

【学习方法】

观摩老师示教及教学视频。两人一组，训练掌握外科常用的切开、止血、显露与游离基本操作技术，并注意每一个操作步骤中器械的正确使用。每组学生根据评分标准先在组内互相评价学习效果，然后指导老师从各组抽查1～2名学生考核评估，找出存在问题，巩固学习效果。

【操作步骤及评分】（68分）

1.小组讨论外科基本技术综合练习要求（11分）

（1）切开　切开时要顺着皮纹；切入皮肤时，要垂直进刀、水平运刀、垂直出刀，用力均匀，避免反复切割。（3分）

（2）分离　可分为锐性分离和钝性分离。（2分）

（3）显露　根据病变部位选用合适的牵开器，助手借助牵开器协助显露，直至手术完成。（3分）

（4）止血　包括压迫止血、电凝止血、结扎止血，根据术中需要选用合适的止血方

法。（3分）

2. 术前准备（6分）

（1）布置外科基本技术综合练习场景。（2分）

（2）清点器械、物品。（2分）

（3）术者及助手做好严格的手术前无菌准备。（2分）

3. 告知患者体位（1分）

根据手术需要，患者取仰卧位。（1分）

4. 操作过程（50分）

（1）切开　切开是进行外科手术的必需步骤，也是解剖人体内部组织的常用方法。切开主要包括皮肤的切开及其他组织切开，所用工具除普通手术刀外，还有各种电刀、激光刀、超声刀、微波刀、等离子手术刀等。多年来外科学家对很多类型的手术创造了许多典型的定型切口，例如行腹部手术时，有上、下腹正中切口，有上或右下腹的正中旁切口和经腹直肌切口，左、右肋缘下斜切口，麦氏切口等。这些都无疑有利于今天手术医生任何手术的参考选择。但是，针对每一个手术，仍需具体问题具体分析，切口的部位、方向、大小的设计是否得当，直接关系到手术区的显露、手术能否顺利进行、手术效果、术后功能和外形的恢复。在手术切开之前，术者必须熟悉局部的解剖关系，如组织的层次、各层的厚度、血管神经的分布及重要器官的体表投影等，以防切开时伤及组织。同时，切口的选择和皮肤、组织切开应遵循以下原则。（20分）

1）切开时要顺着皮纹（图3-80），面部、颈部切口应顺着皮纹线或皱纹线进行，根据需要也可顺轮廓线切开。平行于皮纹的切口张力最小。（2分）

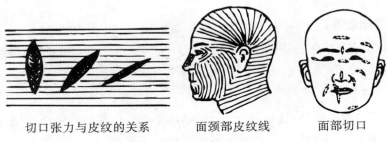

切口张力与皮纹的关系　　　面颈部皮纹线　　　面部切口

图3-80　皮纹与切口

2）切开时，运刀要得当，切入皮肤时，要垂直进刀、水平运刀（手术刀放平至与皮肤间成30°～45°角运刀）、垂直出刀；用力均匀、适中，不可偏斜，力求一次深浅均匀地将皮肤全层整齐切开，切忌用力不均、切开深度不一或反复切割造成皮肤切口边缘呈锯齿状。切开带毛发部位时，应顺着毛根方向切入，以免损伤毛囊，减少术后秃发。切开时可用左示指、拇指固定切口部位，必要时可由助手协助固定切口处皮肤（图3-81）。（5分）

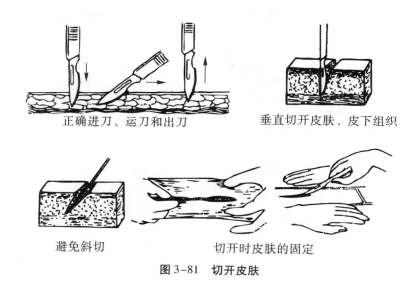

正确进刀、运刀和出刀　　　　　　垂直切开皮肤、皮下组织

避免斜切　　　　　　切开时皮肤的固定

图 3-81　切开皮肤

3）注意保护切口。腹部或其他较大切口，切开皮肤、皮下组织后，为了防止患者皮肤上可能残存的细菌被带入深部组织，减少切口污染，可将两块无菌巾或纱布垫用组织钳和巾钳固定于皮下组织层。如手术时间较长，可将无菌巾或纱布垫缝于皮下组织层（图 3-82）。（3 分）

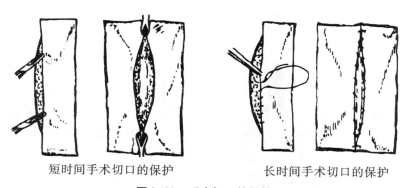

短时间手术切口的保护　　　　　　长时间手术切口的保护

图 3-82　手术切口的保护

4）防止损伤正常组织。对于体形较瘦者，避免用力过大，以防切入过深损伤深部组织或器官，重要部位更应仔细切割，防止滑刀和偏刀。深层组织的继续切开，则必须逐层、按组织的纤维方向切开。为避免损伤重要的血管、神经，可先在深筋膜或肌膜上切一小口，用剪刀深入筋膜或肌（腱）膜深面，使之与下面的组织分离后再剪开。肌肉须顺纤维方向用刀柄、血管钳或手指做钝性分离；必要时，也可将肌纤维切断，直达切口的两端（图 3-83）。（5 分）

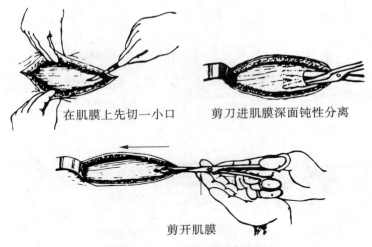

在肌膜上先切一小口　　　　　剪刀进肌膜深面钝性分离

剪开肌膜

图 3-83　切开深筋(肌)膜的方法

5)切开腹膜时,要注意勿伤及腹腔内的脏器。一般由术者用血管钳先夹起腹膜,助手也用血管钳于距术者所夹处的对侧约 1 cm 处另行夹住并提起腹膜;然后,术者放松所夹腹膜,再重新夹一处腹膜提起。如此重复一次,证明所夹腹膜不含内脏,于两钳间用刀对腹膜做一小切口。此时,即改用剪刀从中深入腹膜的深面,明视下向两端剪开腹膜。剪腹膜时,要注意腹膜有无腹腔粘连,同时,要将左手示指、中指深入至腹腔保护内脏,或由主刀者和助手协同用手指探入腹腔保护内脏(图 3-84)。(5 分)

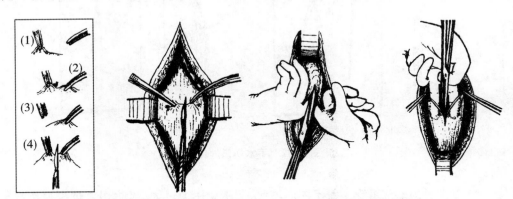

主刀和助手钳夹起腹膜 于两钳之间切开腹膜　　　　　保护内脏,扩大切口

图 3-84　切开腹膜的方法

(2)分离(10 分)

1)钝性分离(图 3-85)　以血管钳、组织剪、刀柄、剥离子(用弯血管钳夹持小纱布)等进行分离的方法。还常用手指进行分离。手指触觉灵敏,可以试探,能感觉组织的疏松程度和韧度,便于转向推进。钝性分离实际是一种推离,用力要适当,否则可使血管、神经、脏器发生撕裂。(5 分)

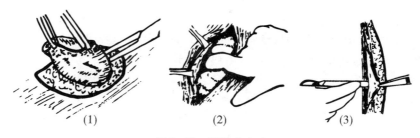

图 3-85　钝性分离法

2）锐性分离（图 3-86）　指用手术刀刃或组织剪刀进行分离,有分离面准确、精细和组织损伤较少的优点。但这种分离必须在直视下进行,要求解剖关系清楚,逐步扩展和深入,避免盲目地损伤深部的血管、神经和器官等。锐性分离较适用于离断坚韧的纤维组织以及解剖关系清楚的柔软组织。（5 分）

（3）显露　任何手术首先应有良好的显露,才能使手术顺利进行并缩短手术时间。显露良好与否,取决于手术时患者的体位、显露途径的选择、良好的麻醉与配合、充分的照明设备、大小适宜的手术切口、清晰的解剖层次和熟练的解剖技术。根据病变具体部位而选用合适的牵开器,助手借助牵开器协助显露,直至手术完成。（5 分）

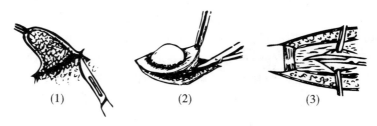

图 3-86　锐性分离法

（4）止血　在手术过程中,组织的切开、分离等都可以有不同程度的出血,手术每进行一步,都需要进行止血。完善而彻底的止血,不仅能防止严重的失血,保证手术野的清晰,便于手术的顺利进行,而且关系到患者的安全和术后愈合及并发症的发生。（15 分）

1）压迫止血　方法较多。术中的指压止血,是为暂时制止意外性较大血管出血。迅速用手指压迫或者捏住出血的来源血管,然后结扎止血或者缝合血管。常用的压迫方法是以纱布或纱布垫压迫止血。其原理是以一定的压力使血管破口缩小或闭合,血流停止或减慢,血小板、纤维蛋白、红细胞可迅速形成血栓。创面的小量渗血可以停止,剩余的出血点可钳夹结扎或缝扎。对出血活跃的渗血创面,可采用 40~50 ℃热生理盐水湿纱布压迫止血,加压一般需要 3~5 min,然后轻轻取出纱布。必要时重复2~3 次,少数较大或广泛出血创面,在其他方法止血不能奏效时,可用无菌干纱布或绷带填塞压迫。填塞物保持原位,一般于术后 3~5 d 逐步松动后取出。过早取出可能再度出血,过晚取出可能引起严重感染。（5 分）

2）电凝止血　电切和电凝，都是通电产生局部烧灼，使组织凝固而止血。最常用于切开脂肪层和脂肪层以下的较小出血点的止血或渗血点的止血。其止血迅速，可大大节省止血时间。但对于深部明显血管的出血，最好不用此法止血，因其止血效果不十分可靠，有可能在焦痂脱落后发生再出血（图3-87）。（5分）

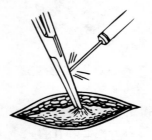

图3-87　电凝止血

3）结扎止血　是手术中最常用而又最可靠的止血方法，因而也是最重要的止血方法，分单纯钳夹结扎和贯穿缝合结扎两种。①单纯钳夹结扎止血法（图3-88）：用血管钳直接钳夹出血点时，血管钳应与出血组织创面垂直，以钳尖准确夹住出血点，钳夹的组织应尽量少。结扎时，一人将血管钳轻轻提起，尖端向下；另一人将结扎线绕过血管钳，此时将血管钳放平、尖端轻轻向上挑起，随即可在钳端下面做结扎。结扎时，打第一个单结，应保持线的紧张度，在血管钳打开并移去的同时，将第一个单结打紧，继而打第二个单结。对可见的血管，也可先用血管钳分离，钳夹两点，在两点之间切断，再用线结扎血管。结扎血管丝线粗细的选择要适当。一般结扎小血管可用1号线，稍大的血管用4号或7号线。结扎动脉和解剖学命名的血管，应做三重结扎，不宜离血管断端过近，所留的线结尾不宜过短，以防线结脱落。钳夹止血时不宜带有过多其他组织，以免妨碍扎紧线结和增加缺血组织。②贯穿缝合结扎止血法：常用于较大血管或因钳夹的组织较多、单纯结扎困难或线结易脱落时，主要为防止结扎线脱落。在处理较大血管时，先游离血管，用两把血管钳行钳夹（重要的大血管用3把钳，其近端应夹2把），在两钳间切断；在血管钳近侧组织穿过缝针，做"8"字或"U"字形贯穿缝合结扎（图3-89、图3-90）。缝扎时，注意避免刺伤血管和将血管遗漏在外，否则可发生出血或血肿。缝针误穿入血管，应立即退出，加压止血或重新钳夹止血（图3-91）。对较粗的血管，常先用中号线或粗线做一道结扎，然后在结扎线结的远侧做贯穿缝扎。缝扎止血还可用于肌断端、实质器官（肝、脾、肾等）的某些创面等，还有以缝合浆膜或其他软组织来制止渗血。（5分）

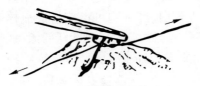

图3-88　单纯钳夹结扎止血

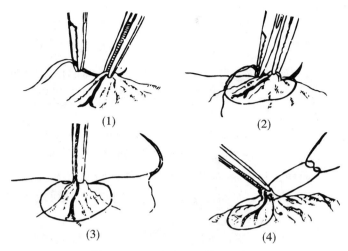

图 3-89　贯穿缝合结扎止血(1)

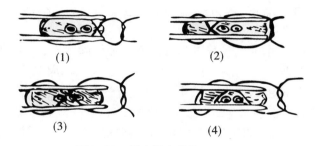

图 3-90　贯穿缝合结扎止血(2)

(1)、(2)操作正确　(3)、(4)操作错误

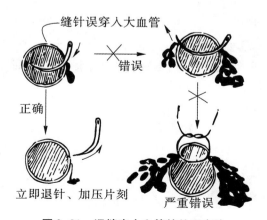

图 3-91　误缝穿大血管的处理方法

【注意事项】（10分）

1. 切开的注意事项（5分）

（1）操作时注意安全,严禁用手术刀等利器玩耍。（1分）

（2）切开时,手术刀要选择适当,执刀方法正确。不同部位组织切开时应选择大小、型号适当的手术刀,刀刃必须锋利,同时要根据切开部位、切口长短、手术刀大小,选择正确的执刀方法。（1分）

（3）切口损伤要小,距离病变部位最近,长度要足够,要便于切口延长。任何切口对组织都有损伤,在有重要血管、神经通过处,尽量避开以免切断损伤;切开后应能在最短的距离内、足够的切口长度中,使患处得到最佳视野来显露,以便手术操作;术中操作有时需将切口延长切开,因而皮肤切口选择时应考虑到便于术中切口延长。（2分）

（4）要有利于术后功能、外形的恢复,关节部位切口应避免垂直通过,以免术后瘢痕形成影响关节活动。（1分）

2. 分离的注意事项（5分）

（1）动作准确,深浅有度,用力适当。要熟悉局部解剖结构,防止误伤其他组织、器官。（1分）

（2）具备病理基础知识,认识局部病理改变。如切除肿瘤,良性肿瘤一般有包膜,常可沿其包膜外用钝性分离切除之;恶性肿瘤一般容易向四周浸润,无明显境界,必须用锐性分离法做较大范围的切除。（2分）

（3）着手分离时要识别局部组织或病变的性状,为此,应充分显露,使局部清晰可见。在某些情况下,虽不能直视局部,但可用手指探测组织的间隙、软硬、松紧、波动、搏动等,然后选择分离方法。（1分）

（4）分离面常可发生渗血,应用纱布（或热盐水纱布）压迫止血,使局部清净;如果出现出血点,则可钳夹结扎或缝扎止血。（1分）

【知识问答】（10分）

1. 手术切开时的操作要领是什么?（5分）

答　要顺皮纹切开;切入皮肤时,要垂直进刀、水平运刀、垂直出刀,用力均匀,避免反复切割。

2. 手术中有哪几种止血方法?（5分）

答　压迫止血、电凝止血、结扎止血。

（李　斐）

九、常用的局部麻醉技术

用局部麻醉药暂时阻断某些周围神经的冲动传导,使受这些神经支配的相应区域产生麻醉作用,称为局部麻醉。常用的局部麻醉技术包括表面麻醉、局部浸润麻醉、区域阻滞麻醉及神经阻滞麻醉4类。

【实训目标】(9 分)

1. 掌握常用的局部麻醉方法。(3 分)

2. 熟悉常用局部麻醉药的浓度和剂量。(3 分)

3. 了解局部麻醉药的不良反应及处理。(3 分)

【实训用品】(3 分)

兔子、清创缝合包、肥皂水、生理盐水、碘酊、75% 乙醇棉球、3% 过氧化氢(双氧水)、局部麻醉药、引流条或橡皮膜、纱布、棉垫、绷带、胶布等。(3 分)

【模拟临床场景】

模拟患者,男性,32 岁。外伤 1 h 入院。检查右前臂撕裂伤(伤口长约 6 cm,深达皮下组织,污染轻),请对该患者实施清创术中的局部麻醉技术,以确保手术的顺利进行。

【学习方法】

分析讨论该患者伤情,观摩老师示教及教学视频。4 人一组,利用动物练习清创术中的局部麻醉技术。每组学生根据评分标准先在组内互相评价学习效果,然后指导老师从各组抽查 1～2 名学生考核评估,找出存在问题,巩固学习效果。

【操作步骤及评分】(68 分)

1. 医患沟通(4 分)

(1)告知家属麻醉的目的、风险,签署麻醉同意书。(2 分)

(2)培养良好的职业素养。(2 分)

2. 术前准备(12 分)

(1)选择适当的麻醉方法。(2 分)

(2)麻醉药的浓度、剂量要适当。(3 分)

(3)麻醉前用药。(2 分)

(4)皮肤过敏试验。(2 分)

(5)术者及助手常规洗手,戴好口罩和帽子。(3 分)

3. 患者体位(2 分)

根据手术需要,患者采用仰卧位。(2 分)

4. 操作过程(50 分)

(1)做好局部麻醉的要点(15 分)

1)选择适当的麻醉方法　根据不同的病变部位、病变性质、病变范围大小选择适当的麻醉方法。一般部位选用局部浸润麻醉;手指、手掌、足趾、足掌、耳部、阴茎、胸壁可选用神经阻滞麻醉;某些特殊部位,如乳房、头皮、肛门则可选用区域阻滞麻醉。(2 分)

2)麻醉药浓度、剂量适当　麻醉药浓度由麻醉方法决定,同时要严格掌握麻醉药用量,防止麻醉药中毒。原则上应采用最低有效浓度,特别注意:用于局部浸润麻醉和区域阻滞麻醉时用量较大,必须将原液适当稀释。(2 分)

3)注射要领 不同的麻醉方法注射要领也不尽相同。①局部浸润麻醉,采用"一针技术",按解剖层次由浅入深,逐层麻醉。②区域阻滞麻醉,于病灶四周和基底部组织均匀注入麻醉药,形成 1 个包围圈,使圈内组织失去感觉。③神经阻滞麻醉,将麻醉药准确注入神经干附近,使所属区域产生充分麻醉作用。(2 分)

4)麻醉前用药 麻醉前口服或肌内注射苯巴比妥类药物,可预防和减少麻醉药的毒性反应。一般于手术前 30 min 应用,成人给予苯巴比妥 100 ~ 150 mg 肌内注射或口服,儿童及年老体弱者酌减。(2 分)

5)注药前回抽 每次推注麻醉药前必须回抽针栓,确认无血液、无气体、无脑脊液后注药。养成该习惯,可避免麻醉药中毒或出现其他意外。(2 分)

6)适当避开病灶 病变为脓肿或肿瘤时,严禁将麻醉药直接注入病灶,防止炎症扩散或肿瘤转移。脓肿切开引流或肿瘤切除手术时,最好采用神经阻滞麻醉或区域阻滞麻醉,尽量不用局部浸润麻醉。(2 分)

7)减缓麻醉药吸收 麻醉药中加入适量肾上腺素可使局部血管收缩,减缓麻醉药吸收速度,延长麻醉药作用时间和减少中毒反应。通常 100 mL 麻醉药中加入肾上腺素 0.1 mg,总量不超过 0.5 mg。对心脏病、高血压病、甲状腺功能亢进症者,不宜加入肾上腺素,可适当加入麻黄碱(麻黄素)。(2 分)

8)皮肤过敏试验 过敏体质者,普鲁卡因用药前需做皮肤过敏试验。(1 分)

(2)常用麻醉药浓度和剂量 必须了解麻醉药的药理作用、维持时间和毒性作用,尤其需掌握好麻醉药浓度及其安全剂量。一般说来,局部浸润麻醉和区域阻滞麻醉用药量较大,应选用毒性小、浓度低的药物;神经阻滞麻醉应选用渗透性好、浓度较高、作用时间较长的药物。目前最常用的 3 种麻醉药为普鲁卡因、利多卡因和丁哌卡因。(4 分)

(3)常用的局部麻醉技术(23 分)

1)表面麻醉 将渗透力强的局部麻醉药施用于黏膜表面,使其透过黏膜作用于神经末梢而产生的局部麻醉现象,称为表面麻醉。表面麻醉适用于眼、鼻、咽喉、气管、尿道等处的浅表手术或内镜检查(图 3-92),眼部用滴入法、鼻用填敷法、咽喉气管用喷雾法、尿道用灌入法。气管、支气管表面麻醉也可采用环甲膜穿刺注药。(3 分)

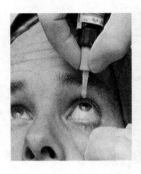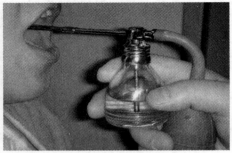

图 3-92 表面麻醉

2)局部浸润麻醉 把麻醉药直接注入手术区域,使该区域神经末梢麻醉,适用于浅表部位的多数中、小型手术(图 3-93)。①麻醉药浓度与用量:一般采用 0.25% ~

1% 普鲁卡因,成人1次总量一般不超过1g;也可采用0.25%~0.5% 利多卡因,成人1次总量不超过0.4 g。为减少中毒反应和术区出血,可于10 mL 溶液中加入0.1% 肾上腺素1滴,或100 mL 麻醉药中加入0.1% 肾上腺素0.1~0.5 mL。②操作步骤:注射麻醉药时,宜选用细长针头,利用"一针技术",使针尖斜面朝向皮肤,先注射1个小皮丘,然后使针杆几乎与皮肤平行,针尖通过第1个皮丘向前推进,先推药后进针,由点成线,由线成面,逐渐形成1条皮内浸润带。如切口较长,有时也可紧贴真皮下进针、注药,先进行皮下浸润麻醉,同样可获得良好的麻醉效果,且注药时省时、省力。如手术范围广泛,可采用扇形皮内或紧贴皮下浸润注射。皮内或皮下麻醉药注射完毕后,再分层浸润注射皮下组织、肌层等。(4分)

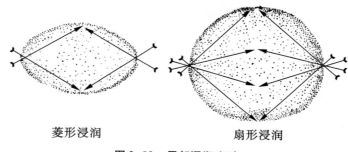

菱形浸润　　　　　　　　　　扇形浸润

图3-93　局部浸润麻醉

3)区域阻滞麻醉　将麻醉药注入病变周围及其基底组织,适用于浅表部位的中、小型手术。区域阻滞时麻醉药的浓度、剂量与局部浸润麻醉相同。也可于麻醉药中加入适量肾上腺素。常用区域阻滞麻醉分类如下。(6分)

一般部位区域阻滞麻醉　任何宽阔部位的浅表手术都可采用区域阻滞麻醉(图3-94)。注射麻醉药时先做1个小皮丘,然后在病灶周围皮内或紧贴真皮下,利用"一针技术"注射1个环形带,再于病灶周围皮下组织、肌肉等其他组织和基底注入麻醉药,围绕病灶形成1个麻醉药包围圈。(1分)

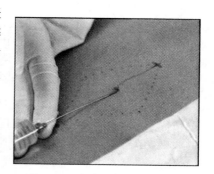

图3-94　浅表区域阻滞麻醉

头皮区域阻滞麻醉　注药于病灶四周皮肤、皮下层及帽状腱膜下层。头皮较小的肿瘤切除或外伤清创缝合时,可采用部分区域阻滞麻醉;头皮病变广泛时,则可采用全周头皮区域阻滞麻醉。(1分)

耳根周围区域阻滞麻醉　注药于耳根周围,适用于耳部手术。取侧卧位,术侧耳在上,先于耳根上部向前下浸润注射耳前上方,退针到皮下,向后下方浸润注射耳根后区上部;再于耳垂后方进针,向前上方浸润注射耳前下方,退针至皮下注射耳根后区下部。也可于耳前、耳后中点进针,分别向上、下方注射麻醉药。麻醉药用量往往较大,应防止麻醉药中毒。如病变范围较小,也可行部分区域阻滞麻醉。(1分)

乳房区域阻滞麻醉　注药于乳房周围及乳房基底,适用于乳房手术及乳房的封闭注射治疗(图3-95)。取平卧位,先于乳房周围利用"一针技术"皮内或真皮下注射麻醉药,再分别浸润注射乳房四周皮下组织,最后注射乳房基底。(1分)

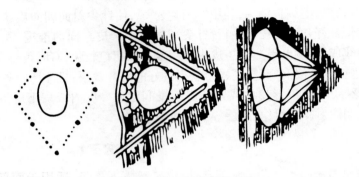

图3-95　乳房区域阻滞麻醉

　　腹股沟区域阻滞麻醉　注药于腹股沟区,适用于腹股沟疝修补手术。取平卧位,髂前上棘内侧注射第1个皮丘,接着注射麻醉药至皮下组织、腹外斜肌腱膜、肌层;再将针头退到腹外斜肌腱膜下,分别向腹股沟管内、外侧注射麻醉药;再于耻骨结节处注射第2个皮丘,继之向深部辐射状浸润注射,然后将针头退至腹外斜肌腱膜下进入腹股沟管,沿精索叉状注射;最后在皮肤切口处做菱形皮内和皮下组织浸润注射。为加强麻醉效果,也可先于第1皮丘处用长针头向脐部浸润注射,以阻滞髂腹股沟神经、髂腹下神经和第10~12胸神经皮支。(1分)

　　肛门周围区域阻滞麻醉　注药于肛门及直肠下端周围组织,适用于肛门、直肠下端的手术。取截石位,术者左手示指涂润滑剂,插入直肠内,指端至内括约肌上缘,作为注射时的引导标志,用5~7 cm长的5~7号注射针头(或口腔科麻醉针头),于肛门正前方距肛缘2 cm处注射1个皮丘,与肛管纵轴平行方向刺入,边进针边注药;然后将针再退至皮下,分别斜向肛管的左、右两侧旁刺入,边进针边注药。另在肛门正后方距肛缘2 cm处注射1个皮丘,与肛管纵轴平行方向刺入,边进针边注药,进针4~5 cm,然后将针退至皮下,再分别斜向肛管两侧,同样边进针边注药。每个方向注药量酌情而定。注射过程中,插入直肠的示指应经常校正注射针的刺入方向,以免误入肠壁或肠腔内。需要注意的是,肛门周围区域阻滞麻醉用药量较大,严防麻醉药中毒。(1分)

　　4)**神经阻滞麻醉**　是指把麻醉药注入神经干或神经丛附近,使该神经干或神经丛所支配的区域局部麻醉,适用于被阻滞神经远侧部位的手术。常用的麻醉药为2%普鲁卡因及1%利多卡因,手术操作时间较长时可用0.25%丁哌卡因。为延长麻醉时间,麻醉药中同样可加入适量肾上腺素。常用神经阻滞麻醉分类如下。(10分)

　　指神经阻滞麻醉　于患指或患趾根部两侧分别进针注射皮丘后,向掌面和背面分别注射麻醉药2~4 mL;或于手背掌指关节两侧进针,分别注入麻醉药2~4 mL。也可用"一点进针"法,利用手指背部组织的滑动性,于第1指骨背侧中点做皮丘,沿皮下斜向手指一侧注入麻醉药,边进针边注药2~4 mL,然后针头退至皮下,再斜向手指另

一侧,边进针边注药2~4 mL。(1分)

阴茎根部神经阻滞麻醉　注药于阴茎根部,适用于阴茎的各种手术。平卧位,先于阴茎根部背侧进针,皮内、皮下环形浸润注射麻醉药1圈,再于阴茎背侧分别向左右倾斜15°~20°角至两侧阴茎神经附近,抽吸无血后各注入麻醉药2~3 mL;最后于阴茎根部腹侧、尿道海绵体两旁分别垂直进针,达尿道海绵体与阴茎海绵体间沟,各注射麻醉药1~2 mL。用手适当按摩阴茎,促使药液扩散。(1分)

颈浅神经阻滞麻醉　注药于颈浅丛神经集中区,适用于颈前部手术。仰卧位,头偏向对侧,于胸锁乳突肌后缘中点注射1个皮丘,再于皮下注射麻醉药2~3 mL,继续进针有落空感,说明针已进入颈阔肌筋膜下,回抽无血后注入麻醉药5 mL,再向枕部、耳部、锁骨几个方向浸润注射适量麻醉药,以阻滞枕小神经、耳大神经和锁骨上神经。(1分)

眶下神经阻滞麻醉　注药于眶下孔,阻滞麻醉眶下神经,适用于面部手术。术者先用左手示指摸出眶下孔位置,眶下孔位于眶下缘中点下0.5~0.7 cm处,针尖从鼻翼外侧约1 cm处刺入皮肤,使针体与皮肤成45°角,斜向上、后、外方向眶下孔区,在左手示指协助下将针尖推入孔内0.5 cm,并注射麻醉药0.5~1.0 mL。同侧下睑、鼻、眶下部、上唇及上前牙、双尖牙、唇颊侧黏骨膜等组织均可被麻醉。注意穿刺时应防止刺伤眼球。(1分)

腕部神经阻滞麻醉　手部解剖复杂,神经分布丰富,痛觉敏感,手术操作复杂而又精细,因而手术时必须有完善的麻醉。腕部神经阻滞麻醉方法操作简单,麻醉时间维持较长,效果可靠,适用于手部的任何手术,当然,手指的手术仍以指神经阻滞麻醉为宜。一般说来,做较复杂手术时,可于腕部将正中神经、尺神经、桡神经同时阻滞麻醉,并宜选用作用时间较长的麻醉药,通常可选用0.25%丁哌卡因,总量不超过0.2 g。①正中神经阻滞麻醉。嘱患者握拳,并用力屈腕,于腕部前面可看到3根突出的肌腱,中间一根是掌长肌腱,尺侧一根是浅屈肌腱,桡侧一根是桡侧腕屈肌腱,正中神经恰好位于掌长肌腱与桡侧腕屈肌腱之间,居其后方。操作步骤:在尺骨茎突平面横线上定点标记,垂直进针约1 cm,出现闪电异感时,固定针杆,回抽无血后注入麻醉药5~10 mL。②尺神经阻滞麻醉。嘱患者握拳、屈腕,并向尺侧屈曲,此时腕部尺侧可看到或摸到尺侧腕屈肌腱,尺神经位于此肌腱桡侧,居其后方。操作步骤:在尺骨茎突平面横线上定点标记,垂直进针深约1 cm,出现异感回抽无血后,注入麻醉药5~10 mL。如无异感,也可于局部扇形浸润注射麻醉药10 mL,然后将针退至皮下,向尺侧背部做半圈皮下浸润注射,至腕部正中再注入麻醉药10 mL,以阻滞尺神经背支。③桡神经阻滞麻醉:桡神经浅支即感觉支沿桡动脉桡侧下行,至腕关节背侧分为两支,支配拇指背侧及大部分手背皮肤。操作步骤:在桡骨茎突与桡动脉间定点标记,针头刺入皮下,出现拇指、手背异感时,回抽无血后注射麻醉药3 mL。如拇指、手背无异感,可于桡骨茎突下方(鼻烟壶)皮下注射麻醉药3~4 mL;再于腕背部皮下向尺骨茎突方向做半圈浸润注射,需麻醉药10~15 mL。(1分)

臂丛神经阻滞麻醉　注药时有腋窝和锁骨上两种入路,最常使用且较为安全的为腋窝入路法。臂丛神经在腋窝位于腋鞘管内,与腋血管伴行。臂丛神经阻滞麻醉多用于前臂以下部位的手术。操作步骤:患者上臂外展,肘关节屈曲,此时臂丛神经被牵拉固定,腋动脉移至最表浅位置,沿肱骨上端紧靠胸大肌外侧缘触及腋动脉搏动,在其最高处先做1个皮丘,局部浸润麻醉,再用7号穿刺针进针1.0~1.5 cm,阻力感消失,即表示进入腋鞘管,此时上肢出现触电感,松开穿刺针,可看到针尾随腋动脉搏动而明显摆动,这是穿刺部位正确的重要标志。如搏动不明显,则需重新穿刺试探,直到出现最大摆动幅度为止。左手固定针尾,然后接上盛有麻醉药的注射器,回抽无血后注射麻醉药10~20 mL。应特别注意的是,腋部血管粗大,操作时动作要轻柔,避免针头刺入血管引起出血,一旦发现针尾溢血或喷血,即应退出针头压迫止血。穿刺时应及时回抽,以免将大量药液注入血管内引起中毒反应。极少数患者麻醉后可产生暂时性神经功能障碍,如手部异感、麻木等,麻醉前应向患者说明。(1分)

坐骨神经阻滞麻醉 坐骨神经支配大腿后面、小腿外侧和足部的感觉功能。坐骨神经阻滞麻醉适用于大腿后面、小腿外侧与足部的手术,若配合股神经阻滞麻醉,则适用于小腿以下的各种手术。最常用的为股后进针法。操作步骤:于患者臀下皱襞的下方3~4 cm处,略靠股部中线内侧注射皮丘,用7号10 cm长的穿刺针垂直进针5~8 cm,刺中坐骨神经产生异感,连接盛有麻醉药的注射器,回抽无血后注入麻醉药20 mL。也可采用臀部进针法,健侧卧位,下肢适当屈曲,取髂后上棘与大转子之间连线的中点,再垂直向下3 cm处进针,注射1个皮丘,用7号10 cm长的穿刺针垂直进针5~8 cm,刺中坐骨神经,产生异常感觉,连接盛有麻醉药的注射器,回抽无血后注射麻醉药20 mL。需要注意的是,坐骨神经的功能非常重要,麻醉时要严格消毒铺巾并无菌操作,防止发生注射感染,一旦感染则后果严重,故临床一般较少采用坐骨神经阻滞麻醉。(1分)

股神经阻滞麻醉 股神经位于腹股沟下方、股动脉外侧,支配下肢内侧皮肤感觉功能,股神经阻滞麻醉适用于下肢内侧表浅部位手术,如大隐静脉主干剥脱、分段结扎,或者大腿内侧取皮术等。如手术区扩展到股外侧,可加用股外侧皮神经阻滞麻醉。操作步骤:取仰卧位,腹股沟韧带下方摸到股动脉搏动,其外侧1 cm处为进针点,左手示指将股动脉压向内侧,垂直刺入,达深筋膜时有阻力增加感,继续进针,穿过深筋膜阻力消失,继续进针1.0~1.5 cm,可出现小腿内侧异感,注射麻醉药20 mL。注药后10 min不发挥作用,说明麻醉失败,应重新穿刺。注意事项同坐骨神经阻滞麻醉。(1分)

足部神经阻滞麻醉 足部手术除局部浸润麻醉、区域阻滞麻醉外,还可于踝部进行足部神经阻滞麻醉。当然足趾的手术仍以趾神经阻滞麻醉为宜。支配足部的神经有5支,即胫神经、腓深神经、腓肠神经、腓浅神经、隐神经。一般由于足部范围较广,所以较复杂手术时,可于踝部将以上5支神经全部阻滞麻醉。①胫神经阻滞麻醉:内踝上方一横指处画一横线,踝后此线与跟腱内侧交界处定点标记,垂直向前进针,触及骨质后退出少许,回抽无血后注入麻醉药10 mL,如此时出现各趾放射异感则更好。②腓深神经阻滞麻醉:内踝上方一横指处画一横线,踝前胫骨内侧边缘、拇长伸肌腱内侧定点标记,进针触及骨质,回抽无血后注入麻醉药10 mL。③腓肠神经、腓浅神经、隐神经阻滞麻醉:在内外踝上方做环形皮下浸润注射,跟腱外侧、外踝、内踝的前方皮下深层应多注些麻醉药,共需麻醉药30~40 mL,轻轻按摩局部5 min后开始手术。因腓肠神经、腓浅神经、隐神经阻滞麻醉时,麻醉药用药量较大,可将药液适当稀释,既能保证注药均匀和麻醉充分,又可避免麻醉药中毒。(1分)

肋间神经阻滞麻醉　肋间神经位于肋缘下,与肋间血管伴行。肋间神经阻滞麻醉可用于胸壁下部的各种手术。一般宜在腋后线或肩胛下角垂线处进针。确定肋间进针点定位标记,术者左手示指摸准肋骨下缘,进针至肋骨,退出少许,移向肋缘下再进针少许,抽吸无血、无气后注入麻醉药5~10 mL。因肋间区域受上、下肋间神经分支支配,故需麻醉手术区域上下相邻的各一肋间神经。值得注意的是,注药时嘱患者不要咳嗽,保持良好的静止体位,以防刺破胸膜。(1分)

(4)局部麻醉的不良反应及处理(8分)

1)晕厥　是神经反射性暂时性脑缺血所致的反应,应与麻醉药中毒反应、过敏性休克鉴别。常由恐惧、精神紧张、饥饿、疲劳等因素诱发。主要表现为注射过程中或注药完毕后,患者出现面色苍白、出冷汗、头晕、胸闷、四肢冰冷、脉速弱、血压下降等症状,严重时可伴意识障碍。处理:立即停止注射麻醉药,使患者头低位平卧,解开衣领、纽扣,保持呼吸道通畅,必要时静脉推注50%葡萄糖40~60 mL。(2分)

2)中毒反应　为麻醉药一次用量过大或针头误入血管所致,也可由注射部位血管丰富、麻醉药吸收过快造成,患者年老、体弱、贫血、耐受性差时也易出现中毒反应。轻度中毒反应为注射完毕几分钟至十几分钟后,患者烦躁、多语或嗜睡;中度中毒反应为眩晕、胸闷、恶心呕吐;重度中毒反应可见惊厥、意识丧失、呼吸浅弱、血压下降或呼吸停止、循环衰竭等重症。处理:轻度中毒的处理与晕厥相同;中度中毒时可给氧吸入、输液、静脉注射50%葡萄糖;重度中毒发生惊厥、抽搐时可静脉缓慢注射2.5%硫喷妥钠3 mL至症状缓解,血压下降、呼吸及循环衰竭时,可给升压药静脉滴注,同时给予呼吸循环兴奋剂等抢救措施。(2分)

3)过敏反应　临床反应较少见,但后果严重,应予重视。过敏体质者,即使用少量药也可出现过敏症状。给药前应详细询问病史,必要时先做皮试。麻醉药过敏主要表现为皮肤荨麻疹、血管神经性水肿(如喉头水肿)、哮喘及过敏性紫癜,严重者出现心慌、胸闷、面色苍白、全身肌肉紧张、肌肉震颤、血压下降、昏迷等休克症状。处理:与其他药物过敏相同。轻者给予一般抗过敏药,出现休克立即皮下注射1:1 000肾上腺素0.5 mL,并给地塞米松10 mg、吸氧等其他相应治疗措施。(2分)

4)特异质反应　也称高度敏感反应,即麻醉药用量不大,但可引起较重的中毒反应,表现为晕厥、心慌、脉细弱、血压下降、抽搐等严重中毒症状。当患者出现特异质反应后,可按麻醉药中毒抢救处理。(2分)

【注意事项】(10分)

1.一次用量不能超过患者的耐受量。(2分)

2.注射时要回抽,以免注入血管,加速中毒反应。(2分)

3.注射部位血管丰富,麻醉药要酌情减量。(2分)

4.局部麻醉药液内要加上肾上腺素。(2分)

5.患者体质弱等原因可致耐受力降低,应先用小剂量。(2分)

【知识问答】（10 分）

1. 常用的局部麻醉技术有哪几种？（5 分）

答　表面麻醉、局部浸润麻醉、区域阻滞麻醉、神经阻滞麻醉。

2. 注射麻醉药时，为什么要回抽？（5 分）

答　注射时回抽的目的是为了避免麻醉药注入血管，加速中毒反应。

（李　斐）

十、清创术

【实训目标】（10 分）

1. 通过实验，认识清创的重要性。（2 分）

2. 熟悉创口的分类、清创时间、创伤病情的分析。（2 分）

3. 掌握一般伤口清创术的步骤及操作技术。（2 分）

4. 学习、了解肌腱、血管、神经损伤及骨折的清创方法。（2 分）

5. 进一步训练无菌技术和外科基本技术。（2 分）

【实训用品】（3 分）

兔子、清创缝合包、肥皂水、生理盐水、碘附、75% 乙醇棉球、3% 双氧水、局部麻醉药、引流条或橡皮膜、纱布、棉垫、绷带、胶布等。（3 分）

【模拟临床场景】

模拟患者，男性，30 岁。交通事故 2 h 急诊入院。检查右大腿内侧撕裂伤（伤口长约 8 cm，深达皮下组织，污染严重），请对该患者实施清创术。

【学习方法】

分析讨论该患者伤情，观摩老师示教及教学视频。4 人一组，利用动物练习常用的局部麻醉技术和清创术。每组学生根据评分标准先在组内互相评价学习效果，然后指导老师从各组抽查 1～2 名学生考核评估，找出存在问题，巩固学习效果。

【操作步骤及评分】（67 分）

1. 伤情判断（6 分）

（1）伤口深度，污染程度，有无血管、神经、肌腱和骨损伤。（2 分）

（2）生命体征是否稳定。（2 分）

（3）必要的实验室和其他检查。（2 分）

2. 术前准备（10 分）

（1）告知家属手术目的、并发症及注意事项。（2 分）

（2）早期应用抗生素、破伤风。（2 分）

（3）活动性大出血者先止血，抗休克。（2 分）

（4）清点器械、物品。（2 分）

（5）术者及助手常规洗手，戴好口罩和帽子。（2 分）

3. 告知患者体位(1 分)

根据手术需要,患者采取仰卧位。(1 分)

4. 操作过程(50 分)

(1)伤口分类　一般将伤口分为清洁伤口、感染伤口和沾染伤口 3 类,分别进行处理。(10 分)

1)清洁伤口　即无菌手术(如甲状腺大部切除术、腹股沟疝修补术等)切口。伤口无细菌沾染,缝合后多能一期愈合。意外创口大多有不同程度沾染,但经过清创处理后可使沾染减轻,甚至变成清洁伤口。(3 分)

2)沾染伤口　即沾有细菌、但尚未发展成感染的伤口。意外创伤伤口在伤后 8 h 内多属于沾染伤口。若超过 8 h,细菌就可能繁殖、产生毒素等而变成感染伤口。而头面部血运丰富,抗感染和修复能力强,伤后 12 h 或更长时间仍可按沾染伤口处理。其他部位伤口,若沾染轻,伤口小而浅、失活组织不多(如刀切割伤)、伤后早期应用抗生素、及时包扎处理。天气寒冷等因素存在时,创伤超过 8 h 后不久也可按沾染伤口处理。相反,若伤口沾染严重,失活组织多,细菌毒力强,全身抵抗力低等,即使伤后 4 ～ 6 h,也有可能变为感染伤口。因此,对创伤伤口的分类和清创时机掌握,须结合伤口的情况、细菌的毒力、局部组织的抗感染能力与愈合能力以及伤后早期的处理情况等因素,根据具体病情具体分析。(5 分)

3)感染伤口　包括延迟处理的创伤伤口、脓肿切开、手术切口感染等,有渗出液、脓液、坏死组织等,周围皮肤常有红肿。伤口须换药,逐渐达到二期(瘢痕组织)愈合。(2 分)

(2)实验动物和术前准备(10 分)

1)创伤动物模型的制作　实验动物多用狗或兔。以沾有锯末(或灰渣)的利器在动物一侧臀部或大腿后外侧戳一长 5 ～ 10 cm 的较深伤口,形成锐器伤;或用一根铁棒或铁片快速猛力打击动物四肢或躯干,造成皮肤的不规则伤口而成钝器伤等。(5 分)

2)麻醉及体位　可用局部麻醉、腹腔内或静脉注射戊巴比妥钠法,也可用乙醚开放点滴麻醉。将动物置俯卧或仰卧位,四肢以细绳固定于手术台上并对手术肢体的局部行备皮。(5 分)

(3)清创步骤(30 分)

1)清洁伤口周围皮肤　先用无菌纱布覆盖伤口,剃去伤口周围的毛,其范围应距离伤口边缘 5 cm 以上。有油污者,用汽油或乙醚擦除(以上步骤由巡回护士完成)。(3 分)

2)清洗、检查伤口　手术者洗手、泡手后戴无菌手套,用无菌纱布覆盖伤口,用肥皂水和无菌毛刷刷洗伤口周围的皮肤,继以无菌盐水冲洗。一般反复冲洗 3 次,严重污染伤口可刷洗多次,直至清洁为止(勿使冲洗肥皂水流入伤口内)。然后,术者不摘下无菌手套,去除覆盖伤口的无菌纱布,用无菌生理盐水冲洗伤口,清除血凝块和异物,并用夹持小纱布的海绵钳轻轻擦拭伤口内的组织,用 3% 的双氧水冲洗,待创面呈现泡沫状后,再用无菌盐水冲洗干净。擦干伤口内的冲洗液及伤口周围皮肤,检查伤口内有无血凝块及异物,并检查伤口深度,有无合并神经、血管、肌腱与骨骼损伤。在此过程中若遇有较大的出血点,应予以止血。四肢创面有大量出血时,可用止血带,并记录上止血带时间。此时,用无菌纱布覆盖伤口。(5分)

3)清理伤口(图3-96) ①移去伤口上面纱布,以0.75%碘酊消毒皮肤,铺无菌巾。注意勿使消毒液流入伤口内。②用手术刀切除伤口周围不整齐的皮肤边缘1～2 mm,失去活力呈灰白色或不出血呈紫色的皮肤,应予以去除。③用拉钩轻轻牵开伤口,仔细探查损伤程度并判断组织生机。若外口过小,应扩大切口以充分显露,不留任何隐蔽的创袋;深筋膜也应当做相应的切开。④由浅入深仔细检查,清除异物、血块、组织碎片、失活组织,随时用无菌盐水冲洗。皮下组织抗感染能力差,脂肪组织易发生坏死、液化而致感染,失去活力的筋膜、血管外膜、神经鞘膜等会影响伤口的愈合,清创时均应切除,其余功能组织既要清创彻底,又要尽可能地保存;凡肌肉色泽暗红、灰暗、无张力,刀切不出血,钳夹不收缩,属失活组织,都要彻底切除或剪除,但不得将不该切除的组织一并切除,直至肌肉出现收缩、色泽鲜红、自切面流出鲜血为止;咬除明显污染的骨折断端,骨髓腔内污染也必须刮除。污染明显与骨膜分离的小碎骨片可以去除,较大的游离骨片或与软组织相连的小骨片予以保留,放回原位,以恢复解剖形态及功能;关节囊内的小游离骨片须彻底清除,并将关节囊缝合。彻底止血。小的渗血可压迫止血,较大出血予以结扎。⑤清创、止血完毕,清理完毕后,再用无菌等渗盐水冲洗伤口1～2遍,并倒入适量的双氧水浸泡创腔。清创后创壁鲜红,几乎与手术切口无异。(10分)

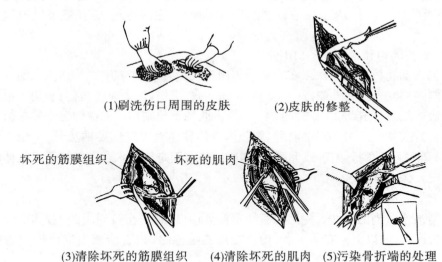

(1)刷洗伤口周围的皮肤　　　(2)皮肤的修整

坏死的筋膜组织　　　坏死的肌肉

(3)清除坏死的筋膜组织　　(4)清除坏死的肌肉　　(5)污染骨折端的处理

图3-96　清创术

4)修复组织、缝合伤口　行修复前,皮肤要重新常规消毒、铺巾,术者要更换手套、伤口清理时用过的手术器械。简单的创伤即可逐层缝合并酌情引流。①肌腱:肌腱损伤断裂时,可选择重要的肌腱进行缝合,不重要的肌腱可以不缝合或切除。若伤口污染不重,清创彻底,可将肌腱修整后一期缝合;若污染严重,清创不及时,而肌腱又重要,可将肌腱断端缝合一针,暂时固定在附近肌肉组织上,以防挛缩,待日后二期修复。若肌腱已失去生机,污染重,应将其切除。对于手部肌腱损伤,尽可能应用显微外科技术进行修复。合并有骨折时,应先处理骨折。②重要神经:应争取一期缝合。将沾染的神经鞘膜和沾染物一并切除,神经断端用锐刀片切割整齐后,在无张力情况下,采用神经外膜缝合或神经束膜缝合术。③血管:对于不影响伤口血液循环的断裂血管可以结扎。但若主要血管损伤,清创后应进行动静脉吻合或修补。血管损伤的清创是找出血管断端,剪除内膜损伤部分,清除断端血栓;若缺血时间长,可行血管灌洗,以确定血管床有无闭塞。吻合血管时应无张力、无扭曲,若缺损过长,应行血管移植。若合并骨骼及肌腱损伤,应先处理骨折及肌腱伤。④骨折:骨折断端的污染可用咬骨钳咬除。咬除后反复冲洗,打通骨髓腔。伴有重要血管、神经部位的骨折清创时,应防止骨折端再刺伤血管、神经。小的游离骨折块,可以除去;大的游离骨块,清洗干净后放回原处并妥善固定,以免遗留大块骨缺损而影响愈合。若需断肢再植,一般应缩短骨骼1～3 cm,以适应血管、神经、肌腱的无张力缝合。若伤后8 h内得到及时、彻底的清创,骨折可行内固定。横行或短斜形骨折复位后可用髓内针固定,长斜形或螺旋形骨折复位后可用钢板螺丝钉固定。⑤关节囊:彻底清创后行一期缝合,乳胶片引流,并置小塑料管两根,术后抗生素液灌洗。⑥缝合伤口:伤口清理、修复后,由深层向浅层按局部组织的解剖层次进行缝合。用间断缝合法缝合皮下组织后,以70% 乙醇消毒伤口周围的皮肤,用间断缝合法缝合皮肤;对齐皮缘,挤出皮下积血,再次用70% 乙醇消毒皮肤,覆盖无菌纱布,并妥善包扎固定。本次动物实验可不覆盖纱布及包扎。(12 分)

【注意事项】(10 分)

1. 创伤清创应尽可能早施行,越早效果越好。操作时严格无菌规程,认真进行清洗和消毒。(2 分)

2. 切除伤口组织以前,必须充分考虑局部形态和功能的恢复,尽可能保留和修复重要的血管、神经和肌腱;较大的骨折片,即使已与骨膜分离,仍应清洗后放回原处,以防骨质缺损而致骨折愈合延迟或不愈合。(2 分)

3. 伤口内要彻底止血,以免再形成血肿。(1 分)

4. 缝合时注意组织层的对合,勿留无效腔;松紧要适宜,以免影响局部血运。(1 分)

5. 伤口表浅、止血良好、缝合后没有无效腔时,一般不必放置引流物。无效腔存在有血肿形成的可能时,应放置引流物。(2 分)

6. 伤口内是否用抗生素,应根据具体情况决定。但局部应用抗生素不能替代清创处理;可酌情全身给予抗生素预防感染,并按破伤风预防常规处理。(2 分)

【知识问答】(10 分)

1. 请说出清创术的最佳时间。(5 分)

答　清创术的最佳时间一般在伤后6～8 h之内。

2. 清创的目的是什么?(5 分)

答　最大程度减少伤口的污染,为组织愈合创造良好条件。

（李　斐）

十一、换药与拆线术

换药又称更换敷料。通过更换敷料,可动态观察伤口的生长情况,及时清除异物、脓液或过剩的肉芽组织等,确保引流的通畅,防止附加的损伤与污染,为促进伤口的愈合创造良好的局部条件。

【实训目标】(6 分)

1. 熟悉外科伤口的种类与愈合分级、外科伤口的处理原则。(2 分)

2. 掌握换药的准备、具体的操作方法和注意事项,拆线的操作方法。(2 分)

3. 加强无菌观念。(1 分)

4. 进一步熟悉外科引流的术后观察和处理。(1 分)

【实训用品】(4 分)

包扎模型、口罩、帽子、换药车、换药碗 2 个、弯盘 1 个、镊子 2 把、无菌剪刀、纱布、引流条、绷带、胶布、拆线剪等。(4 分)

【模拟临床场景】

模拟患者,男性,35 岁,甲状腺术后 5 d。检查颈部切口长约 6 cm,生长良好,请为患者实施换药与拆线术。

【学习方法】

分析讨论该患者伤情,观摩老师示教及教学视频。4 人一组,利用模型练习清洁伤口换药与拆线的操作步骤。每组学生根据评分标准先在组内互相评价学习效果,然后指导老师从各组抽查 1~2 名学生考核评估,找出存在问题,巩固学习效果。

【操作步骤及评分】(70 分)

1. 伤口情况判断(8 分)

(1)伤口生长情况,有无红肿、渗出,肉芽组织是否生长过旺。(4 分)

(2)引流是否通畅。(4 分)

2. 术前准备(12 分)

(1)告知家属换药和拆线的时间以及术中会出现的不适感,取得患者配合。(4 分)

(2)准备换药、拆线用物。(4 分)

(3)术者及助手常规洗手,戴好口罩和帽子。(4 分)

3. 告知患者体位(5 分)

根据手术需要,患者采取仰卧位。(5 分)

4. 操作过程(50 分)

(1)换药前的准备(10 分)

1)环境、患者的准备　室内光线应充足、柔和,空气新鲜,温度适宜,不潮不燥,无灰尘。一般卧床患者可在床前换药;对特殊患者,如大面积烧伤者,应在严格无菌换药室进行。对患者要做好思想工作,消除顾虑,取得合作。换药时姿势应以患者舒适、伤口能充分暴露、便于操作为宜。对剧烈疼痛的伤口换药,可先给以镇静止痛剂,以减轻

疼痛。(3分)

2)换药用物、药品的准备　①常用换药用物准备:要根据具体的情况,一般伤口应准备无菌换药碗2个,有、无齿镊各1把,敷料数块,乙醇与生理盐水棉球各数个,分置于换药碗的两侧,不能混在一起。有时还需准备引流物、血管钳、剪刀、探针等。一换药碗覆盖于另一碗上,以便于携带。同时还应准备胶布、棉签、污物桶等。②常用换药药品的准备:换药时,可能遇到不同类型的伤口,需用不同的药液进行处理。熟悉常用的换药药物的作用及适应证,能使操作时有的放矢,对不同的伤口选择不同的换药液(表3-1)。(3分)

表3-1　换药的常用药物

药物	作用及适应证
70%乙醇	仅用于伤口周围皮肤的消毒
络合碘	能杀灭病毒、致病菌及其芽孢,作用持久、毒性低、不致敏,对皮肤、黏膜、伤口无刺激,不需乙醇脱碘,用于伤口内、外消毒
生理盐水	无杀菌作用,不刺激正常组织,为首选伤口清洗剂
5%高渗盐水	对水肿明显的肉芽创面,能起到局部脱水作用
凡士林油纱布(条)	新鲜创面和化脓创口均可使用,可起到保护创面、有利于引流和充填止血作用,每1~3 d换药1次
0.1%洗必泰液	对组织刺激小,清洁作用强,与脓、血接触并不降低杀菌能力,广泛用于创腔及创面的清洗消毒
复方漂白粉(尤苏)溶液	能产生新生氧,除对结核杆菌不敏感外,对绝大多数化脓菌包括绿脓杆菌、芽孢及病毒有强烈杀灭作用。用于脓液较多或腐败性创口,湿敷效果佳,有杀菌、祛腐、除臭效用。需现配现用,避光保存,1周内有效
H_2O_2或0.02%高锰酸钾(PP)溶液	接触伤口组织后能释放新生氧,且对组织刺激较小,最适于污染重、创道深或组织坏死多的伤口,以防厌氧菌尤其是破伤风等芽孢菌的感染
10%~20%硝酸银溶液	腐蚀剂。对过度生长或不健康的肉芽创面,可用硝酸银棉球或棉棒处理。腐蚀完毕后用生理盐水棉球擦净创面,避免残留影响肉芽生长
3%醋酸、3%苯氧乙醇或磺胺米隆	用于湿敷绿脓杆菌感染创面
10%氧化锌软膏	保护肠瘘周围皮肤或各种消化液外渗引起的皮肤炎症、溃疡
10%~30%鱼石脂软膏或金黄散(醋调)	皮肤感染未溃,炎症的早期,可消炎退肿,促使肉芽及上皮生长

3)术者准备　①严格无菌操作,换药前操作者必须戴好帽子、口罩,穿工作服,并认真洗手。一般创面,应每换一患者洗一次手;特殊感染、大创面或必须用手操作的要戴无菌手套。②事先了解患者伤口的情况,安排换药次序。③所有接触伤口的用品必须灭菌处理,换药盘、碗、组织镊等必须每人1套,且镊子分用2把,其一接触伤口,另

一夹持无菌敷料,避免交叉感染。(4分)

(2)换药的基本操作步骤 主要包括3个步骤:揭去伤口敷料;清理伤口,更换引流物;覆盖无菌敷料,并加以固定(图3-97)。(10分)

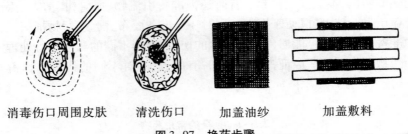

消毒伤口周围皮肤　　清洗伤口　　加盖油纱　　加盖敷料

图3-97 换药步骤

1)取下伤口原有的敷料(图3-98) 撕解胶布应由外向里,切勿生拉硬扯,以免引起疼痛。外层的敷料可用手揭除,内层的敷料应用镊子取除。取除贴于创面的敷料应特别注意,因为创面渗液干结可使敷料黏结于创面,或者更有新生的肉芽长入纱布的网孔内,若用力揭起,不仅会引起患者疼痛,而且可能引起渗血,新生肉芽也将受损伤。对此,应先用生理盐水浸透,使敷料与创面分离;再轻轻提起敷料的一边,另一手持镊夹盐水棉球轻压敷料黏着的创面,慢慢取下敷料。如果发生少量渗血,可用棉球压迫片刻使之止血。(2分)

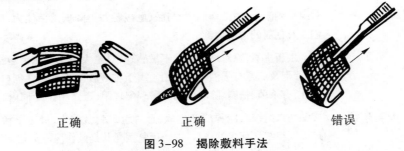

正确　　　　　　　正确　　　　　　　错误

图3-98 揭除敷料手法

2)对伤口、创面进行清洁、消毒和其他处理 应根据具体的情况使用相应的方法。例如对缝合的清洁伤口,主要是用乙醇棉球自创缘由里向外消毒伤口及周围皮肤两次;对感染伤口,则先用乙醇在其周围皮肤由外向里消毒,继而用盐水棉球等清除创面脓液,并加以引流纱条等,最后再用乙醇等消毒周围皮肤一遍。换药时用双手执镊操作法,右手镊子接触伤口,左手镊子用以从换药碗中夹取无菌物品,递给右手,两镊不可相碰;消毒时勿使乙醇流入伤口。有引流物时,要进行更换,并保持引流的通畅。(2分)

3)处理完伤口后用无菌敷料覆盖、固定 所盖敷料的大小,以伤口不暴露为主,通常达到伤口周围3 cm左右即可。至于加盖敷料的数量,则应按伤口渗出情况而定。伤口无渗出液者放置4~8层纱布已足够。若分泌物较多,所盖敷料必须相应增多。纱布块常用胶布固定。胶布粘贴的方向尽可能与皮纹平行。粘贴前擦净皮肤的汗水、油腻和原有的粘胶。某些部位的敷料单纯用胶布固定不够牢固,应于胶布粘贴后,再

用绷带卷缠绕或制成各种形状的带巾加固,如胸带、腹带等。(3分)

4)妥善处理污染的敷料　更换下来的纱布、绷带及擦拭创面的棉球等,需用钳、镊夹取集中放于弯盘内,倒入污物桶。器械及碗、盒、盘擦洗净后,重新消毒灭菌。特殊感染的敷料应全部烧毁,器械做特殊灭菌处理。(3分)

(3)各种伤口的换药方法(15分)

1)缝合的伤口　目的是检查创口有无感染、皮下血肿或皮下积液,调整或取出引流物品。根据创口部位的血供情况,并参考患者年龄、营养状况及创口实际的愈合情况,适时拆除缝线。换药时沿创口纵轴方向揭去敷料。若粘着不易揭开,应用无菌盐水湿敷 15～20 min 后揭下敷料,操作要轻柔,避免引起患者疼痛,创口撕开、出血。观察敷料渗出物性质和量,创口周围有无红肿、异常膨隆,线结处皮肤有无红肿、脓疱等。用70%乙醇由内向外轻擦创口皮肤。创口红肿或缝针处红肿时,可用乙醇纱布湿敷并包扎创口。疑有皮下积液时,用无菌空针管抽吸或用血管钳自波动明显处探查创口内情况。若有积液,可拆除1～2针缝线,引流皮下积液。若术后创口疼痛不见减轻反而加重,红肿,有少量渗液,缝线处有脓点,为缝线反应即早期感染的征象,须以换药镊夹破脓点,乙醇纱布贴敷;如已有明显化脓感染,则立即拆除部分或全部缝线,撑开创口排脓后置橡皮片、凡士林纱条等引流。第一次换药,若创口内有引流物,可于术后24～48 h实施,视敷料上渗出物量多少,旋转调整或将引流物退出1～2 cm;若无引流物,可于术后3～4 d换药,甚至直到拆线时换药。换药完毕再用无菌棉球擦拭创口,覆盖无菌纱布包扎固定。胶布与皮肤要平展粘固,不要有太大拉力。拉力过大,易造成胶布下及周围皮肤水疱形成。(3分)

2)创面浅平的开放伤口　浅平创面已有肉芽组织生长时,换药的目的是清除创面分泌物,保持创面清洁,创造相对干燥的环境,以利上皮生长尽快覆盖肉芽组织创面。换药时,先用生理盐水湿敷浸润创面之敷料,然后轻轻揭去。用无菌盐水棉球清洁创面后,创面先覆盖凡士林油纱,保护肉芽组织创面,促进外周新生上皮向内生长。除外分泌物过多的情况,有肉芽组织的浅平创面不宜频繁换药,以减少对新生上皮的反复损伤,延缓创面的修复过程。如果创面过大,则应考虑植皮。浅平创口内肉芽组织的处理见表3-2。(5分)

表3-2　浅平伤口内肉芽组织的处理

肉芽组织	伤口情况	换药处理
正常	颜色鲜红,坚实,呈细颗粒状,分布均匀,分泌物少	用无刺激的油性纱条或凡士林纱布覆盖
生长过快	高出创缘,影响愈合	用剪刀修平,或用硝酸银溶液烧灼
水肿	颜色淡红,触之不出血,表面光滑而晶亮	5%氯化钠溶液湿敷
坏死	创面脓液多,有臭味	用尤苏湿敷
慢性溃疡	创面长期不愈,质硬,色灰暗,不易出血,创缘新生上皮不明显	先去除病因,切除溃疡后形成新鲜创面,再植皮

3）有脓腔的深部感染性伤口　换药时要求保持引流通畅，防止伤口表皮过早长拢，并采取措施使肉芽组织从创底由深而浅铺满创腔而愈合。故皮肤消毒后，每次换药均需先用长镊或探针探测创道情况，若引流不畅，宜适当扩创。创腔用拧干的生理盐水、0.1%洗必泰、过氧化氢等棉球清洗，脓多而臭时，改用尤苏液棉球清洗，或置导尿管至创底注入尤苏液灌洗。为刺激肉芽组织生长，可在换药时用镊子搔刮创缘使其少量出血，然后放置凡士林或尤苏纱布条引流。下次换药须将引流条如数拨出，不得遗留创道内形成异物，否则妨碍伤口愈合。（5分）

4）特殊感染的伤口　①气性坏疽的局部处理，是多处切开或截肢伤口开放，均需换药。多处切开者可见肌坏死（此点与厌氧菌性蜂窝织炎不同），脓液有腥臭味、红褐色、较稀薄，可能带有气泡。换药时伤口需用3%过氧化氢、0.05%高锰酸钾或0.2%氯胺丁冲洗和持续湿敷，已坏死的组织（色暗、无光泽、无弹性、不出血）应剪除或切除。同时加强全身治疗。必须严格施行隔离处理，工作人员接触患者前后都应换装和洗手消毒。换药所用的物品和玷污的敷料均需特殊处理。②破伤风患者的伤口，经清创术后开放，通常没有明显的化脓。但仍应用高锰酸钾或氯胺丁持续湿敷1～2 d，然后改用呋喃西林湿纱布和油纱条引流。如有气管切开的伤口，可以常规处理。此外，必须施行隔离治疗。③真菌感染的创面，常继发于用大量广谱抗生素后和（或）机体免疫功能降低者。感染常不限于创面，消化道、泌尿系等可同时受累。较多见的菌种是白色念珠菌，其他如曲菌、隐球菌等。创面特点是颜色转暗，有霉斑或颗粒，肉芽水肿，创缘上皮停止生长，敷料上也有霉斑。诊断可取创面深部的组织进行镜检和培养，加以血的真菌培养。患者全身衰竭，应予支持疗法；停止原用的广谱抗生素和激素，选用制霉菌素、两性霉素 B 等注射。创面换药时选用碘甘油、克霉唑或酮康唑等溶液进行湿敷。（2分）

（4）拆线　如果缝合伤口愈合良好，已到拆线时间就可进行拆线。如拆线太晚，易造成缝线炎症反应和线结瘢痕；拆线太早，有张力的伤口易造成伤口裂开。要把握好拆线的时机与正确的操作方法，确保伤口的最后痊愈。（15分）

1）切口及愈合情况　①切口情况，一般分为3类。无菌切口（Ⅰ）：指完全缝合的无菌切口，如甲状腺手术、脾切除术、良性肿瘤切除术。可能污染切口（Ⅱ）：指手术时可能带有污染的缝合切口，如胃切除、食管手术、胆囊切除、肺切除术。感染切口（Ⅲ）：指邻近感染区或组织直接暴露在感染区的切口，如急性化脓性腹膜炎、脓肿病灶清除术。②愈合情况，分为3级。甲级：切口一期愈合，无不良反应。乙级：愈合处有炎症反应，如红、肿、皮下硬结、血肿、积液，经积极处理后未化脓者。丙级：切口化脓，需切开引流，以待二期愈合者。

根据以上对切口缝合初期的分类和切口最后愈合的分级，当患者需出院、做出院小结时，必须准确地对切口情况做出记录。例如：甲状腺大部切除术后切口愈合优良，其记录应为"Ⅰ/甲"，意为"Ⅰ类切口，甲级愈合"；胃大部切除术后切口发生血肿，其记录应为"Ⅱ/乙"，意为"Ⅱ类切口，乙级愈合"；其余类推。（5分）

2）拆线时间的选择　拆线时间的判断主要依据以下情况进行全面考虑：切口部位血运情况；切口的大小；切口所在部位承受的张力大小。一般情况：①头、面、颈部切口,血供丰富,皮肤愈合能力强,术后4~5 d拆线。②下腹、会阴部切口,术后6~7 d拆线。③胸部、上腹部、背部、臀部切口,术后7~9 d拆线。④四肢切口,术后10~14 d拆线,近关节处切口可适当延迟拆线。⑤减张缝合者,一般于手术14 d后拆线。⑥年老、营养状况不佳者,应适当延迟拆线,必要时可间隔分期拆线。(5分)

　　3)拆线的操作方法(图3-99)　①先用乙醇棉球消毒切口及周围皮肤;②用血管钳(手术镊)夹住线头并轻轻提起,使皮肤表面以下的一侧线露出少许;③紧贴皮肤剪断缝线(避免露在皮肤外面的缝线在拔除时经过皮下组织,造成污染);④顺有线结的一侧方向迅速抽出缝线。(5分)

【注意事项】(10分)

　　1.严格无菌操作规程,每次换药前后洗手消毒,避免交叉感染。如换药者已接触伤口的绷带和敷料,不应再接触换药车或无菌的换药碗(盒)。需要物品时可由护士供给或自己洗手后再取。各种无菌棉球、敷料从容器中取出后,不得放入原容器内。污染的敷料须立即放入污物盘或污物桶内。(2分)

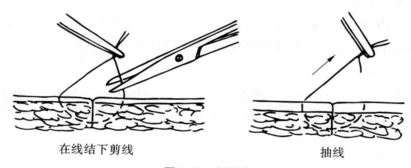

在线结下剪线　　　　　　　　　　　　　　　抽线

图3-99　拆线术

　　2.换药者如需在同一段时间内进行多个患者的伤口换药,其换药的顺序应为先换清洁的伤口,然后换感染伤口,最后为严重感染的伤口或特异性感染的伤口换药。(2分)

　　3.换药时应注意取出伤口内的异物,如线头、死骨、弹片、腐肉等,并核对引流物的数目是否正确。(2分)

　　4.换药动作应轻柔,切忌暴力撕扯。保护健康组织,防止对伤口组织的损伤。如擦拭创面时不可过分,以免新生的嫩组织脱落;用探针伸入伤口时,要防止造成假道或出血等。(2分)

　　5.每次换药完毕,须将一切用具放回指定的位置,认真洗净双手后方可给另一患者换药。(2分)

【知识问答】(10分)

　　1.多个伤口换药时,怎么安排换药的顺序?(5分)

　　答　先安排清洁伤口,再处理污染伤口,避免交叉感染。

　　2.四肢切口术后何时拆线?(5分)

答　术后10～14 d拆线,近关节处切口可适当延迟拆线。

（王　岩）

十二、石膏绷带外固定

石膏绷带是在淀粉液浆制过的大网眼纱布上加上煅制石膏粉制成的。这种绷带用水浸后质地柔软,可塑制成任何形状敷于伤肢,一般十几分钟后开始硬化,干燥后成为坚固的石膏夹。根据这一特性,石膏绷带应用于整复后的骨折、脱位的外固定或矫形都可收到满意的效果。

【实训目标】(6分)

1.掌握石膏绷带包扎的适应证、基本方法、操作注意事项。(3分)

2.了解身体各部位石膏绷带包扎的方法。(3分)

【实训用品】(2分)

石膏绷带、纱布绷带、温水、盆等。(2分)

【模拟临床场景】

模拟患者,男性,36岁,踝关节骨折。请为患者实施石膏外固定。

【学习方法】

观摩老师示教及教学视频。两人一组,在实训室练习操作步骤。每组学生根据评分标准先在组内互相评价学习效果,然后指导老师从各组抽查1～2名学生考核评估,找出存在问题,巩固学习效果。

【操作步骤及评分】(78分)

1.小组讨论适应证(10分)

(1)骨折患者整复后的固定支持。(2分)

(2)各种畸形的矫正及手术后的固定。(2分)

(3)关节损伤及脱位复位后的固定。(2分)

(4)骨与关节炎症的局部固定。(2分)

(5)周围神经、肌腱、血管损伤修复术后或皮瓣修复术后的固定。(2分)

2.小组讨论禁忌证(10分)

(1)软组织损伤、开放性骨折。(3分)

(2)肢体严重肿胀、张力性水疱形成、血运障碍者。(3分)

(3)神志不清、精神异常,不能正确描述固定后感觉或异常者。(4分)

3.术前准备(8分)

(1)浸水　将石膏绷带卷平置于35～40 ℃温水桶内,根据操作速度,每次可放1～2个,待气泡出净后取出,以手握其两端(图3-100),轻轻挤去多余的水分,即可使用。(4分)

(2)石膏绷带内的衬垫　为了保护骨隆突部的皮肤和其他软组织不为坚硬的石膏所压伤,在包石膏之前,必须先放好衬垫。常用的衬垫物有棉纸、棉垫等。有垫石膏绷带衬垫较多,即将整个肢体先用棉花卷自上而下全部包好,其外再松松地包一层纱布绷带,然后在外面包石膏绷带。有垫石膏绷带多用于手术后固定。无垫石膏绷带并非完全无垫,而是只在骨隆突部放置衬垫(图3-101),其他部分不放任何衬垫,固定效果较好,多用于骨折治疗。(4分)

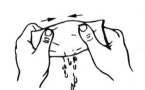 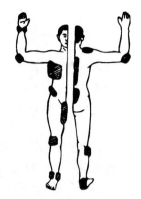

图3-100 石膏绷带浸水法　　　图3-101 各骨隆突衬垫处

4. 操作过程(25分)

(1)制作石膏条　先制作一石膏条,以加强石膏绷带。按照标记好的长度,将自水桶中取出来的石膏绷带卷迅速摊开,来往折叠约6层厚为一条(图3-102)。在包小腿石膏绷带时,可将做好的石膏条平服地放在小腿的后侧及足的跖侧。按抚妥帖之后,再把石膏绷带卷包上去。(5分)

图3-102 制作石膏条

(2)包石膏绷带的基本手法(图3-103)　术者以右手掌握住石膏绷带卷,用左手将石膏绷带卷的开端部分抚贴于患者肢体上,右手将石膏绷带卷围着肢体迅速包缠。动作要敏捷正确,从肢体的近侧走向远侧。左手随即将包上肢体的石膏绷带按抚妥帖,注意不可包得太紧或太松。包石膏绷带的基本手法在于“石膏绷带是粘贴上去的,而不是拉紧了缠上去的”。每一圈石膏绷带应该盖住上一圈石膏绷带的下1/3,这样才能使整个石膏绷带凝合成一整体。包的层次要均匀,但在石膏绷带的边缘部、关节部及骨折部要多包2~3层,否则边缘部分容易损坏,关节及骨折处容易折断。整个石膏绷带的厚度应以不致断裂为标准,不必做无目的的加厚。当石膏绷带卷经过肢体圆周上粗下细、周径不等之处时,必须用左手打“褶裥”,这些“褶裥”要打得很平整,切勿在包石膏绷带时将石膏绷带卷翻身再包,避免在石膏绷带内层形成皱褶。(5分)

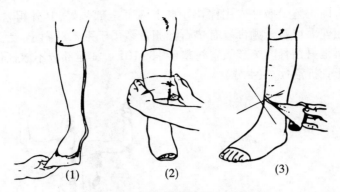

(1)   (2)   (3)

图 3-103   包绷带的基本手法

（3）石膏绷带的塑捏成型（图 3-104）   当石膏绷带包至一定厚度而尚未硬固时，可用手掌在石膏绷带上一定部位予以适当而均匀的、平面性的压力，使石膏绷带能与肢体的轮廓符合，以增强石膏绷带对肢体的固定性能。例如在包下肢管型石膏绷带时，可用两手掌轻轻地在股直肌肌腱两侧施加适当的平面性压力，使石膏绷带干硬后能完全符合肢体的轮廓。（5 分）

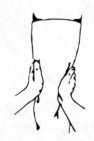

图 3-104   石膏绷带的塑捏成型

（4）四肢石膏绷带   应将手指、足趾露出，以便观察肢体血液循环、感觉和活动功能等，同时手指、足趾可做功能锻炼。（5 分）

（5）修整   石膏绷带包成后，须切去多余的部分，充分露出不包括在固定范围内的关节，使不妨碍它们的功能锻炼，同时又须将石膏边缘修齐。管型石膏硬固后是无伸缩性的，如果包在石膏内的肢体发生肿胀，则肢体的血液供应将受到阻碍而发生坏疽。针对这种情况，可在包好石膏后，立即将管型石膏纵形剖开。（4 分）

（6）标注日期、创口位置   石膏绷带包扎完毕后，应用红色铅笔在管型石膏上画出骨折形状并注明包石膏和预定拆石膏的日期，有创口的可将创口位置标明或将开窗位置画好。（1 分）

5.石膏绷带的护理（10 分）

（1）抬高患肢以利静脉及淋巴回流，减轻肢体肿胀，包上肢管型石膏后，可将一端悬挂。下肢石膏可用软枕垫高。（2 分）

（2）注意患肢血液循环及有无疼痛。经常观察指、趾皮肤的颜色和温度，并与健侧比较。如发现指、趾发绀、苍白、温度降低或不能主动活动，皮肤感觉减退，应立即将石膏绷带纵形剖开。若不及时处理，可以发生缺血性肌挛缩或肢体坏疽。（2 分）

（3）注意局部压迫症状。早期症状是局部持续性疼痛，时间稍久则可引起皮肤坏死和压迫性溃疡。应及时在疼痛处开窗或更换石膏。（2 分）

（4）患者须卧木板床，并用软垫垫好石膏，注意保护石膏的整洁，勿使沾污。翻身或改变体位时，应保护石膏，避免折裂。（2 分）

（5）酷暑季节，若室内无调温设备，不宜包大型的石膏绷带。必须包时，患者如有不适反应，宜及早剖开。寒冷季节应注意包石膏绷带肢体的保暖，以防冻伤。（2分）

6.各类石膏绷带的包扎法（9分）

（1）石膏托　以前臂石膏托为例（图3-105）。（3分）

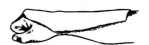
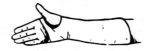

图3-105　石膏托

（2）管型石膏　以长腿管型石膏为例（图3-106）。（3分）

（3）石膏床　如图3-107所示。（3分）

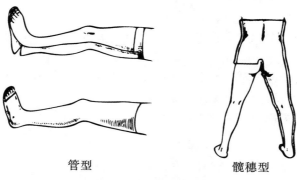

管型　　　　　　　髋穗型

图3-106　管型石膏

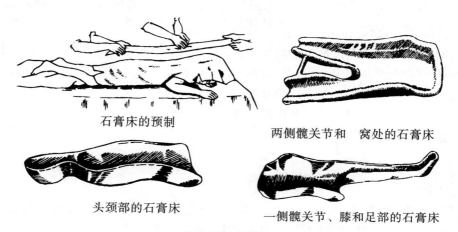

石膏床的预制

两侧髋关节和　窝处的石膏床

头颈部的石膏床

一侧髋关节、膝和足部的石膏床

图3-107　石膏床

7.石膏绷带的拆除（6分）

由于石膏绷带干燥后十分坚硬，拆除时多用专门工具，包括锯、刀、剪、石膏分开器等。拆除的方法是：先用热醋、双氧水或饱和食盐水在石膏夹表面划好拆除线，使之软化，然后沿拆除线用石膏刀切开、石膏锯锯开，或用石膏剪逐层剪开。为了减少拆除时可能发生的组织损伤，拆除线应选择在较平整和软组织较多处。外科临床上也常直接用长柄石膏剪沿石膏绷带近端外侧缘纵向剪开，而后用石膏分开器将其分开，石膏剪向前推进时剪的刀锋应与肢体的长轴平行，以免损伤皮肤。（6 分）

【注意事项】（4 分）

1. 皮肤应清洗干净。若有伤口，应更换敷料。纱布、棉垫和胶布条都要纵向放置，避免环形，以免伤肢肿胀后，形成环形勒紧物，妨碍肢体血液循环。（2 分）

2. 肢体关节必须固定在功能位或所需要的特殊位置。肢体位置摆好后，中途不要变动，否则将会使初步硬固的石膏绷带折裂，影响石膏绷带的坚固性，且可在关节的屈侧产生向内凸出的皱褶，轻者可引起局部皮肤压迫性溃疡，重者可造成肢体缺血性坏死。（2 分）

【知识问答】（10 分）

1. 踝关节石膏固定时应采取何种位置？（5 分）

答 中立位。

2. 安装石膏夹板或管型时助手需手扶石膏，术者行绷带缠绕，此时助手应采取手掌平托石膏，其目的是什么？（5 分）

答 避免石膏局部变形造成压迫。

（王 岩）

十三、小夹板外固定

小夹板固定术是从肢体的生理功能出发，通过扎带对夹板的约束力，防止或矫正成角畸形和侧方移位的效应力，使肢体内部动力因骨折所致的不平衡重新恢复到平衡。

【实训目标】（6 分）

1. 了解骨折固定的作用。（2 分）

2. 学会常见部位骨折的小夹板固定方法。（4 分）

【实训用品】（4 分）

小夹板、绷带、模型人。（4 分）

【模拟临床场景】

模拟患者，男性，35 岁。因车祸致小腿闭合性骨折，受伤处未见活动性出血，请你随救护车做现场处理。请在医学模型人上用夹板行骨折外固定。

【学习方法】

观摩老师示教及教学视频。两人一组，在实训室练习操作步骤。每组学生根据评分标准先在组内互相评价学习效果，然后指导老师从各组抽查 1～2 名学生考核评估,找出存在问题,巩固学习效果。

【操作步骤及评分】(76 分)

1. 伤情判断(6 分)

(1)检测患者生命体征。(3 分)

(2)检查患肢,暴露右小腿,了解受伤部位及患肢有无畸形等。(3 分)

2. 骨折的紧急处理(15 分)

(1)疑有骨折时,应按骨折处理,力求避免不必要的搬动,防止闭合性骨折因搬运或固定不当使骨折端穿破皮肤,变为开放性骨折,或使血管、神经遭受损伤。(5 分)

(2)检查须迅速,操作须轻柔。如骨折断端已穿出伤口外,不可使之复位,以免将污染组织带进伤口深处,可用无菌敷料或清洁的布包扎伤口。(5 分)

(3)止血。若有活动性出血,可用止血带止血。(5 分)

3. 操作过程(55 分)

(1)简单固定　不仅可以止痛,预防休克,而且便于伤员的搬运和检查。固定材料可用夹板,也可就地取材,用木板、扁担等做固定物。脊柱骨折时,应将患者固定于木板上。也可利用患者的肢体,如上肢骨折与躯干固定,下肢骨折与健肢固定。固定范围要包括骨折上、下两个关节。见图 3-108。(10 分)

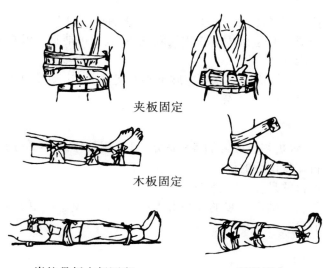

夹板固定

木板固定

脊柱骨折木板固定　　　　　　健肢固定

图 3-108　骨折急救固定

(2)前臂骨折夹板固定(15 分)

1)固定前用毛巾等软物铺垫在夹板与肢体间。(4 分)

2)将夹板放在骨折前臂的外侧,夹板长度超过肘关节和手腕。上端固定至上臂,下端固定至手掌。(6 分)

3)用绷带捆扎固定夹板,应先固定远折端,以减少患肢水肿。松紧度以绷带上下

可移动 1 cm 为宜。(5 分)

(3)胫腓骨骨折夹板固定(15 分)

1)将两块夹板放在小腿内、外侧,夹板长度应超过膝关节及踝关节,夹板上端固定至大腿,下端固定至踝关节至足底。(5 分)

2)固定前用毛巾等软物铺垫在夹板与肢体间。(5 分)

3)先固定远折端,再固定近折端。松紧度以绷带上下可移动 1 cm 为宜。(5 分)

(4)骨折的后续处理 急救处理后,应进行骨折复位固定治疗或送往有关医疗单位进一步处理。在转运途中应保持平稳,以尽量减轻疼痛和避免加重损伤。(5 分)

(5)小夹板固定患者的护理(10 分)

1)根据骨折部位等选择相应规格的预制夹板,准备软质固定衬垫。(3 分)

2)抬高患肢,以利于肢体血液回流,减轻疼痛与肿胀。(3 分)

3)对门诊患者及时进行康复保健知识或有关医护知识教育。①如有患肢远端肿胀、疼痛、青紫、麻木、活动障碍、脉搏减弱或消失等,应随时送医院复诊。②肢体肿胀加重或肿胀减轻,都可能使夹板松紧变化。应根据当时受伤时间长短及肿胀程度,告诉患者复诊日期,以便及时调整。③固定后两周以内,应每 3 d 来医院做一次 X 射线检查,以便了解骨折有无移位,避免发生畸形愈合。④按骨折部位等情况指导患者做好患肢功能锻炼。(4 分)

【注意事项】(4 分)

1.夹板外捆扎的布带,松紧应适度。一般应使捆扎带的带结能向远近两侧各较容易地移动 1 cm。捆扎过松会致固定作用失效,捆扎太紧可能造成肢体软组织或血管、神经等受压致伤。(2 分)

2.小夹板固定前后均应注意观察患肢远端有无感觉、运动及血液循环障碍情况,以防发生骨筋膜室综合征。(2 分)

【知识问答】(10 分)

1.夹板固定时,骨折移位处常加各种固定,其作用是什么?(5 分)

答 维持骨折端复位后的位置。

2.骨折固定的目的是什么?(5 分)

答 可避免骨折断端进一步的移位和摩擦,从而避免造成更大的损伤及增加疼痛,并便于患者的搬运。

(王 岩)

十四、浅表脓肿切开引流术

及时切开引流体表软组织化脓性感染形成的脓肿,有利于减少毒素的吸收和减轻中毒症状,同时可以针对脓液细菌培养及药敏试验的结果选择敏感有效的抗生素,有效地控制感染的扩散。

【实训目标】(6 分)

1.掌握浅表脓肿切开引流的方法、步骤及意义。(4 分)

2. 熟悉脓肿切开引流的适应证及禁忌证。(1分)

3. 进一步加强无菌观念。(1分)

【实训用品】(4分)

治疗车:①治疗盘、治疗碗、小弯血管钳、直血管钳、镊子、手术刀、剪刀、无菌杯各1个,棉签、胶布、纱布、小洞巾等。②消毒用品:1%碘附。③麻醉药:2%利多卡因或1%普鲁卡因。④其他:注射器、胶布、凡士林纱布条、抢救车、无菌手套等。⑤无菌培养瓶。(4分)

【模拟临床场景】

模拟患者,男性,28岁。右臀下部一个3 cm×4 cm肿块,红、肿、痛,波动感明显,请做正确处理。要求在医学模拟人上行浅表脓肿切开引流术。

【学习方法】

观摩老师示教及教学视频。两人一组,在实训室练习操作步骤。每组学生根据评分标准先在组内互相评价学习效果,然后指导老师从各组抽查1~2名学生考核评估,找出存在问题,巩固学习效果。

【操作步骤及评分】(70分)

1. 小组讨论适应证(4分)

(1)体表软组织化脓性感染伴脓肿形成。(2分)

(2)需行细菌药敏试验以指导抗感染治疗。(2分)

2. 小组讨论禁忌证(4分)

(1)化脓性炎症早期,尚未形成脓肿,及抗生素治疗炎症有吸收、消散趋势时。(2分)

(2)全身出血性疾病患者。(2分)

3. 操作前准备(15分)

(1)患者准备(10分)

1)测量生命体征(心率、血压、呼吸),并对全身状况加以评价。(2分)

2)向患者解释操作的目的、操作过程、可能的风险。(2分)

3)告知需要配合的事项(操作过程中保持体位,如有不适及时报告)。(2分)

4)签署知情同意书。(2分)

5)术前清洗局部,剔去毛发,局部若涂有油质类药物,可用松节油轻轻擦去。体位依脓肿所在部位而定,以便于脓液引流和患者舒适为原则。(2分)

(2)材料准备　见实训用品。(2分)

(3)操作者准备(3分)

1)了解患者病情、操作目的等。(1分)

2)掌握浅表脓肿切开引流操作相关知识、并发症的诊断与处理。(1分)

3)术前协助患者体位摆放,操作者戴帽子、口罩,并刷手。(1分)

4. 操作步骤(37分)

(1)体位　根据脓肿部位取患者舒适体位,同时便于脓液引流。(2分)

(2)消毒铺单(6分)

1）准备　术者刷手,戴好无菌手套,在两个消毒小杯内分别放入数个棉球,助手协助,分别倒入少量1%碘附。(2分)

2）消毒　戴无菌手套,使用1%碘附消毒手术区域两遍(切开周围区域30 cm,由外向内)。(2分)

3）铺巾　无菌孔巾中心对准手术操作区域。(2分)

(3)麻醉选择　浅表脓肿可采用1%利多卡因局部浸润麻醉,但应注意注射药物时应从远处逐渐向脓腔附近推进,避免针头接触感染区域。(4分)

(4)切开及排脓(16分)

1）于脓肿中央用尖刀做一适当的刺入,然后用刀向上反挑一切口,即可见到脓液排出,用注射器抽取适量脓液送细菌培养及药敏试验。(4分)

2）待脓液排净后,以止血钳或手指伸入脓腔,探其大小、位置以及形状,据此确定切口是否大小合适、方向适当。(4分)

3）遇脓腔内有纤维隔膜将其分割为多个小房者,应用手指钝性分离,使其变为单一大脓腔,以利引流。(4分)

4）术中切忌动作粗暴而损伤血管导致大出血,或挤压脓肿造成感染扩散。(4分)

(5)引流(9分)

1）脓腔切开当天应使用凡士林纱布引流。可将纱布的一端送到脓腔底部,使其充填脓腔,另一端留置脓腔口。注意:为使引流口有足够的宽敞度,引流物充填时应当底松口紧,使伤口呈漏斗形最为理想。外部以无菌纱布包扎。(3分)

2）术后第2天更换包扎敷料及引流条,以后可根据引流液量及脓腔愈合情况,逐步更换为油纱条或盐水纱条引流,并最终拔除。(3分)

3）因局部解剖关系切口不能扩大或脓腔过大者,可在两极做对口引流,充分敞开脓腔,以甲硝唑或庆大霉素冲洗脓腔。(3分)

(6)标本处理　记录脓液量与性质,将脓液送细菌培养及做细菌药敏试验。(4分)

(7)并发症及处理(6分)

1）出血　脓肿壁渗血不应盲目止血,可以用凡士林纱布条填塞压迫以达到止血目的。(3分)

2）感染扩散　局部引流调整,外加全身敏感抗生素使用。(3分)

【注意事项】(10分)

1.在波动最明显处做切口。(2分)

2.切口做在脓腔的最低位,长度足够,以利引流。(2分)

3.切口方向选择与大血管、神经干、皮纹平行,避免跨越关节,以免瘢痕挛缩,影响关节功能。(2分)

4.切口不要穿过对侧脓腔壁而达到正常组织,以免感染扩散。(2分)

5.脓肿切开后切口经久不愈,可能与脓腔引流不畅、异物存留或冷脓肿等有关。(2分)

【知识问答】(10分)

1.乳房表浅脓肿切开引流时切口该如何选择？(5分)

答　应做放射状切口，以免损伤乳管。

2.脓肿切开引流后经久不愈，可能的原因有哪些？(5分)

答　引流不畅、异物存留、糖尿病、特殊感染(结核)等。

(王　岩)

十五、腹壁切开缝合术

通过在动物腹部练习切开、分离、止血、结扎、显露等外科基本技术操作，为下一步的动物手术和临床工作打下基础。

【实训目标】(6分)

1.掌握腹壁切开(以左上腹经腹直肌切口为例)、缝合及胃损伤修补术。(4分)

2.进一步练习组织切开、止血、结扎、显露及各种缝合方法等基本技术操作。(1分)

3.牢固树立无菌观念。(1分)

【实训用品】(4分)

兔子、无菌巾、无菌手套、口罩、帽子、外科常用手术器械、麻醉剂、消毒剂等。(4分)

【学习方法】

观摩老师示教及教学视频。4人一组，在实训室练习操作步骤。每组学生根据评分标准先在组内互相评价学习效果，然后指导老师从各组抽查1~2名学生考核评估，找出存在问题，巩固学习效果。

【模拟临床场景】

模拟患者，男性，45岁。因胃十二指肠溃疡穿孔，拟行穿孔修补术。请为患者(动物)行腹壁切开、缝合及穿孔修补术。

【操作步骤及评分】(72分)

1.术前动物准备(10分)

(1)称重后，将动物仰卧位固定于手术台上，上腹部备皮。(3分)

(2)用3%戊巴比妥或2%硫喷妥钠行静脉内注射全身麻醉。(4分)

(3)常规皮肤消毒、铺巾。(3分)

2.术者做无菌准备(2分)

行刷手、穿无菌衣、戴无菌手套操作。(2分)

3.操作步骤(60分)

(1)术者先于左上腹部经腹直肌中间用刀尖垂直切透皮肤，倾斜45°运刀，将皮肤一次切开一长约10 cm的纵向切口，切至切口末端时垂直出刀。切开皮肤时需用力均匀，避免切口深浅不一或多次切割。切开皮肤后，先用纱布压住出血点，待皮下组织切开后,用血管钳钳夹住出血点。注意尽量少夹血管周围组织,切忌钳夹皮肤。如遇有较粗的皮下血管,估计手术切口不可避免损伤该血管时,可先用两把血管钳钳夹,后于两血管之间切断血管,用细丝线结扎。(5分)

(2)在切口两侧各置手术巾或纱布垫1块,覆盖切口两侧皮肤。用组织钳将手术巾或纱布垫固定在皮下组织上,再用巾钳将切口两端的手术巾或纱布垫夹在一起。(5分)

(3)用牵开器将已切开的皮肤及皮下组织向两侧牵开。另换手术刀,纵向切开腹直肌前鞘,注意只切开腹直肌前鞘,避免损伤腹直肌。(5分)

(4)用血管钳按腹直肌纤维方向,纵向钝性分离腹直肌肌束。用左手示指及刀柄以钝性分离法将腹直肌分为内、外两半。(5分)

(5)用牵开器向两侧牵开腹直肌。术者与一助分别用有齿镊及血管钳将腹直肌后鞘、腹横筋膜及腹膜一起夹住。检查确认未夹住腹腔内脏器后,在镊子与血管钳之间切一小口,将腹直肌后鞘、腹横筋膜及腹膜三层组织一并切开,如图3-109(1)所示。(5分)

(6)术者与一助分别用组织钳夹住对侧切口边缘,然后互相交换组织钳。术者用左手示、中二指伸入切口内,抬起腹直肌后鞘、腹横筋膜及腹膜,在二手指间用弯组织剪纵行向上、下延长至其切口两端。如图3-109(2)、(3)所示。(5分)

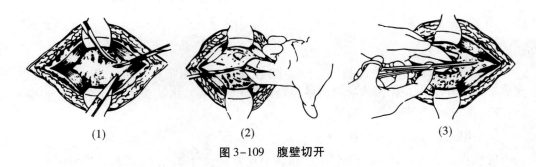

(1)   (2)   (3)

图3-109   腹壁切开

(7)用两块湿纱布垫保护好切口两侧的腹壁组织。放置牵开器,将切口两侧腹壁分别向两侧牵开,显露腹腔,至此完成腹壁切开。(3分)

(8)用卵圆钳向远端牵引大网膜,露出胃前壁。在胃前壁的无血管区内,用两把组织钳或缝两针只穿透浆肌层的牵引线提起胃前壁。用湿纱布垫覆盖胃周围组织,以防胃内容物流出污染其他组织。在两组织钳或两缝线间,用手术刀尖将胃前壁全层切开,切口长约2 cm,用乙醇棉球擦净溢出的胃内液体。(7分)

(9)用弯圆针细丝线做全层间断内翻缝合修补胃前壁切口。缝合时,行针方向要与所做的胃前壁切口垂直,与胃的长轴平行。然后做浆肌层间断内翻缝合,以加强并包埋前一列穿透全层胃壁的间断内翻缝合。(5分)

(10)术者与助手用外用生理盐水洗手一次,撤去可能被胃液污染的纱布垫。清点各种器械和敷料,无误后行腹壁缝合。(3分)

(11)将腹膜、腹横筋膜及腹直肌后鞘的上、下两角及两侧边缘用血管钳或组织钳夹住。自上角开始做连续缝合,每针间距0.5~1.0 cm。缝合过程中可用压肠板保护内脏。以间断或"8"字缝合法缝合腹直肌前鞘及部分浅层腹直肌纤维,不宜将腹直肌全层缝合,以免影响血运。(6分)

（12）撤去覆盖切口两侧皮肤的手术巾或纱布垫,用乙醇棉球消毒皮肤后,用弯圆针细丝线间断缝合皮下组织,针距1.0~1.5 cm。注意不宜缝合过紧或缝合过多的组织。缝合皮肤(图3-110),针距1 cm,边距0.5 cm。挤出切口内的积血和积液,用镊子对好皮肤边缘,避免内翻。(4分)

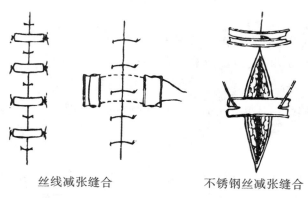

丝线减张缝合　　　　　　　不锈钢丝减张缝合

图3-110　减张缝合

（13）擦净皮肤血渍,以乙醇棉球再次消毒切口周围的皮肤,覆盖无菌纱布。(1分)

（14）术后次日查看伤口,3 d后更换敷料,7 d左右拆线。(1分)

【注意事项】(8分)

1. 严格按照组织切开与缝合的原则和方法进行操作。(2分)

2. 切开时由浅入深按层次切开。对于同一层组织应一次性切开或剪开,注意部位准确,大小适当,避开重要血管、神经。及时彻底止血,保护组织,尽量减少损伤。(2分)

3. 缝合前清点核对器械、敷料数目,防止遗漏在腹腔。(2分)

4. 缝合要选用合适的缝线,自深而浅,按层次缝合,对合严密,切口两边组织等量、对称,针距、边距要适当。(2分)

【知识问答】(10分)

1. 腹直肌前鞘可以切开,为什么腹直肌肌束要纵向钝性分离?(5分)

答　腹直肌属于永久组织,横断不能完全再生,只能瘢痕修复。纵向钝性分离腹直肌肌束可最大限度地减少肌纤维的损伤,有利于其修复以加强腹壁,减少切口疝的发生。

2. 治疗胃十二指肠溃疡的外科手术术式有哪些?(5分)

答　毕1式、毕2式和高选择迷走神经切断术。

（王　岩）

十六、离体肠管吻合术

肠吻合术是腹部外科常见手术之一,通过离体肠管吻合术,旨在正确掌握肠管切除的方法与肠吻合术的基本方法与要领,为下一步的动物实验肠切除吻合术做好手术前的训练准备。

【实训目标】(6分)

1. 通过离体肠管吻合术,正确掌握肠管切除的方法与肠吻合术的基本方法和要领。(2分)

2. 进一步训练手术基本操作。(2分)

3. 为动物实验肠切除吻合术做手术前训练准备。(2分)

【实训用品】(4分)

猪肠、无菌手套、组织剪、线剪、持针钳、肠钳、血管钳、无齿镊、缝合针和线等。(4分)

【模拟临床场景】

模拟患者,男性,60岁。因腹痛、腹胀、呕吐、肛门停止排便、排气1 d入院。患者3年前曾行阑尾切除。以"肠梗阻"收住入院后经保守治疗,症状无缓解且腹胀加重,怀疑"绞窄性肠梗阻",即行手术治疗;术中发现部分肠管坏死,遂行肠管切除吻合术。请在离体肠管上行离体肠管吻合术。

【学习方法】

观摩老师示教及教学视频。两人一组,在实训室练习操作步骤。每组学生根据评分标准先在组内互相评价学习效果,然后指导老师从各组抽查1~2名学生考核评估,找出存在问题,巩固学习效果。

【操作步骤及评分】(72分)

1. 实验前准备(10分)

取猪的小肠数段,最好带有一部分肠系膜,清洗后置于瓷盘内。器材用品需肠钳、镊子、血管钳、中圆针、丝线(或棉线)和线剪。(10分)

2. 操作步骤(62分)

(1)用圆钉将一段20 cm离体动物肠管固定在操作盘上,两固定点间距10 cm左右,在其正中并排夹两把直血管钳,血管钳与肠横轴成15°~30°角。用手术刀在两钳之间切断肠管。(10分)

(2)首先在肠管的肠系膜缘侧及其对系膜缘侧各距管口约0.5 cm处,用4号丝线做浆膜肌层缝合各一针,作为牵引线(图3-111A)。(8分)

(3)先缝合吻合口的内层,缝合方法为间断全层对合缝合,结打在肠腔内侧。为确保每针能使后壁的全层对合完好,在开始后壁内层的缝合时,一般将两角和中间这三处先做三针全层对合缝合,暂不剪线,用以牵引和显示清楚后壁,然后再行后壁内层的一排间断对合缝合,结都打在肠腔内,使每针之间距离为0.3 cm,直至两肠管端的

两角处止(图3-111B、C、D)。(16分)

(4)在剪断后壁内层的缝线之后,即开始进行吻合口前壁的内层缝合,方法为间断 Connell 缝合。在进行此缝合时,需注意如下两点:①使针与针之间的距离挨紧,不可间隔太长,以免遗漏并造成对肠壁的止血不全。②每次缝合打结时,助手要配合将肠壁的边缘内翻卷入,以使打结后达到整齐的肠黏膜层内翻(图 3-111E、F)。(13分)

(5)松开并去除两侧肠钳,用手指检查吻合口的大小(以容一指到一指半为宜)(图3-111G)。(8分)

(6)进行吻合口外层包括前、后壁的浆肌层缝合,缝合方法为间断 Lembert 法(图3-111H)。(7分)

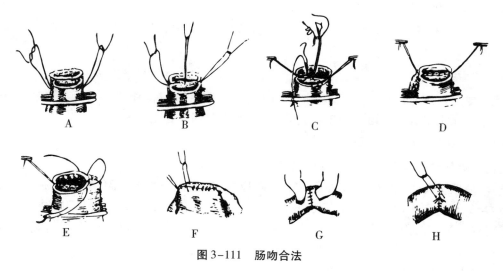

图 3-111　肠吻合法

【注意事项】(8分)

1.全层间断缝合时,黏膜应少缝,这样对拢后黏膜不致外翻过多。(2分)

2.浆肌层缝合时,缝针不要穿过黏膜,但也不宜过浅,否则可致浆膜撕裂。(2分)

3.针距、边距要均匀。(2分)

4.缝合完毕后要检查吻合口是否通畅。(2分)

【知识问答】(10分)

1.肠吻合为什么常采取内翻缝合法?(5分)

答　内翻缝合法可使肠管外面光滑,减少内脏粘连。

2.肠吻合后吻合口多大为宜?(5分)

答　以容一指到一指半为宜。

(王　岩)

十七、肠部分切除吻合术

肠部分切除吻合术是在离体肠管吻合的基础上进行的综合性实践训练,通过肠切除与肠吻合的实践,了解和掌握肠切除吻合术的基本操作步骤和重建肠道通路的基本方法。

【实训目标】(6分)

1. 通过肠切除与肠吻合的实践,了解和掌握肠切除吻合术的基本操作步骤和重建肠道通路的方法。(2分)

2. 进一步综合训练外科基本操作技术,强化手术中的无菌原则。(2分)

3. 重点掌握肠管切除与吻合的方法。(2分)

【实训用品】(4分)

兔子、无菌巾、无菌手套、纱布、组织剪、线剪、持针钳、肠钳、血管钳、无齿镊、缝合针和线等。(4分)

【学习方法】

观摩老师示教及教学视频。4人一组,在实训室练习操作步骤。每组学生根据评分标准先在组内互相评价学习效果,然后指导老师从各组抽查1~2名学生考核评估,找出存在问题,巩固学习效果。

【模拟临床场景】

模拟患者,男性,60岁。因腹痛、腹胀、呕吐、肛门停止排便、排气1 d入院。患者3年前曾行阑尾切除,以"肠梗阻"收住入院后经保守治疗症状无缓解且腹胀加重,怀疑"绞窄性肠梗阻",即行手术治疗;术中发现部分肠管坏死,随即行肠管切除吻合术。请以动物实验的方式行肠部分切除吻合术。

【操作步骤及评分】(74分)

1. 小组讨论适应证(5分)

(1)各种原因引起的肠梗阻所致肠坏死。

(2)腹部外伤(包括开放和闭合损伤)致肠管难以修补。

(3)肠管因炎症性狭窄所致的梗阻。

(4)肠系膜血管栓塞导致的肠坏死。

(5)肠肿瘤(良、恶性)。

(6)其他,如多发性肠息肉、家族性肠息肉病等。

2. 术前准备(15分)

(1)患者 需行小肠切除吻合术的患者,常伴有水、电解质平衡失调,营养不良,贫血或中毒性休克,必须针对具体情况进行以下必要的准备。(9分)

1)静脉滴注生理盐水、林格液、5%~10%葡萄糖水等,纠正脱水和电解质平衡失调。

2)有贫血、营养不良、休克者,应适当输血或血浆加以纠正。

3)全身感染征象较重者,给予抗生素。此外,择期手术者术前1~3 d口服新霉素或甲硝唑等,可减少肠道内的细菌。

4）久病营养不良者,应给多种维生素。

5）术前胃肠减压,此点对有肠道梗阻的患者尤为重要。

6）术前灌肠。手术涉及结肠者,应做清洁灌肠。

（2）动物（3分）

1）称重后,将动物仰卧位固定于手术台上,上腹部备皮。

2）用3%戊巴比妥或2%硫喷妥钠行静脉内注射全身麻醉。

3）常规皮肤消毒、铺巾。

（3）术者 严格无菌准备,刷手、穿无菌衣、戴无菌手套。（3分）

3.操作步骤（54分）

（1）选择中腹部经腹直肌切口进入腹腔,用牵开器将腹壁拉开,将大网膜推向上腹部,显露肠管,轻轻提起一段近端空肠至切口处,取5~10 cm肠管作为预计切除部分,用纱布垫包绕覆盖所提出的肠袢,以防肠内容物外溢污染腹腔。（9分）

（2）处理拟切除肠管的所属肠系膜血管,用组织剪在无血管区剪开肠系膜,用弯血管钳钳夹并切断所属血管,用4号丝线予以双重结扎,不要损伤保留的血管。（10分）

（3）在预计切除的肠管两端各夹1把扣克钳,钳子自对系膜缘向系膜缘倾斜15°~30°,在距扣克钳5 cm以外各夹1把肠钳。（10分）

（4）在两把扣克钳外侧,用手术刀切断肠管,用0.1%新洁尔灭棉球清洁开放的肠腔。如肠管断端有出血点,用小弯钳钳夹,以1号线结扎止血;断面用乙醇棉球涂拭,之后再用盐水棉球涂拭（图3-112）。（10分）

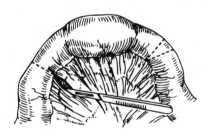
处理肠系膜血管

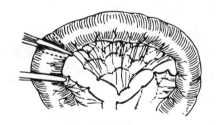
切除病变段肠管、系膜,呈V字形

图3-112 肠切除术

（5）肠吻合（15分）

1）端-端吻合 ①助手将两把肠钳提起使两断端靠拢,吻合方法及操作同离体肠管吻合法（图3-112）;②肠端-端吻合完毕后,闭合肠系膜裂孔,并检查吻合口大小（图3-113）;③由内向外,逐层关腹,缝合切口。（8分）

2）端-侧吻合 ①封闭远端断端,用小圆针、4号线间断全层缝合远侧断端,后用小圆针、1号线间断缝合浆肌层;②将近端与小肠远端侧壁靠拢,距吻合口边缘0.5 cm处用小圆针、1号线做间断浆肌层缝合,保留两端缝线做牵引和标志;③距浆肌层缝线0.5 cm处（小肠远端对系膜翻壁）切开小肠侧壁,切口大小与近端相同,以便吻合;

④用小圆针、4 号线先后间断缝合后壁和前壁；⑤用小圆针、1 号线间断缝合浆肌层及肠系膜裂孔（图 3-114）。（7 分）

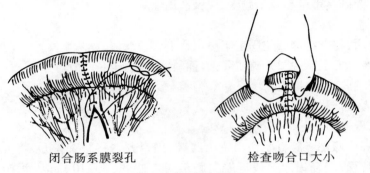

闭合肠系膜裂孔　　　　　　　　检查吻合口大小

图 3-113　肠吻合术

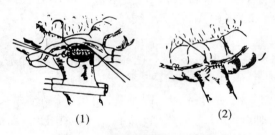

（1）　　　　　　　　　　（2）

图 3-114　回肠、横结肠端–侧吻合

【注意事项】（6 分）

1. 明确肠壁切口的部位、切口大小要求。（2 分）

2. 必要时行小肠与横结肠端–侧吻合。（2 分）

3. 残端封闭要严密。（2 分）

【知识问答】（10 分）

1. 判定肠管是否坏死的依据有哪些？（5 分）

答　判定肠管是否坏死，主要根据肠管的色泽、弹性、蠕动、肠系膜血管搏动等征象。①肠管呈紫褐色、黑红色、黑色或灰白色；②肠壁菲薄、变软和无弹性；③肠管浆膜失去光泽；④肠系膜血管搏动消失；⑤肠管失去蠕动能力。具备以上 5 点中的 3 点，经较长时间热敷或放入腹腔内，或用 0.25% 普鲁卡因 15 ~ 30 mL 行肠系膜封闭，而血运无明显改善时，即属肠坏死，应予以切除。

2. 缝合系膜时应注意什么？（5 分）

答　不要扎住血管，同时也应注意勿漏缝，以免形成漏洞，产生内疝。

（王　岩）

十八、阑尾切除术

阑尾切除术是手术治疗急性阑尾炎的有效方法之一,通过动物实验使无菌术与外科手术基本操作技术密切联系起来,初步建立起外科手术学的基本概念,为将来进入临床学习打下坚实的基础。

【实训目标】(6 分)

1. 掌握阑尾切除术的具体操作步骤。(2 分)

2. 严格无菌观念。(2 分)

3. 掌握手术小组分工。(2 分)

【实训用品】(4 分)

兔或犬、无菌巾、无菌手套、纱布、组织剪、线剪、持针钳、肠钳、血管钳、无齿镊、缝合针和线等。(4 分)

【学习方法】

观摩老师示教及教学视频。4 人一组,在实训室练习操作步骤。每组学生根据评分标准先在组内互相评价学习效果,然后指导老师从各组抽查 1~2 名学生考核评估,找出存在问题,巩固学习效果。

【模拟临床场景】

模拟患者,男性,26 岁。转移性右下腹痛伴轻度呕吐 1 d 入院。体温 37.8 ℃,右下腹麦氏点压痛(+),无肌紧张及反跳痛。门诊以"单纯性阑尾炎"收住入院。请进行正确的手术治疗。

请以动物实验的方式行阑尾切除术。

【操作步骤及评分】(74 分)

1. 术前准备(12 分)

(1)患者 ①对病情较重的患者,特别是老年、小儿阑尾炎患者,应补充液体,纠正水和电解质平衡紊乱。若患儿一般状况好,可立即手术。当患儿全身中毒症状重、脱水明显时,应予数小时的准备,包括静脉输液、抗菌药物应用、高热降温等,这样能使麻醉和手术更加安全。②有腹胀的行胃肠减压。③感染较重的患者,术前常规使用抗生素。④对妊娠期阑尾炎患者适当使用镇静剂和黄体酮等安胎药物。⑤阑尾炎并发穿孔者,术前不能灌肠。(6 分)

(2)术者 严格无菌准备,刷手、穿无菌衣、戴无菌手套。(3 分)

(3)麻醉 以腰麻或硬脊膜外麻醉为佳,也可采用局部浸润麻醉。麻醉后,外科医师再做一次腹部触诊,如右下腹已有局限包块,可暂停手术。(3 分)

2. 给犬或兔做阑尾切除术(6 分)

这两种动物的肠道结构不同于人体的肠道结构,故手术术式实际上为犬的盲肠切除和兔的蚓突切除。剖腹时均行纵切口,而不做斜切口(如 McBurney 切口)。

(1)犬的胃肠解剖要点 犬的胃与人胃的解剖相似,从上至下有贲门、胃底、胃体、胃窦和幽门。其容积较大,胃空虚时胃窦可收缩变细。犬肠与人的解剖有所不同(图3-115),十二指肠较长,从幽门发出后沿腹腔右侧壁降至骨盆口水平转向内侧,上行至横结肠后连接空肠,空肠与回肠呈盘曲状,大部分位于前腹腔。犬的大肠管径与小肠相近,而且缺少结肠带和袋形,故外观两者相似。盲肠是回肠与升结肠交接部的标志,长6~8 cm,弯曲指向回肠末端的右后方,内径较大,练习阑尾切除术即切除此段盲端。(3分)

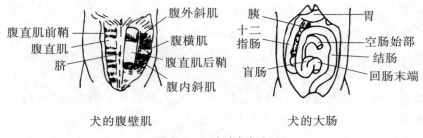

左图标注:腹直肌前鞘、腹直肌、脐、腹外斜肌、腹横肌、腹直肌后鞘、腹内斜肌

犬的腹壁肌

右图标注:胰、十二指肠、盲肠、胃、空肠始部、结肠、回肠末端

犬的大肠

图3-115　犬腹部解剖

　　(2)兔的胃肠解剖要点　兔的腹壁较薄,腹肌软弱,切开时不可用力过猛,否则剖腹时将直接损伤内脏。兔是食草动物,其胃肠结构与犬的胃肠结构不相同。胃的贲门与幽门比较接近(小弯短),其间有一皱褶,含较厚的肌层,是胃底部与幽门部的交界。胃底部容积较大(占3/4),肌层较薄,肠管的长度可达其体长12倍,各部分肠的长度分布不同于其他动物,十二指肠和盲肠均较长,而回肠较短。盲肠具有相当的消化作用,粗大而有螺旋状皱襞,外观呈分节状。其末端约10 cm变细而无分节状,即为蚓突(图3-116)。由于肠系膜相连,盲肠接近末端回肠和始段结肠,弯曲而位于腹腔中后部。结肠起始稍粗(但不如盲肠粗),外表有3条结肠带,并呈小袋状。远侧结肠变细,仅有一条结肠带。练习阑尾切除术,就是切除兔的蚓突。(3分)

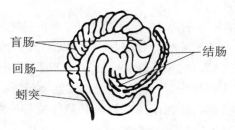

标注:盲肠、回肠、蚓突、结肠

图3-116　兔的盲肠

　　3.动物术前麻醉和皮肤准备(6分)
　　(1)麻醉　选用3%戊巴比妥钠静脉注射。戊巴比妥钠首次剂量20 mg/kg,然后酌情加用。(3分)
　　(2)常规准备腹部皮肤　剃毛、消毒、铺无菌手术巾和洞巾。(3分)

4.操作步骤(50分)

(1)犬的盲肠切除(25分)

1)切开腹壁　行右腹直肌切口,约8 cm,2/3长度在脐水平以上。(3分)

2)显露盲肠　开腹后,先将前面的大网膜与小肠推向左侧。在脐部与右侧腹壁之间,可以找到回肠、盲肠和结肠形成的分叉肠管。犬的大肠没有结肠带和袋形,仅颜色较回肠白,肠壁稍厚,盲肠成为大肠起始的标志。盲肠长5~10 cm,弯曲,肠系膜较短。盲肠基部宽如结肠,逐渐变细至盲端(未形成蚓突),找到后用阑尾钳或组织钳夹住系膜边缘(图3-117)。(6分)

3)分离盲肠　①提起盲肠,用纱布遮盖外周肠管。②在肠系膜的无血管点处,以蚊式钳穿孔,继而用两把钳平行夹住含血管的系膜,在两钳之间切断,分别以细丝线结扎止血。按系膜血管的具体分布,分次切断结扎,使盲肠基本缺血且可伸直。注意分离系膜应靠近盲肠,防止损伤回肠和结肠。(6分)

4)切除盲肠　①在盲肠近根部(约1 cm),先用血管钳压榨肠壁,再以4号线扎紧压榨处肠管,线结处暂用蚊式钳夹住后,剪去余线。②在肠管结扎处近侧约0.8 cm处,做一浆肌层的荷包缝合。针距适当,共约5针,以免影响收紧结扎。③在盲肠结扎处远侧约0.6 cm处夹两把血管钳,切断盲肠,切下的盲肠连同刀、钳(已沾染)一并放入弯盘内(与其他器械用品分开)。④盲肠残端用苯酚(或碘酊)、乙醇、盐水棉签消毒。术者提荷包缝合线,逐渐收紧;同时,助手用夹残端结扎线的止血钳,将残端送入肠腔内,直至荷包缝合完成。残端包埋不满意时,可以外加"8"字缝合。(6分)

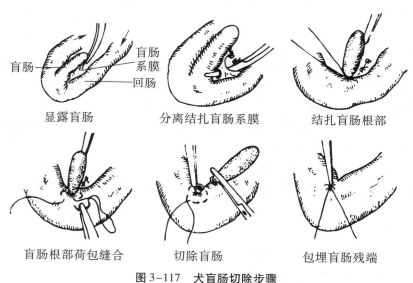

| 显露盲肠 | 分离结扎盲肠系膜 | 结扎盲肠根部 |

| 盲肠根部荷包缝合 | 切除盲肠 | 包埋盲肠残端 |

图3-117　犬盲肠切除步骤

5)关闭腹腔　①检查手术野有无出血;②清点纱布和器械;③确认腹内手术完善,无活动出血点,整复肠管、网膜等位置;④逐层缝合腹壁切口。(4分)

(2)兔的蚓突切除(25分)

1)切开腹壁　做正中(白)线切口或经腹直肌切口。因兔的腹壁较薄,切开时要

注意组织层次,不可用力过大,以防直接损伤内脏。(4分)

2)显露蚓突　盲肠容易辨认,比小肠和结肠粗大,且外表呈螺形(因其内有螺旋形皱裂)。提起盲肠,可见稍细而表面平滑的蚓突。用止血钳夹起蚓突系膜的边缘。(4分)

3)分离蚓突系膜　蚊式钳穿通蚓突系膜的无血管区,再用两把钳穿过和夹住系膜。在两钳之间切断系膜,分别用细线结扎止血(图3-118)。(4分)

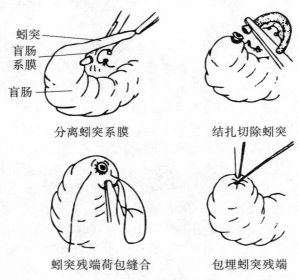

分离蚓突系膜　　　　　　结扎切除蚓突

蚓突残端荷包缝合　　　　包埋蚓突残端

图3-118　兔蚓突切除步骤

4)切除蚓突　①用止血钳压榨蚓突基部,用线扎紧压痕处。以止血钳暂时夹住该处线结,剪去其余线尾。②在结扎线远侧0.5 cm处,用钳夹住蚓突后切除(图3-118)。③蚓突残端用苯酚或碘酊、乙醇、盐水棉签消毒。(6分)

5)包埋蚓突残端　①在残端周围的盲肠壁做荷包缝合,距残端结扎线约0.8 cm,针线穿过肠壁浆肌层4~5处(图3-118);②术者逐渐收紧荷包缝线,助手用夹持线结的钳,将残端送向盲肠,当荷包缝线紧结时即完成包埋(图3-118)。(4分)

6)关闭腹腔　检查手术野有无出血,还纳肠管至自然位置,清点器械、纱布的数目,然后逐层缝合腹壁切口。(3分)

【注意事项】(6分)

1.切除阑尾时要止血良好,特别注意向心端肠系膜血管的结扎。(2分)

2.阑尾残端长度应小于0.5 cm,防止术后阑尾残株炎的发生。(2分)

3.清点器械、纱布的数目,然后逐层缝合腹壁切口,注意止血与减少无效腔。(2分)

【知识问答】(10分)

1.如为盲肠后位阑尾或阑尾尖端开始不能显露,怎么办?(5分)

答　可行逆行切除法,即先结扎切断阑尾根部,残株包埋后,血管钳夹持阑尾远断端,逐次切断、结扎阑尾系膜,直至切除阑尾。

2.常用的阑尾炎手法辅助检查试验有哪些?(5分)

答　结肠充气试验、腰大肌试验、闭孔肌试验。

（王　岩）

第五节　妇产科基本操作技术

一、孕妇腹部检查

孕妇腹部检查包括视诊、触诊、听诊。通过腹部检查,可以及时发现异常胎位、胎儿发育异常、胎儿宫内窘迫等,对保障孕妇和胎儿安全、降低围生儿死亡率有重要意义。

【实训目标】(10分)

1.认识孕妇腹部检查的目的和重要性。(2.5分)

2.能熟练对孕妇进行腹部四步触诊,测量宫高及腹围,判断胎产式、胎先露、胎方位。(3分)

3.会用听筒监听胎心。(2.5分)

4.能体现良好的职业素质。(2分)

【实训用品】(10分)

孕妇腹部检查电教片(2分)、孕妇模型(2分)、软尺(2分)、胎心听筒(2分)、孕妇保健卡(2分)等。

【模拟临床场景】

模拟患者,女性,27岁,孕32周。平素月经规律,末次月经2013年12月10日。停经40 d出现恶心、择食等早孕反应,持续约2个月自行消失,孕18周开始自觉胎动,无下肢水肿等不适。自孕20周起定期做产前检查,未发现异常。今再次前来就诊,要求做产前检查。请为患者进行产前腹部检查。

【学习方法】

复习胎体不同部位的特征,熟悉胎产式、胎先露、胎方位的概念。观看孕妇腹部检查电教片。教师在模型上演示、讲解操作步骤和手法。学生分组进行操作练习,教师巡视指导。每组学生根据评分标准先在组内互相评价学习效果,然后指导老师从各组抽查1~2名学生考核评估,找出存在的问题,巩固学习效果。

【操作步骤及评分】(60分)

1.接诊孕妇(10分)

询问孕期情况,阅读孕妇保健卡。检查者着装整齐,清洗双手,寒冷季节应预热双手,站在孕妇右侧,向孕妇说明检查的目的和方法,请其配合。(10分)

2. 操作步骤(50分)

(1)体位　嘱孕妇排尿后仰卧于检查床上,头部稍垫高,暴露腹部,双腿略屈曲稍分开,使腹肌放松。(5分)

(2)视诊　观察孕妇腹部外形、大小、妊娠纹,有无手术瘢痕、水肿等。腹部过大、宫底过高者,应考虑双胎、巨大胎儿、羊水过多的可能;腹部过小、宫底过低者,可能为胎儿生长受限或孕周推算错误;腹部宽、宫底位置低者,横位的可能性大;尖腹或悬垂腹者,可能是骨盆倾斜度过大。(5分)

(3)触诊　触诊前先测量宫高和腹围,随后用四步触诊法进行检查。(40分)

1)测量宫高和腹围　用双手触摸子宫底,了解子宫外形。摸清宫底后,用软尺自耻骨联合上缘量至子宫底最高处距离(cm),或用手横指测量,再用软尺沿脐水平量腹围(cm)。记录测量结果。(5分)

2)四步触诊　在做前三步检查时,检查者面向孕妇头部;做第四步检查时,检查者应面向孕妇足部(图3-119)。(2分)

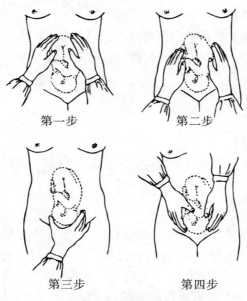

第一步　　　　　　　　　　　第二步

第三步　　　　　　　　　第四步

图3-119　四步触诊法

第一步　检查者两手置于宫底部,手测宫底高度,估计胎儿大小与妊娠周数是否相符。在宫底稍下处,用双手指腹相对轻推,判断宫底部的胎儿部分,若触及圆而硬且有浮球感可能是胎头,若软而宽且略不规则,可能是胎臀。(7分)

第二步　两手分别平放在孕妇腹部左右两侧。以一侧手固定,另一侧手轻轻深压检查,两手交替,从上至下仔细分辨胎背及胎儿四肢的位置。触到宽大、平坦、饱满的部分是胎背,凹凸不平、可变形的部分是胎儿肢体,有时可触及肢体活动。(7分)

第三步　以右手放在孕妇下腹耻骨联合上方,拇指与其余四指分开,轻轻深按,并握住胎先露部鉴别是胎头还是胎臀。握胎先露部,左右轻轻推动,判断是否衔接。若

胎先露部仍浮动,表示未衔接入盆;若胎先露部不能被左右推动,表示已衔接。(7 分)

第四步　检查者面向孕妇足端,双手分别置于先露部两侧,轻轻向骨盆入口方向向下深按,判断先露为何部,并确定其入盆程度,以核实胎先露的诊断是否正确。(7 分)

(4)胎心听诊　用四步触诊法判断胎方位后确定胎心听诊区,持胎心听筒在孕妇腹壁胎心音最清楚的部位听诊(图 3-120)。看表数胎心率(数 1 min),并注意强弱和节律。(5 分)

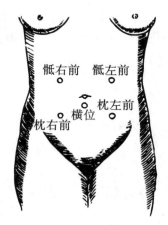

图 3-120　胎心听诊位置

自孕 18~20 周起可在孕妇腹部听到胎心音,在靠近胎背上方的孕妇腹壁处听得最清楚,正常为 110~160 次/分。孕 24 周前,胎心音多在脐耻之间;孕 24 周后的听诊部位随胎方位的不同而异。头先露时,胎心音在脐右(左)下方;臀先露时,胎心音在脐右(左)上方;肩先露时,胎心音在脐周听得最清楚。

【注意事项】(10 分)

1. 进行四步触诊时要从宫底向下依次检查,然后综合分析判断胎方位。(2.5 分)

2. 听胎心音前需确定胎方位,然后确定胎心听诊区,不能盲目找胎心听诊区。(2.5 分)

3. 听胎心时,听筒要紧贴孕妇腹壁,不要有缝隙。(2.5 分)

4. 数胎心率时要连续数 1 min,并注意强弱和节律。(2.5 分)

【知识问答】(10 分)

1. 通过孕妇腹部检查,可以了解哪些情况?(5 分)

答　可以了解子宫大小、胎先露、胎产式、胎方位及先露部是否入盆。

2. 听诊胎心音时需要与腹部哪些声音相鉴别?(5 分)

答　胎心音应与腹主动脉音、子宫杂音、脐带杂音相鉴别。

(赵　萍)

二、骨盆外测量

骨盆外测量是用特制的骨盆测量器在体表测量某些体表标志,间接了解骨盆内径的大小,评估分娩能否从阴道进行。常测的径线有髂棘间径、髂嵴间径、骶耻外径、坐骨结节间径(或称出口横径)、出口后矢状径、耻骨弓角度。

【实训目标】(10分)

1. 能说出骨盆外测量各条径线的测量方法及其正常值。(2.5分)

2. 能熟练使用骨盆测量器进行骨盆外测量。(2.5分)

3. 能初步判断有无骨盆异常。(2.5分)

4. 操作中体现认真负责的态度。(2.5分)

【实训用品】(8分)

骨盆外测量电教片(2分)、孕妇模型(2分)、骨盆模型(2分)、骨盆测量器(2分)等。

【模拟临床场景】

模拟患者,女性,25岁。平素月经规律,现停经50 d前来就诊。7 d前出现恶心、择食等,持续至今,无其他不适。经检查确诊"早孕",请对患者进行产前骨盆外测量。

【学习方法】

观看骨盆外测量电教片。教师讲解操作内容,在模型上演示测量方法。学生分组进行操作练习,教师巡视指导。每组学生根据评分标准先在组内互相评价学习效果,然后指导老师从各组抽查1~2名学生考核评估,找出存在的问题,巩固学习效果。

【操作步骤及评分】(62分)

1. 接诊孕妇(2分)

询问孕期情况,阅读孕妇保健卡。检查者着装整齐,站在孕妇右侧,主动向孕妇说明测量的目的和方法,请其配合。(2分)

2. 操作步骤(60分)

(1)测量髂棘间径(10分)

1)体位　孕妇平卧于检查床上,双腿伸直。(2分)

2)方法　检查者先用两手指触摸到两侧髂前上棘外侧缘,持骨盆测量器,将其两端固定在测量点上测量,看清楚测量器上的刻度数值(图3-121)。正常值为23~26 cm。(8分)

(2)测量髂嵴间径(10分)

体位和方法同上,(2分)测量两髂嵴外缘间最宽的距离(图3-122)。正常值为25~28 cm。(8分)

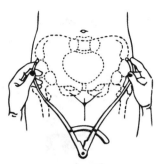
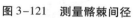
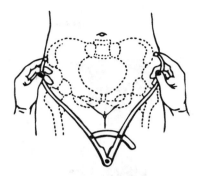

图 3-121　测量髂棘间径　　　图 3-122　测量髂嵴间径

（3）测量骶耻外径（10 分）

1）体位　孕妇取左侧卧位，左腿屈曲，右腿伸直。（2 分）

2）方法　检查者持骨盆测量器，将其两端分别置于耻骨联合上缘中点和第 5 腰椎棘突下（相当于米氏菱形窝的上角，或相当于髂嵴后连线中点下 1.5 cm 处），轻轻按压，测得数据（图 3-123）。正常值为 18～20 cm。通过此径线可间接判断骨盆入口前后径的长度，是骨盆外测量中最重要的径线。（8 分）

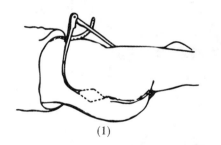
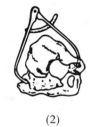

（1）　　　　　　　　　　　　　　　　　（2）

图 3-123　测量骶耻外径

（4）测量坐骨结节间径（10 分）

1）体位　孕妇取仰卧位，两腿屈曲，双手抱膝，使双腿贴近腹部，充分暴露臀部。（2 分）

2）方法　检查者持骨盆测量器，将其两端分别置于两坐骨结节前缘内缘，测得数据（图 3-124）。正常值为 8.5～9.5 cm。也可用手拳估计，若能容纳一成人横置手拳，即属正常。此径线若小于 8 cm，应加测出口后矢状径。（8 分）

（5）测量出口后矢状径（10 分）

1）体位　孕妇取仰卧位，两腿屈曲，双手抱膝，使双腿贴近腹部，充分暴露臀部。（2 分）

2）方法　检查者右手戴隔离手套，将示指伸入孕妇肛门向骶骨方向，拇指置于孕妇体外骶尾部，两指共同找到骶骨尖端，把尺子放于坐骨结节径线上确定坐骨结节间径中点；将骨盆出口测量器一端放于坐骨结节间径的中点，另一端放于骶骨尖端处，测量器标出的数字即为出口后矢状径值(图3-125)。正常值为8~9 cm。若出口后矢状径与坐骨结节间径之和>15 cm,表明骨盆出口狭窄不明显。(8分)

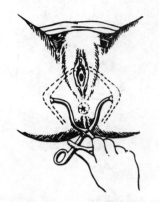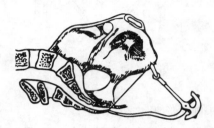

图3-124　测量坐骨结节间径　　　　图3-125　测量出口后矢状径

(6)测量耻骨弓角度(10分)

1)体位　孕妇取仰卧位,两腿屈曲,双手抱膝,使双腿贴近腹部,充分暴露臀部。(2分)

2)方法　检查者两手拇指尖置于耻骨联合下缘,指尖对拢,两拇指分别放在两耻骨降支上面,测量两拇指所形成的角度即为耻骨弓角度(图3-126)。正常值为90°,小于80°为异常。此角度反映出口横径的宽度。(8分)

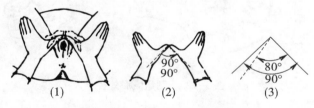

图3-126　测量耻骨弓角度

【注意事项】(10分)

1. 孕妇的体位要正确。(3分)

2. 测量时起止点定位要准确。(3分)

3. 持骨盆测量器的姿势要正确,前端要牢固固定在测量点上,不能滑动。(4分)

【知识问答】(10分)

1. 哪条径线是骨盆外测量中最重要的径线? 正常值是多少? (5分)

答　骶耻外径是骨盆外测量中最重要的径线,正常值为18~20 cm。

2. 什么情况下需测量出口后矢状径? (5分)

答　当坐骨结节间径小于8 cm时,应测出口后矢状径。

(赵　萍)

三、正常分娩接生

正常分娩接生是为了使胎儿顺利娩出母体产道,于产前和产时采取的一系列措施,主要包括照顾好产妇,认真观察产程,指导产妇正确配合产程进展,接生(协助胎儿娩出及保护会阴),新生儿处理及协助胎盘娩出等。

【实训目标】(10分)

1. 掌握接生的要领。(2.5分)

2. 能正确进行协助胎儿娩出及保护会阴的操作。(2.5分)

3. 能正确指导产妇运用腹压。(2.5分)

4. 体现认真,负责,关心、体贴产妇的态度。(2.5分)

【实训用品】(10分)

正常分娩电教片(2.5分)、孕妇分娩模型(2.5分)、产包(2.5分)、外阴消毒物品(2.5分)等。

【模拟临床场景】

模拟患者,女性,27岁,因"孕39周,阵发性腹痛1 h"入院。现临产10 h,宫口开全,已扶上产床,请为产妇进行正常分娩接生。

【学习方法】

组织学生观看正常分娩电教片,掌握正常分娩的各期经过和处理。教师讲解、演示接生操作方法。学生分组进行接生操作练习。每组学生根据评分标准先在组内互相评价学习效果,然后指导老师从各组抽查1~2名学生考核评估,找出存在的问题,巩固学习效果。

【操作步骤及评分】(60分)

1. 操作前准备(10分)

操作者着装整齐,站在孕妇右侧。关爱孕妇,耐心向孕妇说明产程进展情况及目前的处理方法,请其配合。

2. 操作步骤(50分)

(1)接产准备(30分)

1)指导产妇正确运用腹压。嘱产妇于宫缩时深吸气屏气,然后如解大便样向下屏气用力,宫缩间歇时呼气并全身放松休息。(10分)

2)嘱产妇仰卧于产床上,两腿屈曲分开,露出外阴部,臀下置便盆或塑料布,用消毒纱布球蘸肥皂水擦洗外阴,顺序依次是大阴唇、小阴唇、阴阜、大腿内上1/3、会阴及肛门周围,然后用温开水冲洗干净(为防止冲洗液流入阴道,用消毒干纱布球堵住阴道口),最后用聚维酮碘消毒。取下阴道口的纱布球和臀下的便盆或塑料布。(10分)

3)接产者按无菌操作常规洗手,戴消毒手套,穿手术衣,打开产包,铺无菌巾等,做好接产准备。(10分)

（2）接产（20分）

1）保护会阴　当胎头拨露使会阴后联合紧张时开始保护会阴。操作者右肘支在产床上，右手拇指与其他四指分开，掌内垫折叠的无菌巾，用手掌大鱼际向内向上托住会阴，宫缩间歇时放松，但不能离开。（10分）

2）助胎儿娩出　右手保护会阴的同时，左手轻压胎头，使胎头保持俯屈，以枕下前囟径通过阴道口。当胎头仰伸时，嘱产妇在宫缩时张口哈气，宫缩间歇时稍加腹压，操作者左手协助胎头仰伸，使胎头缓慢娩出。胎头娩出后，右手继续保护会阴，左手自胎儿鼻根向下颏挤压，挤出口鼻腔内的黏液和羊水，然后协助胎头复位、外旋转，下压胎颈部使前肩娩出，再上托胎颈部使后肩娩出。此时右手才能离开会阴部，双手托胎体娩出（图3-127）。（10分）

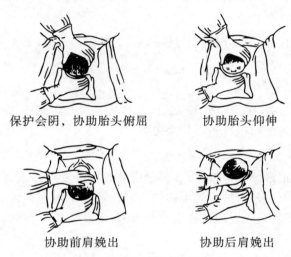

保护会阴，协助胎头俯屈　　　协助胎头仰伸

协助前肩娩出　　　协助后肩娩出

图3-127　接生步骤

【注意事项】（10分）

1. 掌握好保护会阴的时机：胎头拨露使会阴后联合紧张时开始保护会阴。（2.5分）

2. 开始保护会阴后，右手不能离开会阴部，直至胎儿双肩娩出后才能离开会阴部，协助左手托胎体娩出。（2.5分）

3. 助娩胎儿时，应严格按不同胎方位的分娩机制进行。（2.5分）

4. 胎头娩出后，先初步清理呼吸道，再协助胎头复位和外旋转。（2.5分）

【知识问答】（10分）

1. 初产妇、经产妇在什么时机扶上产床？（5分）

答　当初产妇宫口开全、经产妇宫口扩张4 cm且宫缩规律有力时，应将产妇送至分娩室并扶上产床，做好接产准备。

2. 胎头娩出后，为什么要自胎儿鼻根向下颏挤压？（5分）

答　为了初步清理呼吸道，预防新生儿误吸导致窒息或吸入性肺炎。

（赵　萍）

四、胎头吸引术

胎头吸引术是利用负压的原理,把胎头吸引器(图3-128)置于胎头上,形成一定负压后,进行牵引或旋转,协助胎儿娩出的手术。适用于:宫缩乏力,第二产程延长者;母婴并发症需缩短第二产程,如妊娠期高血压病、妊娠合并心脏病、瘢痕子宫不宜过度用力者、胎儿宫内窘迫。操作条件:头先露、活胎;宫口开全,胎膜已破,头盆相称;双顶径在坐骨棘水平以下。

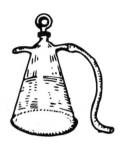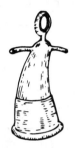

图3-128 胎头吸引器

【实训目标】(10分)

1. 掌握胎头吸引术的适应证、操作条件和注意事项。(3.5分)
2. 学会胎头吸引术的操作方法。(3.5分)
3. 操作中严肃认真,体现出对产妇的关心、体贴。(3分)

【实训用品】(10分)

胎头吸引术电教片(1分)、产妇模型(1分)、胎头吸引器(1.5分)、橡皮管(20 cm)(1分)、50 mL注射器(1.5分)、止血钳(1分)、导尿管(1分)、产包(1分)、新生儿室息急救物品(1分)等。

【学习方法】

组织学生观看胎头吸引术电教片。教师讲解、演示胎头吸引术操作方法。学生分组进行胎头吸引术操作练习。每组学生根据评分标准先在组内互相评价学习效果,然后指导老师从各组抽查1~2名学生考核评估,找出存在的问题,巩固学习效果。

【模拟临床场景】

模拟患者,女性,26岁,初产妇。孕39周,临产16 h,宫口开全1 h,枕先露,S^{+2},胎心率170次/分,拟行胎头吸引术尽快结束分娩。请为她行胎头吸引术。

【操作步骤及评分】(60分)

1. 操作前准备(10分)

操作者着装整齐。关爱产妇,耐心向产妇及其家属说明产程进展情况及目前的处理方法,说明胎头吸引术可能导致胎儿颅脑损伤等不良影响,取得产妇及家属的理解、同意及配合。

2. 操作步骤(50分)

(1)术前准备(9分)

1)产妇取膀胱截石位,常规消毒、导尿。

2)阴道检查确定胎方位、胎先露高度、宫口大小、头盆关系等条件是否具备。

3)行会阴侧切。

(2)胎头吸引术(41分)

1)放置胎头吸引器　先检查吸引器有无损坏、漏气现象,然后将橡皮管接于牵引柄的开口空心管上。左手示指、中指分开阴道,右手持吸引器,先将胎头端下缘沿阴道后壁放入,然后将吸引器旋转全部滑入,直抵胎儿先露部,使吸引器紧贴头皮,并扶持固定(图3-129)。(7分)

2)检查吸引器放置状况　用示指、中指插入阴道,沿吸引器检查一周,确定无软组织夹于吸引器与胎头之间。(7分)

3)抽吸负压　术者将胎头吸引器顶住胎头,助手将吸引器上的橡皮管连接50 mL注射器,慢慢抽出空气(150～200 mL)形成负压(负压应控制在500 mmHg以下,一般以400 mmHg为宜),抽毕用血管钳夹紧橡皮管,等待2～3 min,使产瘤形成,吸引器可以牢固地吸附在胎头上(图3-130)。(7分)

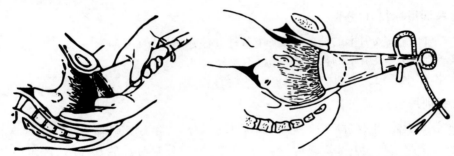

图3-129　放置胎头吸引器　　　　　图3-130　抽吸空气形成负压

4)牵引吸引器　宫缩时,嘱产妇向下屏气,操作者手持牵引柄沿骨盆轴方向,按分娩机制进行牵引。先向下向外牵引,当胎头枕部达耻骨联合下缘时,操作者上提吸引器,使胎头仰伸娩出(图3-131)。牵引时用力均匀,不要过猛,配合宫缩及腹压,宫缩间歇时暂停牵引。注意保护会阴。(7分)

5)解除负压,娩出胎儿　当胎头双顶径牵出阴道口时,松开橡皮管解除负压,取下吸引器,按分娩机制助产,娩出胎肩、胎体。(7分)

6)检查有无损伤　检查宫颈、阴道有无裂伤,检查新生儿有无损伤。(6分)

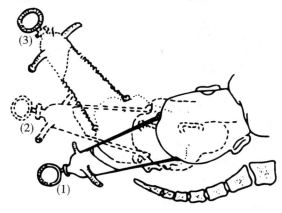

图 3-131　牵引胎头

【注意事项】(10 分)

1.胎头吸引术可诱发胎儿颅脑损伤,必须严格掌握适应证和条件。(2 分)

2.吸引器置于胎头先露部时,注意避开囟门处。(2 分)

3.牵引时间不宜过长,一般以 15 min 内结束分娩为宜。(2 分)

4.牵引时用力均匀,不要过猛,配合宫缩及腹压,宫缩间歇时暂停牵引。注意保护会阴。(2 分)

5.牵引时如漏气、滑脱,可重新放置,但发生两次者,应改用产钳术。(2 分)

【知识问答】(10 分)

1.行胎头吸引术的条件有哪些? (5 分)

答　头先露、活胎;宫口开全,胎膜已破,头盆相称;双顶径在坐骨棘水平以下。

2.导致吸引器滑脱的因素有哪些? (5 分)

答　宫缩乏力、产道阻力较大、枕后位及巨大儿等。

(赵　萍)

五、产钳术

　　产钳术是应用产钳牵引胎头助娩胎儿的手术,是解决难产的重要手段之一。产钳的种类有数种,目前常用的一种为短弯型。产钳分为左叶和右叶,每叶长 20 ~ 25 cm,分钳匙、钳胫、钳锁及钳柄 4 部分。为适应产道的弯曲和胎头的弧度,产钳有 2 个弯曲,即骨盆弯和胎头弯(图 3-132)。产钳的作用一是牵引,二是旋转。其适应证与胎头吸引术相同,但胎头吸引术失败时,可改用产钳术,臀位后出胎头困难时也可用产钳。当胎头双顶径和胎头骨质部分已达到坐骨棘水平以下时,可以采用低位产钳术。部分胎头于宫缩时可露于阴道口,此时施行的产钳术称为出口产钳术。中、高位产钳术对母儿危害较大,现基本不用,已被剖宫产所取代。

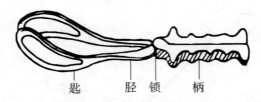

匙　　脛　锁　柄

图 3-132　产钳的构造

【实训目标】(10 分)

1. 掌握产钳术的适应证和注意事项。(3 分)

2. 学会正确使用产钳术助产。(4 分)

3. 操作中严肃认真,体现出对产妇的关心、体贴。(3 分)

【实训用品】(10 分)

产钳术电教片、产妇模型、产钳、导尿管、产包、新生儿窒息急救物品等。(10 分)

【学习方法】

组织学生观看产钳术电教片。教师讲解、演示产钳术操作方法。学生分组进行产钳术操作练习。每组学生根据评分标准先在组内互相评价学习效果,然后指导老师从各组抽查 1~2 名学生考核评估,找出存在的问题,巩固学习效果。

【模拟临床场景】

模拟患者,女性,26 岁,初产妇。孕 39 周,临产 16 h,宫口开全 1 h,枕先露,S^{+2},胎心率 170 次/分,拟行产钳术尽快结束分娩。请为她行产钳术。

【操作步骤及评分】(60 分)

1. 操作前准备(10 分)

操作者着装整齐。关爱产妇,耐心向产妇及其家属说明产程进展情况及目前的处理方法,说明产钳术可能导致胎儿眼球压伤、头面部软组织损伤、颅内出血等不良影响,取得产妇及家属的理解、同意及配合。(10 分)

2. 操作步骤(50 分)

(1)术前准备(5 分)

1)孕妇取膀胱截石位,常规消毒、导尿。(2 分)

2)阴道检查确定胎方位、胎先露高度、宫口大小、头盆关系等条件是否具备。(2 分)

3)初产妇或会阴较紧者做会阴侧切。(1 分)

(2)产钳术(45 分)

1)放置产钳　放置钳叶前,术者应先鉴定左右钳叶。右手四指伸入胎头与阴道左侧壁之间触摸胎耳,左手以执笔式握住产钳柄左叶,使钳叶垂直,弯度朝前,由阴道口左后方插入,沿右手掌与胎头之间慢慢滑入,同时将钳柄下移至水平位,钳匙置放于胎耳前方,由助手固定产钳左叶位置;然后术者再以右手持钳柄,左手四指置于胎头与阴道右后壁之间,以同法放置产钳右叶(图 3-133、图 3-134)。(10 分)

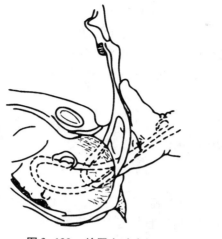

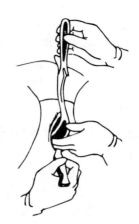

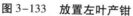

图 3-133　放置左叶产钳　　　　　图 3-134　放置右叶产钳

2）扣合钳锁（图 3-135）　原则是第二叶依循第一叶。当产钳两叶放置在正常位置时，左右产钳锁扣恰好吻合。切忌强行扣合，避免夹住宫颈、脐带和胎儿组织。（10 分）

3）检查产钳放置状况　检查产钳是否放置于胎耳前，深浅程度，有无偏斜，以及产钳与胎头之间有无软组织夹入。（10 分）

4）牵拉　宫缩时，术者双手握住钳柄向外、向下牵拉，使胎头俯屈，胎头拨露时取水平位牵拉；当枕部达耻骨联合下缘时，钳柄上提，使胎头仰伸，逐渐出头（图 3-136）；当胎头额部娩出后，即可取下产钳。先松开锁部，取下产钳右叶，再取出左叶，然后按分娩机制逐步娩出胎体。如遇紧急情况，放好产钳后可立即牵拉，不必等待宫缩。（10 分）

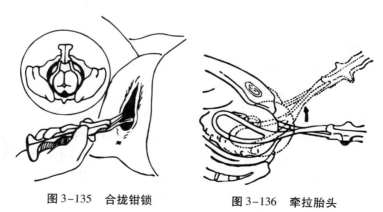

图 3-135　合拢钳锁　　　　　　　图 3-136　牵拉胎头

5）检查宫颈、阴道有无裂伤，检查新生儿有无损伤。（5 分）

【注意事项】（10 分）

1. 一定要检查清楚胎位后再放置产钳，以防发生并发症，如软产道损伤、胎儿眼球

压伤、胎儿头面部软组织损伤、胎儿颅内出血等。(3.5分)

2.牵引不可过快、过猛、左右摇晃,用力要均匀,忌全身用力。宫缩时徐徐牵拉,间歇时停止牵引,并将两钳柄部稍分开,以减少钳匙对胎头的挤压,同时要听胎心。(3.5分)

3.注意牵引方向,应循产轴牵引,胎头通过会阴要慢、稳,以防损伤阴道软组织。牵引困难时一定要及时查明原因。(3分)

【知识问答】(10分)

1.放置产钳时先放左叶还是右叶?(5分)

答　先放左叶,再放右叶。

2.产钳术的适应证有哪些?(5分)

答　宫缩乏力,第二产程延长者;母婴并发症需缩短第二产程,如妊娠期高血压病、妊娠并发心脏病、瘢痕子宫不宜过度用力者、胎儿宫内窘迫等。

(赵　萍)

六、妇科检查

妇科检查又称盆腔检查,是妇科的一种特殊检查方法,主要检查外阴、阴道、宫颈、宫体、双侧附件有无异常。

【实训目标】(10分)

1.熟悉妇科检查的内容和方法。(3.5分)

2.能正确进行妇科检查。(3.5分)

3.体现严肃、认真的工作态度,关心、体贴患者的医德医风。(3分)

【实训用品】(10分)

妇科检查电教片、妇科检查模型、阴道窥器、手套、消毒液状石蜡、臀垫等。(10分)

【模拟临床场景】

模拟患者,女性,45岁。因"近1年经量增多,经期延长,周期紊乱"前来就诊。请为患者行妇科检查。

【学习方法】

组织学生观看妇科检查电教片。教师讲解、演示妇科检查操作方法。学生分组进行妇科检查操作练习。每组学生根据评分标准先在组内互相评价学习效果,然后指导老师从各组抽查1~2名学生考核评估,找出存在的问题,巩固学习效果。

【操作步骤及评分】(60分)

1.操作前准备(5分)

检查者着装整齐,向患者说明检查的目的和方法,请其配合。嘱患者排空膀胱,取膀胱截石位。(5分)

2. 操作步骤(50 分)

(1)外阴检查 观察外阴部发育状况、阴毛多少及分布状况;观察阴阜、阴蒂、大小阴唇、会阴、前庭大腺有无异常;观察外阴有无畸形、炎症、溃疡、瘢痕、肿瘤等。用一手拇指和示指分开两侧小阴唇,暴露阴道前庭、尿道口,观察有无红肿、赘生物及处女膜有无损伤和畸形等。(10 分)

(2)阴道窥器检查(15 分)

1)取阴道窥器,蘸液状石蜡。以左手示指、中指分开小阴唇,右手持窥器,两叶合拢,倾斜45°角沿阴道后壁轻轻插入,边推进边将两叶转平。缓缓张开窥器两叶,暴露子宫颈、阴道壁及穹隆部,旋转窥器可清楚地显露阴道前、后壁及两侧壁。(6 分)

2)观察宫颈大小、颜色、外口形状,宫颈是否光滑,有无裂伤、糜烂、外翻、肥大、息肉、囊肿、赘生物,宫颈管分泌物的量及性状,宫颈有无接触性出血等。然后观察阴道壁色泽、皱襞,有无红肿、溃疡、瘢痕、肿物,有无畸形等。观察后穹隆有无裂伤、瘢痕、膨出或肿物。观察阴道分泌物的量及性状、色泽、气味。(6 分)

3)检查完毕,旋松窥器侧旁螺丝,将窥器两叶合拢后取出(图3-137)。(3 分)

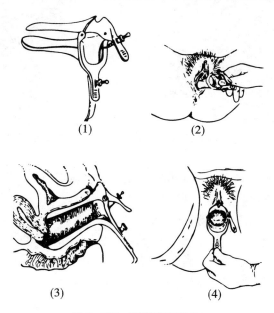

(1)　　　　　(2)

(3)　　　　　(4)

图3-137 阴道窥器检查

(3)双合诊检查(15 分) 检查者戴无菌手套,将中、示指深入阴道穹隆处,另一手在腹壁处配合检查内生殖器及盆腔,扪清阴道、穹隆、宫颈、宫体、附件、宫旁结缔组织及盆腔其他器官和组织的情况。

1)检查阴道 检查阴道的通畅度、深度和弹性,有无畸形、瘢痕或肿块。阴道内手指经阴道前壁压迫尿道,注意尿道口有无脓液排出。手指深入阴道后穹隆部,检查后穹隆有无触痛及饱满感。(3 分)

2)检查宫颈 触摸子宫颈大小、位置、形态、硬度、长度、宫颈外口情况及有无接

触性出血。向上或向两侧摇动宫颈,了解是否有宫颈举痛。(4 分)

3)检查子宫　将阴道内两指放在宫颈后方,另一手掌心朝下,手指平放在患者腹部平脐处,当阴道内手指向上向前方抬举宫颈时,腹部手指往下按压腹壁,并逐渐向耻骨联合部移动,通过内外手指同时分别抬举和按压,相互协调,了解子宫的位置、大小、形状、软硬度、活动度及有无压痛(图 3-138)。(4 分)

4)检查附件　将阴道内两手指由宫颈后方移向一侧穹隆部,尽可能往上向盆腔深部触及,另一手从同侧腹壁髂嵴水平开始,由上往下按压腹壁,与阴道内手指相互配合,以了解该侧子宫附件区有无肿块、增厚或压痛(图 3-139)。若触及包块应注意其位置、形态、大小、质地、活动度、表面是否光滑、边界是否清晰、有无压痛及与子宫的关系等。(4 分)

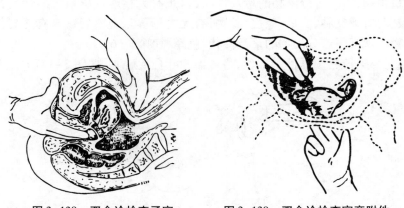

图 3-138　双合诊检查子宫　　　　图 3-139　双合诊检查宫旁附件

(4)三合诊(5 分)　检查者一手戴手套,示指放入阴道,中指放入直肠,另一手置于腹部配合检查(图 3-140),进一步扪清后倾或后屈子宫的大小、子宫后壁、直肠子宫陷凹、宫骶韧带、盆腔后部及直肠的病变。

(5)直肠-腹部诊(5 分)　检查者一手戴手套,示指伸入直肠,另一手在腹部配合检查的方法称为直肠-腹部诊,又称肛腹诊(图 3-141)。一般用于无性生活史、阴道闭锁、阴道出血或其他不宜进行双合诊及三合诊检查的患者。

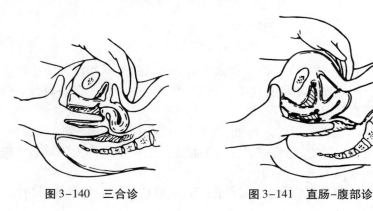

图 3-140　三合诊　　　　　　　图 3-141　直肠-腹部诊

3. 记录(5分)

(1)外阴　发育情况,婚产式,异常情况。(1分)

(2)阴道　是否通畅,黏膜情况,分泌物的色、量、性状及气味。(1分)

(3)宫颈　大小,硬度,是否光滑,有无接触性出血,有无糜烂、裂伤、息肉、腺囊肿、举痛等。(1分)

(4)子宫　位置、形态、大小、硬度、活动度、有无压痛等。(1分)

(5)附件　有无增厚、包块及压痛。若有包块,描述包块位置、大小、硬度、活动度、是否光滑及与周围组织的关系等。(1分)

【注意事项】(10分)

1. 为减轻患者不舒服感,使其能很好配合,检查时要动作轻柔、言语和蔼。(2.5分)

2. 检查前嘱患者排空膀胱,直肠充盈者应排空大便,以免影响检查结果。(2.5分)

3. 放置、取出窥器时两叶合拢。两叶顶端勿直接碰击宫颈,以防宫颈出血。(2.5分)

4. 检查不满意时可行 B 超检查。遇有盆腔内病变、腹部肥厚、高度紧张、害怕疼痛、检查不合作者,不必强行进行盆腔检查,可申请 B 超进一步明确诊断。(2.5分)

【知识问答】(10分)

1. 何时需做三合诊检查?(5分)

答　盆腔肿瘤、子宫颈癌分期、子宫内膜异位症、盆腔炎、生殖器结核等盆腔病变,需做三合诊检查。

2. 触及盆腔包块时应注意什么?(5分)

答　触及盆腔包块时应注意其位置、形态、大小、质地、活动度、表面是否光滑、边界是否清晰、有无压痛及与子宫的关系等。

(赵　萍)

七、宫内节育器放置(取出)术

宫内节育器(IUD)是一种安全、有效、简便、经济、可逆的避孕工具。宫内节育器有两大类:惰性宫内节育器和活性宫内节育器(图3-142)。惰性宫内节育器由惰性原料如金属、硅胶、塑料等制成,国内主要为不锈钢单环。其性能稳定,价格低廉,放取方法简便,出血及疼痛不良反应轻,可在宫内存放 15~20 年,但带器妊娠率和脱落率高。活性宫内节育器内含有活性物质如铜离子、激素药物或磁性物质等,可提高避孕效果,减少不良反应。

【实训目标】(10分)

1. 学会宫内节育器放置、取出的操作技能。(3.5分)

2. 掌握宫内节育器放置、取出的注意事项。(3.5分)

3. 树立牢固的无菌操作观念。（3分）

【实训用品】（10分）

放（取）节育器电教片（2分）、避孕指导模型（2分）、节育器（2分）、放（取）环包（2分）、消毒物品（2分）等。

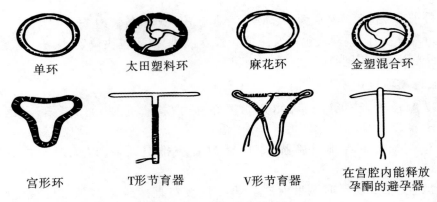

单环　　　　太田塑料环　　　　麻花环　　　　金塑混合环

宫形环　　　T形节育器　　　V形节育器　　　在宫腔内能释放
　　　　　　　　　　　　　　　　　　　　　　　　孕酮的避孕器

图3-142　国内常用节育器

【模拟临床场景】

病例1　李某，女性，28岁。正常分娩后42 d前来就诊，要求采取避孕措施。现已完成病史询问及体格检查，无宫内节育器放置的禁忌证，且自愿接受放置宫内节育器避孕。请为患者放置宫内节育器。

病例2　吴某，女，50岁。绝经1年，要求取出宫内节育器。现已完成病史询问及体格检查，无宫内节育器取出的禁忌证。请你为她取出宫内节育器。

【学习方法】

组织学生观看宫内节育器放置（取出）电教片。教师讲解、演示节育器放置（取出）术操作方法。学生分组进行节育器放置（取出）术操作练习。每组学生根据评分标准先在组内互相评价学习效果，然后指导老师从各组抽查1~2名学生考核评估，找出存在的问题，巩固学习效果。

【操作步骤及评分】（60分）

1. 操作前准备（10分）

术者着装整齐，洗手、戴口罩和帽子。（3分）向患者说明宫内节育器放置（取出）的方法，请其配合。（3.5分）嘱患者排空膀胱，取膀胱截石位。（3.5分）

2. 操作步骤（50分）

（1）放置宫内节育器（25分）

1）常规消毒外阴、阴道，铺无菌巾。（3分）

2）操作者戴手套行阴道检查，确定子宫的位置、大小及附件情况。更换手套。（4分）

3）放置阴道窥器，消毒阴道、宫颈及宫颈管。（3分）

4)宫颈钳夹持宫颈前唇或后唇,术者左手持宫颈钳向外轻拉宫颈,右手持探针顺宫腔方向探达宫底,测量宫腔深度。(4 分)

5)选择合适型号的不锈钢单环。宫腔深度<7.0 cm 者,选 18～20 号(小号)环;7.0～8.5 cm 者,选 21～22 号(中号)环;>8.5 cm 者,选 24 号(大号)环。(4 分)

6)将环放在放环叉上,顺宫腔方向轻轻送入宫腔底部,上环叉退至子宫内口处,再向内轻推环的下缘,使之位于子宫腔底部,退出放环叉(图 3-143、图 3-144)。(4 分)

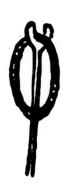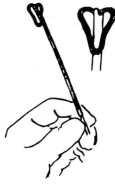　　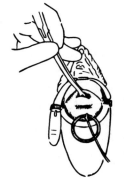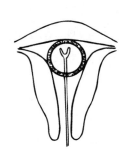

图 3-143　将环放在放环叉上　　　　图 3-144　将环放到宫底后退出放环叉

7)消毒宫颈,取出宫颈钳和阴道窥器。(3 分)

(2)取出宫内节育器(25 分)

1)常规消毒外阴、阴道,铺无菌巾。(3 分)

2)操作者戴手套行阴道检查,确定子宫的位置、大小及附件情况。更换手套。(5 分)

3)放置阴道窥器,消毒阴道、宫颈及宫颈管。(4 分)

4)宫颈钳夹持宫颈前唇或后唇,术者左手持宫颈钳向外轻拉宫颈,右手持探针顺宫腔方向伸入宫腔探查避孕环的位置。(5 分)

5)用取环钩伸入宫腔钩住避孕环轻轻拉出。(5 分)

6)消毒宫颈,取出宫颈钳和阴道窥器。(3 分)

【注意事项】(10 分)

1.严格无菌操作。(2.5 分)

2.放置节育器时要一次送至子宫底部,不可中途停顿或改变方向,以免避孕器脱落或变形。(2.5 分)

3.加强责任心,动作要轻柔,以防子宫穿孔。(2.5 分)

4.取出节育器时必须先探查节育器位置,必要时在 B 超指引下轻轻牵拉取出,不可强行牵拉。(2.5 分)

【知识问答】(10 分)

1.一般宫内节育器应在什么时间放置?(5 分)

答　一般在月经干净后 3～7 d 内无性交者,可以放置。

2.放置宫内节育器的不良反应和并发症有哪些?（5 分）

答　不良反应有不规则阴道出血、腰酸、腹坠等。并发症有感染、节育器嵌顿、节育器异位、节育器脱落、带器妊娠等。

（赵　萍）

八、负压吸引术

负压吸引术是利用负压将宫腔内的妊娠物吸出,适用于妊娠 10 周以内要求终止妊娠而无禁忌证者。

【实训目标】（10 分）

1.熟悉负压吸引术操作程序。（2.5 分）

2.熟悉负压吸引术的适应证、禁忌证、并发症。（2.5 分）

3.能正确进行负压吸引术操作。（2.5 分）

4.体现良好的职业素质。（2.5 分）

【实训用品】（10 分）

负压吸引术电教片、人工流产模型、人工流产包、负压吸引器等。（10 分）

【模拟临床场景】

模拟患者,女性,30 岁。妊娠 9 周,要求终止妊娠。现已详细询问病史及全面体格检查,无终止妊娠的禁忌证。请为患者行负压吸引术。

【学习方法】

组织学生观看负压吸引术电教片。教师讲解、演示负压吸引术操作方法。学生分组进行负压吸引术操作练习。每组学生根据评分标准先在组内互相评价学习效果,然后指导老师从各组抽查 1～2 名学生考核评估,找出存在的问题,巩固学习效果。

【操作步骤及评分】（60 分）

1.操作前准备（10 分）

术者着装整齐,洗手、戴口罩和帽子。安慰患者,请其配合。（10 分）

2.操作步骤（50 分）

(1)嘱患者排空膀胱,取膀胱截石位。（2.5 分）

(2)常规消毒外阴、阴道,铺无菌巾。（2.5 分）

(3)双合诊检查子宫、附件情况。（2.5 分）

(4)用窥器扩张阴道,暴露宫颈。消毒阴道壁、子宫颈及颈管。（5 分）

(5)探针测宫腔方向和深度,据此选择吸管。（5 分）

(6)扩张宫颈管。右手执宫颈扩张器,逐号轻轻扩张宫颈内口,扩张程度以达到比准备使用的吸管大 1/2 号为宜,便于吸管吸刮时顺利通过宫颈管。（10 分）

(7)吸管吸引。将吸管连接到负压吸引器上,然后将吸管顺宫腔方向轻轻伸入直至宫底,遇到阻力后略后退。启动负压吸引器形成负压,按孕周大小适当调整负压(一般以 400~500 mmHg 为宜)。吸管按顺(逆)时针方向旋转,并自子宫底向宫颈口上下移动(图 3-145)。如此吸引宫腔 1~2 圈。感觉宫腔缩小、宫壁粗糙、吸头紧贴宫壁、上下移动受阻,表示宫腔内组织已吸刮干净,此时折叠捏紧橡皮管慢慢取出吸管。再用小刮匙轻轻搔刮子宫双角及宫腔四壁,检查宫腔是否吸净。(10 分)

　　(8)再测宫腔。用探针再次探测宫腔深度,与术前比较宫腔深度缩小。(5 分)

　　(9)取下宫颈钳,用棉球或纱布擦净宫颈和阴道的血迹,术毕。(2.5 分)

　　(10)检查吸出物有无绒毛及胚胎或胎儿组织,有无水泡。肉眼观察发现异常者,及时送病理检查。(5 分)

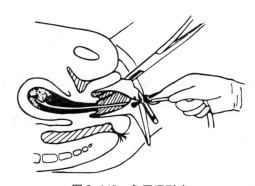

图 3-145　负压吸引术

【注意事项】(10 分)

1.严格无菌操作。(3 分)

2.扩张器要顺宫腔方向徐徐伸入,通过宫颈内口后即不再前进。切忌强行伸入,以免造成宫颈内口撕裂或子宫穿孔。(4 分)

3.吸管不应超过探针所测得的深度。(3 分)

【知识问答】(10 分)

1.负压吸引术中,负压多大为宜?(5 分)

答　按孕周大小适当调整负压,一般以 400~500 mmHg 为宜。

2.哪些现象表示宫腔内组织已吸净?(5 分)

答　感觉宫腔缩小、宫壁粗糙、吸头紧贴宫壁、上下移动受阻,表示宫腔内组织已吸净。

(赵　萍)

第六节 儿科基本操作技术

一、小儿体格生长常用指标测量

小儿体格生长常用指标测量包括体重测量、身高(长)测量、头围测量、胸围测量、囟门测量,对判断小儿生长发育具有重要意义。

【实训目标】(10分)

1. 做好体检前的各项准备工作。(2分)

2. 学会观察小儿运动、语言及其对外界的反应,正确向家长解释各项操作的意义,并让家长协作。(2分)

3. 能正确进行体重、身高(长)、头围、胸围和前囟的测量,掌握操作时的注意事项。(2分)

4. 能够正确分析检查结果,对小儿的体格生长做出正确评价。(2分)

5. 体现认真负责、关心体贴小儿的态度。(2分)

【实训用品】(2分)

小儿体检电教片、体重秤、量床、软尺等。(2分)

【模拟临床场景】

患儿,男,1岁。足月顺产,生后母乳喂养,已添加辅食。今其母亲抱其前来体检,想要了解孩子生长发育情况。请为患儿进行体格生长常用指标的测量。

【学习方法】

分析讨论小儿生长发育的规律及其影响因素,掌握体重、身高(长)的计算公式及1岁小儿各项指标的正常值。观看教学视频,观摩教师示教。4人一组,利用模型练习体格检查的操作步骤。每组学生根据评分标准先在组内互相评价学习效果,然后指导老师从各组抽查1~2名学生考核评估,找出存在的问题,巩固学习效果。

【操作步骤及评分】(68分)

1. 接诊小儿及家长,耐心询问指导(10分)

(1)向家长询问情况,阅读小儿的儿童保健卡。(3分)

(2)向家长耐心解释要进行检查的项目,并说明意义。(3分)

(3)与小儿交流,尽可能使其情绪稳定并能够配合进行体格检查。注意对小儿进行保暖,避免着凉。(4分)

2. 操作过程(58分)

(1)体重测量(12分)

1)准备儿童体重秤,称量前先进行调零。(2分)

2)让小儿排空大小便,脱去鞋袜、帽子和外衣,扶稳小儿使其蹲于体重秤台中央,

然后慢慢松开双手(不合作者可由家长抱着小儿一起称重,称后减去小儿外衣、鞋袜及成人体重即得小儿体重)。(5分)

3)观察体重秤并读数(精确到0.05 kg),记录称量结果。(3分)

4)称量完毕后,扶抱孩子并帮助穿好衣服。(2分)

(2)身高(长)测量(14分)

1)准备量床,并把清洁巾铺在量床上。(1分)

2)将已经脱去帽子和鞋袜的小儿抱放于量床中线上,使小儿头顶轻贴量床的顶端,助手将小儿头部扶至面向上、两耳在同一水平面上,轻轻固定。(5分)

3)测量者立于量床右侧,左手按直小儿双膝使两下肢并拢伸直,并紧贴底板,右手推动滑板紧贴足底,并使足底与底板垂直。(5分)

4)读出读数(精确至0.1 cm),记录结果(图3-146)。(2分)

5)抱下小儿,帮其穿好鞋袜。(1分)

(3)头围测量(12分)

1)准备软尺,使小儿坐于其母亲腿上。(1分)

2)测量者立于小儿正前方,左手拇指将软尺"0"点与小儿头部右侧眉弓上缘平齐并固定软尺,右手将软尺从头右侧紧贴头皮绕过,经枕骨结节最高点到左侧眉弓上缘回至"0"点。(9分)

3)读出读数(精确至0.1 cm),记录结果(图3-147)。(2分)

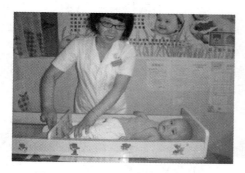

图3-146　3岁以下小儿身长测量

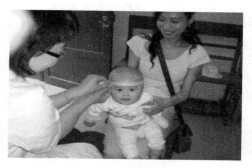

图3-147　婴儿头围测量

(4)胸围测量(10分)

1)准备软尺,脱去小儿上衣,取卧位。(1分)

2)测量者立于小儿右侧,左手拇指将软尺"0"点固定于小儿右侧乳头下缘,右手将软尺经右侧紧贴皮肤由背部沿两侧肩胛骨下缘绕胸一周回至"0"点。(6分)

3)随小儿呼吸调节软尺,测量呼气末和吸气末的胸围数值(精确至0.1 cm),取平均值并记录结果。(3分)

(5)前囟测量(10分)

1)准备软尺,使小儿坐于其母亲腿上。(1分)

2)测量者立于小儿正前方,用左手中、示指轻摸前囟,观察是否闭合(如已闭合请记录)。如未闭合,找出前囟对边中点。(5分)

3)右手持软尺测量前囟对边中点的连线长度,准确读取数值(精确至0.1 cm),记录结果(图3-148)。(4分)

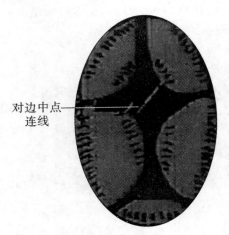

对边中点——
连线

图3-148 前囟测量点

【注意事项】(10分)

1.测量体重(5分)

(1)测量时应将体重计平稳地放在地上,查看底踏板下的挂钩是否连接好,以免跌落或砝码砸伤小儿;再检查"0"点,当体重计没有任何移动时,指针稳定指向"0"点即可进行测量。(2分)

(2)在晨起空腹排便或进食后2 h,脱去鞋帽和外套,每次测量应在同一磅秤、同一时间进行。测量时不可让小儿摇动或接触其他物体,以免影响准确性。(2分)

(3)所测数值与前次差异较大时,应重新测量核对。(1分)

2.测量身高(长)(2分)

(1)婴幼儿易动,推动滑板时动作应轻快,使其足底紧贴底板。(1分)

(2)双侧有刻度的量床应注意两侧读数一致。(1分)

3.测量头围(1分)

测量头围时应注意左右对称,读数精确至0.1 cm。(1分)

4.测量胸围(1分)

测量胸围时应注意软尺与皮肤接触的松紧要适度,取平静呼吸时的中间读数或吸、呼气时的平均数,精确读数至0.1 cm。(1分)

5.测量囟门(1分)

测量囟门时应注意手法要轻,不可重压。(1分)

【知识问答】(10分)

1.1岁小儿体重和身长的正常值分别是多少?(5分)

答 1岁小儿体重正常值是9 kg,身长正常值是75 cm。

2.小儿前囟出生时大小是多少?生后多久闭合?(5分)

答　出生时大小为 1.5~2.0 cm,1.0~1.5 岁时闭合。

二、小儿液体疗法

体液是人体的重要组成部分,保持其平衡是维持生命的重要条件。小儿的生理特点,使其较易发生体液平衡紊乱,因此液体疗法是儿科治疗的重要方法。

【实训目标】(10 分)

1. 熟悉水、电解质、酸碱平衡紊乱的临床表现特点。(2 分)

2. 掌握脱水程度和性质的判断。(2 分)

3. 掌握常用混合溶液的种类、张力以及性质。(2 分)

4. 掌握液体疗法的方案制订。(2 分)

5. 体现认真负责、关心体贴小儿的态度。(2 分)

【实训用品】(2 分)

腹泻病患儿住院病例单、腹泻病例治疗处方单、化验单等。(2 分)

【模拟临床场景】

患儿,男,1 岁,体重 10 kg。因发热、腹泻 4 d 入院。4 d 前出现腹泻,每日 10 余次,为蛋花汤样,量多,偶有呕吐。1 d 前腹泻明显加重,尿极少。体格检查:精神萎靡,皮肤弹性极差,伴花纹、发灰,前囟、眼窝凹陷极明显,哭无泪,口唇黏膜干裂,呈樱桃红色,心音低钝,明显腹胀,肠鸣音减弱,四肢厥冷。请为患儿制订第 1 天补液方案。

【学习方法】

分析讨论小儿水、电解质、酸碱平衡紊乱的临床表现,掌握脱水程度和性质的判断依据。观摩教师示教。4 人一组,熟悉液体疗法的制订原则。每组学生根据评分标准先在组内互相评价学习效果,然后指导老师从各组抽查 1~2 名学生考核评估,找出存在的问题,巩固学习效果。

【操作步骤及评分】(70 分)

1. 接诊患儿及家长,耐心询问指导(10 分)

(1)向家长询问情况,了解患儿病史。(3 分)

(2)向家长耐心解释要进行检查的项目,并说明意义。(3 分)

(3)与患儿交流,尽可能使其情绪稳定、能够配合。在平静状态下进行体格检查,并注意对患儿进行保暖,避免着凉。(4 分)

2. 操作过程(60 分)

(1)入院诊断　小儿腹泻病伴重度等渗性脱水、酸中毒、低钾血症。(10 分)

(2)液体疗法方案制订(50 分)

1)定量　第 1 天补液总量包括累积损失量、继续损失量和生理需要量。根据脱水程度确定补液总量为 150 mL/kg×10 kg=1 500 mL。(10 分)

2)定性　根据脱水性质确定,患儿为等渗性脱水,故选用 1/2 张(2∶3∶1)液体。(10 分)

3）定速　①快速扩容期:20 mL/kg×10 kg＝200 mL,选用2∶1等张含钠液于30～60 min内滴完。②快速补液期:补充累积损失量(扣除扩容液量),1 500÷2–200 mL＝550 mL,选用1/2张液体于8～12 h内滴完。③维持补液期:补充继续损失量和生理需要量(剩余量),根据病情补充,12～16 h内滴完,一般可不静脉补充。(10分)

4）纠正酸中毒　经扩容及1/2张液体补充后,酸中毒基本可纠正,无须另行补充。(10分)

5）纠正低血钾　10%氯化钾(3～4)mL/kg×10 kg＝30～40 mL,浓度≤0.3%,静脉滴注或口服,一般需要维持4～6 d。(10分)

【注意事项】(8分)

1.制订补液方案时应首先考虑"三定",即定量、定性、定速,然后考虑酸碱平衡紊乱、钾、钙及能量问题。(3分)

2.补液过程中注意观察患儿脱水恢复的情况,并进行补液效果的评判。(2分)

3.补液时遵循"先快后慢、先浓后淡、见尿补钾、防惊补钙"的原则。(3分)

【知识问答】(10分)

1.2∶3∶1液的张力是多少? 作用是什么? (5分)

答　张力是1/2张,用来纠正等渗性脱水。

2.液体疗法的"三定"是什么? (5分)

答　"三定"是指定量、定性、定速。

三、新生儿暖箱的应用

新生儿暖箱是为早产儿或低体温儿创造一个类似母体子宫的优良环境的设备,进而提高新生儿的存活率。因此,对环境温度、湿度要求较高,需要空气净化,温度、湿度适宜,才能避免婴儿感染。

【实训目标】(8分)

1.做好入暖箱前的各项准备工作。(2分)

2.掌握新生儿暖箱的工作原理、入箱和出箱的适应证。(2分)

3.掌握不同体重新生儿暖箱温度的设置。(2分)

4.体现认真负责、关心体贴小儿的态度。(2分)

【实训用品】(2分)

新生儿暖箱、婴儿模型、海绵垫1个、单子、灭菌注射用水、温湿度计等。(2分)

【模拟临床场景】

患儿,女,出生1 h。系第1胎第1产,孕36周,自然分娩,生后1 min Apgar评分8分,出生体重2 kg,羊水清亮,胎盘无异常。精神、反应尚可,体温35 ℃。请为患儿进行入暖箱的操作。

【学习方法】

分析讨论该新生儿健康状况,观看教学视频,观摩教师示教。4人一组,利用模型练习新生儿暖箱的操作步骤。每组学生根据评分标准先在组内互相评价,然后指导老师从各组抽查 1~2 名学生考核评估,找出存在的问题,巩固学习效果。

【操作步骤及评分】(70 分)

1.接诊患儿,耐心询问指导(10 分)

(1)询问病史,评估患儿基本情况(胎龄、出生体重)。(5 分)

(2)向家长耐心解释需要入暖箱的原因,并说明意义。(5 分)

2.操作过程(60 分)

(1)操作前准备　操作人员洗手,戴口罩、帽子。(5 分)

(2)入暖箱前准备　检查暖箱各部功能是否正常,清洁消毒暖箱,铺好箱内婴儿床,关闭箱门。灭菌注射用水加入水槽内,注入量为上下水位之间。接通电流,打开电源开关,再根据小儿日龄和体重调节所需温度(表 3-3),调节箱内湿度为 55%~65%,等到箱内温度达到设定温度后将患儿裹好尿布放入暖箱。(15 分)

表 3-3　不同出生体重新生儿的中性温度

出生体重/kg	中性温度/℃			
	35	34	33	32
1.0	出生 10 d 内	10 d 以后	3 周以后	5 周以后
1.5	—	出生 10 d 内	10 d 以后	4 周以后
2.0	—	出生 2 d 内	2 d 以后	3 周以后
>2.5	—	—	出生 2 d 内	2 d 以后

(3)定时测量体温,根据体温调节箱温,做好记录,注意保持患儿体温在 36~37 ℃。(10 分)

(4)出箱条件(15 分)

1)患儿体重达 2 000 g 或以上,体温正常。(5 分)

2)在 24~25 ℃的室温下,患儿穿衣在不加热的暖箱内能维持正常体温。(5 分)

3)患儿在暖箱内生活了 1 个月以上,体重虽不到 2 000 g,但一般情况良好。(5 分)

(5)暖箱使用后处理(15 分)

1)切断电源,倒掉容器中的灭菌注射用水,取下患儿用过的床褥、单等用物,送洗衣房清洗消毒后备用。(5 分)

2)往水箱内倒入适量 1:500 的含氯消毒液浸泡 30 min,彻底清洁水槽的所有表面、凹陷的地方,然后排空水箱,倒入清水清洗,最后用干净布擦干表面。(5 分)

3)用 1:500 的含氯消毒液擦洗暖箱,紫外线照射 30 min 后表面覆遮盖物备用。(5 分)

【注意事项】(10 分)

1.新生儿入暖箱后一切护理和体检操作应尽量在暖箱内集中进行,如喂奶、换尿布、清洁皮肤、观察病情及检查等，操作时可从边门或袖孔伸入进行，尽量少开箱门，以免箱内温度波动。必须出箱进行检查和治疗时，应注意保暖。(2.5分)

2.密切观察患儿生命体征的变化，同时注意观察患儿面色、呼吸、心率、体温等。箱温在使用时若发现问题应及时妥善处理。(2.5分)

3.暖箱不宜放在阳光直射、有对流风及取暖设备处，以免造成箱内温度的波动。(2.5分)

4.每日用消毒液及清水擦拭暖箱内外，每日更换水槽内灭菌注射用水，连续使用1周的暖箱要及时更换并进行终末消毒。(2.5分)

【知识问答】(10分)

1.暖箱温度设定的依据是什么？(5分)

答 根据患儿的胎龄、出生时的体重及日龄而定。

2.暖箱如何进行终末消毒？(5分)

答 用1:500的含氯消毒液擦洗暖箱，紫外线照射30 min后备用。

四、新生儿蓝光箱的应用

光疗是目前治疗新生儿高未结合胆红素血症的一种简单易行且较安全有效的方法，光照后未结合胆红素发生变构，由脂溶性变为水溶性的异构体，从胆汁、尿液或粪便中排出，从而降低胆红素浓度。

【实训目标】(8分)

1.做好入蓝光箱前的各项准备工作。(2分)

2.掌握新生儿蓝光箱的工作原理和适应证。(2分)

3.掌握蓝光箱使用的注意事项。(2分)

4.体现认真负责、关心体贴小儿的态度。(2分)

【实训用品】(2分)

蓝光箱、婴儿模型、海绵垫1个、单子、灭菌注射用水、温湿度计等。(2分)

【模拟临床场景】

患儿，男，出生3 d，皮肤黄染3 d。患儿自出生后出现颜面、巩膜及全身黄染现象，并逐渐加重。精神、反应尚可，体温36.5 ℃，体重3.35 kg。查血清未结合胆红素浓度为293 μmol/L。患儿系第1胎第1产，孕39周，自然分娩，生后1 min Apgar评分10分。患儿血型为A型、Rh+，母亲血型为O型、Rh+。请为患儿进行入蓝光箱的操作。

【学习方法】

分析讨论该新生儿黄疸状况，观看教学视频，观摩教师示教。4人一组，利用模型练习新生儿蓝光箱的操作步骤。每组学生根据评分标准先在组内互相评价，然后指导老师从各组抽查1~2名学生考核评估，找出存在的问题，巩固学习效果。

【操作步骤及评分】(70分)

1.接诊患儿，耐心询问指导(10分)

（1）询问病史,评估患儿基本情况(黄疸程度及化验结果)。(5分)

（2）向家长耐心解释需要入蓝光箱的原因,并解释黄疸产生的原因及其影响。(5分)

2.操作过程(60分)

（1）操作前准备 操作人员洗手,戴口罩、帽子。(5分)

（2）入箱前准备 应检查蓝光箱各部功能是否正常,注意清洁蓝光箱灯管及反射板上的灰尘,同时在水槽内加入灭菌注射用水。根据患儿的体重及日龄选择蓝光箱内温度,一般为30~34 ℃,相对湿度55%~65%。入箱前清洁患儿皮肤,同时剪短指甲,防止抓破皮肤。(15分)

（3）入箱 脱去患儿衣裤,全身裸露,双眼用眼罩遮盖,避免损伤视网膜,用尿布遮盖会阴区(男婴注意保护阴囊),放置于蓝光箱中央。(10分)

（4）光疗期间护理 监测体温和箱温变化,每1~2 h监测体温1次,注意保持体温在36~37 ℃,体温超过38 ℃或低于35 ℃应暂停光疗。应保持患儿皮肤均匀受光,使用单面光疗箱时应4 h更换1次体位。光疗期间严密观察患儿血清胆红素变化,黄疸部位、程度及变化,以判断疗效。(15分)

（5）出箱 切断电源,并再次检查全身皮肤颜色及有无破损,除去眼罩,换好清洁衣物后将患儿抱出蓝光箱,记录出箱时间及光疗总时间。(5分)

（6）蓝光箱使用后处理(10分)

1）切断电源,倒掉容器中的灭菌注射用水,取下患儿用过的床褥、单子等用物,送洗衣房清洗消毒后备用。(3分)

2）往水箱内倒入适量的1∶500的含氯消毒液浸泡30 min,彻底清洁水槽的所有表面、凹陷的地方,然后排空水箱,倒入清水清洗,最后用干净布擦干表面。蓝光灯管用乙醇擦拭消毒。(4分)

3）用1∶500的含氯消毒液擦洗蓝光箱,紫外线照射30 min后表面覆遮盖物备用。(3分)

【注意事项】(10分)

1.应保持患儿皮肤清洁,均匀受光,并尽量使身体广泛照射。禁止在皮肤上涂抹粉类及油类物质,否则影响照射效果,且油类会增加光热吸收从而使皮肤产生灼伤。(2.5分)

2.光疗时会出现稀便,应注意加强臀部护理,以防红臀的发生。同时在光疗时皮肤不显性失水增加,需要注意水分的补充。(2.5分)

3.蓝光灯管照射效果随着使用时间延长而减弱,连续使用1 000 h要及时更换,故必须正确记录灯管使用时间。(2.5分)

4.青铜症是新生儿高胆红素血症光疗后的一个少见并发症,可自行消退,尚无特殊治疗方法。一旦发现此并发症,应停止光疗。(2.5分)

【知识问答】(10分)

1.光疗的适应证是什么?(5分)

答　治疗高未结合胆红素血症。

2. 蓝光灯管使用多长时间必须更换？（5 分）

答　连续使用 1 000 h 要及时更换。

五、新生儿窒息复苏

新生儿窒息是指出生后无自主呼吸或呼吸抑制而导致低氧血症、高碳酸血症和代谢性酸中毒。治疗的关键措施包括复苏方案、复苏步骤和程序、复苏后监护与转运。复苏过程要求分秒必争，严格执行 ABCDE 方案。呼吸、心率和皮肤颜色是窒息复苏评价的三大体征。

【实训目标】（8 分）

1. 掌握新生儿窒息的病情评估。（2 分）

2. 掌握新生儿窒息的诊断及复苏要点。（2 分）

3. 培养和锻炼学生临床诊疗综合判断能力和诊疗基本技能及抢救程序。（2 分）

4. 处理过程中体现出良好的职业素质。（2 分）

【实训用品】（2 分）

生理驱动高端模拟人（HPS）、多功能监护仪、呼吸机、气管插管用品、复苏气囊套装、全程监控设备等。（2 分）

【模拟临床场景】

患儿，男，生后 10 min，以"生后窒息 10 min"为主诉。患儿系第 1 胎第 1 产，孕 38 周，臀位助产。娩出时全身皮肤苍白，肌张力消失，对刺激无反应，无呼吸，脉率 60 次/分。请为患儿进行窒息复苏。

【学习方法】

分析讨论该新生儿窒息情况，观看教学视频，观摩教师示教。根据临床提供的病例资料编写软件程序，输入 HPS 模拟新生儿窒息患儿。学生随机分组（每组 4～5 人）在 HPS 身上进行新生儿窒息的识别、分析、诊断、抢救治疗等综合演练。教师现场提示、指导抢救操作。演练过程全程录像，操作完成后在指导教师的带领下回放录像，进行操作评价、错误分析，并再次上机操作改正错误，以学会正确的抢救操作方法。

【操作步骤及评分】（70 分）

1. 接诊（10 分）

接诊患儿，进行窒息程度评估（新生儿重度窒息，Apgar 评分 1 分）。（10 分）

2. 操作过程（60 分）

（1）初步复苏程序。要求在生后 30 s 内完成（图 3-149）。（15 分）

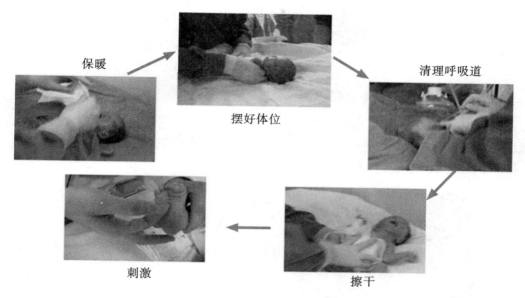

图3-149 新生儿窒息初步复苏步骤

1)摆好体位 肩部以布卷垫高2~3 cm,使头呈轻微仰伸位,咽后壁、喉和气管成直线(图3-150)。(4分)

2)清理呼吸道 立即吸净口、咽和鼻腔的黏液,应先吸口腔,后吸鼻腔,吸引时间不超过10 s(图3-151)。(4分)

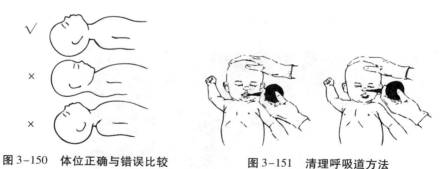

图3-150 体位正确与错误比较   图3-151 清理呼吸道方法

3)擦干 用温热干毛巾快速擦干全身。(3分)

4)触觉刺激 经上述处理后仍无呼吸者,可拍打足底1~2次(图3-152),或沿长轴快速摩擦腰背皮肤刺激呼吸(图3-153)。(4分)

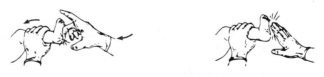

图3-152 弹击或拍打足底

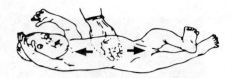

图 3-153　快速有力摩擦背部

（2）病情发展　经上述初步复苏后，若新生儿仍呼吸暂停或抽泣样呼吸，心率<100 次/分，或持续性中心性青紫，则应立即用复苏气囊面罩进行 100% 的氧正压通气（图 3-154、图 3-155）。（10 分）

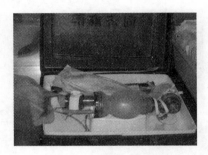

图 3-154　复苏气囊套装

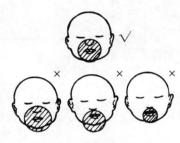

图 3-155　面罩的选择与放置

（3）病情好转处理　经 30 s 人工呼吸，有自主呼吸，心率>100 次/分，可逐渐减少并停止正压人工呼吸。（10 分）

（4）病情加重　经 30 s 人工呼吸后，自主呼吸不充分，心率<100 次/分，继续气囊面罩或气管插管正压通气（图 3-156）。（10 分）

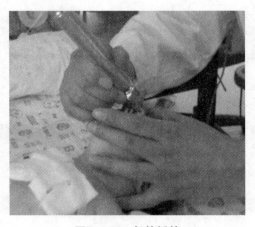

图 3-156　气管插管

（5）病情继续恶化（15 分）

1）无心率或气管插管正压通气 30 s 后心率持续<60 次/分。应立即采取胸外心

脏按压。双拇指或中、示指按压胸骨体下 1/3 处,频率为 90 次/分(每按压 3 次,正压通气 1 次),按压深度为胸廓前后径的 1/3。①拇指法:双拇指并排或重叠于患儿胸骨体下 1/3 处,其他手指绕胸廓托在背后(图 3-157)。②双指法:右手中、示指指端垂直压胸骨下 1/3 处,左手托患儿背部(图 3-158)。(7 分)

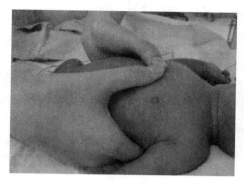

图 3-157　拇指法

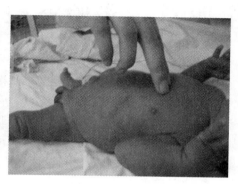

图 3-158　双指法

2)当 100% 的氧充分正压人工呼吸,同时胸外按压 30 s 后,心率仍<60 次/分,应采取药物治疗。①肾上腺素:0.1~0.3 mL/kg(1∶10 000)脐静脉导管内注入或 0.3~1.0 mL/kg(1∶10 000)气管导管内注入,5 min 后可重复 1 次。②扩容剂:指征为给药 30 s 后,心率<100 次/分,血容量不足。生理盐水 10 mL/kg,10 min 以上缓慢静脉输注。③碳酸氢钠:指征为经上述处理无效,确定有严重代谢性酸中毒。剂量及方式:5% 碳酸氢钠 3~5 mL/kg 加等量 5% 葡萄糖液,缓慢静脉推注。④纳洛酮:指征为正压人工呼吸后心率和肤色恢复正常但仍出现呼吸抑制,且其母产前 4~6 h 有注射麻醉药物史。每次 0.1 mg/kg,静脉或气管内注入,间隔 0.5~1.0 h 可重复 1~2 次。(8 分)

【注意事项】(10 分)

1. 窒息复苏评价应贯穿在整个复苏的过程当中。(3 分)

2. 行胸外心脏按压放松过程中,手指不要离开胸壁。(3 分)

3. 复苏后应继续观测体温、呼吸、心率、血压、尿量、肤色及窒息所致多器官损伤的表现。(4 分)

【知识问答】(10 分)

1. 窒息复苏评价的三大体征是什么?(5 分)

答　呼吸、心率和皮肤颜色。

2. 什么是 ABCDE 复苏方案?(5 分)

答　A 指清理呼吸道,B 指建立呼吸,C 指维持正常循环,D 指药物治疗,E 指评价。

(刘　菲)

第四章　实验室检查结果判读

实验诊断是根据临床检验所得的结果或数据,结合临床相关资料和其他辅助检查,进行逻辑分析和科学思维,最后为诊断疾病、科学研究和人群保健提供客观依据。在运用实验结果协助诊断疾病时,由于实验项目存在固有误差或受实验项目敏感性、特异性以及疾病本身复杂性的影响,有时可能出现假阴性或假阳性结果。因此,在分析实验结果时必须结合临床进行全面分析,当实验结果与临床不符合时,更应重视临床并进行动态观察。

通过本章学习,要求医学生学会实验室检查申请单的正确书写方法以及国家执业助理医师考试大纲中要求掌握的临床常用实验室检查项目的结果判读。

本章学习时模拟临床医生的实际操作流程,学生采用分组的方式,首先阅读模拟临床场景中模拟患者的病历,分别书写各模拟患者的实验室检查申请单;然后结合临床场景分析模拟患者的实验室检查报告单,讨论实验室检查报告单的特点,并给出初步诊断、诊断依据、鉴别诊断、进一步诊疗计划等;最后学生可互相提问并互相评价学习效果。

第一节　血、尿、粪一般检查

一、血液一般检查

【实训目标】(10分)

1.熟悉血液一般检查包括的项目。(2分)

2.掌握血液一般检查各项测定结果异常的临床意义。(3分)

3.辨认缺铁性贫血、巨幼细胞性贫血、再生障碍性贫血、急性白血病、慢性粒细胞白血病等的血常规特点。(3分)

4.掌握血液一般检查申请单的书写方法。(2分)

【模拟临床场景】

模拟患者1　女性,19岁,学生。以头晕、乏力1年为主诉入院。近1年来无明显诱因常出现头晕、乏力,无晕厥史,无便血、黑便、鼻出血和齿龈出血。曾于当地卫生院检查提示"血红蛋白低"(具体不详),未做治疗。近2年来月经量明显增多。查体:T 36.2 ℃,P 94次/分,R 20次/分,BP 100/70 mmHg。贫血貌,皮肤、黏膜无出血点,浅表淋巴结不大。巩膜无黄染,口唇苍白,胸骨无压痛,心肺无异常,肝、脾肋下未触及。血常规检查结果如图4-1所示。请判读此检查结果,结合病史做出初步诊断。

南阳医学高等专科学校第一附属医院检验报告单

姓名:张××　　　　　性别:女　　　　　　　年龄:19 岁　　　　　标本号:XXXXX
科室:内科　　　　　　床号:××　　　　　　标识号:×××××××××　标本种类:抗凝血
临床诊断:××××　　　　　　　　　　　备注:　　　　　　　　　标本形态:

代号	检验项目	结果	单位	参考值	代号	检验项目	结果	单位	参考值
WBC	白细胞数目	8.90	10^9/L	4.00 ~ 10.00	HCT	血细胞比容	28.50 ↓	%	37.00 ~ 50.00
NUE%	中性粒细胞百分比	70.50 ↑	%	50.00 ~ 70.00	MCV	平均红细胞体积	90.40	fl	80.00 ~ 100.00
LYM%	淋巴细胞百分比	22.20	%	20.00 ~ 40.00	MCH	平均红细胞血红蛋白含量	30.00	pg	27.00 ~ 31.00
MON%	单核细胞百分比	6.50	%	3.00 ~ 8.00	MCHC	平均红细胞血红蛋白浓度	332.00	g/L	320 ~ 360.00
EOS%	嗜酸性粒细胞百分比	0.80	%	0.50 ~ 5.00	RDW-CV	平均红细胞体积分布	14.00	%	11.50 ~ 14.50
BAS%	嗜碱性粒细胞百分比	0.00	%	0.00 ~ 1.00	RDW-SD	平均红细胞分布宽度	46.10	FL	35.00 ~ 56.00
NeE#	中性粒细胞百分比	6.27	10^9/L	2.00 ~ 7.00	PLT	血小板数目	169	10^9/L	100 ~ 300
LYM#	淋巴细胞数目	1.98	10^9/L	0.80 ~ 4.00	PDW	血小板分布宽度	8.92 ↓		15.00 ~ 17.00
MON#	单核细胞数目	0.58	10^9/L	0.12 ~ 0.80	MPV	平均血小板体积	8.82	fL	7.00 ~ 11.00
EOS#	嗜酸性粒细胞数目	0.07	10^9/L	0.02 ~ 0.50	PCT	血小板压积	0.15	%	0.11 ~ 0.28
BAS#	嗜碱性粒细胞数目	0.00	10^9/L	0.00 ~ 0.10	P-LCR	大型血小板比率	15.20	%	13.00 ~ 43.00
RBC	红细胞数目	3.13	10^9/L	3.50 ~ 5.50					
HGB	血红蛋白	94 ↓	g/L	110 ~ 160					

送检医生:张××　　送检目标:2014-06-20　　报告日期:2014-06-20　　检验人:李××　　复核人:王玉

注:此报告仅对本次标本负责,为临床提供参考依据,如有异议请3日内复查;若作他用,请事先表明,并提供照片及身份证明

图4-1 模拟患者1的血常规检查报告单

模拟患者2 男性,61 岁,干部。以反复咳嗽、咳痰20 余年,气短2 年,加重1 周为主诉入院。近20 年来,经常咳嗽、咳痰,咯出的痰多为白色泡沫样,每到冬季或受凉加重,入春转暖后缓解。近2 年来自觉气短,活动后更明显。1 周前受凉后,出现咽痛、发热、咳嗽,痰多、色黄,气短加重。食欲及大小便正常。否认结核病史。吸烟30 余年,每天20 支左右。查体:T 38 ℃,P 86 次/分,R 24 次/分,BP 136/90 mmHg。急性病容,口唇无发绀,咽红,扁桃体不大,颈静脉无怒张,气管居中。桶状胸,双侧语颤减弱,叩诊双肺呈过清音,听诊双肺呼吸音稍减弱,可闻及双肺散在干啰音,无胸膜摩擦音。心界不大,心率86 次/分,律齐,心音略低,各瓣膜听诊区未闻及病理性杂音。肝脾肋下未触及。血常规检查结果如图4-2所示,请判读此检查结果,结合病史做出初步诊断。

南阳医学高等专科学校第一附属医院检验报告单

姓名:常×× 　　　　　　性别:男 　　　　　年龄:61 岁 　　　　　标本号:XXXXX

科室:内科 　　　　　　　床号:×× 　　　　　　标识号:×××××××× 　标本种类:抗凝血

临床诊断:×××× 　　　　　　　　　　　　　　备注: 　　　　　　　　　标本形态:

代号	检验项目	结果	单位	参考值	代号	检验项目	结果	单位	参考值
WBC	白细胞数目	13.60↑	10^9/L	4.00~10.00	HCT	血细胞比容	52.00↑	%	37.00~50.00
NUE%	中性粒细胞百分比	85.00↑	%	50.00~70.00	MCV	平均红细胞体积	90.40	fl	80.00~100.00
LYM%	淋巴细胞百分比	12.20↓	%	20.00~40.00	MCH	平均红细胞血红蛋白含量	30.00	pg	27.00~31.00
MON%	单核细胞百分比	2.00↓	%	3.00~8.00	MCHC	平均红细胞血红蛋白浓度	332.00	g/L	320.00~360.00
EOS%	嗜酸性粒细胞百分比	0.80	%	0.50~5.00	RDW-CV	平均红细胞体积分布	12.00	%	11.50~14.50
BAS%	嗜碱性粒细胞百分比	0.00	%	0.00~1.00	RDW-SD	平均红细胞分布宽度	49.30	FL	35.00~56.00
NeE#	中性粒细胞百分比	11.56↑	10^9/L	2.00~7.00	PLT	血小板数目	181	10^9/L	100~300
LYM#	淋巴细胞数目	1.66	10^9/L	0.80~4.00	PDW	血小板分布宽度	13.87		15.00~17.00
MON#	单核细胞数目	0.27	10^9/L	0.12~0.80	MPV	平均血小板体积	10.00	fL	7.00~11.00
EOS#	嗜酸性粒细胞数目	0.11	10^9/L	0.02~0.50	PCT	血小板压积	0.17		0.11~0.28
BAS#	嗜碱性粒细胞数目	0.00	10^9/L	0.00~0.10	P-LCR	大型血小板比率	13.50	%	13.00~43.00
RBC	红细胞数目	6.0↑	10^9/L	3.50~5.50					
HGB	血红蛋白	168↑	g/L	110~160					

送检医生:张×× 　　送检目标:2014-06-20 　　报告日期:2014-06-20 　　检验人:李×× 　　复核人:王王

注:此报告仅对本次标本负责,为临床提供参考依据,如有异议请3日内复查;若作他用,请事先表明,并提供照片及身份证明

图 4-2　模拟患者 2 的血常规检查报告单

【实训步骤及评分】(80 分)

1. 接诊模拟患者(10 分)

(1)安置模拟患者坐下休息,了解其病情。(3 分)

(2)分组讨论模拟患者的病情。(3 分)

(3)书写血常规检查申请单。(4 分)

2. 判读模拟患者的血常规报告单,结合病史做出初步诊断(40 分)

(1)模拟患者 1(20 分)

1)血常规特点　RBC、HGB(即血红蛋白,Hb)、HCT 均降低,符合贫血的诊断标准;MCV、MCH、MCHC 三项均低,提示贫血呈小细胞低血红蛋白性。(6 分)

2)初步诊断　缺铁性贫血。(7 分)

3)诊断依据　青年女性,头晕、乏力 1 年;曾查出血红蛋白低;近 2 年来月经量明显增多;贫血貌,口唇苍白,结合血常规特点可得出初步诊断。建议进一步行血涂片细胞形态学检查,必要时行骨髓细胞学检查,并行妇科检查以查找贫血原因。(7 分)

(2)模拟患者 2(20 分)

1)血常规特点　WBC 明显升高,以中性粒细胞升高为主,考虑感染可能性大;RBC、HGB、HCT 稍升高,考虑慢性阻塞性肺疾病慢性缺氧所致代偿性增多。(6 分)

2)初步诊断　慢性支气管炎急性发作期,慢性阻塞性肺气肿。(7 分)

3)诊断依据　反复咳嗽、咳痰 20 余年,气短 2 年,加重 1 周;多年吸烟史;T 38 ℃,急性病容,咽红,桶状胸,双侧语颤减弱,叩诊双肺呈过清音,听诊双肺呼吸音稍减弱,可闻及双肺散在干啰音,心音略低,结合血常规的感染特点可得出初步诊断。建议进

一步查细胞形态了解中性粒细胞核象变化,并行细菌学检查以明确病原菌。(7分)

3. 鉴别诊断(30分)

(1)模拟患者1　红细胞减少需要鉴别的疾病有:①巨幼细胞性贫血,MCV增大,血涂片成熟细胞体积增大;白细胞、血小板数可能减少,中性粒细胞分叶过多;骨髓检查增生明显活跃,红系呈典型巨幼细胞改变;叶酸和维生素 B_{12} 检测也可有助于鉴别。(5分)②再生障碍性贫血,血常规以全血细胞减少为特点,贫血呈正细胞性;网织红细胞绝对值减低;多部位取材查骨髓检查至少一个部位增生低下或极度低下、非造血细胞增多,有助于鉴别。(5分)③急性白血病,特别是白细胞减少和低增生性可呈慢性过程,早期外周血全细胞减少,骨髓增生减低,易与再生障碍性贫血混淆,血常规及多部位骨髓检查可发现原始粒、单或原始淋巴细胞明显增多。(5分)

(2)模拟患者2　白细胞增多、中性粒细胞增多需要鉴别的疾病有:①恶性肿瘤,如肺癌可产生类白血病反应,RBC、HGB、PLT可正常,以WBC变化为主,WBC可达 $30×10^9/L$,骨髓检查变化不大。病史、X射线、CT等辅助检查有助于鉴别。(7分)②慢性粒细胞白血病,WBC计数明显增高,可达 $(10\sim200)×10^9/L$ 或更高,以中性粒细胞为主;外周血涂片中性粒细胞明显增多,可能出现各阶段粒细胞;骨髓增生明显活跃或极度活跃,以髓系细胞为主,粒红比可达 $(10\sim30):1$,中性中幼、晚幼及杆状粒细胞明显增多,有助于鉴别。(8分)

【知识问答】(10分)

1. 血细胞形态检查时,中性粒细胞核象变化"核左移"有什么意义?(5分)

答　外周血中不分叶核粒细胞(包括杆状核粒细胞、晚幼粒细胞、中幼粒细胞或早幼粒细胞等)的百分比超过5%称为核左移,见于急性化脓性感染、急性失血、急性中毒、急性溶血反应等。核显著左移,WBC不增或降低表示严重感染或白血病、类白血病反应。

2. 血小板减少临床上可见于哪些疾病?(5分)

答　①血小板生成障碍,如再生障碍性贫血、急性白血病、巨幼红细胞性贫血、放射性损伤、骨髓纤维化等;②血小板破坏或消耗增多,如原发性血小板减少性紫癜、恶性淋巴瘤、系统性红斑狼疮、感染、DIC等;③血小板分布异常,如脾大、血液稀释(如输入大量血浆后)等。

【临床实践小贴士】

实验室检查申请单的一般内容,包括患者姓名、性别、年龄、科别、床号、门诊或住院号、申请序号、标本类型、临床诊断或主要症状、标本采集的时间及申请检查的实验室项目等,须认真填写。如不符合要求,实验室可以拒收。采集血标本时严格执行无菌操作技术,目前各医院广泛采用真空采血系统进行血液标本的采集,采血部位通常选取容易暴露、固定而且明显可见的肘前静脉。血液一般检查又称血液常规检查,简称血常规,主要包括红细胞计数、血红蛋白测定、白细胞计数、白细胞分类计数、血小板计数等。血常规通常采用自动血细胞分析仪对血液标本进行分析。随着血细胞分析仪的不断更新与应用,血液一般检查也更加快捷、准确、全面。虽然如此,某些生理因素如吸烟、进食、饮水、运动和情绪变化等可能影响血液一般检查结果,甚至一日之内,白细胞总数、淋巴细胞各亚群比例、嗜酸性粒细胞绝对值等参数均有一定的波动。服用某些药物也可能明显干扰实验结果。因而,临床医师需结合患者临床病史分析血液检验报告单。

二、尿液一般检查

【实训目标】(10 分)

1. 熟悉尿液一般检查包括的项目。(2 分)

2. 掌握尿液一般检查各项测定结果异常的临床意义。(3 分)

3. 辨认急性肾小球肾炎、肾病综合征、尿路感染等疾病的尿液检查特点。(3 分)

4. 掌握尿液一般检查申请单的书写方法。(2 分)

【模拟临床场景】

模拟患者 1　女性,40 岁,工人。因尿频、排尿不尽感 2 周,加重伴发冷、发热 4 d 入院。患者 2 周前自觉劳累后出现尿频、排尿不尽感,伴下腹部不适,腰部酸痛和乏力,未诊治,4 d 前开始上述症状加重,伴发热及寒战,体温达 39.0 ℃。发病以来,尿颜色无变化,量不少,大便正常,睡眠可,体重无明显减轻。否认既往类似发作史,无高血压病史,有霉菌性阴道炎史。查体:T 39.0 ℃,P 124 次/分,R 25 次/分,BP 125/90 mmHg。神志清,面部潮红,浅表淋巴结未及,颜面无水肿,双肺呼吸音清,心律齐,各瓣膜听诊区未闻及病理性杂音,腹平软,无压痛及反跳痛,肝、脾肋下未触及,右肾区叩痛阳性,双下肢不肿。查血常规示:Hb 125 g/L,WBC 15×10⁹/L,N 85%,PLT 180×10⁹/L。尿常规检查结果如图 4-3 所示。请判读此检查结果,结合以上病史做出初步诊断。

南阳医学高等专科学校第一附属医院检验报告单

姓名:王××　　　　　性别:女　　　　　　年龄:40 岁　　　　　标本号:XXXXX
科室:内科　　　　　　床号:××　　　　　标识号:×××××××××　标本种类:尿液
临床诊断:××××　　　　　　　　　　　　备注:　　　　　　　　　标本形态:

代号	检验项目	结果	单位	参考值	代号	检验项目	结果	单位	参考值
	尿胆原	阴性(-)		阴性					
	胆红素	阴性(-)		阴性					
	亚硝酸盐	阴性(-)		阴性					
	酮体	阴性(-)		阴性					
	隐血	阳性(+)		阴性					
	白细胞	阳性(+)		阴性					
	尿蛋白	阳性(+)		阴性					
	葡萄糖	阴性(-)		阴性					
	pH 值	5.00↓		6.00~7.00					
	维生素 C	±		阴性					
	比重	1.01		1.01~1.03					

送检医生:李××　　送检目标:2014-05-07　　报告日期:2014-05-07　　检验人:赵××　　复核人:王王

注:此报告仅对本次标本负责,为临床提供参考依据,如有异议请 3 日内复查;若作他用,请事先表明,并提供照片及身份证明

图 4-3　模拟患者 1 的尿常规检查报告单

　　模拟患者2　男性,12岁,学生。因发热、咽痛半个月,血尿伴尿量减少2 d入院。半个月前受凉后出现发热,体温39.5 ℃,伴咽痛,2 d前出现眼睑水肿,自述尿呈红色,尿量减少,伴腰痛,全身乏力。既往健康。查体:T 38.7 ℃,P 93 次/分,R 23 次/分,BP 145/90 mmHg。眼睑水肿,咽充血,双侧扁桃体肿大。心音有力,律齐,各瓣膜听诊区未闻及病理性杂音,肝、脾肋下未触及,双下肢轻度凹陷性水肿。查血常规示:RBC 4.0×10^{12}/L,Hb 120 g/L,WBC 7.8×10^9/L,N 66%,PLT 210×10^9/L。尿常规检查结果如图4-4所示。请判读此检查结果,结合以上病史做出初步诊断。

南阳医学高等专科学校第一附属医院检验报告单

姓名:刘××		性别:男			年龄:12 岁			标本号:XXXXX		
科室:内科		床号:××			标识号:××××××××			标本种类:尿液		
临床诊断:××××					备注:			标本形态:		

代号	检验项目	结果	单位	参考值	代号	检验项目	结果	单位	参考值
	尿胆原	阴性(-)		阴性					
	胆红素	阴性(-)		阴性					
	亚硝酸盐	阴性(-)		阴性					
	酮体	阴性(-)		阴性					
	隐血	++++		阴性					
	白细胞	阴性(-)		阴性					
	尿蛋白	+++		阴性					
	葡萄糖	阴性(-)		阴性					
	pH 值	6.00		6.00 ~7.00					
	维生素 C	阴性(-)		阴性					
	比重	1.03		1.01 ~1.03					

送检医生:李××　　　送检目标:2014-05-07　　　报告日期:2014-05-07　　　检验人:赵××　　　复核人:王王

　　注:此报告仅对本次标本负责,为临床提供参考依据,如有异议请3日内复查;若作他用,请事先表明,并提供照片及身份证明

图4-4　模拟患者2的尿常规检查报告单

【实训步骤及评分】(80分)

1.接诊模拟患者(10分)

(1)安置模拟患者坐下休息,了解其病情。(3分)

(2)分组讨论模拟患者的病情。(3分)

(3)书写尿常规检查申请单。(4分)

2.判读模拟患者的尿常规报告单,结合病史做出初步诊断(40分)

(1)模拟患者1(20分)

1)尿常规特点　隐血、白细胞、尿蛋白均阳性,尿液 pH 值降低,尤其是白细胞阳性提示可能尿路感染。(6分)

2)初步诊断　急性肾盂肾炎。(7分)

3)诊断依据　女,40 岁,尿频、排尿不尽感2周,加重伴发冷、发热4 d,体温达39.0 ℃,右肾区叩痛阳性,WBC 15×10^9/L,N 85%。血常规提示感染性疾病,结合膀胱刺激症状和肾区叩击痛、其他病史特点及尿常规结果可得出初步诊断。(7分)

（2）模拟患者2（20分）

1）尿常规特点　隐血、尿蛋白强阳性。（6分）

2）初步诊断　急性肾小球肾炎。（7分）

3）诊断依据　青少年，急性起病，有感染史，但入院血常规结果基本正常，不符合化脓性感染特点，结合肉眼血尿、蛋白尿、少尿、水肿、血压升高，可得出初步诊断。（7分）

3. 鉴别诊断（30分）

（1）模拟患者1　尿常规检查中隐血阳性需要鉴别的疾病有：①急性肾小球肾炎，镜下血尿或肉眼血尿，尿中红细胞多为畸形红细胞，尿沉渣也可见各种管型，尿蛋白阳性；病史中往往有前驱感染，典型症状为血尿、蛋白尿、水肿、高血压等，6周内往往病情逐渐减轻甚至完全缓解，连续监测C3有助于鉴别。（5分）②上尿路结石，可有镜下血尿，伴感染时还可有脓尿，运动后较运动前红细胞增高有诊断意义，血尿和疼痛往往也与活动有关；影像学检查有助于鉴别。（5分）③全身出血性疾病，如血小板减少性紫癜等，血尿是全身出血表现之一，可能存在其他部位出血或皮肤黏膜瘀点、瘀斑、紫癜等，血常规检查、骨髓检查等有助于鉴别。（5分）

（2）模拟患者2　尿常规检查中尿蛋白阳性需要鉴别的疾病有：①肾病综合征，大量蛋白尿（>3.5 g/d）、低蛋白血症（血浆白蛋白<30 g/L）、水肿、高脂血症是基本特征，肾活检有助于鉴别。（4分）②糖尿病肾病，尿糖、尿蛋白阳性，尿酮体可能阳性，代谢紊乱症状、血糖检查、OGTT试验等有助于鉴别。（4分）③狼疮性肾炎，可出现蛋白尿、血尿、管型尿、白细胞尿等，女性好发，可有多系统损害的症状，常出现贫血、白细胞、血小板减少等，抗核抗体和其他自身抗体检查有助于鉴别，必要时可进行肾穿刺活检以鉴别。（4分）④生理性蛋白尿，多见于青少年，剧烈运动、发热、情绪紧张等应激状态下一过性出现，一般定性检查不超过（+），定量检查为轻度蛋白尿。（3分）

【知识问答】（10分）

1. 尿糖升高可见于哪些疾病？（5分）

答　①血糖过高性糖尿，如糖尿病、库欣综合征、胰腺疾病等；②血糖正常性糖尿，也称肾性糖尿，各种原因引起的肾病；③暂时性糖尿，如饮食、应激、妊娠、药物等引起；④非葡萄糖性糖尿，如哺乳期妇女出现乳糖尿、果糖尿。

2. 什么是尿管型？（5分）

答　尿管型是以尿蛋白为基质，在肾小管和集合管中形成的圆管状体，是尿沉渣检查中最有意义的成分。不同的尿管型有不同的成分，可提示不同的疾病。如红细胞管型可见于肾小球肾炎，白细胞管型可见于肾盂肾炎，透明管型提示肾实质病变，蜡样管型提示严重肾小管病变等。

【临床实践小贴士】

尿液标本由患者或护理人员按医嘱留取，医护人员应口头和书面指导患者如何正确收集尿液标本并告知注意事项。常用的用于尿常规检查的收集尿液方法有以下两种。①自然排尿法：取清洁中段尿，留尿时注意防止尿道口分泌物污染，特别是女性患者容易受阴道分泌物污染。不能从便池或不洁容器内采集,容器一般是一次性使用的清洁尿杯。②导尿或穿刺法:适用于自然排尿困难患者和女性需避免阴道分泌物污染者,也可用于婴幼儿。由于晨起第一次排出的尿液为浓缩尿,因而最适宜做尿液常规检查。随机尿标本主要适用于门诊、急诊患者筛查。尿液标本应尽快送检,最好不超过 2 h。如不能及时送检,应采取冷藏或化学防腐处理。

三、粪便一般检查

【实训目标】(10 分)

1.熟悉粪便一般检查包括的项目。(2 分)

2.掌握粪便一般检查各项测定结果异常的临床意义。(3 分)

3.辨认细菌性痢疾、阿米巴痢疾、溃疡性结肠炎、上消化道出血等疾病的粪便检查特点。(3 分)

4.掌握粪便一般检查申请单的书写方法。(2 分)

【模拟临床场景】

模拟患者 1 女性,35 岁,农民。以反复腹痛、脓血便 3 年,加重 2 周为主诉入院。近 3 年来反复腹痛、腹泻,为稀糊状便,每日 2~3 次,症状时轻时重,严重时排黏液脓血便伴里急后重感,伴有腹胀、食欲缺乏、乏力等症状。多次在当地医院行大便细菌培养均为阴性,进行对症治疗效果不明显。近 2 周来自觉腹痛、腹泻加重,排出的多为黏液脓血便,且伴有里急后重感。既往健康,无急性细菌性痢疾病史。查体:T 36.7 ℃,P 90 次/分,R 20 次/分,BP 115/70 mmHg。体形偏瘦,轻度贫血貌,心肺检查无异常,腹软,左下腹压痛(+),无反跳痛,肝、脾肋下未触及,肠鸣音活跃。血常规检查结果:RBC $2.91×10^{12}$/L,Hb 89 g/L,WBC $7.5×10^9$/L,N 67%,PLT $190×10^9$/L。粪便常规检查结果如图 4-5 所示。请判读此检查结果,结合病史做出初步诊断。

南阳医学高等专科学校第一附属医院检验报告单

姓名:周××　　　　性别:女　　　　　　年龄:35 岁　　　　　标本号:XXXXX
科室:内科　　　　　床号:××　　　　　标识号:×××××××××　标本种类:尿液
临床诊断:××××　　　　　　　　　　　备注:　　　　　　　　标本形态:

代号	检验项目	结果	单位	参考值	代号	检验项目	结果	单位	参考值
	颜色	深褐色		黄色					
	性状	黏液脓血便		软便					
	黏液	阳性		阴性					
	吞噬细胞	阳性		阴性					
	红细胞	阳性		阴性					
	白细胞	阳性		阴性					
	虫卵	阴性		阴性					
	脂肪球	阴性		阴性					

送检医生:李××　　送检目标:2013-11-16　　报告日期:2013-11-16　　检验人:赵××　　复核人:王玉

注:此报告仅对本次标本负责,为临床提供参考依据,如有异议请3日内复查;若作他用,请事先表明,并提供照片及身份证明

图 4-5 模拟患者 1 的粪便常规检查报告单

模拟患者2 女性,47 岁,农民。以反复中上腹隐痛 2 年,加重 1 周为主诉入院。近 2 年患者无明显诱因反复出现中上腹部隐痛,夜间疼痛明显,时有反酸、嗳气、腹泻,腹泻物一般为黄色软便,有时呈黑色稀便,无黏液脓血,近 1 周自觉上述症状加重,伴有头晕、眼花。饮食尚可,睡眠差。既往健康,否认肝炎病史。月经史无异常。查体:T 36.5 ℃,P 102 次/分,R 22 次/分,BP 95/60 mmHg。贫血貌,心肺检查无异常,腹软,剑突下深压痛,肝、脾肋下未触及,肠鸣音 5 次/分。血常规检查结果:RBC 2.70×10^{12}/L,Hb 83 g/L,WBC 6.5×10^9/L,N 65%,PLT 160×10^9/L。粪便常规及隐血试验检查结果如图 4-6。请判读此检查结果,结合病史做出初步诊断。

南阳医学高等专科学校第一附属医院检验报告单

姓名:金×× 　　性别:女 　　年龄:47 岁 　　标本号:XXXXX
科室:内科 　　床号:×× 　　标识号:×××××××× 　　标本种类:尿液
临床诊断:××××

代号	检验项目	结果	单位	参考值	代号	检验项目	结果	单位	参考值
	颜色	黑色		黄色					
	性状	柏油样		软便					
	黏液	阴性		阴性					
	吞噬细胞	阴性		阴性					
	红细胞	阳性		阴性					
	白细胞	阴性		阴性					
	虫卵	阴性		阴性					
	脂肪球	阴性		阴性					
	隐血试验	阳性		阴性					

送检医生:曾×× 　　送检目标:2014-01-22 　　报告日期:2014-01-22 　　检验人:赵×× 　　复核人:王五

注:此报告仅对本次标本负责,为临床提供参考依据,如有异议请 3 日内复查;若作他用,请事先表明,并提供照片及身份证明

图 4-6 模拟患者 2 的粪便常规检查报告单

【实训步骤及评分】(80 分)

1. 接诊模拟患者(10 分)

(1)安置模拟患者坐下休息,了解其病情。(3 分)

(2)分组讨论模拟患者的病情。(3 分)

(3)书写粪常规检查申请单。(4 分)

2. 判读模拟患者的粪常规报告单,结合病史做出初步诊断(40 分)

(1)模拟患者 1(20 分)

1)粪常规特点 黏液脓血便,红细胞、白细胞均阳性。(6 分)

2)初步诊断 溃疡性结肠炎。(7 分)

3)诊断依据 反复腹痛、脓血便 3 年,加重 2 周,严重时排黏液脓血便伴里急后重感,伴有腹胀、食欲缺乏、乏力等症状;体型偏瘦,轻度贫血貌,左下腹压痛(+),肠鸣音活跃;血常规检查结果提示中度贫血;结合粪常规检查结果,考虑患者无急性细菌性痢疾病史和多次大便细菌培养阴性可得出初步诊断。可进一步做结肠内镜检查、黏膜活检等。(7 分)

（2）模拟患者2（20分）

1）粪常规特点　柏油样黑色便,红细胞阳性,隐血试验阳性,提示消化道出血。（6分）

2）初步诊断　上消化道出血,十二指肠溃疡。（7分）

3）诊断依据　慢性节律性上腹疼痛,夜间痛,反酸、嗳气,剑突下压痛,可考虑十二指肠溃疡;后逐渐出现头晕、眼花,体检贫血貌,血常规提示中度贫血,结合粪常规检查结果可考虑上消化道出血。建议进一步查胃镜、钡餐X射线检查等。（7分）

3.鉴别诊断（30分）

（1）模拟患者1　黏液脓血便需要鉴别的疾病有以下几种。①慢性细菌性痢疾:粪便检查可能分离出痢疾杆菌,往往有急性细菌性痢疾病史,抗菌治疗有效,结肠镜检时取黏液脓性分泌物培养的阳性率较高有助于鉴别。（5分）②阿米巴痢疾:粪便检查可能找到阿米巴滋养体或包囊,血清抗阿米巴滋养体抗体阳性,抗阿米巴治疗有效,结肠镜检也有助于鉴别。（5分）③血吸虫病:粪便检查可见血吸虫卵,孵化毛蚴阳性,有疫区接触史,常有肝脾大,免疫学检查也有助于鉴别。（5分）

（2）模拟患者2　粪便出现红细胞需要鉴别的疾病有以下几种。①胃癌:可有持续粪便红细胞阳性、隐血试验阳性;而消化道溃疡呈一过性或间断阳性,胃镜尤其是结合活检可确诊胃癌,钡餐X射线检查也有助于鉴别。（5分）②痢疾:腹泻明显,粪便多为黏液脓血便,白细胞和红细胞均增多,粪便中分离出病原微生物或细菌培养阳性有助于鉴别。（5分）③下消化道出血:血色鲜红,附于粪便表面多为肛门、直肠、乙状结肠病变,如痔疮、肛裂;右结肠出血、小肠出血呈暗红色甚至柏油样便;详细分析病史特点和全面的体检,结合结肠镜、X射线造影等有助于鉴别。（5分）

【知识问答】（10分）

1.粪便隐血试验的临床意义是什么?（5分）

答　①对消化道出血的筛查有重要价值,阳性见于药物致胃黏膜损伤、溃疡性结肠炎、钩虫病、消化性溃疡、消化道恶性肿瘤等;②对消化道出血的鉴别有一定意义,消化道恶性肿瘤可呈持续阳性,而消化道溃疡呈一过性或间断阳性;③可作为筛查消化道恶性肿瘤的一个指标,免疫法粪便隐血试验目前认为是大肠癌最简便的筛查方法之一。

2.粪便性状异常有什么意义?（5分）

答　正常成人粪便为成形柱状便。异常情况如:黏液便,见于各类肠道炎症、细菌性痢疾、阿米巴痢疾、急性血吸虫病、肿瘤等;鲜血便,见于痔疮、肛裂、直肠损伤、直肠息肉、结肠癌;脓性及脓血便,见于细菌性痢疾、溃疡性结肠炎、局限性肠炎、结肠或直肠癌、结肠或直肠结核等;米泔水样便,见于霍乱、副霍乱等。

【临床实践小贴士】

粪便标本应收集在不吸水的清洁蜡纸盒或塑料盒内,也可使用医院检验科提供的专用容器,并注意避免外界杂物混入标本。常规检查应挑选有脓血的部分或选多处各取少许,取样5g左右;做隐血检查时选取外表及内层粪便,取样60g左右。检查阿米巴滋养体时取样后应立即送检。因长时间放置隐血反应的敏感度可降低,因而隐血试验标本也应收集后迅速送检。如有条件,隐血试验连续检查3 d,以免误诊;用化学法检查隐血试验时应嘱患者在检查前3 d不食动物血及肝脏、含铁的食物及药物,以免出现假阳性结果。

第二节　其他检查

一、凝血功能检查

【实训目标】(10分)

1.熟悉凝血功能检查包括的项目。(2分)

2.掌握凝血功能检查各项测定结果异常的临床意义。(3分)

3.辨认DIC、血友病、肝病、维生素K缺乏症等疾病的凝血功能检查特点。(3分)

4.掌握凝血功能检查申请单的书写方法。(2分)

【模拟临床场景】

模拟患者1　男性,18岁,学生。因双膝关节肿胀、疼痛3 d入院。2 d前因剧烈运动后双膝关节疼痛,继而肿胀;当地医院按外伤给予止痛、消炎并外敷伤湿止痛膏药无效,故来我院求治。既往史:自幼年起经常于活动或轻微损伤后出现皮肤血肿,有时关节轻微肿胀,经输血、止血后可缓解。家族史:母亲家族中有类似的患者。查体:T 36.6 ℃,P 98次/分,R 20次/分,BP 120/80 mmHg。一般情况良好,轻度贫血貌,巩膜无黄染,皮肤无出血点,心肺未见异常,腹软,无压痛,肝、脾肋下未触及,余无异常。血常规检查:RBC $2.9×10^{12}$/L,Hb 88 g/L,WBC $11.2×10^9$/L,PLT $220×10^9$/L。凝血四项检查结果如图4-7所示。请判读此检查结果,结合以上病史做出初步诊断。

南阳医学高等专科学校第一附属医院检验报告单

姓名:罗××	性别:女	年龄:18岁	标本号:XXXXX
科室:内科	床号:××	标识号:××××××××	标本种类:静脉血
临床诊断:××××		备注:	标本形态:

代号	检验项目	结果	单位	参考值	代号	检验项目	结果	单位	参考值
PT	凝血酶原时间	10.20	s	10.00~14.00					
PT%	百分比活动度	112.40	%	75.00~150.00					
INR	国际标准化比值	0.86		0.80~1.20					
APTT	活化部分凝血酶时间	80.00	s	23.00~40.00					
TT	凝血酶时间	16.20	s	14.00~21.00					
DFbg	纤维蛋白原浓度	2.81	g/L	2.00~4.00					

送检医生:张××　　送检目标:2014-02-21　　报告日期:2014-02-21　　检验人:刘××　　复核人:王五

注:此报告仅对本次标本负责,为临床提供参考依据,如有异议请3日内复查;若作他用,请事先表明,并提供照片及身份证明

图4-7　模拟患者1的凝血功能检查报告单

模拟患者2　男性,35岁,无业。因交通事故造成左股骨骨折和脾破裂,伤后30 min 入院。入院时查体:P 120 次/分,BP 50/40 mmHg。昏迷、面色苍白、呼吸急促、无尿。当即进行抢救,经输血、输液和手术后,BP 95/70 mmHg,尿量 30 mL/h,神志清楚,病情基本稳定。伤后第 3 天,患者感到呼吸困难,R 32 次/分,BP 80/60 mmHg、尿量 10 mL/h。急查血常规提示:RBC $4.1×10^{12}$/L,WBC $8.7×10^9$/L,PLT $60×10^9$/L。急查凝血四项和血浆 D-二聚体,结果如图 4-8 所示。请判读此检查结果,结合以上病史做出初步诊断。

南阳医学高等专科学校第一附属医院检验报告单

姓名:秦×× 　　　　性别:男 　　　　　　年龄:35 岁 　　　　　　标本号:XXXXX
科室:内科 　　　　　　床号:×× 　　　　　　标识号:×××××××× 　　标本种类:静脉血
临床诊断:×××× 　　　　　　　　　　　　备注: 　　　　　　　　　　标本形态:

代号	检验项目	结果	单位	参考值	代号	检验项目	结果	单位	参考值
PT	凝血酶原时间	24.00↑	s	10.00~14.00					
PT%	百分比活动度	200.00↑	%	75.00~150.00					
INR	国际标准化比值	1.86↑		0.80~1.20					
APTT	活化部分凝血酶时间	43.00↑	s	23.00~40.00					
TT	凝血酶时间	24.00↑	s	14.00~21.00					
DFbg	纤维蛋白原浓度	0.81↓	g/L	2.00~4.00					
DDi	血浆 D-二聚体	0.83↑	mg/L	0.00~0.558					

送检医生:宋×× 　　　送检目标:2014-05-01 　　　报告日期:2014-05-01 　　检验人:刘×× 　　复核人:王王

注:此报告仅对本次标本负责,为临床提供参考依据,如有异议请 3 日内复查;若作他用,请事先表明,并提供照片及身份证明

图 4-8　模拟患者 2 的凝血功能检查报告单

【实训步骤及评分】(80 分)

1. 接诊模拟患者(10 分)

(1)安置模拟患者坐下休息,了解其病情。(3 分)

(2)分组讨论模拟患者的病情。(3 分)

(3)书写凝血功能检查申请单。(4 分)

2. 判读模拟患者的凝血功能检查报告单,结合病史做出初步诊断(40 分)

(1)模拟患者 1(20 分)

1)凝血功能检查特点　反映内源性凝血系统指标的 APTT 延长,而反映外源性凝血系统指标的 PT 正常。(6 分)

2)初步诊断　血友病,失血性贫血。(7 分)

3)诊断依据　青少年男性患者;家族中有类似疾病;自幼年起运动后关节肿痛、皮肤血肿;输血、止血有效;体检贫血貌,双膝关节肿胀但无红、热、活动受限;血常规提示贫血,血小板正常。结合患者凝血功能检查的特点可得出初步诊断,建议进一步查凝血因子Ⅷ、Ⅸ、Ⅺ活性和血管性血友病因子(vWF)等。(7 分)

(2)模拟患者 2(20 分)

1)凝血功能检查特点　血浆 DFbg 降低,PT、APTT、TT 均延长,反映纤溶的血浆

D-二聚体增加。(6 分)

2)初步诊断　休克合并 DIC。(7 分)

3)诊断依据　患者有明确外伤史,是造成 DIC 的原因;血压 80/60 mmHg、尿量 10 mL/h,提示休克;血常规提示血小板明显减少,结合患者凝血功能检查特点可得出初步诊断。(7 分)

3. 鉴别诊断(30 分)

(1)模拟患者 1　APTT 延长或 PT、TT 延长需要鉴别的疾病有以下几种。①血管性血友病,这是仅次于血友病 A 的另一种常见出血性疾病,临床上通常以血小板计数正常、BT 和(或)APTT 延长为筛查试验,以血浆因子Ⅷ有关抗原及凝血活性(Ⅷ:C)、vWF 相关指标的降低为确诊依据。临床症状以皮肤黏膜出血、月经量增多等出血表现为主,很少出现关节腔、肌肉群等深部组织出血表现,也有助于鉴别。(5 分)②DIC,DFbg 降低,PT、APTT、TT 均延长,纤维蛋白(原)降解产物 FDPs 和 D-二聚体增加,血小板计数降低,3P 试验阳性;往往存在基础病;症状主要是各种出血、微循环障碍、血栓栓塞等,尤其是凝血功能检查有助于鉴别。(5 分)③维生素 K 缺乏症,凝血功能检查的特点是 PT、APTT、TT 正常,凝血因子Ⅱ、Ⅶ、Ⅸ、Ⅹ活性明显降低;临床表现为皮肤黏膜出血、外伤手术后渗血、血尿、胃肠道出血;少数患者因误服灭鼠剂或香豆素类药过量引起,也有助于诊断。(5 分)④严重肝病,几乎所有的凝血因子都降低,但凝血因子Ⅷ除外;血常规检查可能出现血小板数目减少、功能障碍;胃肠道出血是严重肝病患者最常见的出血表现;诊断肝原发病的检查也有助于鉴别。(5 分)

(2)模拟患者 2　DFbg 病理性降低需要鉴别的疾病有以下两种。①原发性纤溶亢进症,APTT、PT 均延长,FDPs 升高,D-二聚体正常,3P 试验阴性,血小板多正常;多发生于手术、产科意外;较少出现微循环衰竭、微血管栓塞,肝素治疗无效也有助于鉴别。(5 分)②重症肝炎、肝硬化,系合成减少所致,同时还有凝血因子降低,APTT、PT 均延长,D-二聚体正常,血小板可减少;肝功能检查时白蛋白减少;临床表现、其他辅助检查等有助于鉴别。(5 分)

【知识问答】(10 分)

1. 二期止血缺陷筛查试验通常选用 APTT 和 PT,简要介绍该筛查试验的临床意义。(5 分)

答　大致有 4 种情况。①APTT 和 PT 都正常,见于正常人,遗传性和获得性凝血因子Ⅻ缺陷症;②APTT 延长、PT 正常,见于内源性凝血途径缺陷引起的出血,如血友病 A、血友病 B、因子Ⅺ缺陷症、DIC 等;③APTT 正常、PT 延长,见于外源性凝血途径缺陷引起的出血,如遗传性和获得性因子Ⅶ缺陷症。④APTT 和 PT 都延长,见于遗传性和获得性因子Ⅹ、Ⅴ、Ⅱ、Ⅰ缺陷症。

2. 纤溶活性亢进性出血筛选试验 FDPs 和 D-二聚体的临床意义是什么? (5 分)

答　有 4 种情况。①FDPs 和 D-二聚体均正常,表示出血与纤溶症无关;②FDPs 升高、D-二聚体正常,见于原发性纤溶,如重型 DIC、肝病、手术出血、类风湿关节炎、剧烈运动后等;③FDPs 正常,D-二聚体升高,见于继发性纤溶,如 DIC、静脉血栓、动脉血栓、溶栓治疗等;④FDPs 和 D-二聚体都升高,见于继发性纤溶,如 DIC、溶栓治疗后,临床上最多见。

【临床实践小贴士】

目前在用的血栓和止血试验大概有 130 项,其中被国内外临床实验室广泛使用的有 100 项左右。通常各医院将试验项目分为基本项目和特殊项目两大类,也能按疾病诊断需要分为筛查试验和确诊试验。常用的筛查试验包括:①一期止血筛查试验,BT、血小板计数。②二期止血筛查试验,APTT、PT、DFbg 测定。③纤溶活性筛查试验,TT、优球蛋白溶解时间(ELT)。通常所说的"凝血四项"就是筛查试验常用的 4 个项目,指的是 APTT、PT、血浆 TT、DFbg 测定。按照常规推断,对结果异常的筛查试验进行综合分析,认为有临床意义的,应该进一步执行确诊试验,以证实初步诊断。

二、肝功能检查

【实训目标】(10 分)

1. 熟悉肝功能检查包括的项目。(2 分)

2. 掌握肝功能检查各项测定结果异常的临床意义。(3 分)

3. 辨认各类肝炎、肝硬化、肝癌等疾病的肝功能检查特点。(3 分)

4. 掌握肝功能检查申请单的书写方法。(2 分)

【模拟临床场景】

模拟患者 1　男性,32 岁,农民。因乏力、食欲缺乏、恶心、肝区不适 2 周入院。近 2 周来无明显诱因出现乏力、食欲缺乏、恶心、肝区不适,不伴有呕吐、腹痛、腹泻等。未做诊治。近 1 周自觉尿色较深,大便正常,体重无明显变化。既往健康,否认肝炎接触史。查体:T 36.5 ℃,P 72 次/分,R 20 次/分,BP 120/80 mmHg。一般情况尚可,巩膜黄染,心肺检查未见明显异常,腹软,肝右季肋下 2.0 cm 可触及,质地中等,触痛(+),脾未触及。血常规检查:RBC $4.7×10^{12}$/L,Hb 135 g/L,WBC $8.5×10^9$/L,N 66%,PLT $150×10^9$/L。尿常规检查:色黄,尿胆原(−),尿胆红素(+)。肝功能检查结果如图 4-9 所示。请判读此检查结果,结合以上病史做出初步诊断。

模拟患者 2　男性,45 岁,农民。因腹胀、乏力伴巩膜及全身皮肤黄染 1 个多月入院。患者于 1 个月前无明显诱因出现发热、腹胀,无腹痛,无寒战,无咳嗽、咳痰、流涕、咽痛,无头痛、头晕及其他症状,就诊于村医务室,给予退烧药物,效果不佳,并逐渐出现巩膜黄染。后又就诊于县医院,B 超报告胆囊增大,查转氨酶、胆红素明显升高,给予保肝、退黄、抗感染治疗(具体治疗不详),患者黄染逐渐加重,体温降至正常,无腹痛,腹胀加重,小便发黄,大便无变浅,皮肤无瘙痒,既往有乙型病毒性肝炎病史,无结核、高血压、糖尿病等病史,无外伤及手术史。查体:T 36.7 ℃,P 85 次/分,R 18 次/分,BP 130/90 mmHg。体形消瘦,肝病面容,神志清楚,巩膜及全身皮肤黄染,全身浅表淋巴结无肿大,心肺检查未发现明显异常,腹稍膨隆,未触及包块,肝、脾触诊不满意,未触及胆囊,墨菲征(−),移动性浊音(+),肠鸣音 6 次/分。双下肢不肿,病理征阴性。血常规检查结果:RBC $3.8×10^{12}$/L,Hb 100 g/L,WBC $8.1×10^9$/L,N 67%,PLT $120×10^9$/L。肝功能检查结果如图 4-10 所示。请判读此检查结果,结合以上病史做出初步诊断。

南阳医学高等专科学校第一附属医院检验报告单

姓名:孙×× 性别:男 年龄:32 岁 标本号:XXXXX
科室:内科 床号:×× 标识号:×××××××× 标本种类:血清
临床诊断:×××× 备注: 标本形态:

代号	检验项目	结果	单位	参考值	代号	检验项目	结果	单位	参考值
ALT	谷丙转氨酶	880.00↑	U/L	0.00~40.00					
AST	谷草转氨酶	90.00↑	U/L	0.00~40.00					
GGT	谷氨酰氨基转移酶	48.00↑	U/L	0.00~40.00					
TP	总蛋白	71.50	g/L	64.00~82.00					
ALB	白蛋白	46.00	g/L	34.00~50.00					
GLB	球蛋白	25.50	g/L	20.00~45.00					
AG	白球化	1.80		1.20~2.30					
ALP	碱性磷酸酶	77.00	U/L	50.00~136.00					
TB	总胆红素	160.00↑	μmol/L	3.42~20.50					
DB	直接胆红素	60.00↑	μmol/L	0.00~6.91					
IB	间接胆红素	100.00↑	μmol/L	0.00~17.00					
TBA	总胆汁酸	2.30	μmol/L	0.00~15.00					
CHE	胆碱酯酶	5939.00	U/L	4500.00~111500.00					
PA	前白蛋白	158.90	mg/L	100.00~400.00					

送检医生:穆×× 送检目标:2014-03-21 报告日期:2014-03-21 检验人:刘×× 复核人:王王

注:此报告仅对本次标本负责,为临床提供参考依据,如有异议请3日内复查;若作他用,请事先表明,并提供照片及身份证明

图4-9 模拟患者1的肝功能检查报告单

南阳医学高等专科学校第一附属医院检验报告单

姓名:何×× 性别:男 年龄:45 岁 标本号:XXXXX
科室:内科 床号:×× 标识号:×××××××× 标本种类:血清
临床诊断:×××× 备注: 标本形态:

代号	检验项目	结果	单位	参考值	代号	检验项目	结果	单位	参考值
ALT	谷丙转氨酶	243.00↑	U/L	0.00~40.00					
AST	谷草转氨酶	186.00↑	U/L	0.00~40.00					
GGT	谷氨酰氨基转移酶	98.00↑	U/L	0.00~40.00					
TP	总蛋白	72.00	g/L	64.00~82.00					
ALB	白蛋白	20.00↓	g/L	34.00~50.00					
GLB	球蛋白	52.00↑	g/L	20.00~45.00					
AG	白球化	0.38↓		1.20~2.30					
ALP	碱性磷酸酶	470.00↑	U/L	50.00~136.00					
TB	总胆红素	180.00↑	μmol/L	3.42~20.50					
DB	直接胆红素	85.00↑	μmol/L	0.00~6.91					
IB	间接胆红素	95.00↑	μmol/L	0.00~17.00					
TBA	总胆汁酸	33.70↑	μmol/L	0.00~15.00					
CHE	胆碱酯酶	2668.00↓	U/L	4500.00~111500.00					
PA	前白蛋白	83.50↓	mg/L	100.00~400.00					

送检医生:穆×× 送检目标:2014-01-05 报告日期:2014-01-05 检验人:刘×× 复核人:王王

注:此报告仅对本次标本负责,为临床提供参考依据,如有异议请3日内复查;若作他用,请事先表明,并提供照片及身份证明

图4-10 模拟患者2的肝功能检查报告单

【实训步骤及评分】(80 分)

1. 接诊模拟患者(10 分)

(1)安置模拟患者坐下休息,了解其病情。(3 分)

(2)分组讨论模拟患者的病情。(3 分)

(3)书写肝功能检查申请单。(4 分)

2. 判读模拟患者的肝功能检查报告单,结合病史做出初步诊断(40 分)

(1)模拟患者 1(20 分)

1)肝功能检查特点　血清蛋白检查 TP、ALB、GLB、A/G 均正常;酶学检查 ALT、AST 明显升高,提示肝细胞损伤;血清 TB 升高,DB 和 ZB 均升高,提示肝细胞性黄疸。(6 分)

2)初步诊断　急性黄疸型肝炎。(7 分)

3)诊断依据　年轻患者,发病 2 周,既往健康,说明为急性病;乏力、食欲缺乏、恶心、肝区不适,尿色加深,巩膜黄染,肝右季肋下 2.0 cm 可触及,质地中等,触痛(+),尿常规提示尿胆红素阳性,结合血中胆红素阳性、ALT、AST 明显升高,可得出初步诊断,建议进一步查肝炎病毒标志物、肝 B 超等。(7 分)

(2)模拟患者 2(20 分)

1)肝功能检查特点　ALT、AST 明显升高是肝细胞损害标志;ALP、GGT 升高是胆汁淤积的表现;白蛋白降低,球蛋白升高,白球比倒置,前白蛋白降低,总胆汁酸升高,胆碱酯酶降低,符合慢性肝炎和肝硬化改变;TB、DB、ZB 均升高符合肝细胞性黄疸表现。(6 分)

2)初步诊断　肝硬化,慢性乙型病毒性肝炎。(7 分)

3)诊断依据　男性中年患者,发热、腹胀、乏力伴巩膜及全身皮肤黄染 1 个月余;有乙型肝炎病史;体形消瘦,肝病面容,巩膜及全身皮肤黄染,有腹水,血常规提示轻度贫血,结合肝功能特点可得出初步诊断,建议进一步查肝炎病毒标志物、腹水、甲胎蛋白、癌胚抗原、肝 B 超、上腹部 CT 等。(7 分)

3. 鉴别诊断(30 分)

(1)模拟患者 1　ALT、AST 升高需要鉴别的疾病有:①急性病毒性肝炎,通常 ALT 和 AST 均显著增高,以 ALT 升高更明显;急性重症肝炎病程初期即表现为 ALT 和 AST 同时升高,AST 升高比 ALT 更明显说明肝细胞损伤严重;急性重症肝炎病情恶化时,还可能出现胆红素明显升高而转氨酶降低的现象,即“胆酶分离”现象;肝炎病毒标志物检查、肝 B 超等有助于鉴别。(3 分)②非病毒性肝炎,如药物性肝炎、脂肪肝等转氨酶轻度升高或正常,也可以中、重度升高;乙醇性肝病时 AST 升高明显而 ALT 可能正常,可伴有 GGT 和 GDH 升高;肝素引起的药物性肝病 ALT 和 AST 均升高,并可伴有 GGT 升高;此类肝炎结合病史和临床表现、肝影像学检查有助于鉴别。(3 分)③肝硬化,肝硬化静止期转氨酶正常或轻度升高,活动期常轻度或中度升高,终末期转氨酶可能正常或稍低,甚至转氨酶升高情况还与肝硬化的原因和类型有关;肝硬化时白蛋白与球蛋白比例降低或倒置;失代偿期 TB、结合胆红素升高;晚期肝硬化肝细胞损害明显时还可能出现 PT 延长;反映肝纤维化的血清学检查指标如透明质酸、Ⅳ型胶原等检测,患者病史、症状、体征也有助于鉴别。(3分)④肝癌,ALT 和 AST 可轻度、中度升高或正常;出现肝细胞坏死时可显著升高,转移性癌则 GGT 和 GDH 升高早于或高于转氨酶;AFP 或 CEA 可升高;症状、体征和肝影像学检查有助于鉴别。(3分)⑤其他疾病,如急性心肌梗死时可能出现 AST 升高,骨骼肌损伤、病毒感染、肾梗死、胰腺炎等也可能出现转氨酶升高。(3分)

(2)模拟患者2　人血白蛋白降低(低蛋白血症)需要鉴别的疾病有:①肝细胞损害,主要原因是白蛋白合成减少,除白蛋白降低之外还有其他肝细胞损害的表现,如血清转氨酶升高、胆红素代谢异常、凝血功能异常等,可通过肝炎病毒标志物、甲胎蛋白、肝 B 超及 CT 等检查结合症状和体征进行鉴别。(3分)②营养不良,主要原因是蛋白质摄入绝对不足或蛋白质需要量增加,多见于生长发育期的儿童或消化吸收障碍患者,详细询问病史、全面检查有助于鉴别。(3分)③消耗性疾病,主要原因是蛋白质消耗增多,如恶性肿瘤、甲状腺功能亢进症、重症结核等。(3分)④肾病、严重烧伤、急性失血,主要原因是蛋白质丢失过多。(3分)⑤妊娠,主要原因是血液被稀释,导致低蛋白血症。(3分)

【知识问答】(10分)

1. 黄疸有哪些类型? 各类型血清胆红素代谢功能检测的特点分别是什么? (5分)

答　临床上常见的黄疸有 3 型:溶血性黄疸、肝细胞性黄疸、胆汁淤积性黄疸。溶血性黄疸通常为轻度黄疸,血清总胆红素增高一般不超过 85.5 μmol/L,主要为非结合胆红素增高;肝细胞性黄疸主要为轻中度黄疸,血清总胆红素 17.1 ~ 171.0 μmol/L,结合胆红素和非结合胆红素均增高;胆汁淤积性黄疸通常为中重度黄疸,血清总胆红素往往比前两种明显,不完全梗阻为 171 ~ 342 μmol/L,完全梗阻常>342 μmol/L,以结合胆红素增高明显。

2. 球蛋白升高见于哪些疾病? (5分)

答　①肝慢性炎症和纤维化;②多发性骨髓瘤、巨球蛋白血症等;③自身免疫性疾病,如风湿病、系统性红斑狼疮等;④肝外慢性炎症和感染,如结核、麻风等。

【临床实践小贴士】

肝功能检查是指蛋白质代谢功能、胆红素和胆汁酸代谢功能、酶学指标、脂质代谢功能、肝排泄和解毒功能的临床化学检测。临床根据需要选择相应检查项目。健康体检常用的筛查项目有 ALT、AST、TP、ALB、A/G、肝炎病毒标志物等。怀疑肝炎时检查项目如下。①急性无黄疸性肝炎:ALT、前白蛋白、胆汁酸、尿胆原、肝炎病毒标志物。②慢性无黄疸性肝炎:除上述急性期项目外,还可查 AST、ALP、γ-GT、A/G、血清蛋白电泳。③自身免疫性肝炎:加查血清自身抗体。怀疑肝硬化时检查项目有 ALT、AST、STB、血清胆红素、TP、ALB、A/G、血清蛋白电泳、单胺氧化酶、肝炎病毒标志物等。怀疑原发性肝癌时,首选 AFP、γ-GT 同工酶、ALP 和 ALP 同工酶、异常凝血酶原、α-L-岩藻糖苷酶等。黄疸的诊断和鉴别诊断检查项目有 STB、CB、尿胆原、尿胆红素、ALP、γ-GT、胆汁酸等。

三、肾功能检查

【实训目标】（10 分）

1. 熟悉肾功能检查包括的项目。（2 分）

2. 掌握肾功能检查各项测定结果异常的临床意义。（3 分）

3. 辨认急慢性肾小球肾炎、肾病综合征、糖尿病肾病、高血压肾损害、急慢性肾功能衰竭等疾病的肾功能检查特点。（3 分）

4. 掌握肾功能检查申请单的书写方法。（2 分）

【模拟临床场景】

模拟患者 1　男性，9 岁，学生。因水肿、血尿 10 d，进行性少尿 8 d 入院。患者 10 d 前晨起时发现双眼睑水肿，尿色发红，未做诊治。8 d 前尿色变浅，但尿量进行性减少，每天 130 ~ 150 mL，在当地医院化验血肌酐 498.6 μmol/L，曾进行补液、利尿等处理（具体用药不详），病情仍重，水肿无缓解，尿量增至每日 300 ~ 400 mL。患者两个月前有咽部不适，未予重视。既往健康，无肾病史。查体：T 36.9 ℃，P 90 次/分，R 24 次/分，BP 145/90 mmHg。精神差，双眼睑水肿，结膜稍苍白，巩膜无黄染。咽稍充血，扁桃体 I° 肿大，未见脓性分泌物。心肺检查无明显异常。腹部稍膨隆，肝肋下 2 cm 可及，无压痛，脾未触及，移动性浊音（−），肠鸣音存在。双下肢凹陷性水肿。血常规检查结果：RBC 2.8×10^{12}/L，Hb 83 g/L，WBC 11.3×10^{9}/L，N 82%，PLT 207×10^{9}/L。尿常规检查结果：尿蛋白（++），红细胞（++），白细胞（−），尿比重 1.01。肝功能检查结果：总蛋白 60.9 g/L，白蛋白 32.4 g/L。肾功能检查结果如图 4-11 所示。请判读此检查结果，结合以上病史做出初步诊断。

南阳医学高等专科学校第一附属医院检验报告单

姓名:朱××		性别:男		年龄:9 岁			标本号:XXXXX
科室:内科		床号:××		标识号:××××××××			标本种类:血清
临床诊断:××××				备注:			标本形态:

代号	检验项目	结果	单位	参考值		代号	检验项目	结果	单位	参考值
BUN	尿素氮	36.71 ↑	mmol/L	1.43 ~ 7.14						
CREA	肌酐	546.60 ↑	μmol/L	35.00 ~ 97.00						
UA	尿酸	695.20 ↑	μmol/L	170.00 ~ 420.00						
CRS-C	胱抑素 C	1.10 ↑	mg/L	0.55 ~ 1.05						
CO_2CP	二氧化碳结合力	26.90	mmol/L	22.00 ~ 30.00						

送检医生:罗××　　送检目标:2014-04-11　　报告日期:2014-04-11　　检验人:李××　　复核人:王玉

注:此报告仅对本次标本负责,为临床提供参考依据,如有异议请 3 日内复查;若作他用,请事先表明,并提供照片及身份证明

图 4-11　模拟患者 1 的肾功能检查报告单

模拟患者 2　女性，55 岁，退休。因多饮、多食、多尿、消瘦 10 余年，双下肢水肿 1 个月入院。患者 10 年前无明显诱因出现烦渴、多食、多饮，伴尿量增多，体重明显下降。门诊查血糖升高，给予口服格列本脲（优降糖）和"二甲双胍"治疗好转，未常规监测

血糖。1个月前出现双下肢水肿。既往健康。查体:T 36 ℃,P 73 次/分,R 18 次/分,BP 150/90 mmHg。巩膜无黄染,全身浅表淋巴结未触及肿大。颈软,颈静脉无怒张,心肺无异常,腹平软,肝、脾肋下未触及,双下肢凹陷性水肿,神经反射正常。血常规检查结果:RBC $4.3×10^{12}$/L,Hb 120 g/L,WBC $7.0×10^9$/L,N 65%,L 35%,PLT $200×10^9$/L。尿常规检查结果:尿蛋白(+),尿糖(+++),红细胞(-),白细胞(-)。肾功能检查结果如图4-12所示。请判读此检查结果,结合以上病史做出初步诊断。

南阳医学高等专科学校第一附属医院检验报告单

姓名:宋×× 　性别:女 　年龄:55 岁 　标本号:XXXXX

科室:内科 　床号:×× 　标识号:×××××××× 　标本种类:血清

临床诊断:×××× 　　　　　备注: 　标本形态:

代号	检验项目	结果	单位	参考值	代号	检验项目	结果	单位	参考值
BUN	尿素氮	11.00↑	mmol/L	1.43~7.14					
CREA	肌酐	119.00↑	μmol/L	35.00~97.00					
UA	尿酸	400.20	μmol/L	170.00~420.00					
CRS-C	胱抑素 C	1.25↑	mg/L	0.55~1.05					
CO_2CP	二氧化碳结合力	28.50	mmol/L	22.00~30.00					

送检医生:罗×× 　送检目标:2014-04-19 　报告日期:2014-04-19 　检验人:李×× 　复核人:王玉

注:此报告仅对本次标本负责,为临床提供参考依据,如有异议请3日内复查;若作他用,请事先表明,并提供照片及身份证明

图4-12　模拟患者2的肾功能检查报告单

【实训步骤及评分】(80 分)

1.接诊模拟患者(10 分)

(1)安置模拟患者坐下休息,了解其病情。(3 分)

(2)分组讨论模拟患者的病情。(3 分)

(3)书写肾功能检查申请单。(4 分)

2.判读模拟患者的肾功能检查报告单,结合病史做出初步诊断(40 分)

(1)模拟患者 1(20 分)

1)肾功能检查特点　血肌酐、尿素氮、尿酸、血清胱抑素 C 均升高,尤其是血肌酐、尿素氮升高显著,反映肾小球滤过功能受损严重。(6 分)

2)初步诊断　急性肾小球肾炎,急性肾功能不全。(7 分)

3)诊断依据　尿常规提示尿蛋白(++)、血尿,结合患者前驱感染病史、少尿、血尿、血压高、眼睑及下肢水肿考虑急性肾小球肾炎,血常规检查示贫血和白细胞升高、生化检查示总蛋白和白蛋白降低也符合急性肾小球肾炎诊断;结合患者尿少的表现和肾功能检查的肾小球滤过功能减退特点可得出急性肾衰竭的初步诊断;建议急救并进一步检查血气分析、血电解质、肾超声、X 射线等,必要时肾活检。(7 分)

(2)模拟患者 2(20 分)

1)肾功能检查特点　尿素氮、肌酐、胱抑素 C 轻度升高。(6 分)

2)初步诊断　Ⅱ型糖尿病,糖尿病肾病。(7 分)

3）诊断依据　老年患者,"三多一少"症状明显,曾测血糖升高,此次测尿糖(+++),考虑Ⅱ型糖尿病的诊断;结合患者水肿、蛋白尿、高血压,尤其是肾功能检查结果,可得出初步诊断,建议进一步监测血糖、血压、检查肾B超及CT等。(7分)

3.鉴别诊断(30分)

(1)模拟患者1　血肌酐、血清尿素氮升高需要鉴别的疾病如下。①慢性肾衰竭:尿比重降低,尿量一般正常,尿沉渣检查可发现红细胞、白细胞、肾小管上皮细胞及多种管型;肾功能检查可见血清肌酐升高、内生肌酐清除率降低等肾小球滤过功能受损表现;往往可见肾性贫血、低蛋白血症;患者的慢性病程和临床表现结合影像学检查、肾活检有助于鉴别。(5分)②慢性肾小球肾炎:尿常规检查早期可表现为不同程度的血尿和蛋白尿、红细胞管型;肾功能检查出现尿液稀释浓缩功能障碍,血肌酐明显升高,内生肌酐清除率下降;血常规检查早期往往正常或仅有轻度贫血;慢性病程结合患者临床表现,尤其是肾活检有助于鉴别。(5分)③肾病综合征:尿液异常以大量蛋白尿为显著特征;肾功能多数逐渐进展为慢性肾衰竭;可出现进行性贫血;患者的典型表现大量蛋白尿、低蛋白血症、水肿、高脂血症有助于鉴别。(5分)④糖尿病肾病:晚期尿常规和肾检查逐渐出现慢性肾衰竭表现,血糖尿糖升高有重要诊断价值,患者的临床表现和其他急慢性并发症、辅助检查等均有助于鉴别。(5分)

(2)模拟患者2　血清胱抑素C升高需要鉴别的疾病如下。①高血压肾损害:晨尿中白蛋白浓度增高,24 h尿中白蛋白含量增高;肾功能在高血压肾损害早期不典型,肾小管功能障碍可能早于肾小球功能障碍;临床早期表现夜尿增多、低比重尿、低渗透压尿,肾小球功能损害时出现轻中度蛋白尿,而尿中有形细胞成分较少;长期的高血压病史及临床症状、肾影像学检查等均有助于鉴别。(5分)②慢性肾衰竭:肾功能检查血清肌酐、尿素氮、尿酸、胱抑素C均可能升高;各种慢性肾疾病进行性发展,都有可能引起肾单位和肾功能不可逆性丧失,代谢产物累积,水、电解质、酸碱平衡紊乱,内分泌失调等逐渐出现,慢性病史结合尿常规、肾功能检查和其他实验室检查及辅助检查有助于鉴别。(5分)

【知识问答】(10分)

1.内生肌酐清除率有何临床意义?(5分)

答　内生肌酐清除率降低见于较早前的肾小球损害,可以根据其降低的水平来评估肾小球滤过功能受损程度;也可以用内生肌酐清除率对肾功能进行分期,如慢性肾衰竭分级时结合内生肌酐清除率将病程分为4期,指导治疗。

2.血清尿酸测定有何临床诊断价值?(5分)

答　应同时测定尿液尿酸浓度,同时对血尿酸和尿尿酸进行分析,分4种情况。①血尿酸升高,尿尿酸降低,提示肾小球滤过功能受损;②血尿酸降低,尿尿酸升高,提示肾小管重吸收功能损伤或竞争抑制;③血尿酸、尿尿酸均升高,见于尿酸合成增加,如遗传性嘌呤代谢障碍、恶性肿瘤等;④血尿酸、尿尿酸均降低,见于尿酸合成减少,如使用抗癌药物、长期使用糖皮质激素、急性重型肝炎等。

【临床实践小贴士】

临床上为了解肾功能状况,除尿常规检查外,根据累及的部位,考虑选用肾小球和肾小管功能的试验以指导治疗,判断病情和预后。用于监测肾小球滤过功能的检查主要有血尿素氮、血清肌酐、血尿素/肌酐比值、胱抑素 C、内生肌酐清除率、菊粉清除率等。其中胱抑素 C 是一种新的反映肾小球滤过率的内源性标志物,近年受到临床重视。胱抑素 C 产生恒定,不受年龄、性别、炎症、活动、肌肉量和饮食等因素影响,灵敏度高,当肾功能轻度受损且血清肌酐无升高时胱抑素 C 已升高,可作为早期发现危重患者急性肾衰竭的指标。临床用于监测肾小管功能的检查,包括反映近端肾小管功能的检查,如肾小管葡萄糖最大重吸收量、尿氨基酸、尿维生素结合蛋白等;反映远端肾小管功能的检查,如尿量、尿比重、尿渗透压、尿浓缩稀释试验、血二氧化碳结合力等。其中二氧化碳结合力用以反映碳酸氢钠的含量,作为判断有无代谢性酸碱平衡失调及程度的依据,但是由于复合型酸碱平衡失调时仅查二氧化碳结合力不够确切,因此目前常结合血气分析进行对照。

四、血清电解质检查

【实训目标】(10 分)

1. 熟悉血清电解质检查包括的项目。(2 分)

2. 掌握血清电解质检查各项测定结果异常的临床意义。(3 分)

3. 辨认高钾血症、低钾血症、低钠血症等疾病的血清电解质检查特点。(3 分)

4. 掌握血清电解质检查申请单的书写方法。(2 分)

【模拟临床场景】

模拟患者 1 女性,44 岁,农民。因间断双下肢水肿 2 年,乏力、头晕半年入院。患者近 2 年无明显诱因间断出现双下肢水肿,夜尿 2 ~ 3 次,此期间测血压波动于(140 ~ 150)/(90 ~ 100) mmHg,未曾就医,未予治疗。半年前出现乏力、头晕、恶心、食欲减退。无发作性头痛,尿量正常,睡眠可,无明显体重下降。既往:幼时患“肾炎”,有风湿性关节炎史。无高血压病家族史,无药物过敏史。查体:T 36.8 ℃,P 92 次/分,R 19 次/分,BP 150/100 mmHg。神志清,贫血面容,全身浅表淋巴结未触及肿大,巩膜无黄染,心肺未见异常。腹平软,肝、脾肋下未及,腹部未闻及血管杂音。双踝部凹陷性水肿。血常规:RBC 2.9×10^{12}/L,Hb 87 g/L,WBC 7.8×10^{9}/L,PLT 190×10^{9}/L。尿常规:蛋白(++),糖(−),RBC(+)。肾功能:肌酐 309.4 μmol/L,尿素氮 16.4 mmol/L。电解质检查结果如图 4-13 所示,请判读此检查结果,结合以上病史做出初步诊断。

模拟患者 2 男性,15 个月。因腹泻、呕吐 4 d 入院。发病以来,每天腹泻 6 ~ 8 次,水样便,伴腹胀,呕吐 4 次,不能进食,尿量减少,腹胀。查体:肛温 37.5 ℃,P 150 次/分,R 55 次/分,BP 86/50 mmHg。精神萎靡,皮肤弹性减退,两眼凹陷,前囟下陷,腹膨隆,肠鸣音减弱,腹壁反射消失,膝反射迟钝,四肢凉。电解质检查结果如图 4-14 所示。请判读此检查结果,结合以上病史做出初步诊断。

南阳医学高等专科学校第一附属医院检验报告单

姓名:陈××　　　　　　　　　性别:女　　　　　　　　年龄:44 岁　　　　　　　　标本号:XXXXX
科室:内科　　　　　　　　　　床号:××　　　　　　　　标识号:×××××××××　　　　标本种类:血清
临床诊断:××××　　　　　　　　　　　　　　　　　　　　备注:　　　　　　　　　　　标本形态:

代号	检验项目	结果	单位	参考值	代号	检验项目	结果	单位	参考值
K	钾	5.82 ↑	mmol/L	3.50 ~ 5.50					
Na	钠	141.50 ↑	mmol/L	135.00 ~ 150.00					
Cl	氯	98.70	mmol/L	95.00 ~ 110.00					
Ca	钙	1.29	mmol/L	1.05 ~ 1.45					
pH	酸碱度	7.39		7.31 ~ 7.42					

送检医生:罗××　　　送检目标:2014-04-11　　　报告日期:2014-04-11　　　检验人:李××　　　复核人:王玉

注:此报告仅对本次标本负责,为临床提供参考依据,如有异议请 3 日内复查;若作他用,请事先表明,并提供照片及身份证明

图 4-13　模拟患者 1 的电解质检查报告单

南阳医学高等专科学校第一附属医院检验报告单

姓名:王××　　　　　　　　　性别:男　　　　　　　　年龄:15 个月　　　　　　　标本号:XXXXX
科室:儿科　　　　　　　　　　床号:××　　　　　　　　标识号:×××××××××　　　　标本种类:血清
临床诊断:××××　　　　　　　　　　　　　　　　　　　　备注:　　　　　　　　　　　标本形态:

代号	检验项目	结果	单位	参考值	代号	检验项目	结果	单位	参考值
K	钾	3.10 ↓	mmol/L	3.50 ~ 5.50					
Na	钠	125.50 ↓	mmol/L	135.00 ~ 150.00					
Cl	氯	95.80	mmol/L	95.00 ~ 110.00					
Ca	钙	1.08	mmol/L	1.05 ~ 1.45					
pH	酸碱度	7.33		7.31 ~ 7.42					

送检医生:程××　　　送检目标:2014-05-08　　　报告日期:2014-05-08　　　检验人:李××　　　复核人:王玉

注:此报告仅对本次标本负责,为临床提供参考依据,如有异议请 3 日内复查;若作他用,请事先表明,并提供照片及身份证明

图 4-14　模拟患者 2 的电解质检查报告单

【实训步骤及评分】(80 分)

1. 接诊模拟患者(10 分)

(1)安置模拟患者坐下休息,了解其病情。(3 分)

(2)分组讨论模拟患者的病情。(3 分)

(3)书写电解质检查申请单。(4 分)

2. 判读模拟患者的电解质检查报告单,结合病史做出初步诊断(40 分)

(1)模拟患者 1(20 分)

1)血清电解质检查特点　血钾高于正常上限,提示高钾血症。(6 分)

2)初步诊断　慢性肾小球肾炎,慢性肾功能不全失代偿期,肾性高血压,肾性贫血,高钾血症。(7 分)

3)诊断依据　患者有慢性肾炎病史;间断水肿、乏力、食欲减退、夜尿增多;血压增高、贫血貌、双踝部可凹性水肿;结合实验室检查结果 Hb 87 g/L、尿蛋白(++)、肌酐和尿素氮升高、电解质检查血钾高可得出初步诊断,建议进一步监测肾功能、电解质、

血气分析、肾 B 超等。(7 分)

（2）模拟患者 2（20 分）

1）血清电解质检查特点　血清钠、血清钾均低于正常下限，呈低渗性低钠血症、低钾血症特点。（6 分）

2）初步诊断　低渗性脱水，低钾血症。（7 分）

3）诊断依据　患儿呕吐、腹泻、不进食 4 d，大量失液，皮肤弹性减退，双眼凹陷，前囟下陷，尿量减少，为脱水表现；结合血清电解质检查可得出初步诊断；精神萎靡，腹膨隆，肠鸣音减弱，腹壁反射消失，膝反射迟钝，符合低钾血症特点。（7 分）

3. 鉴别诊断（30 分）

（1）模拟患者 1　高钾血症需要鉴别的疾病如下。①低钾血症：低血钾性周期性麻痹和高血钾性周期性麻痹相似，心电图、电解质检查有助于鉴别。（6 分）②高镁血症：心电图改变与高钾血症相似，应予鉴别。在病因诊断方面可根据病史、临床表现和实验室检查判断有无肾功能不全使血钾排泄减少而引起高钾血症。根据血浆肾素活性、肾上腺皮质醇和醛固酮测定结果判断肾上腺皮质有无功能减低；询问有无使用保钾利尿药或其他可导致钾分布异常药物的病史，以判断高钾血症是否由药物引起。（6 分）③假性高钾血症：假性高钾血症见于试管内溶血、抽血时压脉带压迫时间过久、血小板或白细胞增多等。（6 分）

（2）模拟患者 2　低渗性低钠血症需要鉴别的疾病有：①稀释性低钠血症，又称水中毒，血清钠水平只是轻度的下降，缺钠的相关症状不明显，可能引起脑水肿，常见于充血性心力衰竭、慢性肾功能衰竭、医源性入水过多等，病因、病史和临床表现有助于鉴别。（6 分）②假性低钠血症，常为严重高脂血症或少见的异常高蛋白血症所致，血钠减低但血浆胶体渗透压正常，血脂和血清蛋白检查也有助于鉴别。（6 分）

【知识问答】（10 分）

1. 低钾血症可见于哪些疾病？（5 分）

答　①摄入不足，如消耗性疾病、长期低钾饮食、禁食、厌食等；②排出增多，如严重呕吐、腹泻，肾疾病或强利尿剂作用等引起肾性失钾；③细胞外钾进入细胞内：如碱中毒、胰岛素治疗等；④其他，如洋地黄中毒、肝硬化等。

2. 血清钠减低可见于哪些疾病？（5 分）

答　①摄入不足，如长期低盐饮食、饥饿、营养不良、输液等；②胃肠道丢失，如呕吐、腹泻、幽门梗阻等；③尿钠排出增多，如肾小管病变、反复使用利尿剂、肾上腺皮质功能减退、糖尿病酮症酸中毒等；④皮肤失钠，如大面积烧伤、大量出汗后只补充水分等；⑤大量浆膜腔积液引流后。

【临床实践小贴士】

临床上检测的电解质主要是 K^+、Na^+、Cl^-。虽然 K^+、Na^+、Cl^- 内在浓度稳定，但是由于离子在血细胞和血浆中的浓度有很大差异，使用血标本时一定要注意避免溶血。尤其是 K^+，因为红细胞含钾约为血浆的 20 倍，标本溶血可导致血钾偏高，因此特别要注意标本采集的方法，避免溶血导致测量有误，采集后要及时送检。此外，尿液、其他

体液也可用于 K^+、Na^+、Cl^- 的测定,结合血电解质检查更有利于综合分析电解质平衡失调的原因和对机体代谢的影响。

五、脑脊液检查

【实训目标】(10 分)

1.熟悉脑脊液检查包括的项目。(2 分)

2.掌握脑脊液检查各项测定结果异常的临床意义。(3 分)

3.辨认细菌性脑膜炎、结核性脑膜炎、病毒性脑膜炎、蛛网膜下腔出血等疾病的脑脊液检查特点。(3 分)

4.掌握脑脊液检查申请单的书写方法。(2 分)

【模拟临床场景】

模拟患者 1　男性,28 岁,农民。因发热、寒战、头痛 4 d,意识障碍 5 h 入院。4 d 前患者因劳累、醉酒后出现发热,测体温 39 ℃,伴寒战、剧烈头痛,自服退烧药(具体不详),体温可下降,症状稍有缓解。5 h 前患者开始出现意识障碍、自言自语,回答不出问题,并出现抽搐,抽搐时双眼上翻凝视、口吐白沫、口唇发绀、双手握拳、四肢抽搐、呼之不应,持续约半小时后抽搐停止,但仍呼之不应,急诊入院。查体:T 39.3 ℃,P 116 次/分,R 25 次/分,BP 110/60 mmHg。昏迷状,检查不合作。双瞳孔等大,直径约 0.6 cm,光反射迟钝,眼底视盘水肿,颈强直,心肺查体无明显异常。腹软,肝肋下 1 cm,质软,脾未触及,膝反射、跟腱反射亢进,凯尔尼格征阳性、巴宾斯基征阳性。血常规检查:RBC 4.9×10^{12}/L,Hb 145 g/L,WBC 12.8×10^9/L,N 71%,L 23%,PLT 190×10^9/L。经急救病情稳定后,行腰椎穿刺术,抽取脑脊液送检,常规和生化检查结果如图 4-15 所示。请判读此检查结果,结合以上病史做出初步诊断。

南阳医学高等专科学校第一附属医院检验报告单

姓名:张×× 　　性别:男 　　　　年龄:28 岁 　　　标本号:XXXXX
科室:内科 　　　床号:×× 　　　　标识号:×××××××× 　标本种类:脑脊液
临床诊断:×××× 　　　　　　　　　备注: 　　　　　　　标本形态:

代号	检验项目	结果	单位	参考值	代号	检验项目	结果	单位	参考值
	颜色	白色		无色					
	透明度	浑浊		透明					
	凝固性	有凝块		未检出					
	潘氏实验	阳性		阴性					
	细胞总数	4600.00↑	10^6/L	0.00 ~ 15.00					
	分叶核细胞	93.00↑	%	0.00 ~ 6.00					
	单核细胞	7.00↓	%	40.00 ~ 80.00					
GLU	葡萄糖	0.9↓	mmol/L	2.8 ~ 4.5					
GL	氯化物	111↓	mmol/L	120 ~ 130					
TP	蛋白质	1.5↑	g/L	0.15 ~ 0.45					
ADA	腺苷脱氢酶	2.3	U/L	0 ~ 8					

送检医生:罗×× 　送检目标:2014-04-11 　报告日期:2014-04-11 　检验人:李×× 　复核人:王×

注:此报告仅对本次标本负责,为临床提供参考依据,如有异议请 3 日内复查;若作他用,请事先表明,并提供照片及身份证明

图 4-15　模拟患者 1 的脑脊液检查报告单

模拟患者2 男性,49岁,农民。因突发头痛、呕吐3 h入院。3 h前无明显诱因患者突然出现头痛,呈全头痛,较剧烈,难以忍受,伴有恶心、呕吐,呕吐物为胃内容物,5~6次,一过性右下肢无力,无视物旋转,无抽搐及意识障碍,急入我院。行头颅CT检查,示脑池和蛛网膜下腔高密度影。既往有高血压病史2年,血压最高180/90 mmHg,未常服药。查体:T 36.8 ℃,P 96次/分,R 20次/分,BP 150/105 mmHg。神志清,精神状态差,言语清晰,对答切题,双侧瞳孔正圆等大,直径约2.5 mm,对光反射存在,鼻唇沟基本对称,伸舌居中,颈稍强,心肺腹部查体无明显异常,四肢肌张力正常,肌力 Ⅴ 级,感觉系统对称存在,双侧病理征(+),凯尔尼格征(+),布鲁津斯基征(+)。脊柱四肢无畸形,双下肢无水肿。行腰椎穿刺检查,脑脊液压力为255 mmH$_2$O(参考范围80~180 mmH$_2$O);脑脊液送检,查脑脊液常规,检查结果如图4-16所示。请判读此检查结果,结合以上病史做出初步诊断。

南阳医学高等专科学校第一附属医院检验报告单

姓名:董××	性别:男	年龄:49 岁	标本号:XXXXX
科室:内科	床号:××	标识号:××××××××	标本种类:脑脊液
临床诊断:××××		备注:	标本形态:

代号	检验项目	结果	单位	参考值	代号	检验项目	结果	单位	参考值
	颜色	红色		无色					
	透明度	微浑		透明					
	凝固性	未检出		未检出					
	潘氏实验	阳性		阴性					
	细胞总数	310.00 ↑	10^6/L	0.00~15.00					
	分叶核细胞	32.00 ↑	%	0.00~6.00					
	单核细胞	68.00 ↓	%	40.00~80.00					

送检医生:王×× 送检目标:2014-02-15 报告日期:2014-02-15 检验人:刘×× 复核人:王王

注:此报告仅对本次标本负责,为临床提供参考依据,如有异议请3日内复查;若作他用,请事先表明,并提供照片及身份证明

图4-16 模拟患者2的脑脊液检查报告单

【实训步骤及评分】(80分)

1. 接诊模拟患者(10分)

(1)安置模拟患者坐下休息,了解其病情。(3分)

(2)分组讨论模拟患者的病情。(3分)

(3)书写脑脊液检查申请单。(4分)

2. 判读模拟患者的脑脊液检查报告单,结合病史做出初步诊断(40分)

(1)模拟患者1(20分)

1)脑脊液检查特点 白色、浑浊、凝固,潘氏试验为蛋白的定性试验,阳性表示蛋白含量增高,细胞总数增高,其中分叶核细胞增高明显,提示化脓性改变;糖明显降低,氯化物稍降低,符合感染性病变特点。(6分)

2)初步诊断 细菌性脑膜炎。(7分)

3)诊断依据 发热、头痛、意识障碍;瞳孔光反射迟钝,眼底视盘水肿,颈强直,膝

反射、跟腱反射亢进,巴宾斯基征阳性提示锥体系受损,凯尔尼格征阳性提示脑膜刺激;血常规白细胞增高,以中性粒细胞为主;结合脑脊液化脓性改变的特点可得出初步诊断,建议进一步行脑脊液细菌培养、脑CT等。(7分)

(2)模拟患者2(20分)

1)脑脊液检查特点　脑脊液压力增高,红色提示出血,潘氏试验阳性和分叶核细胞增高符合蛛网膜下腔出血的特点。(6分)

2)初步诊断　蛛网膜下腔出血。(7分)

3)诊断依据　有高血压病史的患者突发剧烈头痛、呕吐,查体脑膜刺激征阳性,颅CT提示脑池和蛛网膜下腔高密度影,结合脑脊液特点可得出初步诊断。(7分)

3.鉴别诊断(30分)

(1)模拟患者1　脑脊液蛋白含量增加需要鉴别的疾病如下。①结核性脑膜炎:脑脊液呈毛玻璃状,细胞以淋巴细胞为主,糖含量减少,蛋白含量增高,腺苷脱氢酶可升高,涂片无化脓性细菌,抗酸染色可发现结核菌;起病较缓,常有结核接触史和肺部或其他部位结核病灶有助于鉴别。(5分)②病毒性脑膜炎:脑脊液外观清亮,细胞以淋巴细胞为主,糖和蛋白含量多为正常,细菌检查阴性;除有一般脑膜炎症状外,全身感染中毒症状多不重;接触动物或蚊虫叮咬史,以及病前或同时可能出现腮腺炎、麻疹、水痘等;病毒分离、血清学检查等有助于鉴别。(5分)③脑梗死:大多数脑脊液正常,大面积梗死时细胞和蛋白在发病数天后可稍高于正常;病史、症状和脑CT等检查有助于鉴别。④蛛网膜下腔出血:脑脊液压力增高,外观呈均匀一致血性,镜检可见大量红细胞,发病数小时白细胞即呈现以中性粒细胞为主,发病数天脑脊液黄变,蛋白质偏高,糖及氯化物正常;患者往往出现剧烈头痛、颅内压升高症状,脑CT也有助于鉴别。(5分)

(2)模拟患者2　脑脊液细胞增高需要鉴别的疾病如下。①细菌性脑膜炎:白细胞计数往往为(1 000~20 000)×10^6/L,以中性粒细胞为主;可有前驱感染,高热、全身中毒症状、脑膜刺激征等常见;血常规、血培养、脑CT等有助于鉴别。(5分)②病毒性脑膜炎:早期白细胞计数一般不超过1 000×10^6/L,以淋巴细胞为主。(5分)③结核性脑膜炎:白细胞一般中度升高,早期以中性粒细胞为主,中晚期以淋巴细胞为主。(5分)

【知识问答】(10分)

1.脑脊液颜色改变有什么临床意义?(5分)

答　正常脑脊液为无色透明液体。常见的颜色异常有:①红色,常由出血引起,主要见于穿刺损伤、蛛网膜下腔或脑室出血;②黄色,常由脑脊液中含有变性血红蛋白、胆红素或蛋白量异常增高引起,见于蛛网膜下腔出血、血清中胆红素升高、椎管阻塞(如髓外肿瘤)、多神经炎和脑膜炎等;③乳白色,多由白细胞增多所致,常见于各种化脓菌引起的化脓性脑膜炎;④微绿色,见于绿脓杆菌、肺炎链球菌、甲型链球菌引起的脑膜炎等;⑤褐色或黑色,见于脑膜黑色素瘤等。

2.脑脊液压力增高见于哪些情况?(5分)

答　脑脊液压力增高见于化脓性脑膜炎、结核性脑膜炎等颅内各种炎症性病变,脑肿瘤、脑出血、脑积水等颅内非炎症性病变,高血压、动脉硬化等颅外因素,还有其他如咳嗽、哭泣、低渗溶液的静脉注射等。

【临床实践小贴士】

脑脊液检查临床主要适用于以下情况。①中枢神经系统感染性疾病的诊断、鉴别:临床见头痛、发热、呕吐、意识障碍、脑膜刺激征、视盘水肿等情况,拟诊为脑膜炎或者脑炎者。②脑血管疾病的诊断、鉴别:主要用于出血和缺血性脑病的区分。③协助脑部肿瘤的诊断:脑脊液涂片或免疫学方法都可用于查找肿瘤细胞。④中枢神经系统疾病的治疗和疗效观察:如真菌性脑膜炎可以通过腰椎穿刺注射抗真菌药,脑膜白血病可以进行鞘内化疗药物注射,然后可以通过脑脊液检查监测疗效。

六、浆膜腔积液检查

【实训目标】(10分)

1. 熟悉浆膜腔积液检查包括的项目。(2分)

2. 掌握浆膜腔积液检查各项测定结果异常的临床意义。(3分)

3. 辨认结核性胸膜炎、肝硬化、肾病综合征、慢性充血性心力衰竭等疾病的浆膜腔积液检查特点。(3分)

4. 掌握浆膜腔积液检查申请单的书写方法。(2分)

【模拟临床场景】

模拟患者1   男性,30岁,工人。因低热伴右侧胸痛1周入院。患者1周前无明显诱因出现午后低热、夜间盗汗,伴右侧胸痛,深呼吸时明显,不放射,与活动无关。未到医院检查,自服止痛药,于3 d前胸痛减轻,但胸闷加重伴气短,故来医院检查。发病来进食无变化,大小便正常,睡眠稍差,体重无明显变化。既往体健,吸烟10年。查体:T 37.4 ℃,P 84次/分,R 20次/分,BP 120/80 mmHg,一般情况可。无皮疹,全身浅表淋巴结未触及肿大,巩膜无黄染,咽无充血,颈软,气管稍左偏,右侧胸廓稍膨隆,右下肺语颤减弱,右下肺叩诊呈浊音,右肺呼吸音减弱至消失,心界向左移位,心率84次/分,律齐,各瓣膜听诊区未闻及病理性杂音,腹平软,无压痛,肝、脾肋下未触及,双下肢无水肿。入院后,行胸部X射线检查,提示右侧胸腔积液。胸腔穿刺术抽取胸水并送常规检查,胸水常规检查结果如图4-17所示。请判读此检查结果,结合以上病史做出初步诊断。

南阳医学高等专科学校第一附属医院检验报告单

姓名:李×× 　　　　性别:男　　　　　　　年龄:30 岁　　　　　　标本号:XXXXX
科室:内科　　　　　床号:××　　　　　　　标识号:×××××××××　　　标本种类:胸水
临床诊断:××××　　　　　　　　　　　　备注:　　　　　　　　　　　标本形态:

代号	检验项目	结果	单位	参考值	代号 检验项目	结果	单位 参考值
	颜色	黄色		淡黄色			
	透明度	浑浊		透明			
	凝固物	有凝块		未检出			
	李凡他试验	阳性		阴性			
	细胞总数	936	$10^6/L$				
	中性粒细胞	72.00	%				
	淋巴细胞	28.00	%				

送检医生:王×× 　送检目标:2014-06-11 　报告日期:2014-06-11 　检验人:李×× 　复核人:王五

注:此报告仅对本次标本负责,为临床提供参考依据,如有异议请 3 日内复查;若作他用,请事先表明,并提供照片及身份证明

图 4-17　模拟患者 1 的胸水检查报告单

模拟患者 2　女性,58 岁,农民。因腹胀半年,伴双下肢水肿 10 d 入院。患者半年前不明原因出现腹胀,到当地某医院就诊,诊断为"乙型病毒性肝炎肝硬化腹水",在该医院住院治疗(具体不详),病情时轻时重。10 d 前该患者腹胀明显增加,并出现双下肢水肿,伴乏力、倦怠、食欲缺乏、胸闷气短、口干,小便黄,大便干燥。既往有乙型病毒性肝炎病史 10 余年。查体:T 36.3 ℃,P 70 次/分,R 19 次/分,BP 135/85 mmHg,慢性肝病面容,巩膜、皮肤黄染。心肺检查未见明显异常,蛙状腹,脐周皮下静脉曲张,脐疝,移动性浊音阳性,双下肢中度水肿。血常规:WBC $3.5×10^9/L$,RBC $3.2×10^{12}/L$,PLT $65×10^9/L$。肝功能:ALT 554 U/L,AST 451 U/L,TBIL 87.4 μmol/L,DBIL 56.7 μmol/L,ALB 28 g/L。超声示:肝硬化,脾大(厚 6.0 cm,肋下 1.2 cm),门静脉增宽(1.5 cm),大量腹水(侧卧位最大直径 12.5 cm),胆囊壁厚、粗糙,右侧胸腔中等量积液。入院后行腹腔穿刺术,抽取腹腔积液送腹水常规检查,结果如图 4-18所示。请判读此检查结果,结合以上病史做出初步诊断。

南阳医学高等专科学校第一附属医院检验报告单

姓名:于×× 　　　　性别:女　　　　　　　年龄:58 岁　　　　　　标本号:XXXXX
科室:内科　　　　　床号:××　　　　　　　标识号:×××××××××　　　标本种类:腹水
临床诊断:××××　　　　　　　　　　　　备注:　　　　　　　　　　　标本形态:

代号	检验项目	结果	单位	参考值	代号 检验项目	结果	单位 参考值
	颜色	淡黄色		淡黄色			
	透明度	透明		透明			
	凝固物	未检出		未检出			
	李凡他试验	阴性		阴性			
	细胞总数	60	$10^6/L$				
	中性粒细胞	70.00	%				
	淋巴细胞	30.00	%				

送检医生:陈×× 　送检目标:2014-05-24 　报告日期:2014-05-24 　检验人:刘×× 　复核人:王五

注:此报告仅对本次标本负责,为临床提供参考依据,如有异议请 3 日内复查;若作他用,请事先表明,并提供照片及身份证明

图 4-18　模拟患者 2 的腹水检查报告单

【实训步骤及评分】(80分)

1. 接诊模拟患者(10分)

(1)安置模拟患者坐下休息,了解其病情。(3分)

(2)分组讨论模拟患者的病情。(3分)

(3)书写浆膜腔积液检查申请单。(4分)

2. 判读模拟患者的浆膜腔积液检查报告单,结合病史做出初步诊断(40分)

(1)模拟患者1(20分)

1)胸水检查特点　胸水呈黄色浑浊状,有凝块且李凡他试验(Rivalta test)阳性,细胞总数超过$500×10^6/L$,以中性粒细胞为主,因而判断胸水为渗出液。结核早期或者化脓性感染时胸水细胞以中性粒细胞为主。(6分)

2)初步诊断　右侧胸腔积液,结核性胸膜炎。(7分)

3)诊断依据　低热、盗汗,由开始胸痛明显(干性胸膜炎)到有积液后的胸痛减轻;右侧胸腔积液征,气管、心脏左移,右下肺语颤减弱,叩诊浊音,呼吸减低至消失,结合胸水检查特点和影像检查可得出初步诊断,可进一步在胸水中查结核杆菌或行胸水培养、结核菌素试验等以明确诊断。(7分)

(2)模拟患者2(20分)

1)腹水检查特点　腹水呈淡黄色透明状,不自凝,李凡他试验阴性,细胞总数少于$100×10^6/L$,因而判断腹水为漏出液。(6分)

2)初步诊断　肝硬化(失代偿期),门静脉高压症,腹水。(7分)

3)诊断依据　患者有多年乙型病毒性肝炎病史;体检见慢性肝病面容,巩膜、皮肤黄染,蛙状腹,脐周皮下静脉曲张,脐疝,移动性浊音阳性,双下肢中度水肿;血常规三系细胞减少;肝功能明显受损;结合B超提示肝硬化、门静脉高压、腹水可得出初步诊断,可进一步查乙肝病毒免疫标志物等。(7分)

3. 鉴别诊断(30分)

(1)模拟患者1　渗出性胸水需要鉴别的疾病如下。①细菌性肺炎:胸水呈渗出性,颜色因病原菌不同可呈浅白色、血性、黄色、绿色等,胸水中找到相应的细菌并结合相应临床表现和胸部X射线检查等有助于鉴别。(6分)②肺癌:胸水多呈红色或咖啡色,增长迅速,量大,胸水中可能查到肿瘤细胞,结合患者临床表现、胸部X射线、肿瘤免疫学检查等有助于鉴别。(6分)③脓胸:胸水呈脓性、黏稠状,涂片可能找到细菌或细菌学培养阳性,结合患者高热、胸痛等临床表现有助于鉴别。(6分)

(2)模拟患者2　漏出性腹水需要鉴别的疾病如下。①充血性右心力衰竭:腹水见于疾病晚期,呈漏出性,与心源性肝硬化有关,结合患者体循环瘀血的症状和体征、心脏超声等有助于鉴别。(6分)②肾病综合征:腹水产生的主要原因是低蛋白血症,除腹水外患者可能有其他部位水肿,结合大量蛋白尿、高脂血症等表现及肾超声检查、肾活检等有助于鉴别。(6分)

【知识问答】(10分)

1. 漏出液的特点是什么?(5分)

答 漏出液为非炎性积液,常呈淡黄色透明状,比重<1.015,不自凝,李凡他试验阴性,蛋白定量<25 g/L,细胞计数<100×10^6/L,以淋巴、间皮细胞为主,细菌学检查阴性,无肿瘤细胞。

2.渗出液的特点是什么?(5分)

答 渗出液产生原因较多,如炎症、肿瘤、理化刺激等,浑浊,可有黄色、血性、脓性、乳糜性等,比重>1.018,可自凝,李凡他试验阳性,蛋白定量>30 g/L,细胞计数>500×10^6/L,以中性粒细胞或淋巴细胞为主,细菌学检查可能阳性,有时可找到肿瘤细胞。

【临床实践小贴士】

浆膜腔积液常规检查包括一般性状检查、细胞计数和分类、黏蛋白定性试验。黏蛋白定性试验也称李凡他试验或黎氏试验,原理是浆膜上皮细胞受炎症刺激后产生大量浆膜黏蛋白,而黏蛋白是一种酸性糖蛋白,可在酸性溶液中析出而产生白色沉淀,从而被检测。李凡他试验主要用于漏出液和渗出液的鉴别,阳性为渗出液,阴性为漏出液。

七、血糖、血脂检查

【实训目标】(10分)

1.熟悉血糖、血脂检查包括的项目。(2分)

2.掌握血糖、血脂检查各项测定结果异常的临床意义。(3分)

3.辨认糖尿病、糖尿病酮症酸中毒、高脂血症、高血压等疾病的血糖、血脂检查特点。(3分)

4.掌握血糖、血脂检查申请单的书写方法。(2分)

【模拟临床场景】

模拟患者1 女性,65岁,退休教师。近两年来自觉记忆力明显减退,时有头痛、头晕。以前体检时曾提示过高血压,但未予注意。家族中母亲有"心脏病"。查体:T 36.7 ℃,P 75次/分,R 18次/分,BP 170/100 mmHg。体形肥胖,一般状态较好,心、肺、肝、脾及神经系统未见异常。血常规检查:RBC 4.5×10^{12}/L,Hb 148 g/L,WBC 6.5×10^9/L,N 66%,PLT 180×10^9/L。尿液检查:蛋白(±),其余均正常。肝功能检查:ALT 40 U/L,γ-GT 35 U/L,ALP 75 U/L,TP 70 g/L,ALB 48 g/L。查血糖、血脂结果如图4-19所示。请判读此检查结果,结合以上病史做出初步诊断。

南阳医学高等专科学校第一附属医院检验报告单

姓名:贺××   性别:女   年龄:65 岁   标本号:XXXXX

科室:内科   床号:××   标识号:××××××××   标本种类:血清

临床诊断:××××   备注: 标本形态:

代号	检验项目	结果	单位	参考值	代号 检验项目	结果	单位	参考值
GLU	葡萄糖	5.49	mmol/L	3.80~6.10				
CHO	总胆固醇	6.75 ↑	mmol/L	3.10~5.70				
TG	甘油三酯	2.10 ↑	mmol/L	0.56~1.71				
APOA	载脂蛋白 A	1.15	g/L	1.00~1.60				
APOB	载脂蛋白 B	0.78	g/L	0.60~1.10				
HDL	高密度脂蛋白	0.74	mmol/L	0.73~2.25				
LDL	低密度脂蛋白	4.52 ↑	mmol/L	0.00~30.00				
LPα	脂蛋白 α	12.40	mg/L	0.00~30.00				

送检医生:张××   送检目标:2014-06-25   报告日期:2014-06-25   检验人:李××   复核人:王五

注:此报告仅对本次标本负责,为临床提供参考依据,如有异议请 3 日内复查;若作他用,请事先表明,并提供照片及身份证明

图 4-19 模拟患者 1 的血糖、血脂检查报告单

模拟患者 2   男性,56 岁,工人。因烦渴、多饮 2 年余,恶心、呕吐、极度口渴、尿量明显增多 1 周入院。患者于 2 年前无明显诱因出现烦渴、多饮,未诊治,近 1 周出现恶心、呕吐、极度口渴、尿量明显增多伴头痛、呼气中有烂苹果气味。查体:T 36.7 ℃,P 108 次/分,R 26 次/分,BP 80/50 mmHg。一般状况较差,消瘦,皮肤黏膜干燥,声音嘶哑,呼吸深快,腱反射迟钝。未见其他异常。急查电解质示:Na^+ 132 mmol/L,K^+ 6.5 mmol/L,Cl^- 89 mmol/L。尿酮体(++)。急查血糖、血脂,结果如图 4-20 所示。请判读此检查结果,结合以上病史做出初步诊断。

南阳医学高等专科学校第一附属医院检验报告单

姓名:史××   性别:男   年龄:56 岁   标本号:XXXXX

科室:内科   床号:××   标识号:××××××××   标本种类:血清

临床诊断:××××   备注: 标本形态:

代号	检验项目	结果	单位	参考值	代号 检验项目	结果	单位	参考值
GLU	葡萄糖	63.0 ↑	mmol/L	3.80~6.10				
CHO	总胆固醇	5.35	mmol/L	3.10~5.70				
TG	甘油三酯	1.60	mmol/L	0.56~1.71				
APOA	载脂蛋白 A	1.10	g/L	1.00~1.60				
APOB	载脂蛋白 B	0.88	g/L	0.60~1.10				
HDL	高密度脂蛋白	1.74	mmol/L	0.73~2.25				
LDL	低密度脂蛋白	4.15 ↑	mmol/L	0.00~30.00				
LPa	脂蛋白 a	25.10	mg/L	0.00~30.00				

送检医生:张××   送检目标:2014-06-25   报告日期:2014-06-25   检验人:李××   复核人:王五

注:此报告仅对本次标本负责,为临床提供参考依据,如有异议请 3 日内复查;若作他用,请事先表明,并提供照片及身份证明

图 4-20 模拟患者 2 的血糖、血脂检查报告单

【实训步骤及评分】(80 分)

1.接诊模拟患者(10 分)

(1)安置模拟患者坐下休息,了解其病情。(3 分)

(2)分组讨论模拟患者的病情。(3 分)

(3)书写血糖、血脂检查申请单。(4 分)

2.判读模拟患者的血糖、血脂检查报告单,结合病史做出初步诊断(40 分)

(1)模拟患者 1(20 分)

1)血糖、血脂检查特点　血糖无异常,总胆固醇、低密度脂蛋白、甘油三酯分别超过了参考值上限,考虑诊断为高脂血症(高脂蛋白血症)。(6 分)

2)初步诊断　高脂血症,高血压(需多次测定,并进一步了解病史)。(7 分)

3)诊断依据　患者血常规正常,排除贫血;尿常规尿蛋白(±)可能与高血压和动脉硬化所至肾动脉硬化有关;肝功能及酶学检查正常;血脂检查明显异常,为高脂血症,结合病史可得出初步诊断。(7 分)

(2)模拟患者 2(20 分)

1)血糖、血脂检查特点　血糖明显升高,达 63.0 mmol/L,而正常血糖参考值为 3.80 ~ 6.10 mmol/L,糖尿病酮症酸中毒时血糖多为 16.7 ~ 33.3 mmol/L,有时可达 55 mmol/L 以上;患者低密度脂蛋白轻微升高,有待进一步检查。(6 分)

2)初步诊断　糖尿病酮症酸中毒。(7 分)

3)诊断依据　嗜睡、烦渴、多饮、疲倦、尿量增加、消瘦为糖尿病症状,恶心、呕吐、极度口渴、呼气烂苹果气味、血压下降、皮肤黏膜干燥、声音嘶哑、呼吸深快均是酮症酸中毒的表现,结合尿酮体(++)、电解质紊乱、血糖异常升高可得出初步诊断,建议急救并监测血糖、电解质等变化。(7 分)

3.鉴别诊断(30 分)

(1)模拟患者 1　甘油三酯升高需要鉴别的疾病如下。①动脉粥样硬化:尚缺乏特异的早期实验室检查,主要表现是总胆固醇升高、低密度脂蛋白升高、高密度脂蛋白降低、甘油三酯升高、脂蛋白 α 升高、载脂蛋白 A 降低、载脂蛋白 B 升高等;早期症状不典型,常出现靶器官病变;动脉造影发现血管狭窄性病变有助于鉴别。(4 分)②冠状动脉粥样硬化性心脏病(冠心病):甘油三酯升高同时伴有总胆固醇升高、低密度脂蛋白升高、高密度脂蛋白降低是冠心病的危险因子;心绞痛、心肌梗死往往有胸痛的表现,心电图、心肌损伤标志物检查等有助于鉴别。(4 分)③糖尿病:甘油三酯水平与胰岛素抵抗有关,是糖尿病的独立危险因子;糖尿病患者可能出现"三多一少"症状或者靶器官受损症状和体征;血糖、尿糖检查有助于鉴别。(4 分)④原发性高脂血症:是一组遗传性血浆脂类代谢障碍疾病,以血浆脂类升高为主要特征;往往与遗传和饮食有关;可能早发冠心病、脑梗死等;鉴别各种继发的高脂血症有助于确诊。(3 分)

(2)模拟患者 2　血糖升高需要鉴别的疾病如下。①应激性高血糖,如颅脑损伤、心肌梗死等重大疾病可能引起血糖应激性升高,病情稳定后血糖往往恢复,患者病史、症状和体征及脑 CT、心脏彩超等均有助于鉴别。(3 分)②内分泌疾病,如甲状腺功能亢进症、肢端肥大症等也可能引起血糖升高,患者症状和甲状腺激素测定、生长激素测定等有助于鉴别。(3 分)③药物影响,如噻嗪类利尿药、口服避孕药等,患者往往有用药史,停药后血糖可能恢复,停药后监测血糖有助于鉴别。(3 分)④肝源性血糖升高,各种肝疾病导致肝功能障碍影响肝糖原的转化和贮存,因而肝源性血糖升高主要表现为餐后高血糖,病史、肝功能检查、肝影像学检查有助于鉴别。(3 分)⑤胰腺疾病,血尿淀粉酶、胰腺影像学检查等有助于鉴别。(3 分)

【知识问答】(10 分)

1. 血高密度脂蛋白和低密度脂蛋白检查有何临床价值? (5 分)

答 高密度脂蛋白被视为有抗动脉粥样硬化作用的脂蛋白,高密度脂蛋白水平降低,缺血性心血管病发病危险增加,高密度脂蛋白水平增高与冠心病发病呈负相关;而低密度脂蛋白是动脉粥样硬化的危险因子,低密度脂蛋白水平增高与冠心病发病呈正相关。此外,高密度脂蛋白和低密度脂蛋白还用于使用降脂药物治疗过程的监测。

2. 低血糖可见于哪些疾病? (5 分)

答 ①胰岛素分泌过多,如胰岛素瘤、口服降糖药等;②对抗胰岛素的激素分泌不足,如肾上腺皮质激素、生长激素缺乏等;③肝糖原贮存缺乏,如重型肝炎、肝硬化等严重肝病时;④其他,如长期营养不良、长时间不能进食、急性乙醇中毒等;⑤生理性低血糖,如饥饿、剧烈运动等。

【临床实践小贴士】

对于诊断症状不明显或血糖升高不明显的可疑糖尿病,糖耐量试验检测人体葡萄糖代谢状况比空腹血糖敏感。临床上的糖耐量试验有两种:口服葡萄糖耐量试验(OGTT)和静脉葡萄糖耐量试验(IGTT)。两种试验的适应证相同,目前临床上最常用的是 OGTT,IGTT 特别适用于不能承受大剂量口服葡萄糖或胃切除的患者。OGTT 是糖尿病诊断的重要指标,虽然比空腹血糖更灵敏,但其影响因素很多,重复性较差,一般需多次测定。大多数糖尿病患者会出现空腹血糖升高,空腹血糖低于 5.6 mmol/L 或随机血糖低于 7.8 mmol/L 完全可排除糖尿病,所以临床上首先推荐空腹血糖的测定。OGTT 主要用于:①诊断妊娠糖尿病;②诊断糖耐量减退;③鉴别肾病、神经病变、视网膜病变;④人群筛查以获取流行病学数据。

八、心肌损伤标志物检查

【实训目标】(10 分)

1. 熟悉心肌损伤标志物检查包括的项目。(2 分)

2. 掌握心肌损伤标志物检查各项测定结果异常的临床意义。(3 分)

3. 辨认急性心肌梗死、不稳定型心绞痛、病毒性心肌炎等疾病的心肌损伤标志物检查特点。(3 分)

4. 掌握心肌损伤标志物检查申请单的书写方法。(2 分)

【模拟临床场景】

模拟患者 1 男性,24 岁,无业。因心悸 3 d 入院。患者 3 d 前再次受凉后出现发热,无咳嗽、咳痰,伴乏力至我院门诊就诊。查心电图示窦性心动过速,门诊以"心悸待查"收住入院。病程中,无胸闷、胸痛,无夜间阵发性呼吸困难,无头昏、黑蒙,饮食尚可,睡眠欠佳,体重有所减轻。既往健康,否认"冠心病""糖尿病""高血压"病史。查体:T 36.8 ℃,P 100 次/分,R 18 次/分,BP 120/80 mmHg。神志清,精神可,体形正常,取主动卧位。胸廓对称无畸形,无干湿啰音和胸水征。心尖冲动于第 5 肋间左锁骨中线内 1 cm 处,范围约 2.5 cm,未触及震颤摩擦感,心界不大。心率 100 次/分,律齐,未闻及额外心音。腹部无压痛,无反跳痛,无肝大、腹水,肝颈静脉回流征阴性。双下肢无水肿。血、尿常规检查无异常。心肌酶检查结果如图 4-21 所示。请判读此检查结果,结合以上病史做出初步诊断。

南阳医学高等专科学校第一附属医院检验报告单

姓名:李××　　　　　性别:男　　　　　　年龄:24 岁　　　　　标本号:XXXXX
科室:内科　　　　　　床号:××　　　　　标识号:×××××××××　标本种类:血清
临床诊断:××××　　　　　　　　　　　　备注:　　　　　　　　标本形态:

代号	检验项目	结果	单位	参考值	代号	检验项目	结果	单位	参考值
AST	谷草转氨酶	64.00 ↑	U/L	15.00 ~ 46.00					
LDH	乳酸转氨酶	239.00	U/L	109.00 ~ 245.00					
LDH1	乳酸脱氢酶同工酶	94.00	U/L	17.00 ~ 96.00					
CK	肌酸激酶	358.60 ↑	U/L	2500 ~ 200.00					
CK-MB	肌酸激酶同工酶	64.00 ↑	U/L	0.00 ~ 24.00					
HBDH	α-羟丁酸	372.20 ↑	U/L	95.00 ~ 250.00					

送检医生:孙××　　送检目标:2014-04-05　　报告日期:2014-04-05　　检验人:刘××　　复核人:王玉

注:此报告仅对本次标本负责,为临床提供参考依据,如有异议请 3 日内复查;若作他用,请事先表明,并提供照片及身份证明

图 4-21　模拟患者 1 的心肌损伤标志物检查报告单

模拟患者 2　男性,65 岁,退休干部。因发作性胸痛 2 年,加重 10 h 入院。患者2 年前开始出现劳累、激动后胸骨后疼痛,呈烧灼样,伴出汗,疼痛无放射,持续几分钟,休息后可自行缓解,偶尔自服治疗"胃病"的药物效果不明显,未就医。10 h 前,患者无明显诱因又出现胸骨后疼痛,伴下颌部不适,无恶心、呕吐,持续不缓解,入我院就诊。患病以来,睡眠差,大小便正常,无消瘦。既往无高血压病、糖尿病史,无药物过敏史,吸烟 20 年,每日 20 支,不饮酒,无冠心病家族史。查体:T 36.7 ℃,P 96 次/分,R 20 次/分,BP 120/80 mmHg。神志清,巩膜无黄染,睑结膜无苍白,口唇无发绀,双肺呼吸音清,心界不大,心率 96 次/分,律齐,心尖部第一心音减弱,心尖部可闻及 3/6 级收缩期杂音,向胸骨左缘方向传导。腹平软,肝脾肋下未及,双下肢不肿。心电图示:$V_{3~5}$ ST 段抬高 0.3 ~ 0.5 mV,呈弓背向上。入院急查心肌梗死 3 项,结果如图 4-22所示。请判读此检查结果,结合以上病史做出初步诊断。

南阳医学高等专科学校第一附属医院检验报告单

姓名:杨×× 性别:男 年龄:65 岁 标本号:XXXXX

科室:内科 床号:×× 标识号:×××××××× 标本种类:血清

临床诊断:×××× 备注: 标本形态:

代号	检验项目	结果	单位	参考值	代号	检验项目	结果	单位	参考值
Myo	肌红蛋白	阳性		阴性					
CK-MB	肌酸激酶同工酶	阳性		阴性					
Tn	肌钙蛋白I	阳性		阴性					

送检医生:孙×× 送检目标:2014-01-19 报告日期:2014-01-19 检验人:刘×× 复核人:王王

注:此报告仅对本次标本负责,为临床提供参考依据,如有异议请 3 日内复查;若作他用,请事先表明,并提供照片及身份证明

图 4-22　模拟患者 2 的心肌损伤标志物检查报告单

【实训步骤及评分】(80 分)

1.接诊模拟患者(10 分)

(1)安置模拟患者坐下休息,了解其病情。(3 分)

(2)分组讨论模拟患者的病情。(3 分)

(3)书写心肌损伤标志物检查的申请单。(4 分)

2.判读模拟患者的心肌损伤标志物检查报告单,结合病史做出初步诊断(40 分)

(1)模拟患者 1(20 分)

1)心肌损伤标志物检查特点　反映心肌损伤的多种酶 AST、CK、CK-MB、HBDH 均升高,提示心肌受损。(6 分)

2)初步诊断　病毒性心肌炎。(7 分)

3)诊断依据　青年男性,既往体健,有受凉诱因,后出现心悸 3 d;体检无明显异常;心电图提示窦性心动过速;心肌酶提示心肌受损。综合以上信息可得出初步诊断,建议进一步行病毒学检查。(7 分)

(2)模拟患者 2(20 分)

1)心肌损伤标志物检查特点　心肌梗死三项肌钙蛋白、肌酸激酶同工酶、肌红蛋白全部阳性。肌钙蛋白是心肌损伤诊断时灵敏性和特异性最好的指标。(6 分)

2)初步诊断　急性前壁心肌梗死。(7 分)

3)诊断依据　老年患者,有吸烟史,胸痛发作病史 2 年,此次胸痛 10 h 无缓解;体检见心尖部第一心音减弱,心尖部可闻及 3/6 级收缩期杂音,向胸骨左缘方向传导,考虑可能是心肌梗死后乳头肌功能不全所致;心电图示 V_{3-5} ST 段抬高 $0.3 \sim 0.5$ mV,呈弓背向上,为典型急性心肌梗死表现,$V_3 \sim V_5$ 导联提示病变可能位于前壁;结合心肌梗死三项可得出初步诊断,建议进一步监测心肌酶、心电图,行心脏彩超等。(7 分)

3.鉴别诊断(30 分)

(1)模拟患者 1　CK、CK-MB 升高需要鉴别的疾病如下。①急性心肌梗死:心肌酶和心肌蛋白对急性心肌梗死的诊断都具有重要价值。WHO 对急性心肌梗死的诊断标准为,临床表现、心电图和实验室化学检查,三者中有两项阳性即可诊断。(5 分)②稳定型心绞痛:往往患者胸痛持续时间在 $3 \sim 5$ min,不超过 30 min,休息或含服硝酸

甘油可缓解;心肌酶可能不升高或轻微升高,心电图有助于鉴别。(5分)③肌病和骨骼肌损伤:如多发性肌炎和皮肌炎,CK、AST、LDH等均有可能升高,其中CK最为敏感,患者往往有骨骼肌受累、皮肤改变、肺部病变等表现。此外,肌电图、肌活检、自身抗体检查、MRI等均有助于鉴别。(5分)

(2)模拟患者2 肌钙蛋白阳性需要鉴别的疾病如下。①不稳定型心绞痛:不稳定心绞痛时胸痛和心肌梗死相似,但心肌标志物一般无异常升高,定量试验时肌钙蛋白升高超出正常值的3倍才考虑心肌梗死的诊断;心电图也有助于鉴别。(4分)②病毒性心肌炎:肌钙蛋白也可能升高,但患者往往无明显胸痛,心电图、病原学检查等有助于鉴别。(4分)③骨骼肌疾病:心肌损伤标志物多项都有可能升高,但患者往往以骨骼肌受累的表现为主,肌电图、肌活检有助于鉴别。(4分)④肾衰竭:患者往往有水肿、高血压、血尿、蛋白尿等表现,尿常规、肾功能检查有助于鉴别。(3分)

【知识问答】(10分)

1. CK、CK-MB检查有何临床价值?(5分)

答 CK、CK-MB即肌酸激酶、肌酸激酶同工酶,主要分布在骨骼肌和心肌,一般用于急性心肌梗死、心肌炎、肌病的诊断,尤其对急性心肌梗死,CK和CK-MB都是早期诊断较敏感的指标。CK-MB变化早于CK,对急性心肌梗死的敏感性高于CK,CK-MB增高的程度还能较准确地反映梗死的范围,高峰出现时间是否提前亦有助于判断溶栓治疗是否成功。

2. 乳酸脱氢酶及其同工酶升高见于哪些疾病?(5分)

答 可见于急性心肌梗死、肝病、骨骼肌损伤、白血病、肺梗死、恶性贫血等。

【临床实践小贴士】

心肌缺血损伤时的生物化学指标主要是心肌酶和心肌蛋白。传统的心肌酶谱主要有天门冬氨酸转氨酶(AST)[又称谷草转氨酶(GOT)]、肌酸激酶(CK)及其同工酶、乳酸脱氢酶(LDH)及其同工酶、α-羟丁酸脱氢酶(HBDH)。目前公认的比较好的心肌损伤标志物心肌梗死三项主要包括肌钙蛋白(TnI)、肌红蛋白(MB)、肌酸激酶同工酶(CK-MB)。其中TnI是诊断心肌损伤(尤其是急性心肌梗死和急性冠脉综合征危险分类)灵敏性和特异性最好的生物化学标志物,其灵敏性和特异性均高于心肌酶,对急性或亚急性心肌梗死尤其是对微小的、小灶性心肌梗死的诊断更有价值;而MB特异性不如TnI。CK-MB变化早于CK,对急性心肌梗死的敏感性高于CK,但对诊断急性心肌梗死的敏感性和特异性均不及TnI。

九、乙肝病毒免疫标志物检查

【实训目标】(10分)

1. 熟悉乙肝病毒免疫标志物检查包括的项目。(2分)

2. 掌握乙肝病毒免疫标志物检查各项测定结果异常的临床意义。(3分)

3. 辨认急慢性乙型病毒性肝炎的病毒免疫标志物检查特点。(3分)

4. 掌握乙肝病毒免疫标志物检查申请单的书写方法。(2分)

【模拟临床场景】

模拟患者 1　男性,29 岁,干部。因发热、乏力、食欲减退伴右上腹隐痛 1 周入院。查体:T 38.5 ℃,P 90 次/分,R 24 次/分,BP 112/70 mmHg。一般情况尚好,皮肤、巩膜黄染。心肺检查无明显异常。腹软,肝肋下 2.5 cm,质韧,触痛(+),余未见异常。超声检查:肝呈较密微波,胆囊 2.8 cm,余无异常。血常规结果:RBC 4.5×10^{12}/L,Hb 140 g/L,WBC 5.6×10^9/L,N 52%,PLT 160×10^9/L。肝功能检查结果:ALT 410 U/L,AST 180 U/L,ALP 210 U/L,TBil 78 μmol/L,DBil 46 μmol/L。AFP 20 μg/L(参考值 <25 μg/L)。尿常规结果:尿胆红素(+),尿胆原(+),尿蛋白(-)。乙肝病毒标志物检查结果如图 4-23 所示。请判读此检查结果,结合以上病史做出初步诊断。

南阳医学高等专科学校第一附属医院检验报告单

姓名:郑××		性别:男		年龄:29 岁		标本号:XXXXX		
科室:内科		床号:××		标识号:××××××××		标本种类:血清		
临床诊断:××××				备注:		标本形态:		

代号	检验项目	结果	单位	参考值	代号	检验项目	结果	单位	参考值
HBsAg	乙肝表面抗原	阳性		阴性					
HBsAb	乙肝表面抗体	阴性		阴性					
HBeAg	乙肝 e 抗原	阳性		阴性					
HBeAb	乙肝 e 抗体	阴性		阴性					
HBcAb	乙肝核心抗体	阳性		阴性					

送检医生:刘××　　送检目标:2014-06-03　　报告日期:2014-06-03　　检验人:李××　　复核人:王王

注:此报告仅对本次标本负责,为临床提供参考依据,如有异议请 3 日内复查;若作他用,请事先表明,并提供照片及身份证明

图 4-23　模拟患者 1 的乙肝病毒标志物检查报告单

模拟患者 2　女性,47 岁,农民。因乏力 1 年,皮肤黄染 6 个月入院。1 年前患者无诱因出现乏力、盗汗,曾于当地医院就诊,诊断为"贫血",并输注红细胞、白蛋白。6 个月前逐渐出现皮肤、巩膜黄染,伴皮肤瘀斑、乏力、食欲缺乏、盗汗。曾有间断发热,体温 38 ℃以上。于当地医院抗感染治疗(具体不详)后体温降至正常。发病以来,精神、睡眠差,大便色深,尿色深黄,5 d 前出现过 1 次酱油色尿,半年间体重下降 4 kg。查体:T 36.6 ℃,P 92 次/分,R 22 次/分,BP 130/75 mmHg。贫血貌,皮肤、巩膜轻度黄染。心肺检查无明显异常。腹平软,肝未触及,脾肋下 1 cm 可及,腹水征(±)。余未见异常。腹部 CT 示:肝弥漫性病变,脾大、少量腹水。血常规检查:RBC 2.5× 10^{12}/L,Hb 78 g/L,WBC 6.4×10^9/L,N 72%,PLT 145×10^9/L。网织红细胞 18%(参考值 0.6%~2.2%)。尿常规:尿胆原(+++),尿胆红素(-)。粪常规:未见异常。大便隐血(-)。血液生化:总胆红素 41 μmol/L,直接胆红素 5 μmol/L。乙肝病毒标志物检查结果如图 4-24 所示。请判读此检查结果,结合以上病史做出初步诊断。

南阳医学高等专科学校第一附属医院检验报告单

姓名:黄××　　　　性别:女　　　　　　年龄:47 岁　　　　　　标本号:XXXXX

科室:内科　　　　　床号:××　　　　　　标识号:×××××××××　　标本种类:血清

临床诊断:××××　　　　　　　　　　　　备注:　　　　　　　　　　标本形态:

代号	检验项目	结果	单位	参考值	代号	检验项目	结果	单位	参考值
HBsAg	乙肝表面抗原	阴性		阴性					
HBsAb	乙肝表面抗体	阳性		阴性					
HBeAg	乙肝 e 抗原	阴性		阴性					
HBeAb	乙肝 e 抗体	阴性		阴性					
HBcAb	乙肝核心抗体	阳性		阴性					

送检医生:吴××　　送检目标:2014-04-05　　报告日期:2014-04-05　　检验人:刘××　　复核人:王王

注:此报告仅对本次标本负责,为临床提供参考依据,如有异议请 3 日内复查;若作他用,请事先表明,并提供照片及身份证明

图 4-24　模拟患者 2 的乙肝病毒标志物检查报告单

【**实训步骤及评分**】(80 分)

1. 接诊模拟患者(10 分)

(1)安置模拟患者坐下休息,了解其病情。(3 分)

(2)分组讨论模拟患者的病情。(3 分)

(3)书写乙肝病毒免疫标志物检查申请单。(4 分)

2. 判读模拟患者的乙肝病毒免疫标志物检查报告单,结合病史做出初步诊断(40 分)

(1)模拟患者 1(20 分)

1)乙肝病毒免疫标志物检查特点　乙肝表面抗原(HBsAg)、乙肝 e 抗原(HBeAg)、乙肝核心抗体(HBcAb)三项阳性,俗称大三阳,提示病毒复制活跃,有强传染性。(6 分)

2)初步诊断　急性乙型肝炎。(7 分)

3)诊断依据　急性起病,伴消化道症状,有黄疸和肝大;ALT、AST 明显升高,ALP 轻度增高,总胆红素、直接胆红素升高,尿胆原及尿胆红素阳性,提示肝功能受损;超声示胆囊无异常;血常规结果正常,可排除急性细菌感染;AFP 正常排除肝癌,结合乙肝病毒标志物结果可得出初步诊断。(7 分)

(2)模拟患者 2(20 分)

1)乙肝病毒免疫标志物检查特点　乙肝表面抗体(HBsAb)和乙肝核心抗体(HBcAb)两项阳性,提示乙肝恢复期,已有免疫力。(6 分)

2)初步诊断　溶血性贫血。(7 分)

3)诊断依据　慢性溶血主要表现是溶血、黄疸和脾大;患者红细胞、血红蛋白减少,网织红细胞增高,贫血貌,提示贫血、红系造血代偿性增高;酱油色尿提示可能急性血管内溶血;患者皮肤、黏膜黄染,血中总胆红素、间接胆红素增高,尿胆原阳性而尿胆红素阴性,乙肝病毒标志物检查排除乙肝活动期,提示患者黄疸为溶血性而非肝细胞性;乏力、发热、脾大、少量腹水,也符合溶血性贫血表现。综合以上特点可得出初步诊断,建议进一步行骨髓细胞学检查、Coombs 试验等明确溶血性贫血的原因。(7 分)

3. 鉴别诊断(30分)

(1)模拟患者1　HBsAg 阳性需要鉴别的情况有:①大三阳,即 HBsAg、HBeAg、HBcAb 阳性,提示病毒复制活跃,传染性强,见于急性乙肝、慢性乙肝病毒携带者;(5分)②小三阳,即 HBsAg、HBeAb、HBcAb 阳性,提示病毒复制减弱,有一定传染性,但传染性弱,见于急性乙肝趋向恢复、慢性乙肝病毒携带者;(5分)③HBsAg、HBcAb 阳性,提示病毒复制减弱,传染性弱,见于急性乙肝感染、慢性乙肝病毒携带者。(5分)

(2)模拟患者2　HBsAb 阳性需要鉴别的情况有:①HBsAb 阳性,见于注射过乙肝疫苗,或者提示既往感染,已有免疫力;(5分)②HBsAb、HBcAb 阳性,提示感染过乙肝病毒,现病毒已基本清除,处于感染恢复阶段;(5分)③HBsAb、HBeAb、HBcAb 阳性,提示感染恢复阶段。(5分)

【知识问答】(10分)

1.“乙肝两对半”指的是什么? 检查结果全阴性有何临床意义? (5分)

答　“乙肝两对半”是传统的乙型肝炎病毒标志物检测,包括乙肝表面抗原、抗体(即 HBsAg、HBsAb),乙肝 e 抗原、抗体(即 HBeAg、HBeAb),乙肝核心抗体 HBcAb。结果全阴性提示过去和现在未感染乙肝病毒,可以进行乙肝疫苗的接种。

2.乙肝表面抗原阳性和乙肝表面抗体阳性的临床意义分别是什么? (5分)

答　乙肝表面抗原阳性提示乙肝病毒感染,不说明病毒侵入,也不能说明病变情况属于乙肝患者还是乙肝病毒携带者,只说明有乙肝病毒感染;乙肝表面抗体是保护性抗体,阻止乙肝病毒穿过细胞膜进入未感染的肝细胞,乙肝表面抗体阳性提示机体对乙肝病毒有一定程度的免疫力。

【临床实践小贴士】

分析临床“乙肝两对半”检测结果时,也有可能遇到假阳性的情况,此时要根据具体情况进行分析,必要时复查结果。通常引起假阳性的原因有:①医院在进行这些检查的时候所使用的试剂标准不统一。②患者的体内有非特异性干扰物质,如嗜异性抗体、类风湿因子、补体等。这些物质在此项检查中能和试剂中的某种物质结合,导致检查结果不准确,使“乙肝两对半”检查结果出现假阳性的现象。③检验标本有异常,这主要是因为采集检验标本后没有及时进行冷藏,使标本受到污染,导致检查结果出现假阳性的情况。所以在抽取检查者的标本后,要及时地进行检测。④操作因素,在“乙肝两对半”检测的过程中,工作人员操作不熟练、操作不正确造成“乙肝两对半”出现假阳性的现象。

(邱晓梅)

第五章　X射线平片、CT片判读

影像诊断主要是通过对图像的观察、分析、归纳和总结做出的。实训中要求医学生学会书写影像检查申请单,掌握X射线平片、CT片的判读方法,辨别各器官正常影像的特点和异常表现,熟悉异常影像的临床意义。

第一节　X射线平片判读

分析X射线平片时,必须避免主观片面的思维方法,养成全面观察的习惯。当拿到X射线平片时,首先必须注意平片的质量、投照体位及检查方法,然后按一定顺序深入细致地观察,以免注意力集中于平片上最明显的征象,忽略不明显的但又有重要意义的征象,而引起误诊和漏诊。根据需要,应拍摄不同体位的平片,还需调阅以往照片或定期复查,依靠病变演变帮助诊断。分析X射线平片上的影像,首先应辨别是否正常,而后才能提出异常征象。从这些异常征象中,找到一个或几个与患者现阶段病情有密切关系的主要征象。对待这些征象,应从其密度、形态、边缘及周围组织状况等方面进行分析,推理归纳,得出诊断。只是从照片表象出发,分析归纳,得出的诊断有时还不够准确,还需结合临床资料得出结论。

一、正常胸片

【实训目标】(8分)

1.掌握呼吸系统各组织器官的正常X射线表现特点。(3分)

2.根据患者的X射线表现,结合病史对疾病做出初步诊断。(3分)

3.学会书写X射线检查申请单。(2分)

【实训用品】(2分)

X射线片、观片灯、X射线检查申请单、报告单等。(2分)

【模拟临床场景】

模拟患者,男性,32岁。健康体检,行胸部X射线检查,检查结果见图5-1。请判读此X射线片,结合病史做出X射线诊断。

【学习方法】

1.讲解、演示胸部各体位X射线平片的摆放和阅片顺序。注意投照技术条件是否符合诊断要求。

2. 指导学生观察、认识、描述正常胸部正侧位教学片显示的各组织器官 X 射线表现。

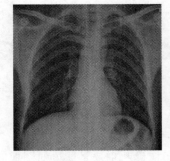

图 5-1　正常胸部后前位 X 射线平片

【实训步骤及评分】(80 分)

1. 接诊体检者(5 分)

(1)安置体检者坐下休息,了解其健康状况。(2 分)

(2)书写 X 射线检查申请单。(3 分)

2. 讨论正常胸片的读片要点(40 分)

(1)胸壁软组织　胸锁乳突肌、锁骨上皮肤皱褶、胸大肌、女性乳房及乳头。(3 分)

(2)骨骼(12 分)

1)肋骨　左右对称,连于胸椎者称后段,密度较高;略斜向外下,绕过腋缘后斜向内下者称前段,密度较低。肋骨有多种先天性变异,常见的有颈肋、杈状肋及肋骨融合等。(7 分)

2)锁骨　双侧基本对称,常与肺尖重叠。(2 分)

3)肩胛骨　投照时外旋而不与肺重叠,易与上肺外带重叠呈斜条状。(3 分)

(3)纵隔　注意侧位片上纵隔的划分。(2 分)

(4)横膈　呈圆顶状,正位片上是两侧肺的下界。随呼吸而上下活动,范围 1~3 cm,深呼吸可达 3~6 cm,与胸壁构成肋膈角。(5 分)

(5)肺(11 分)

1)肺野　含气的肺在照片上显示为透明部分,注意肺野的划分。(3 分)

2)肺门及肺纹理　肺门主要由肺动脉及与肺动脉重叠的肺静脉组成。肺纹理主要由肺动脉及其分支构成。正常的肺纹理轮廓清楚,由内向外逐渐变细,一般下肺野纹理较粗而密集。(8 分)

(6)气管和支气管　正常胸片多不能显示。(2 分)

(7)胸膜　一般不显示,有时可见肺尖胸膜反折和水平叶间胸膜显示为线状影。(5 分)

3. 判读模拟患者的胸片,结合病史做出 X 射线诊断(25 分)

(1)模拟患者的胸片特点　两侧胸廓对称,所见骨质未见明显异常;两侧肺野透光度正常,未见明显密度增高影;两肺纹理清晰,无增粗、增多、变形;两肺门无增大、增浓;心影大小、形态正常,主动脉未见明显异常;纵隔居中,两膈面光整,肋膈角清晰锐利;其他未见明显异常。(20 分)

(2)X 射线诊断　心、肺、膈未见明显异常。(5 分)

4. 鉴别诊断(10 分)

对正常胸片所显示的各种解剖结构,能够以立体观念正确理解其在影像检查中的表现形式,能够掌握阅读胸片的正确方法及原则。(10 分)

【知识问答】(10 分)

1. 简述肺野的划分方法。（5 分）

答 肺野可分为上野、中野和下野（以第 2、4 肋骨前端水平线为界），亦分为内、中、外三带（均等分）。

2. 简述纵隔的划分方法。（5 分）

答 在侧位片上，分别从第 4 胸椎下缘和第 8 胸椎下缘画两条水平线，将纵隔划分为上、中、下纵隔；以气管、升主动脉及心前缘的连线作为前、中纵隔的分界，食管前壁及心后缘连线作为中、后纵隔的分界。

二、肺 炎

【实训目标】(8 分)

1. 掌握大叶性肺炎、小叶性（支气管）肺炎的 X 射线表现特点。（3 分）
2. 根据患者的 X 射线表现，结合病史对疾病做出初步诊断。（3 分）
3. 学会书写 X 射线检查申请单。（2 分）

【实训用品】(2 分)

X 射线片、观片灯、X 射线检查申请单、报告单等。（2 分）

【模拟临床场景】

模拟患者 1 男性，20 岁。打篮球后淋雨，晚上突然寒战、高热，自觉全身肌肉酸痛，右胸疼痛，深呼吸时加重，吐少量铁锈色痰。查体：急性病容，口角有疱疹，T 39 ℃，P 88 次/分，右肺触觉语颤增强，叩诊呈浊音，可闻及异常支气管呼吸音。实验室检查：WBC $25×10^9$/L，N 90%，有核左移。X 射线检查结果见图5-2。请判读此 X 射线片，结合病史做出 X 射线诊断。

模拟患者 2 男性，3 岁。因咳嗽、咳痰、气喘 9 d，加重 3 d 入院。体格检查：T 39.2 ℃，P 165 次/分，R 30 次/分。患者呼吸急促，面色苍白，口周围青紫，神萎，鼻翼翕动。两肺背侧下部可闻及湿性啰音。心率 165 次/分，心音钝，心律齐。实验室检查：WBC $24×10^9$/L，N 83%，L 17%。X 射线检查结果见图5-3。请判读此 X 射线片，结合病史做出 X 射线诊断。

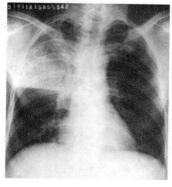

图5-2 右肺上叶大叶性肺炎

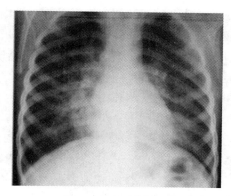

图5-3 小叶性肺炎

【学习方法】

1. 利用教学片讲解几种常见肺炎的 X 射线表现和主要 X 射线特征。

2. 指导学生观察、认识、描述各型肺炎的 X 射线表现。重点从常见炎症病变的分布、形态与大小、密度与边缘、病理分期、并发症等方面进行全面的观察分析。

【实训步骤及评分】(80 分)

1. 接诊模拟患者(5 分)

(1)安置模拟患者坐下休息,了解其健康状况。(2 分)

(2)书写 X 射线检查申请单。(3 分)

2. 讨论大叶性肺炎、小叶性肺炎的读片要点(40 分)

(1)大叶性肺炎(30 分)

1)充血期　可无阳性发现,或只表现为病变区肺纹理增多或透光度略减低。(10 分)

2)实变期　表现为均匀致密的大片状密度增高影,其形状与肺叶或肺段的形态一致,内可见"空气支气管征",且在叶间胸膜处形成清楚、整齐的边界。(10 分)

3)消散期　表现为实变区密度逐渐减低,渐为散在分布的斑片状影,且密度不均。(10 分)

(2)小叶性肺炎　病变常见于两肺中下肺野的内、中带,表现为肺纹理增多、增粗和模糊,沿肺纹理分布的斑点状或斑片状密度增高影,密度不均。密集的小病灶可融合成较大的片状。(10 分)

3. 判读模拟患者的胸片,结合病史做出 X 射线诊断(25 分)

(1)模拟患者 1(13 分)

胸片特点　右肺中上野可见大片状密度增高影,密度均匀,下缘清楚、呈水平走行,上缘模糊不清,肺野透亮度减低,左肺未见明显异常。两侧肺门未见增大、增浓;双膈面光整,肋膈角清晰锐利;心影大小、形态正常;纵隔居中,无增大;两侧胸廓对称,无畸形;其他未见明显异常。(8 分)

X 射线诊断　右肺上叶大叶性肺炎。(5 分)

(2)模拟患者 2(12 分)

胸片特点　两肺纹理增粗、增多、模糊,可见沿肺纹理分布的斑点状密度增高影,边缘较淡且模糊不清,病灶以两下肺明显;两侧肺门未见增大、增浓;双膈面光整,肋膈角清晰锐利;心影大小、形态正常;纵隔居中,无增大;两侧胸廓对称,无畸形;其他未见明显异常。(7 分)

X 射线诊断　两肺小叶性肺炎。(5 分)

4. 鉴别诊断(10 分)

(1)模拟患者 1 的胸片需鉴别的疾病

1)干酪性肺炎　大片致密阴影,有虫蚀样空洞。(2 分)

2)肺脓肿　急性肺脓肿表现为大片致密阴影,边缘模糊,其中出现含有液平面的空洞,内壁不规则。(2 分)

3）肺不张　肺体积缩小，呈高密度影，肋间隙变窄，纵隔、横膈等均向患侧移位，对侧肺代偿性肺气肿。（2 分）

（2）模拟患者 2 的胸片需鉴别的疾病　当小叶性肺炎病灶融合成大片时需与大叶性肺炎进行鉴别。大叶性肺炎表现为均匀致密片状影，其形状与肺叶或肺段的形态一致，且在叶间胸膜处形成清楚、整齐的边界。（4 分）

【知识问答】（10 分）

1. 实变期大叶性肺炎的 X 射线表现是什么？（5 分）

答　表现为均匀致密的大片状密度增高影，其形状与肺叶或肺段的形态一致，内可见"空气支气管征"，且在叶间胸膜处形成清楚、整齐的边界。

2. 实变期大叶性肺炎与急性肺脓肿如何鉴别？（5 分）

答　实变期大叶性肺炎表现为均匀致密的大片状密度增高影，其形状与肺叶或肺段的形态一致，内可见"空气支气管征"，且在叶间胸膜处形成清楚、整齐的边界。急性肺脓肿表现为大片致密阴影，边缘模糊，其中出现含有液平面的空洞，内壁不规则。

三、继发性肺结核

【实训目标】（8 分）

1. 掌握继发性肺结核的 X 射线表现特点。（3 分）

2. 根据患者的 X 射线表现，结合病史对疾病做出初步诊断。（3 分）

3. 学会书写 X 射线检查申请单。（2 分）

【实训用品】（2 分）

X 射线片、观片灯、X 射线检查申请单、报告单等。（2 分）

【模拟临床场景】

模拟患者，女性，59 岁。间断咳嗽、咳痰，午后低热盗汗，全身乏力，食欲差 5 年。因劳累后咳嗽加重，伴咯血 3 个月来院就诊。查体：T 38.2 ℃，消瘦，血中白细胞数量不高，红细胞沉降速率上升。结核菌素试验 5 IU 皮内注射 72 h 后测得硬结 22 mm × 25 mm。X 射线检查结果见图 5-4。请判读此 X 射线片，结合病史做出 X 射线诊断。

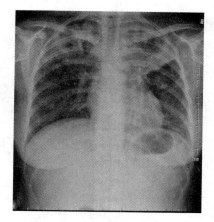

图 5-4　双上肺浸润性肺结核

【学习方法】

1. 利用教学片讲授继发性肺结核的 X 射线表现和主要 X 射线特征。

2. 指导学生观察、认识、描述继发性肺结核的 X 射线表现。重点从常见结核病变的分布、形态与大小、密度与边缘、病理分期、并发症等方面进行全面的观察分析。

【实训步骤及评分】（80 分）

1.接诊模拟患者（5 分）

（1）安置模拟患者坐下休息，了解其健康状况。（2 分）

（2）书写 X 射线检查申请单。（3 分）

2.讨论继发性肺结核的读片要点（40 分）

（1）浸润型肺结核　陈旧性病灶表现为中心密度高而边缘模糊，新出现的渗出性病灶表现为小片云絮状或段叶分布的高密度影。（10 分）

（2）结核球　多见于上叶尖后端、下叶背段，为纤维组织包绕的干酪样结核病灶。多呈圆形或椭圆形，直径在 3 cm 以下，单发较多。边缘光滑，密度均匀，但也可含有点状或环状钙化。结核球附近可有不同程度的卫星灶分布。（10 分）

（3）干酪样肺炎　因抵抗力差且对结核杆菌高度敏感而发生。分大叶性和小叶性两种。前者多发生于右上叶，病灶也可呈肺段或肺叶分布。病变呈密度较高的实变阴影，其中常有虫蛀状多发空洞。小叶性者多因干酪样坏死物由支气管播散而形成，表现为中下肺野广泛分布的模糊小片状影，也可以与大叶性者同时存在。（10 分）

（4）慢性纤维空洞型肺结核　属晚期病灶，即长期存在的结核，经过不断恶化、好转和稳定的交替发展而成。其特征是出现纤维空洞，少有液面，肺内出现广泛的纤维化的条索影以及支气管播散性病灶。还继发有牵拉表现（气管移位、横膈上升等）、胸膜增厚粘连、代偿性肺气肿、肺源性心脏病等。（10 分）

3.判读模拟患者的胸片，结合病史做出 X 射线诊断（25 分）

（1）模拟患者的胸片特点　右肺上野可见斑片状及条索状散在密度增高影，密度不均，边缘不清晰；左肺中野可见散在云絮状高密度播散灶，密度不均，边缘不清晰；两侧肺门未见增大、增浓；双膈面光整，肋膈角清晰锐利；心影大小、形态正常，主动脉未见明显异常；纵隔居中，无增大；两侧胸廓对称，无畸形；其他未见明显异常。（15 分）

（2）X 射线诊断　双上肺浸润型肺结核。（10 分）

4.鉴别诊断（10 分）

（1）支气管肺炎　两肺中下肺野沿肺纹理分布的斑片状致密影，边缘不清，密度不均匀，病灶可融合成片状。（5 分）

（2）消散期大叶性肺炎　表现为原有的按肺段或肺叶分布的大片状实变区密度逐渐减低，渐为散在分布的斑片状影，且密度不均。（5 分）

【知识问答】（10 分）

1.肺结核分为几类？（5 分）

答　Ⅰ型，原发型肺结核；Ⅱ型，血行播散型肺结核；Ⅲ型，继发性肺结核；Ⅳ型，结核性胸膜炎；Ⅴ型，其他肺外结核。

2.从 X 射线平片上如何鉴别结核球与周围型肺癌？（5 分）

答　结核球多见于上叶尖后端、下叶背段，为纤维组织包绕的干酪样结核病灶。多呈圆形或椭圆形，直径在 3 cm 以下，单发较多。边缘光滑，密度均匀，但也可含有点状或环状钙化。结核球附近可有不同程度的卫星灶分布。

周围型肺癌表现为密度均匀或不均的肿块影,边缘模糊伴有分叶或短毛刺征,可伴随空泡征、偏心性空洞,粘连拉扯胸膜可出现胸膜凹陷征,但不伴有卫星灶。

四、肺　癌

【实训目标】(8分)

1. 掌握各型肺癌的X射线表现特点。(3分)

2. 根据患者的X射线表现,结合病史对疾病做出初步诊断。(3分)

3. 学会书写X射线检查申请单。(2分)

【实训用品】(2分)

X射线片、观片灯、X射线检查申请单、报告单等。(2分)

【模拟临床场景】

模拟患者1　男性,63岁。反复咳嗽、咳痰、胸闷,间断痰中带血1年,近3d气短、咳喘加重而就诊。X射线检查结果见图5-5。请判读此X射线片,结合病史做出X射线诊断。

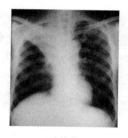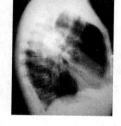

后前位　　　　　　　　　　右侧位

图5-5　右肺上叶中央型肺癌伴右肺上叶不张

模拟患者2　男性,56岁。反复干咳、胸痛,体重减轻6个月,今早出现气喘、气急、咯血而就诊。X射线检查结果见图5-6。请判读此X射线片,结合病史做出X射线诊断。

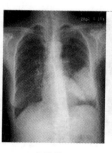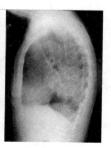

后前位　　　　　　　　　左侧位

图5-6　左肺下叶周围型肺癌

【学习方法】

1.利用教学片对各型肺癌的 X 射线表现和主要 X 射线特征逐一讲授。

2.指导学生观察、认识、描述肺癌的 X 射线表现。重点从常见肿瘤病变的分布、形态与大小、密度与边缘、病理分期、并发症等方面进行全面的观察分析。

【实训步骤及评分】(80 分)

1.接诊模拟患者(5 分)

(1)安置模拟患者坐下休息,了解其健康状况。(2 分)

(2)书写 X 射线检查申请单。(3 分)

2.讨论肺癌的读片要点(40 分)

(1)中央型肺癌　早期病变局限于气管支气管黏膜内,可无异常发现。随着病变发展可出现:支气管腔内息肉样充盈缺损或软组织影;管壁增厚,管腔呈环状或不规则的狭窄,也可呈锥状或鼠尾状狭窄及阻塞,或出现截断现象,断端平直或呈杯口状。肿瘤同时向腔外生长伴有肺门淋巴结转移时,则表现为肺门肿块。肿块内可有内壁不规则的偏心性空洞。中央型肺癌的间接征象包括阻塞性肺气肿、阻塞性肺炎、阻塞性肺不张。右上叶支气管肺癌,肺门肿块和右上叶不张连在一起形成横行反"S"征。(20 分)

(2)周围型肺癌　早期 X 射线表现为密度较高、轮廓模糊的结节。癌瘤逐渐发展,多在 2 cm 以上,常表现为球状影,边缘可呈分叶状,或边缘模糊,可出现毛刺,瘤体的密度一般较均匀。癌组织坏死后排出,形成空洞,壁较厚,且不规则,多无液平面为其特征。肺门淋巴结增大,肺内播散的多发结节,癌性淋巴管炎,肋骨破坏,胸膜肿块及积液,心包积液等。(20 分)

3.判读模拟患者的胸片特点,结合病史做出 X 射线诊断(25 分)

(1)模拟患者 1(13 分)

胸片特点　后前位,右侧肺门模糊,肺门中上部见一大小约 3 cm×4 cm 团块状高密度影;右肺上叶实变,体积缩小,横裂弧形上移,与团块影下缘形成反"S"征;左侧肺门未见增大、增浓;双膈面光整,肋膈角清晰锐利;心影大小、形态正常,主动脉未见异常;纵隔居中,无增大;两侧胸廓对称,无畸形;其他未见明显异常。侧位,见病灶位于肺门区及右肺上叶。(8 分)

X 射线诊断　右肺上叶中央型肺癌伴右肺上叶不张。(5 分)

(2)模拟患者 2(12 分)

胸片特点　后前位,左肺中野中外带见一团块状高密度影,呈浅分叶状,边缘见短毛刺,其内隐约见小透亮区影,团块影胸膜侧见边缘模糊斑片状密度增高影;两侧肺门未见增大、增浓;双膈面光整,肋膈角清晰锐利;心影大小、形态正常,主动脉未见异常;纵隔居中,无增大;两侧胸廓对称,无畸形;其他未见明显异常。侧位,见病灶位于左肺下叶。(7 分)

X 射线诊断　左肺下叶周围型肺癌。(5 分)

4. 鉴别诊断(10 分)

(1)模拟患者 1 的胸片需鉴别的疾病　大叶性肺炎,表现为均匀致密片状影,其形状与肺叶或肺段的形态一致,且在叶间胸膜处形成清楚、整齐的边界,无移位,纵隔无偏移,肺门不增大。(5 分)

(2)模拟患者 2 的胸片需鉴别的疾病　结核球,多见于上叶尖后端、下叶背段,为纤维组织包绕的干酪样结核病灶。多呈圆形或椭圆形,直径在 3 cm 以下,单发较多。边缘光滑,密度均匀,但也可含有点状或环状钙化。结核球附近可有不同程度的卫星灶分布。(5 分)

【知识问答】(10 分)

1. 肺癌根据发生部位不同分为几型? (5 分)

答　①中央型,发生于肺段或肺段以上支气管的肺癌;②周围型,发生于肺段以下支气管的肺癌;③弥漫型,肿瘤在肺内弥漫性分布,一般为细支气管肺泡癌。

2. 什么叫作"三阻征"? (5 分)

答　多见于中央型肺癌,肿瘤的生长使支气管狭窄或阻塞,可引起阻塞性肺气肿、阻塞性肺炎及阻塞性肺不张,即所谓"三阻征"。

五、心脏增大

【实训目标】(8 分)

1. 掌握心脏增大的 X 射线表现特点。(3 分)

2. 根据患者的 X 射线表现,结合病史对疾病做出初步诊断。(3 分)

3. 学会书写 X 射线检查申请单。(2 分)

【实训用品】(2 分)

X 射线片、观片灯、X 射线检查申请单、报告单等。(2 分)

【模拟临床场景】

模拟患者,女性,36 岁。心慌、气短 5 年,心尖部听到舒张期隆隆样杂音。X 射线检查结果见图 5-7。请判读此 X 射线片,结合病史做出 X 射线诊断。

【学习方法】

1. 讲解、演示心脏增大各位置平片的摆放和观察 X 射线片时的注意事项。提示学生注意该照片的投影条件是否符合诊断要求。

2. 指导学生观察、认识、描述各种体位显示的心脏增大的 X 射线表现。重点结合血流动力学,从心脏增大的心影形态与大小、周围大血管形态等方面进行全面的观察分析。

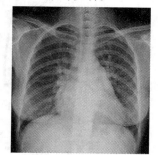

**图 5-7　风湿性心脏病
后前位 X 射线片**

【**实训步骤及评分**】(80分)

1.接诊模拟患者(5分)

(1)安置模拟患者坐下休息,了解其健康状况。(2分)

(2)书写X射线检查申请单。(3分)

2.讨论心脏增大的读片要点(40分)

(1)心脏各房室增大(20分)

1)左心室增大(图5-8)　①后前位,见心左缘下段向外隆起凸出,心尖下移,反向搏动点上移;②左前斜位,见心后缘向后下隆起延伸,可与脊椎重叠,室间沟前移;③左侧位,见心后食管前间隙消失。(5分)

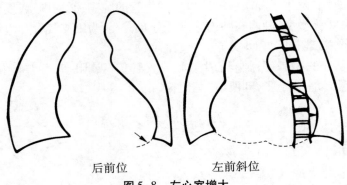

后前位　　　　　　　　左前斜位

图5-8　左心室增大

2)右心室增大(图5-9)　①后前位,见左心缘心腰部(即肺动脉段)膨隆,反向搏动点下移,心尖上翘;②右前斜位,见心前缘下段膨隆,心前间隙狭窄;③左前斜位,见心前缘膨隆,室间沟后移。(5分)

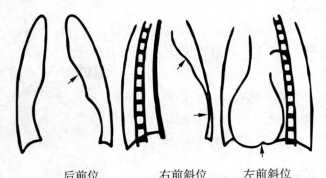

后前位　　　　　右前斜位　　　左前斜位

图5-9　右心室增大

3)左心房增大(图5-10)　①后前位,左心房早期向后增大时,心轮廓不发生改变,但在心底部偏右侧出现圆形或椭圆形密度增高影,与右心房重叠,形成双心房影。如向右增大凸出于右心缘,可见右心房弧形边缘上段又出现一较大弧度,称双弧征。

左心房显著增大,可使位于左心室段与肺动脉之间的心耳部增大、凸出,通常称病理性第三弓,心左缘出现4个弓。②右前斜位,食管钡餐检查,可显示左心房食管压迹加深,甚至局限性向后移位。轻度增大时,仅食管前壁受压;中度增大时,食管后壁有受压移位;重度增大时,食管明显后移与脊柱重叠。③左前斜位,心后缘上段饱满、隆起,左主支气管受压抬高,气管分叉角度增大。(5分)

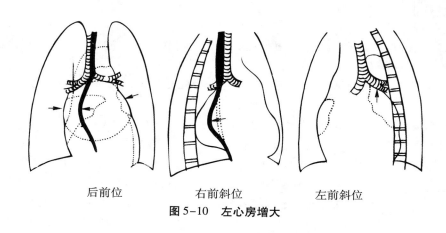

后前位　　　　　　　　右前斜位　　　　　　　　左前斜位

图5-10　**左心房增大**

　　4)右心房增大(图5-11)　　①后前位,心右缘下段向右扩张、膨隆。明显增大时,弧度加大,最凸出点位置抬高,常有上腔静脉增宽。②右前斜位,心后缘下段向后凸出。③左前斜位,心前缘上段向前上膨隆延长。(5分)

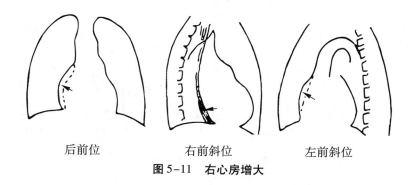

后前位　　　　　　　　右前斜位　　　　　　　　左前斜位

图5-11　**右心房增大**

　　(2)心脏形态异常　　心脏大血管疾病时,心脏可失去正常形态。(20分)

　　1)二尖瓣型心脏(图5-12)　　右和左心缘不同程度膨出,心尖上翘,肺动脉段凸出,主动脉球缩小。常见于二尖瓣狭窄、房间隔缺损、肺心病等。(6分)

　　2)主动脉型心脏(图5-13)　　左心室段延长,心尖下移,肺动脉段内凹,升主动脉右凸,主动脉球增大。常见于主动脉瓣病变和高血压心脏病等。(7分)

　　3)普大型心脏(图5-14)　　心影向两侧较对称地增大,肺动脉段平直,主动脉球正常。常见于全心心肌损害、全心衰竭、风湿性心脏病多瓣膜损害、心包积液等。

（7分）

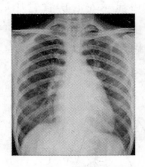 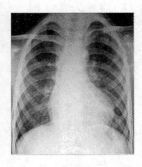 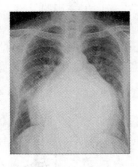

  图5-12 二尖瓣型心脏   图5-13 主动脉型心脏   图5-14 普大型心脏

  3.判读模拟患者的胸片,结合病史做出 X 射线诊断(25分)

  (1)模拟患者的胸片特点 心影呈"二尖瓣型",中度增大;心尖部向左增大、上翘;心影右侧部见"双重影",右心缘向右肺野稍凸出、增大;左支气管稍受压、上抬,肺动脉段稍隆突,主动脉球稍小,心胸比率约0.54;两肺门影增浓、增大、模糊;两肺纹理增多、增粗、模糊,上肺纹理比下肺增多、增粗;两肺野透光度减低,呈"毛玻璃状",未见明确实变影;两侧胸廓对称,所见骨质未见异常;双膈面光整,肋膈角锐利;其他未见明显异常。(15分)

  (2)X 射线诊断 风湿性心脏病二尖瓣关闭不全。(10分)

  4.鉴别诊断(10分)

  在正确理解不同体位 X 射线平片所显示心脏大血管影像的基础上,结合临床病史资料分析心脏增大影像学表现,并能够判断心脏形态异常。(10分)

  【知识问答】(10分)

  1.什么叫心胸比率?(5分)

  答 心脏最大横径与胸廓最大横径的比值,称心胸比率,正常为0.5或小于0.5。

  2.左心房增大在后前位 X 射线平片上的主要表现是什么?(5分)

  答 左心房早期向后增大时,与右心房重叠,形成双心房影。如向右增大凸出于右心缘,可见右心房弧形边缘上段又出现一较大弧度,称双弧征。左心房显著增大,可使位于左心室段与肺动脉之间的心耳部增大、凸出,通常称病理性第三弓。

六、气 胸

  【实训目标】(8分)

  1.掌握气胸的 X 射线表现特点。(3分)

  2.根据患者的 X 射线表现,结合病史对疾病做出初步诊断。(3分)

  3.学会书写 X 射线检查申请单。(2分)

  【实训用品】(2分)

  X 射线片、观片灯、X 射线检查申请单、报告单等。(2分)

【模拟临床场景】

模拟患者,男性,34岁。右侧胸痛、胸闷1h。神清,合作,痛苦状,呼吸急促,吸氧下呼吸急迫反而加重,伴口唇青紫,颈静脉怒张不明显。气管稍移向左侧。右胸廓饱满,呼吸运动较左胸弱。X射线检查结果见图5-15。请判读此X射线片,结合病史做出X射线诊断。

【学习方法】

1.利用教学片讲授气胸的X射线表现和主要X射线特征。

2.指导学生观察、认识、描述气胸的X射线表现。重点从病变的分布、形态与大小、密度与边缘、病理分期、并发症等方面进行全面的观察分析。

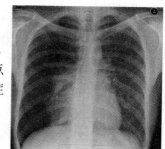

图5-15　右侧气胸

【实训步骤及评分】(80分)

1.接诊模拟患者(5分)

(1)安置模拟患者坐下休息,了解其健康状况。(2分)

(2)书写X射线检查申请单。(3分)

2.讨论气胸的读片要点(40分)

肺向肺门方向压缩,与胸壁间出现透明的含气区,其内不见肺纹理,被压缩的肺组织边缘呈纤细条状影。(20分)纵隔向健侧移位,患侧膈下降,肋间隙增宽,健侧肺代偿性肺气肿。(20分)

3.判读模拟患者的胸片,结合病史做出X射线诊断(25分)

(1)模拟患者的胸片特点　右侧肺野外带见带状异常透亮无肺纹理区,内侧缘可见发线状被压缩肺组织的外侧缘,肺被压缩约35%;左肺野未见明确实变影;两侧肺门未见增大;双膈面光整,肋膈角清晰锐利;心影大小、形态正常;纵隔向左稍移位,无增大;其他未见明显异常。(15分)

(2)X射线诊断　右侧气胸。(10分)

4.鉴别诊断(10分)

(1)一侧肺肺气肿　一侧肺透光度增加,肺纹理稀疏纤细,肋间隙增宽,膈肌下降,纵隔向健侧偏移。(5分)

(2)纵隔气肿　纵隔两侧沿心脏大血管的边缘出现条带状透亮影。(5分)

【知识问答】(10分)

1.什么叫液气胸?(5分)

答　气胸若同时有液体并存,则称液气胸。立位检查时气体在上方,液体在下方,有整齐的水平液面。

2.气胸与一侧肺肺气肿如何鉴别?(5分)

答　两者发病部位不同,气胸位于肺野外带,病变区无肺纹理,并挤压肺组织萎缩;而肺气肿表现为肺纹理稀疏纤细。

七、胸腔积液

【实训目标】（8 分）

1. 掌握胸腔积液的分类。（2 分）
2. 掌握胸腔积液的 X 射线表现特点。（3 分）
3. 根据患者的 X 射线表现，结合病史对疾病做出初步诊断。（2 分）
4. 学会书写 X 射线检查申请单。（1 分）

【实训用品】（2 分）

X 射线片、观片灯、X 射线检查申请单、报告单等。（2 分）

【模拟临床场景】

模拟患者，女性，76 岁。1 周前无明显诱因出现午后低热，T 37.5 ℃，夜间盗汗，伴右侧胸痛，深呼吸时明显，不放射，与活动无关，自服止痛药，于 3 d 前胸痛减轻，但胸闷加重伴气短，故来医院检查。X 射线检查结果见图 5-16。请判读此 X 射线片，结合病史做出 X 射线诊断。

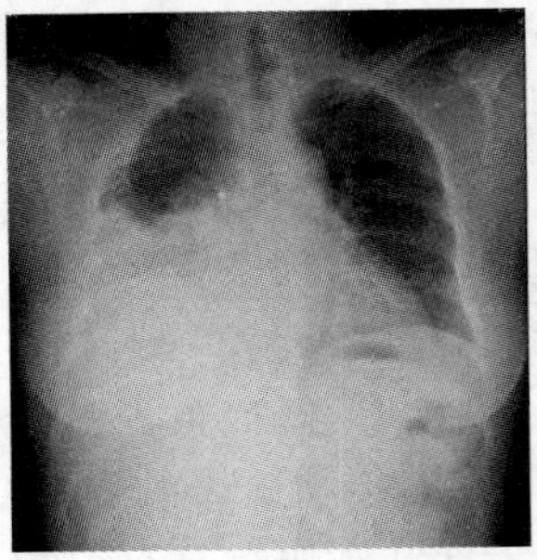

【学习方法】

1. 利用教学片讲授胸腔积液的 X 射线表现和主要 X 射线特征。
2. 指导学生观察、认识、描述胸腔积液的 X 射线表现。重点从病变的分布、形态与大小、密度与边缘、病理分期、并发症等方面进行全面的观察分析。

图 5-16　右侧胸腔积液

【实训步骤及评分】（80 分）

1. 接诊模拟患者（5 分）

（1）安置模拟患者坐下休息，了解其健康状况。（2 分）

（2）书写 X 射线检查申请单。（3 分）

2. 讨论胸腔积液的读片要点（40 分）

（1）游离性胸腔积液（20 分）

1）少量积液　后前位胸片示肋膈角变平、变钝，上缘低于第 4 前肋。（6 分）

2）中等量积液　后前位胸片示肋膈角消失，膈面不清，下肺野均匀致密，其上缘呈外高内低的弧形，介于第 2、4 前肋之间。（7 分）

3）大量积液　后前位胸片示上缘超过第 2 前肋，肺野均匀致密，纵隔向健侧移位，肋间隙增宽。（7 分）

（2）局限性胸腔积液（20 分）

1）包裹性积液　切线位片表现为自胸壁突向肺野的、边缘光滑锐利、密度均匀的半圆形或梭形致密影，其边缘与胸壁的夹角常为钝角。（10 分）

2）叶间积液　侧位片易于识别，表现为叶间裂部位的梭形或球形致密影，密度均匀，梭形影的两尖端与叶间裂相连。（10 分）

3. 判读模拟患者的胸片,结合病史做出X射线诊断(25分)

(1)模拟患者的胸片特点　右侧第3前肋间以下肺野见大片状密度增高影,上缘稍模糊,呈外高内低、凹面向上弧状,右膈、右心缘及右中下侧胸壁被遮盖;余肺野未见明确实变影;两侧肺门未见增大、增浓;左膈面光整,肋膈角清晰锐利;心影大小、形态正常,主动脉未见明显异常;纵隔居中,无增大;其他未见明显异常。(15分)

(2)X射线诊断　右侧胸腔中等量积液。(10分)

4. 鉴别诊断(10分)

(1)干酪样肺炎　大片致密影,有虫蚀样空洞。(3分)

(2)肺脓肿　急性肺脓肿表现为大片致密影,边缘模糊,其中出现含有液平面的空洞,内壁不规则。(4分)

(3)肺不张　肺体积缩小,呈高密度影,肋间隙变窄,纵隔、横膈等均向患侧移位,对侧肺代偿性肺气肿。(3分)

【知识问答】(10分)

1. 什么是胸膜腔?(5分)

答　脏、壁层胸膜之间潜在的腔隙为胸膜腔。

2. 游离性胸腔积液如何区分积液量?(5分)

答　以第2、4前肋为界,积液上缘低于第4前肋为少量,介于第2、4前肋之间为中等量,超过第2前肋为大量。

八、正常腹部平片

【实训目标】(8分)

1. 掌握正常腹部平片的X射线表现特点。(3分)

2. 根据患者的X射线表现,结合病史对疾病做出初步诊断。(3分)

3. 学会书写X射线检查申请单。(2分)

【实训用品】(2分)

X射线片、观片灯、X射线检查申请单、报告单等。(2分)

【模拟临床场景】

模拟患者,男性,42岁。健康体检,行腹部X射线检查,检查结果见图5–17。请判读此X射线片,结合病史做出X射线诊断。

【学习方法】

1. 讲解、演示腹部各体位X射线平片的摆放和阅片顺序。注意投照技术条件是否符合诊断要求。

2. 指导学生观察、认识、描述正常腹部正侧位教学片显示的各组织器官的X射线表现。

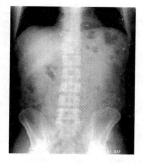

图5–17　正常腹部平片

【实训步骤及评分】(80分)

1. 接诊体检者(5分)

(1)安置体检者坐下休息,了解其健康状况。(2分)

(2)书写 X 射线检查申请单。(3分)

2. 讨论正常腹部平片的读片要点(40分)

腹部 X 射线平片应包括整个腹部,上界包括双侧膈顶部,下界包括耻骨联合。腹部包括实质脏器和空腔脏器,正常情况下缺乏自然对比,不易显示。(5分)

(1)腰大肌、腰方肌　位于腹后壁。由于肌鞘内脂肪的对比,摄影条件好的腹部前后位平片可显示它们的边缘。(10分)

(2)实质脏器　肝、脾、肾等脏器为等密度,借助于周围或邻近脂肪组织和相邻充气胃肠的对比,在腹部平片上可显示器官的轮廓、大小、形状及位置。(10分)

1)肝位于右上腹,呈均匀致密影。上缘与右侧膈肌相靠近,二者不可分开;下缘周围有一透明间隙,可使肝右叶下缘(即肝三角)清晰显示。(3分)

2)脾位于左膈下,靠近左侧胸壁,脾上极与左膈影融合而不显示,一般较易显示其内侧及下方轮廓。(3分)

3)肾位于第 12 胸椎至第 3 腰椎水平之间,呈"八"字形位于脊柱两侧,沿腰大肌上部排列,呈均匀等密度影,外缘光整。(4分)

(3)空腔脏器　胃肠道因腔内气体可部分显示。(10分)

1)凭借气体大致可显示胃的轮廓:仰卧位时胃内气体均匀地分布在胃体及胃窦部;立位时充盈在胃底,并常形成一个液平面,称胃泡。(2.5分)

2)十二指肠仅球部有时可见少量零星散布的片状积气影,显示出花纹状黏膜纹。(2.5分)

3)小肠,在正常情况下,成年人很少有气体停留;而婴幼儿有气体,但不扩张,表现为多边形网状结构,不可误认为肠梗阻。(2.5分)

4)大肠具有特殊征象,内径宽,可有气体与粪便。盲肠及升结肠位置较固定,靠近右侧腹壁,易于观察;横结肠及乙状结肠移动性较大。(2.5分)

(4)其他　正常腹部平片还可显示腹部及盆腔的骨性结构。(5分)

3. 判读模拟患者的腹部平片,结合病史做出 X 射线诊断(25分)

(1)模拟患者的腹部平片特点　双膈下未见游离气体。小肠未见积气、气液平面。脏器轮廓正常。双肾区、输尿管径路及膀胱区未见明显阳性结石影。腰椎及骨盆骨质未见异常。其他未见明显异常。(15分)

(2)X 射线诊断　腹部平片未见异常。(10分)

4. 鉴别诊断(10分)

对正常腹部平片所显示的各种解剖结构,能够以立体观念正确理解其在影像检查中的表现形式。能够掌握阅读腹部平片的正确方法及原则。(10分)

【知识问答】(10分)

1. 什么是人工对比? (5分)

答　某些脏器内无明显组织密度差,为了显示该组织脏器,人为地在其内注入高或低密度物质,使之与周围组织间形成对比,即为人工对比。如胃肠、血管造影。

2.何谓间位结肠?(5分)

答　肠管位于右侧膈肌与肝之间,如为结肠,则称为间位结肠。注意与膈下游离气体区分。

九、消化道穿孔

【实训目标】(8分)

1.掌握消化道穿孔的X射线表现特点。(3分)

2.根据患者的X射线表现,结合病史对疾病做出初步诊断。(3分)

3.学会书写X射线检查申请单。(2分)

【实训用品】(2分)

X射线片、观片灯、X射线检查申请单、报告单等。(2分)

【模拟临床场景】

模拟患者,男性,30岁。腹痛急诊入院。5 h前进食过量、饮酒后感上腹部不适,4 h前剑突下突发剧痛,伴恶心、呕吐胃内容物数次,3 h前腹痛蔓延至右侧中、下腹部。患者因疼痛腹部拒按,烦躁不安,出冷汗。X射线检查结果见图5-18。请判读此X射线片,结合病史做出X射线诊断。

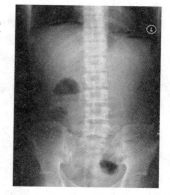

图5-18　消化道穿孔

【学习方法】

1.利用教学片讲授消化道穿孔的X射线表现和主要X射线特征。

2.指导学生观察、认识、描述消化道穿孔的X射线表现。重点从病变的分布、形态与大小、密度与边缘、病理分期、并发症等方面进行全面的观察分析。

【实训步骤及评分】(80分)

1.接诊模拟患者(5分)

(1)安置模拟患者坐下休息,了解其健康状况。(2分)

(2)书写X射线检查申请单。(3分)

2.讨论消化道穿孔的读片要点(40分)

立位腹部透视或平片见膈下游离气体呈新月形透亮影,其宽度依气体量的多少而不同。仰卧位气体积聚于腹顶中部,呈条带状、圆形或椭圆形透亮影。(40分)

3.判读模拟患者的腹部平片,结合病史做出X射线诊断(25分)

(1)模拟患者腹部平片特点　双膈下见新月形透亮影。小肠未见积气、气液平面。脏器轮廓正常。双肾区、输尿管走行区及膀胱区未见明显阳性结石影。腰椎及骨盆骨质未见明显异常。其他未见明显异常。(15分)

（2）X射线诊断　消化道穿孔。（10分）

4. 鉴别诊断（10分）

间位结肠的肠管位于右侧膈肌与肝之间，呈新月形透亮影，但多可分辨弹簧状肠管黏膜影像。（10分）

【知识问答】（10分）

1. 怎样有效区分气腹与间位结肠？（5分）

答　可通过变换体位，采取侧卧位水平透照观察气体是位于胃肠道内还是胃肠道外。

2. 胃肠道穿孔最常见的原因是什么？（5分）

答　胃、十二指肠溃疡。

十、肠梗阻

【实训目标】（8分）

1. 掌握肠梗阻的X射线表现特点。（3分）

2. 根据患者的X射线表现，结合病史对疾病做出初步诊断。（3分）

3. 学会书写X射线检查申请单。（2分）

【实训用品】（2分）

X射线片、观片灯、X射线检查申请单、报告单等。（2分）

【模拟临床场景】

模拟患者，男性，25岁。腹痛2 d急诊入院。患者于48 h前突然发作全腹痛，以左下腹更明显，为阵发性绞痛，伴有肠鸣音，多次呕吐，开始为绿色物，以后呕吐物有粪臭味。2 d未进食，亦未排便、排气，尿少，不觉发热。3年前曾做过阑尾切除术。X射线检查结果见图5-19。请判读此X射线片，结合病史做出X射线诊断。

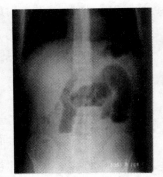

图5-19　小肠梗阻

【学习方法】

1. 利用教学片讲授肠梗阻的X射线表现和主要X射线特征。

2. 指导学生观察、认识、描述肠梗阻的X射线表现。重点从病变的分布、形态与大小、密度与边缘、病理分期、并发症等方面进行全面的观察分析。

【实训步骤及评分】（80分）

1. 接诊模拟患者（5分）

（1）安置模拟患者坐下休息，了解其健康状况。（2分）

（2）书写X射线检查申请单。（3分）

2. 讨论肠梗阻的读片要点（40分）

（1）单纯性小肠机械性梗阻　梗阻以上肠曲有大量气体、液体，表现为肠腔扩张，呈大跨度的弓拱形,出现长短不一、高低不等的液平面,呈阶梯样排列。根据充气肠腔皱襞的多少、形状推测梗阻的部位。梗阻以下肠腔闭合,气体排出或吸收而不显影。(10分)

(2)绞窄性肠梗阻　①假肿瘤征,因绞窄肠曲中充满大量液体而形成,表现为圆形或类圆形致密影等;(5分)②空回肠换位征,多为小肠扭转所致,表现为充气回肠位于上腹部,而空肠位于下腹部等;(5分)③小跨度蜷曲肠袢,充气肠曲如花瓣、同心圆、"8"字、香蕉等形状;(5分)④绞窄肠袢大量充气而显著扩张,呈咖啡豆征。(5分)

(3)麻痹性肠梗阻　全部胃肠道均胀气。胀气的肠曲分布杂乱,无连续性,大小不一;积液较积气轻,无明显液平面等。(10分)

3.判读模拟患者的腹部平片,结合病史做出X射线诊断(25分)

(1)模拟患者的腹部平片特点　膈下未见游离气体。左上腹部见数个气液平面,肠腔扩张,并见密集肠黏膜皱襞。脏器轮廓正常。双肾区、输尿管走行区及膀胱区未见明显阳性结石影。腰椎及骨盆骨质未见明显异常。其他未见明显异常。(15分)

(2)X射线诊断　小肠梗阻。(10分)

4.鉴别诊断(10分)

婴幼儿正常腹部平片:婴幼儿小肠在正常情况下即有气体存在,但不扩张,表现为多边形网状结构。应密切结合临床,不可误认为肠梗阻。(10分)

【知识问答】(10分)

1.拍摄腹部平片的主要目的是什么?(5分)

答　①了解是否有肠梗阻存在;②如果有肠梗阻,明确梗阻部位;③分析梗阻原因。

2.肠梗阻分为哪几类?(5分)

答　肠梗阻分为机械性、动力性和血运性3类。以机械性肠梗阻最为常见,机械性肠梗阻又分为单纯性和绞窄性两种。

十一、泌尿系统阳性结石

【实训目标】(8分)

1.掌握泌尿系统阳性结石的X射线表现特点。(3分)

2.根据患者的X射线表现,结合病史对疾病做出初步诊断。(3分)

3.学会书写X射线检查申请单。(2分)

【实训用品】(2分)

X射线片、观片灯、X射线检查申请单、报告单等。(2分)

【模拟临床场景】

模拟患者,男性,32岁。右腰部胀痛3个月,并向肩背部放射,活动后出现血尿并伴轻度尿急、尿频、尿痛。今日突然出现右腰部剧烈绞痛3 h而入院。体检:右侧肾区叩击痛。X射线检查结果见图5-20。请判读此X射线片,结合病史做出X射线诊断。

【学习方法】

1. 利用教学片讲授泌尿系统阳性结石的 X 射线表现和主要 X 射线特征。

2. 指导学生观察、认识、描述泌尿系统阳性结石的 X 射线表现。重点从病变的分布、形态与大小、密度与边缘、病理分期、并发症等方面进行全面观察分析。

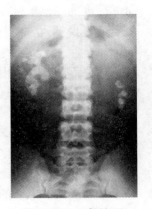

图5-20　双肾结石

【实训步骤及评分】(80 分)

1. 接诊模拟患者(5 分)

(1)安置模拟患者坐下休息,了解其健康状况。(2 分)

(2)书写 X 射线检查申请单。(3 分)

2. 讨论泌尿系统阳性结石的读片要点(40 分)

(1)肾结石　单侧或双侧肾窦区的圆形、卵圆形、桑葚状或珊瑚状高密度钙化影,密度均匀、不均或分层。侧位片上,肾结石与脊柱影重叠,可与胆囊结石、淋巴结钙化等鉴别。尿路造影能进一步确定结石是否位于肾盏肾盂内,并可发现阴性结石。(14 分)

(2)输尿管结石　结石呈米粒大小的椭圆形致密影,边缘多毛糙,长轴与输尿管走行一致。尿路造影能进一步确定结石是否位于输尿管内,并可发现阴性结石。(13 分)

(3)膀胱结石　耻骨联合上方圆形或椭圆形致密影,大小自数毫米直至 10 cm 以上,边缘光滑或毛糙,密度均匀、不均或分层,可随体位改变位置。超声波或膀胱造影能进一步确定结石是否位于膀胱内,并可发现阴性结石。(13 分)

3. 判读模拟患者的腹部平片,结合病史做出 X 射线诊断(25 分)

(1)模拟患者的腹部平片特点　双膈下未见游离气体。肠管及脏器轮廓正常。右肾区见一鹿角形致密影,边缘清晰,大小为 1.8 cm×2.0 cm;左肾区见多个类圆形致密影,边缘清晰,最大为 1.0 cm×1.2 cm;两侧输尿管走行区及膀胱区未见明显阳性结石影。腰椎及骨盆骨质未见异常。其他未见异常。(15 分)

(2)X 射线诊断　双肾结石。(10 分)

4. 鉴别诊断(10 分)

胆囊阳性结石:侧位片上,肾结石与脊柱影重叠,胆囊阳性结石位于脊柱前方。胆系造影或尿路造影能进一步确定结石位于肾盏肾盂内还是胆囊内。(10 分)

【知识问答】(10 分)

1. 输尿管分为哪几段? 有哪几个生理性狭窄? (5 分)

答　输尿管分为腹段、盆段和壁内段。3 个生理性狭窄即输尿管与肾盂连接处、越过骨盆边缘(即与髂血管相交处)和进入膀胱处。

2. 正常肾盂分哪几型? (5 分)

答　喇叭型、分支型和壶腹型。

十二、长骨骨折

【实训目标】（8 分）

1. 掌握长骨骨折的 X 射线表现特点。（3 分）

2. 根据患者的 X 射线表现,结合病史对疾病做出初步诊断。（3 分）

3. 学会书写 X 射线检查申请单（2 分）

【实训用品】（2 分）

X 射线片、观片灯、X 射线检查申请单、报告单等。（2 分）

【模拟临床场景】

模拟患者,女性,65 岁。40 min 前乘公共汽车时摔倒,左手掌撑地,遂感左上肢疼痛,不能活动。体检:全身情况良好,心、肺、腹未见异常。X 射线检查结果见图 5-21。请判读此 X 射线片,结合病史做出 X 射线诊断。

【学习方法】

1. 利用教学片讲授长骨骨折的 X 射线表现和主要 X 射线特征。

2. 指导学生观察、认识、描述长骨骨折的 X 射线表现。重点从病变的分布、形态与大小、密度与边缘、病理分期、并发症等方面进行全面观察分析。

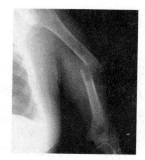

图 5-21　左侧肱骨干骨折

【实训步骤及评分】（80 分）

1. 接诊模拟患者(5 分)

（1）安置模拟患者坐下休息,了解其健康状况。（2 分）

（2）书写 X 射线检查申请单。（3 分）

2. 讨论长骨骨折的读片要点(40 分)

（1）基本表现为骨皮质连续性中断,骨小梁断裂、扭曲、错位,造成局部骨密度增高。在骨断离处可见线形透亮影,称骨折线。可因压缩、嵌入而显示不清。骨骺分离是软骨骨折的表现。（10 分）

（2）各种类型的四肢、脊椎骨折,如纵形、横形、斜形、星形、螺旋形、T 形、Y 形和粉碎性,以及撕脱型、嵌入型、压缩型等,X 射线特征各不相同。（10 分）

（3）骨折所引起的各种移位,如横向移位(向内、外、前、后等)、纵向移位(骨折端分离或重叠)、成角移位(骨折断处形成向内外或前后方向的成角)和旋转移位(骨折远端沿纵轴旋转)等。（10 分）

（4）儿童骨折的特有表现为骨骺分离和青枝骨折。（5 分）

（5）对陈旧骨折的骨痂应能识别早期骨痂和成熟骨痂,判定部分愈合和完全愈合等。（5 分）

3. 判读模拟患者的骨关节平片,结合病史做出 X 射线诊断(25 分)

（1）模拟患者的骨关节平片特点　左侧肱骨斜形折断；骨折远端向内上稍移位，骨折两端向外稍成角；左肩、肘关节未见脱位；其他未见明显异常。（15 分）

（2）X 射线诊断　左侧肱骨干骨折。（10 分）

4. 鉴别诊断（10 分）

模拟患者的骨关节平片需鉴别的结构有营养血管沟、骨骺、子骨和副骨。（10 分）

【知识问答】（10 分）

1. 骨痂分几类？其 X 射线特点分别是什么？（5 分）

答　骨折 1 周内形成纤维骨痂、骨样骨痂和骨性骨痂，X 射线平片不能显示；2～3 周后形成骨性骨痂，表现为断端外侧与骨干平行的梭形高密度影。

2. 骨折断端移位的情况有哪些？（5 分）

答　横向移位、纵向移位、成角移位和旋转移位。

第二节　CT 片判读

分析 CT 片时，必须避免主观片面的思维方法，养成全面观察的习惯。按一定顺序深入细致地观察，以免注意力集中于照片上最明显的征象，忽略不明显的但又有重要意义的征象，而引起误诊和漏诊。根据需要，还需调阅以往的 CT 片或定期复查，依靠病变演变帮助诊断。分析 CT 片上影像，首先应辨别是否正常，而后才能提出异常征象。从这些异常征象中，找到一个或几个与患者现阶段病情有密切关系的主要征象。对待这些征象，应从其密度、形态、边缘及周围组织状况等方面进行分析，推理归纳，得出诊断。只是从 CT 片表象出发，分析归纳，得出的诊断有时还不够准确，还需结合临床资料得出结论。

一、颅骨骨折

【实训目标】（8 分）

1. 掌握颅骨骨折的 CT 表现特点。（3 分）

2. 根据患者的 CT 表现，结合病史对疾病做出初步诊断。（3 分）

3. 学会书写 CT 检查申请单。（2 分）

【实训用品】（2 分）

CT 片、观片灯、CT 检查申请单、报告单等。（2 分）

【模拟临床场景】

模拟患者，男性，32 岁。因车祸致头外伤，右侧颞顶部着地 1 h 后急诊入院。患者摔倒后曾有约 5 min 的昏迷，清醒后感觉头痛、恶心。CT 检查结果见图 5-22。请判读此 CT 片，结合病史做出 CT 诊断。

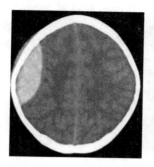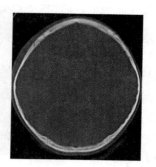

软组织窗　　　　　　　　　　　骨窗

图5-22　右侧颞顶部急性硬膜外血肿伴右侧顶骨骨折

【学习方法】

1. 利用教学片讲授颅骨骨折的CT表现和主要CT特征。

2. 指导学生观察、认识、描述颅骨骨折的CT表现。重点从病变的分布、形态与大小、密度与边缘、病理分期、并发症等方面进行全面观察分析。

【实训步骤及评分】（80分）

1. 接诊模拟患者（5分）

（1）安置模拟患者，了解其健康状况。（2分）

（2）书写CT检查申请单。（3分）

2. 讨论颅骨骨折CT的读片要点（40分）

颅骨骨折分线性骨折、粉碎性骨折和凹陷性骨折3种，以顶骨、额骨为多见。线性骨折在平片表现为边缘清晰的线条性密度减低影。颅缝分离表现为人字缝、矢状缝或冠状缝明显增宽，超过1.5 mm或两侧宽度相差大于1.0 mm。粉碎性骨折是指骨质碎裂成3块以上。凹陷性骨折多需切线位才可诊断，表现为骨折片向颅内移位。颅底部骨折平片较难诊断。（40分）

3. 判读模拟患者的CT片，结合病史做出CT诊断（25分）

（1）模拟患者的CT片特点　软组织窗下，右侧颞顶部颅骨内板下方可见一梭形高密度影，密度均匀，边界清楚，脑白质塌陷，中线结构向对侧略移位。骨窗下见右侧顶部颅骨线性骨折。颅内未见其他明显异常。（15分）

（2）CT诊断　右侧颞顶部急性硬膜外血肿伴右侧顶骨骨折。（10分）

4. 鉴别诊断（10分）

在确定颅骨骨折的同时，判断有无合并颅内血肿。如合并，应确定血肿的位置、范围及周围组织结构伴随征象。（10分）

【知识问答】（10分）

1. 颅底骨折在X射线平片、CT片上的表现有哪些优势与局限性？（5分）

答　头颅X射线平片简单易行，可发现骨折，但不能了解颅内情况。CT检查可直接显示血肿和脑挫裂伤，高分辨力CT常可发现较隐蔽骨折。

2. 颅骨骨折分为哪几类？（5分）

答　颅骨骨折分为线性骨折、粉碎性骨折和凹陷性骨折 3 种。

二、急性硬膜外血肿

【实训目标】(8 分)

1. 掌握急性硬膜外血肿的 CT 表现特点。(3 分)

2. 根据患者的 CT 表现,结合病史对疾病做出初步诊断。(3 分)

3. 学会书写 CT 检查申请单。(2 分)

【实训用品】(2 分)

CT 片、观片灯、CT 检查申请单、报告单等。(2 分)

【模拟临床场景】

模拟患者,男性,24 岁。骑自行车穿越公路时被汽车撞倒,左额部着地,0.5 h 后急诊入院。患者摔倒后曾有约 5 min 的昏迷,清醒后感觉头痛、恶心。在随后 2 h 内,患者头痛逐渐加重,伴呕吐,烦躁不安,进而出现意识障碍。CT 检查结果见图 5-23。请判读此 CT 片,结合病史做出 CT 诊断。

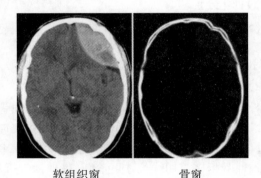

软组织窗　　　　　　骨窗

图 5-23　左侧额部急性硬膜外血肿伴左侧额骨凹陷性骨折

【学习方法】

1. 利用教学片讲授急性硬膜外血肿的 CT 表现和主要 CT 特征。

2. 指导学生观察、认识、描述急性硬膜外血肿的 CT 表现。重点从病变的分布、形态与大小、密度与边缘、病理分期、并发症等方面进行全面观察分析。

【实训步骤及评分】(80 分)

1. 接诊模拟患者(5 分)

(1)安置模拟患者,了解其健康状况。(2 分)

(2)书写 CT 检查申请单。(3 分)

2. 讨论急性硬膜外血肿的 CT 读片要点(40 分)

(1)硬膜外血肿多由脑膜血管损伤所致,以脑膜中动脉损伤常见,血液聚集在硬膜外间隙。硬膜与颅骨内板粘连紧密,故血肿较局限,呈梭形。(20 分)

（2）硬膜外血肿急性期表现为颅骨内板下梭形均匀密度增高影，边缘锐利，与脑表面接触缘清楚，常有轻微占位表现。多位于骨折附近，不跨过颅缝。（20分）

3.判读模拟患者的 CT 片，结合病史做出 CT 诊断（25分）

（1）模拟患者的 CT 片特点　软组织窗下，见左侧额部颅骨内板下方有一梭形高密度影，密度均匀，边界清楚，脑白质塌陷，占位征象明显，同侧侧脑室明显受压变形，中线结构向对侧略移位。骨窗下，见左侧额骨凹陷性骨折。颅内未见其他明显异常。（15分）

（2）CT 诊断　左侧额部急性硬膜外血肿伴左侧额骨骨折。（10分）

4.鉴别诊断（10分）

硬膜下血肿：呈新月形，多位于骨折对冲部位，伴有脑挫裂伤或脑内血肿，一般可跨越颅缝。（10分）

【知识问答】（10分）

1.颅内血肿如何分类？（5分）

答　按血肿形成部位的不同，可分为硬膜外血肿、硬膜下血肿和脑内血肿。

2.硬膜外血肿范围局限的原因有哪些？（5分）

答　硬膜外血肿位于颅骨与硬脑膜之间的硬膜外间隙内。硬脑膜与颅骨粘连紧密，故血肿范围局限。

三、急性硬膜下血肿

【实训目标】（8分）

1.掌握急性硬膜下血肿的 CT 表现特点。（3分）

2.根据患者的 CT 表现，结合病史对疾病做出初步诊断。（3分）

3.学会书写 CT 检查申请单。（2分）

【实训用品】（2分）

CT 片、观片灯、CT 检查申请单、报告单等。（2分）

【模拟临床场景】

模拟患者，女性，65岁。车祸致头部撞击伤3 h，头痛，恶心、呕吐，头面部软组织未见明显肿胀、肢体乏力、麻木。CT 检查结果见图5-24。请判读此 CT 片，结合病史做出 CT 诊断。

【学习方法】

1.利用教学片讲授急性硬膜下血肿的 CT 表现和主要 CT 特征。

2.指导学生观察、认识、描述急性硬膜下血肿的 CT 表现。重点从病变的分布、形态与大小、密度与边缘、病理分期、并发症等方面进行全面观察分析。

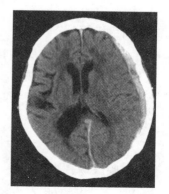

图5-24　左侧颞顶部急性硬膜下血肿伴左侧颞叶脑挫裂伤

【实训步骤及评分】(80分)

1.接诊模拟患者(5分)

(1)安置模拟患者,了解其健康状况。(2分)

(2)书写CT检查申请单。(3分)

2.讨论急性硬膜下血肿的CT读片要点(40分)

(1)硬膜下血肿多由桥静脉或静脉窦损伤出血所致,血液聚集于硬膜下腔,沿脑表面广泛分布。(20分)

(2)硬膜下血肿急性期表现为颅骨内板下方新月形高密度影,常伴有脑挫裂伤或脑内血肿。亚急性期形状不变,但多为高、混杂或等密度影。慢性期血肿呈梭形,为高、混杂或低密度影。(20分)

3.判读模拟患者的CT片,结合病史做出CT诊断(25分)

(1)模拟患者的CT片特点 于左颞顶部颅骨内板下方可见一新月形高密度影,密度略不均匀,边界欠清楚,占位征象明显,同侧侧脑室明显受压变形,中线结构向对侧移位,左颞顶叶脑组织呈低密度改变,局部少量斑点状高密度影。(15分)

(2)CT诊断 左侧颞顶部急性硬膜下血肿伴左侧颞叶脑挫裂伤。(10分)

4.鉴别诊断(10分)

硬膜外血肿:呈梭形,多位于骨折附近,不超越颅缝,多不伴有脑实质损伤。(10分)

【知识问答】(10分)

1.硬膜下血肿分为几类?(5分)

答 按其病程和血肿形成时间的不同,可分为急性、亚急性和慢性血肿。

2.硬膜下血肿范围广的原因是什么?(5分)

答 硬膜下血肿居于硬脑膜与蛛网膜之间。由于蛛网膜无张力,与硬脑膜结合不紧密,故血肿范围较广。

四、脑出血

【实训目标】(8分)

1.掌握脑出血的CT表现特点。(3分)

2.根据患者的CT表现,结合病史对疾病做出初步诊断。(3分)

3.学会书写CT检查申请单。(2分)

【实训用品】(2分)

CT片、观片灯、CT检查申请单、报告单等。(2分)

【模拟临床场景】

模拟患者,男性,68岁。突发头痛、神志不清、左侧肢体瘫痪2 h。患者2 h前情绪激动,突然出现头痛,继而摔倒在地,神志不清。在送往医院途中大小便失禁,呕吐1次,左侧肢体不能活动。既往高血压病史12年。CT检查结果见图5-25。请判读此

CT片,结合病史做出CT诊断。

【学习方法】

1.利用教学片讲授脑出血的CT表现和主要CT特征。

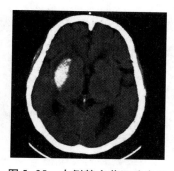

图5-25　右侧基底节区脑出血

2.指导学生观察、认识、描述脑出血的CT表现。重点从病变的分布、形态与大小、密度与边缘、病理分期、并发症等方面进行全面观察分析。

【实训步骤及评分】(80分)

1.接诊模拟患者(5分)

(1)安置模拟患者,了解其健康状况。(2分)

(2)书写CT检查申请单。(3分)

2.讨论脑出血的CT读片要点(40分)

(1)脑出血好发于基底节、丘脑、脑桥和小脑,易破入脑室。血肿及伴发的脑水肿引起脑组织受压、软化和坏死。(10分)

(2)血肿演变分为急性期、吸收期和囊变期。①急性期,血肿呈边界清楚的肾形、类圆形或不规则形均匀高密度影,周围水肿带宽窄不一,局部脑室受压移位。血肿破入脑室可见脑室内积血。(10分)②吸收期(3~7 d),可见血肿周围变模糊,水肿带增宽,血肿缩小且密度减低,小血肿可完全吸收。(10分)③囊变期(2个月以后),较大血肿吸收后常遗留大小不等的低密度囊腔,伴有不同程度的脑萎缩。(10分)

3.判读模拟患者的CT片,结合病史做出CT诊断(25分)

(1)模拟患者的CT片特点　于右侧基底节区可见一不规则高密度病灶,边界清楚、锐利,密度均匀,大小约为2.0 cm×4.1 cm,周围脑组织可见低密度水肿影,同侧侧脑室受压变形,中线结构轻度向对侧移位。脑实质内未见其他明显异常。(15分)

(2)CT诊断　右侧基底节区脑出血。(10分)

4.鉴别诊断(10分)

脑膜瘤:为略高或等密度肿块,边界清楚光滑,广基底与颅板或硬膜相连,瘤内有点状或不规则钙化,有明显占位表现,增强时呈明显均一强化,边界更为清楚、锐利。(10分)

【知识问答】(10分)

1.血肿成分的演变顺序是什么?(5分)

答　依次为血红蛋白、氧合血红蛋白、脱氧血红蛋白、正铁血红蛋白和含铁血黄素。

2.怎样判断有无合并蛛网膜下腔出血?(5分)

答　合并蛛网膜下腔出血时,CT的直接征象为脑沟、脑裂、脑池内密度增高,出血量大时呈铸型。

五、脑梗死

【实训目标】(8 分)

1. 掌握脑梗死的 CT 表现特点。(3 分)

2. 根据患者的 CT 表现,结合病史对疾病做出初步诊断。(3 分)

3. 学会书写 CT 检查申请单。(2 分)

【实训用品】(2 分)

CT 片、观片灯、CT 检查申请单、报告单等。(2 分)

【模拟临床场景】

模拟患者,男性,56 岁。左侧肢体麻木近 1 个月,不能活动伴嗜睡 2 h。患者呈嗜睡状态,叫醒后能正确回答问题。无头痛,无恶心、呕吐,不发热,大小便正常。既往无药物过敏史,有高血压史 10余年。无心脏病史。CT 检查结果见图 5-26。请判读此 CT 片,结合病史做出 CT 诊断。

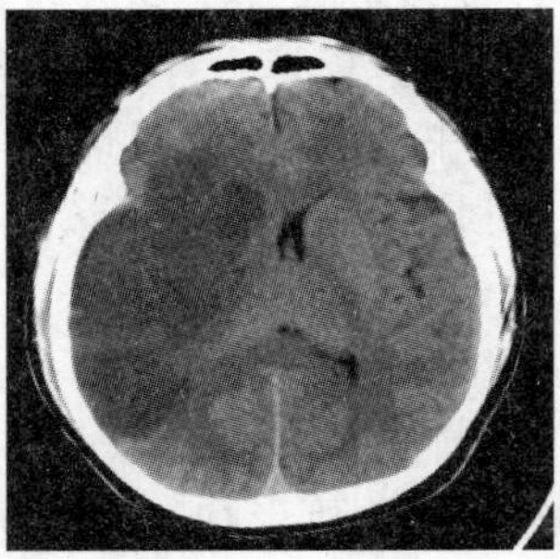

图 5-26　右侧颞叶脑梗死

【学习方法】

1. 利用教学片讲授脑梗死的 CT 表现和主要CT 特征。

2. 指导学生观察、认识、描述脑梗死的 CT 表现。重点从病变的分布、形态与大小、密度与边缘、病理分期、并发症等方面进行全面观察分析。

【实训步骤及评分】(80 分)

1. 接诊模拟患者(5 分)

(1)安置模拟患者,了解其健康状况。(2 分)

(2)书写 CT 检查申请单。(3 分)

2. 讨论脑梗死的 CT 读片要点(40 分)

(1)缺血性脑梗死　①24 h 内 CT 检查可无阳性发现,或仅显示为模糊的低密度区。24 h 后 CT 检查可显示清楚的低密度区,其部位和范围与闭塞血管供血区一致,同时累及皮髓质,多呈扇形,可伴随占位表现。(5 分)②2～3 周后 CT 检查可出现模糊效应,病灶转变为等密度而不易显现,增强扫描可见脑回状强化。(5 分)③1～2 个月后脑梗死区域转化成边界清楚的低密度囊腔。(5 分)

(2)出血性脑梗死　少数缺血性脑梗死在发病 24～48 h 后可发生再灌注出血,表现为低密度梗死区内不规则的斑点状或片状高密度出血影,占位表现较明显,增强时低密度区可显示脑回状强化。(13 分)

(3)腔隙性脑梗死　好发于基底节、丘脑和半卵圆中心区,表现为直径 5～15 mm的圆形或卵圆形低密度梗死灶,边界清楚,无明显占位表现,可多发。(12 分)

3. 判读模拟患者的 CT 片,结合病史做出 CT 诊断(25 分)

（1）模拟患者的CT片特点　扫描显示大脑半球右侧颞叶有一片状低密度区,呈扇形分布,边界欠清,病灶同时累及皮质及皮质下区,占位表现明显,同侧侧脑室明显受压变形,中线结构轻度左移。颅内未见其他明显异常。（15分）

（2）CT诊断　右侧颞叶脑梗死。（10分）

4.鉴别诊断（10分）

脑胶质瘤:Ⅰ级星形细胞瘤,呈低密度、与脑质分界清楚、形状规则的肿块,增强时无强化或轻度强化。（10分）

【知识问答】（10分）

1.MRI诊断脑梗死的优势是什么?（5分）

答　①早期脑梗死（<6 h）MRI能显示,而CT显示困难;②显示幕下脑梗死和腔隙性脑梗死,MRI优于CT。

2.何谓脑梗死模糊效应?（5分）

答　脑梗死后2～3周,CT检查可出现模糊效应,即CT平扫病灶转变为等密度而不易显现,这是因为脑水肿消失而吞噬细胞浸润,组织密度增加。CT增强扫描可见梗死区呈脑回状强化。

（巩远方）

第六章　心电图检查

　　心脏在机械性收缩之前,心肌先发生电激动。心肌的电激动传布全身,在身体不同部位的表面发生电位差,通过心电图机把不断变化的电位连续描记成曲线,即心电图(ECG)。临床心电图学就是把身体表面变动的电位记录下来,结合其他临床资料,给以适当解释,以辅助临床诊断的一门科学。

　　通过本章学习,要求医学生掌握心电图检查的临床意义,能够操作心电图机,正确书写心电图检查申请单,熟悉正常心电图和临床常见异常心电图的特点,结合病史做出心电图诊断。

第一节　心电图描记

【实训目标】(8 分)

1.学会心电图机的正确使用。(4 分)

2.熟悉心电图检查的临床应用范围。(4 分)

【实训用品】(2 分)

心电图机等。(2 分)

【模拟临床场景】

　　模拟患者,男性,46 岁。健康体检需行心电图检查,请为患者描记一份完整的心电图。

【学习方法】

1.讲解、演示心电图描记的方法和注意事项,注意导联电极的安放位置。

2.指导学生正确描记一份心电图。

【实训步骤及评分】(80 分)

1.接诊模拟体检者(5 分)

(1)安置体检者坐下休息,了解其健康状况。(2 分)

(2)书写心电图检查申请单。(3 分)

2.分组讨论心电图 12 个导联(35 分)

(1)标准肢体导联　亦称双极肢体导联,反映两个肢体之间的电位差(图 6-1)。(13 分)

Ⅰ导联　将左上肢电极与心电图机的正极端相连,右上肢电极与负极端相连,反映左上肢(L)与右上肢(R)的电位差。当 L 的电位高于 R 时,便描记出一个向上的波形;当 R 的电位高于 L 时,则描记出一个向下的波形。(5 分)

Ⅱ导联　将左下肢电极与心电图机的正极端相连,右上肢电极与负极端相连,反映左下肢(F)与右上肢(R)的电位差。当 F 的电位高于 R 时,描记出一个向上的波形;反之,则描记出一个向下的波形。(4 分)

Ⅲ导联　将左下肢电极与心电图机的正极端相连,左上肢电极与负极端相联,反映左下肢(F)与左上肢(L)的电位差。当 F 的电位高于 L 时,描记出一个向上的波形;反之,则描记出一个向下的波形。(4 分)

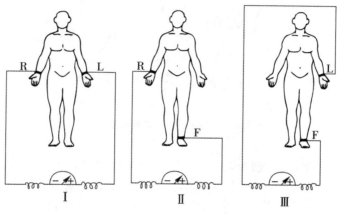

图 6-1　标准肢体导联

(2)加压单极肢体导联(图 6-2)(12 分)

加压单极右上肢导联(aVR)　右上肢探查电极与心电图机正极相连,左上肢和左下肢连接在一起为无关电极与负极相连。(4 分)

加压单极左上肢导联(aVL)　左上肢探查电极与心电图机正极相连,右上肢和左下肢连接在一起为无关电极与负极相连。(4 分)

加压单极左下肢导联(aVF)　左下肢探查电极与心电图机正极相连,右上肢和左上肢连接在一起为无关电极与负极相连。(4 分)

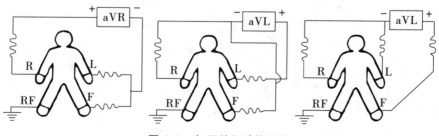

图 6-2　加压单极肢体导联

（3）胸导联　亦是一种单极导联。这种导联方式，探查电极离心脏很近，只隔着一层胸壁，因此心电图波形振幅较大，V_1、V_2导联面对右心室壁，V_5、V_6导联面对左心室壁，V_3、V_4导联介于两者之间。（10分）

探查电极具体放置位置：V_1，胸骨右缘第4肋间；V_2，胸骨左缘第4肋间；V_3，V_2与V_4连线的中点；V_4，左锁骨中线与第5肋间相交处；V_5，左腋前线V_4水平处；V_6，左腋中线V_4水平处（图6-3）。（5分）

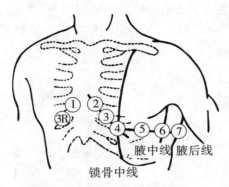

图6-3　胸导联探查电极放置部位

在进行常规心电图检查时，通常应用以上导联即可满足临床需要，但在个别情况下如疑有右心室肥大、右位心或特殊部位的心肌梗死等，还可以添加若干导联。例如：右胸导联 V_{3R} ~ V_{5R}，相当于V_3 ~ V_5对应的部位；V_7导联，在左腋后线与V_4水平线相交处。（5分）

3. 心电图机的具体操作步骤（40分）

（1）检查机器及导线、附件是否齐全、完整。心电图机热笔、各个控制旋钮是否都在零或规定位置，若不在要旋回。（3分）

（2）受试者安静平卧，全身肌肉松弛。（3分）

（3）在心电图机妥善接地后接通电源，预热5 min。（3分）

（4）把准备安放电极的部位先用乙醇棉球脱脂，再涂上导电糊，以减小皮肤电阻。电极应安放在肌肉较少的部位，一般两臂应在腕关节上方（屈侧）约3 cm处，两腿应在小腿下段内踝上方约3 cm处。然后用绑带将电极扎上，使电极与皮肤接触严密，以防干扰与基线飘移。（8分）

（5）连接导联线。按所用心电图机之规定，正确连接导联线。一般以5种不同颜色的导联线插头与身体相应部位的电极连接，上肢，左黄、右红；下肢，左绿、右黑；胸部，白。常用胸部电极的位置有6个，V_1位于胸骨右缘第4肋间，V_2位于胸骨左缘第4肋间，V_3位于V_2和V_4连线的中点，V_4位于左锁骨中线与第5肋间相交处，V_5位于左腋前线V_4水平处，V_6位于左腋中线V_4水平处。（8分）

（6）打开输入开关，使热笔预热，调节定标电压及走纸速度，打开记录开关按钮，如果是自动心电图机会自动依次记录Ⅰ、Ⅱ、Ⅲ、aVR、aVL、aVF、V_1、V_2、V_3、V_4、V_5、V_6共12个导联的心电图。如果不是自动心电图机，则需旋动导联选择开关，每换一导

联,均须观察基线是否平稳及有无干扰。如基线不稳定或有干扰存在,须调整或排除干扰后再行记录。(8分)

(7)记录完毕,应解松电极,洗净擦干,以防腐蚀。将心电图机面板上的各控制钮转回原处,最后切断电源。(4分)

(8)取下记录纸,记下导联、受试者姓名、年龄、性别及检查日期。(3分)

【知识问答】(10分)

1.心电图检查的临床应用范围有哪些?(5分)

答　心电图检查是临床常用的器械检查方法之一,已广泛应用于手术麻醉、用药观察、航天、体育等的心电监测以及危重患者的抢救,特别是对冠状动脉供血不足、心肌病、心肌炎等心血管疾病的诊断具有重要的意义。

2.心电图基线飘移的原因有哪些?(5分)

答　心电图基线飘移的原因有肌肉震颤、受试者说话、移动肢体以及过度呼吸等。

第二节　正常心电图分析

【实训目标】(8分)

1.掌握各导联心电图的波形、间段、间期及电轴的测量方法。(3分)

2.熟悉正常心电图各波、间期的参考值。(2分)

3.初步掌握心电图的分析方法、步骤。(3分)

【实训用品】(2分)

正常心电图、直尺、分规、心电图检查申请单及报告单等。(2分)

【模拟临床场景】

模拟患者,男性,30岁。健康体检给予心电图检查(图6-4),请做出心电图诊断。

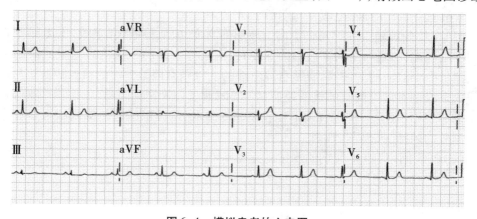

图6-4　模拟患者的心电图

【学习方法】

1. 讲解心电图分析的方法。

2. 指导学生观察、认识正常心电图的特点。

【实训步骤及评分】(80 分)

1. 接诊模拟患者(5 分)

(1)安置体检者坐下休息,了解其健康状况。(2 分)

(2)书写心电图检查申请单。(3 分)

2. 熟悉心电图纸(10 分)

心电图多是直接描记在许多纵线和横线交织而成的小方格纸上,小方格的各边细线间隔均为 1 mm,纸上的横向距离代表时间,用以计算各波和间期所占的时间。因为心电图纸移动的速度一般为 25 mm/s,所以每 1 mm(1 小格)代表 0.04 s;粗线间隔内有 5 小格,故每两条粗线之间代表 0.2 s。纸上的纵向距离代表电压,用以计算各波振幅的高度或深度,当输入定标准电压为 1 mV 使曲线移位 10 mm 时,1 小格为 1 mm,代表 0.1 mV(图 6-5)。(10 分)

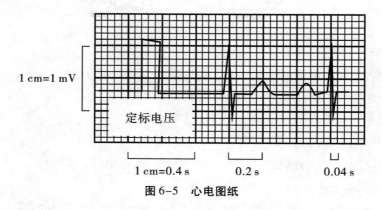

图 6-5 心电图纸

3. 测量各波的时间、电压及间期(20 分)

(1)电压的测量 如测量一个向上波形的高度,应从等电线(基线)的上缘垂直地量到波的顶端;测量一个向下波形的深度时,应从等电线的下缘垂直地量到波的最低处。测量一个双向的 P 波时,应是自等电线的上缘垂直地量到波的顶点的振幅与自等电线的下缘垂直地量到波的最低处振幅的算术和。(10 分)

(2)时间的测量 应选择波形比较清晰的导联,从波形的起始部内缘量至波形的终末部分的内缘。(5 分)

(3)P-R 间期和 QT 间期的测量 见图 6-6。(5 分)

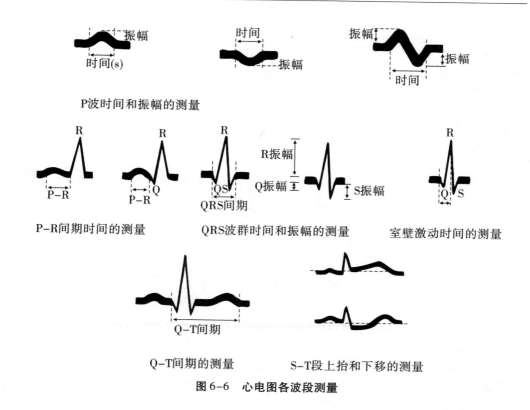

P波时间和振幅的测量

P-R间期时间的测量　　　　QRS波群时间和振幅的测量　　　　室壁激动时间的测量

Q-T间期的测量　　　　　　S-T段上抬和下移的测量

图6-6　心电图各波段测量

4. 测量心率及心电轴（10分）

规则心率等于60除以 R-R 间期的时间（s）。可用目测法或振幅法测定心电轴（图6-7、图6-8）。（10分）

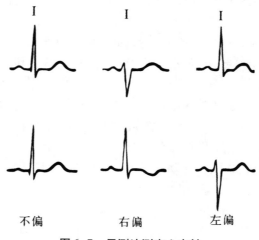

不偏　　　　　　右偏　　　　　　左偏

图6-7　目测法测定心电轴

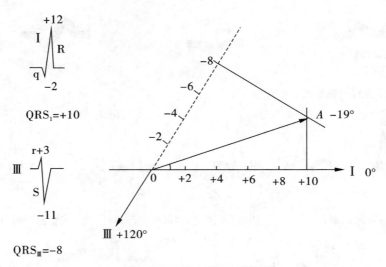

图 6-8　振幅法测定心电轴

5. 分组讨论正常心电图各波段的正常值及意义(25 分)

(1)P 波　P 波前 1/3 代表右心房除极,中 1/3 代表右、左心房共同除极,后 1/3 代表左心房除极。P 波的振幅和宽度超过正常范围即为异常,表示心房肥大或房内传导阻滞。P 波在 aVR 导联直立,在 Ⅱ、aVF 导联倒置,称为逆行 P 波,表示冲动起源于房室交界区。(4 分)

(2)P-R 间期　P-R 间期是从 P 波开始至 QRS 波开始的一段时间,表示心房开始除极至心室开始除极的时间,又称房室传导时间。P-R 间期的正常范围为 0.12 ~ 0.20 s,P-R 间期>0.20 s 表示有房室传导阻滞。(4 分)

(3)QRS 波群　QRS 波群代表心室肌除极时间和电位的变化。(6 分)

时间　自 QRS 综合波的开始至终末,表示全部心室肌激动过程和复极过程最早期的时间。正常成人为 0.06 ~ 0.10 s,儿童为 0.04 ~ 0.08 s。(2 分)

波形和振幅　①胸前导联:正常人 V_1、V_2 导联可呈 qR、qRs、Rs 或 R 型,R 波多在 1.2 ~ 1.8 mV 之间,最高不超过 2.5 mV。在 V_3、V_4 导联,R 波和 S 波的振幅大体相等。所以自右至左(自 V_1 至 V_6)R 波逐渐增高,S 波逐渐减小,R/S 的比值逐渐增大。V_1 导联的 R/S<1,V_5 导联的 R/S>1,V_3 的 R/S 近于 1。②肢体导联:QRS 波群的形态与振幅取决于额面 QRS 环最大向量投影的角度,最大向量接近 90°并做顺时针运行时,aVF、Ⅲ导联呈 qR 型,而 aVL、Ⅰ导联呈 rS 或 RS 型,此时 R_{aVF} 不应超过 2.0 mV。当额面 QRS 环最大向量接近 0°并做逆时针运行时,aVL、Ⅰ导联呈 qR 型,而 aVF、Ⅲ导联呈 rS 或 RS 型,此时 R_{aVL} 不应超过 1.2 mV。③Q 波:正常 Q 波振幅不超过同导联 R 波振幅的 1/4,时间不超过 0.04 s。V_1、V_2 导联不应有 q 波,但可以呈 QS 型,V_5、V_6 导联经常可见到正常范围的 q 波。aVR 导联可呈 QS 或 Qr 型,如在其他导联出现超过正常范围的过深、过宽的 Q 波,称为异常 Q 波,常见于心肌梗死。(4 分)

(4)ST 段　QRS 波群的终点至 T 波起点间的线段称为 ST 段。正常的 ST 段为一等电位线,但可有轻度向上或向下偏移。正常人 ST 段压低在 R 波为主的导联上不应超过0.5 mm(即0.5 mV);而 ST 段抬高除 V₁、V₂导联可抬高3 mm(0.3 mV)、V₃导联可抬高5 mm(0.5 mV)外,其余导联不应超过1 mm(0.1 mV)。(4分)

(5)T 波　　T 波代表晚期心室复极时的电位改变,是 ST 段后出现的一个低圆形占时较长的波。(3分)

方向　　正常 T 波的方向多与 QRS 波群的主波方向一致,在 Ⅰ、Ⅱ、V₄、V₅导联直立,aVR 导联倒置。Ⅲ、aVL、aVF、V₁ ~ V₃导联可以直立、双向或倒置,但若 V₁导联直立,V₃导联就不应倒置。(2分)

振幅　　在以 R 波为主的导联上,T 波不应低于同导联 R 波的1/10;胸导联 T 波可达1.2 ~ 1.5 mV。(1分)

(6)QT 间期　　从 QRS 波群开始至 T 波终了为 QT 间期,代表心室肌除极和复极全过程所需的时间,正常值为0.32 ~ 0.44 s。(2分)

(7)U 波　　U 波是在 T 波后0.02 ~ 0.04 s 出现的小波,其方向一般与 T 波一致,振幅很小,一般在胸导联(尤其在 V₃)较清楚,可达0.2 ~ 0.3 mV。(2分)

6. 分组讨论该体检者心电图检查结果,并做出结论(10分)

(1)该体检者心电图符合:P 波在 Ⅰ、Ⅱ、aVF、V₄ ~ V₆导联直立,在 aVR 导联倒置;P 波振幅在任何导联<0.25 mV,时间0.06 ~ 0.11 s;P 波规则出现,频率60 ~ 100 次/分;P–R 间期≥0.12 s;QRS 波时间为0.06 ~ 0.10 s。可诊断为窦性心律。(3分)

(2)目测电轴,Ⅰ 与 Ⅲ 导联 QRS 波群的主波方向向上,说明患者电轴不偏。(2分)

(3)心率60/分,心律规整。(1分)

(4)P 波、QRS 波、T 波的时间、振幅及方向在正常范围。(1分)

(5)P–R 间期为0.16 s,QT 间期为0.36 s,均在正常范围。(1分)

(6)ST 段无抬高及压低。(1分)

(7)综合以上心电图特点,该体检者心电图检查结论为正常心电图。(1分)

【知识问答】(10分)

1. 试述正常胸导联 QRS 波形变化的规律性。(5分)

答　　自右至左(自 V₁至 V₆)R 波幅度逐渐增大,S 波幅度逐渐减小,R/S 的比值逐渐增大。V₁的 R/S<1,V₅的 R/S>1,V₃的 R/S 近于1。

2. 心电轴偏移的临床意义有哪些?(5分)

答　　电轴左偏常见于正常的横位心脏(肥胖、腹水、妊娠等)、左心室肥大和左前束支传导阻滞等,电轴右偏多见于右心室肥大和左后束支传导阻滞等。

第三节　窦性心动过速

【实训目标】(8分)

1. 掌握窦性心动过速的心电图特点。(3分)

2.结合病史做出心电图诊断。(3分)

3.学会书写心电图检查申请单。(2分)

【实训用品】(2分)

直尺、分规、心电图检查申请单及报告单等。(2分)

【模拟临床场景】

　　模拟患者,女性,35岁。怕热、多汗、心悸、易激动2个月,加重1周。患者2个月前无明显诱因出现怕热、多汗、心悸、话多、易怒、失眠,1周前上述症状加重,出现多食、劳累后心悸,夜间有时憋醒。病后大便每日2次,成形便,体重减轻8 kg。既往体健,无药物过敏史。查体:T 37 ℃,P 123次/分,R 16次/分,BP 120/70 mmHg。发育正常,消瘦,自动体位,浅表淋巴结不大,眼球凸出,闭合障碍,唇无发绀。甲状腺Ⅱ°肿大,质软,无结节,两上极可触及震颤,可闻及血管杂音。无颈静脉怒张。双肺正常,心界稍向左扩大,心率120次/分,律齐,心尖部可闻及2/6级收缩期杂音。腹软,无压痛,肝、脾肋下未触及,无移动性浊音,肠鸣音正常。双下肢不肿,双膝、跟腱反射亢进,双侧巴宾斯基征(-)。入院后给予心电图检查(图6-9),请结合病史做出心电图诊断。

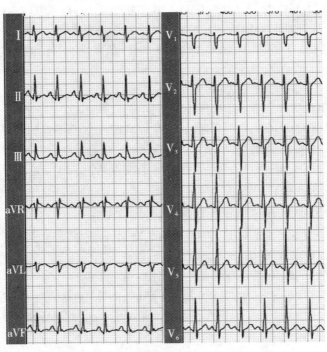

图6-9　模拟患者的心电图

【学习方法】

1.利用心电图图谱讲解窦性心动过速的心电图特征。

2.指导学生分析窦性心动过速的心电图表现,重点对窦性心律与窦性心动过速的心电图进行观察分析。

【实训步骤及评分】(70分)

1.接诊模拟患者(5分)

(1)安置模拟患者坐下休息,了解其健康状况。(2分)

(2)书写心电图检查申请单。(3分)

2.讨论窦性心动过速的心电图诊断要点(40分)

(1)窦性心律心电图的读图要点　P波在Ⅰ、Ⅱ、aVF、$V_4 \sim V_6$导联直立,在aVR导联倒置;P波振幅在任何导联均<0.25 mV,时间0.06~0.11 s;P波规则出现,频率60~100次/分,P-R间期≥0.12 s,QRS波时间为0.06~0.10 s。(20分)

(2)窦性心动过速心电图的读图要点　窦性心律,成人心率>100次/分,一般不超过160次/分。婴儿心律>150次/分,儿童心率>120次/分。(20分)

3.判读模拟患者的心电图,结合病史做出心电图诊断(25分)

(1)该患者心电图符合以下特点(10分)

1)P波在Ⅰ、Ⅱ、aVF、$V_4 \sim V_6$导联直立,在aVR导联倒置;P波振幅在任何导联均<0.25 mV,时间0.06~0.11 s。(5分)

2)P波规则出现,P-R间期≥0.12 s,QRS波时间在0.06~0.10 s之间,可诊断为窦性心律。(5分)

(2)心率150次/分,心律规整。(5分)

(3)综合以上心电图特点,该模拟患者心电图结论为窦性心动过速。(10分)

【知识问答】(20分)

1.何为窦性P波?(10分)

答　窦性P波是指窦房结发出激动传入心房,引起心房除极产生P波。

2.何为窦性心律?(10分)

答　①P波在Ⅰ、Ⅱ、aVF、$V_4 \sim V_6$导联直立,在aVR导联倒置;P波振幅在任何导联均<0.25 mV,时间0.06~0.11 s。②P波规则出现,频率60~100次/分。③P-R间期≥0.12 s。④QRS波时间在0.06~0.10 s之间。

第四节　窦性心动过缓

【实训目标】(8分)

1.掌握窦性心动过缓的心电图特点。(3分)

2.结合病史做出心电图诊断。(3分)

3.学会书写心电图检查申请单。(2分)

【实训用品】(2分)

直尺、分规、心电图检查申请单及报告单等。(2分)

【模拟临床场景】

模拟患者,男性,58 岁。因间断胸痛 3 d 入院。患者于入院前 3 d 无明显诱因出现胸骨后疼痛,疼痛呈间断性、压榨性,每次持续时间约 5 min。活动时胸痛加重,伴有气促、咳嗽、大汗淋漓,呕吐胃内容物 1 次。入院查体:神志清楚,T 36.7 ℃,P 56 次/分,R 28 次/分,BP 100/70 mmHg。双侧呼吸音稍减弱,双侧肺底未闻及干湿啰音。心率 46 次/分,律齐,心音低钝,二尖瓣区可闻及 3/6 级吹风样杂音,向心前区传导。腹平软,无压痛及反跳痛,肝、脾肋下未触及。入院后给予心电图检查(图 6-10),请结合病史做出心电图诊断。

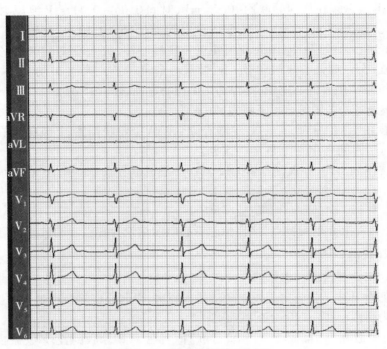

图 6-10　模拟患者的心电图

【学习方法】

1. 利用心电图图谱讲解窦性心动过缓的心电图特征。

2. 指导学生通过患者心电图判断窦性心动过缓。

【实训步骤及评分】(70 分)

1. 接诊模拟患者(5 分)

(1)安置模拟患者坐下休息,了解其健康状况。(2 分)

(2)书写心电图检查申请单。(3 分)

2. 讨论窦性心动过缓的心电图诊断要点(40 分)

窦性心动过缓的心电图有以下表现。

(1)P 波为窦性(Ⅱ、Ⅲ、aVF 导联直立,aVR 导联倒置)。(15 分)

（2）成人窦性 P 波的频率<60 次/分，一般为 40～60 次/分，偶尔可慢至 35 次/分。（15 分）

（3）P-R 间期≥0.12 s，可伴有窦性心律不齐、结性逸搏等。（10 分）

3.判读模拟患者的心电图特点，结合病史做出心电图诊断（25 分）

（1）该患者心电图符合以下特点：P 波在Ⅰ、Ⅱ、aVF、V_4～V_6 导联直立，在 aVR 导联倒置，P-R 间期为 0.16 s（>0.12 s），可诊断为窦性心律。（10 分）

（2）心率 52 次/分（<60 次/分），伴有窦性心律不齐。（10 分）

（3）综合以上心电图特点，该模拟患者心电图结论为窦性心动过缓。（5 分）

【知识问答】（20 分）

1.窦性心动过缓的原因有哪些？（10 分）

答 其发生原因多数是迷走神经张力增高，少数是窦房结本身发生了病变。

2.试述窦性心动过缓的临床意义。（10 分）

答 窦性心动过缓是迷走神经兴奋性增高或窦房结受抑制所致，常见于运动员、老人、低温麻醉、胆汁淤积性黄疸、颅内压增高、垂体或甲状腺功能低下、洋地黄过量及应用 β 受体阻滞剂等。

第五节 房性期前收缩

【实训目标】（8 分）

1.掌握房性期前收缩的心电图特点。（3 分）

2.结合病史做出心电图诊断。（3 分）

3.学会书写心电图检查申请单。（2 分）

【实训用品】（2 分）

直尺、分规、心电图检查申请单及报告单等。（2 分）

【模拟临床场景】

模拟患者，男性，55 岁。间断性头晕 5 年，活动后气短、胸闷 3 d。5 年前因经常头晕，检查发现血压增高（160/110 mmHg），间断服用"降压 0 号"。近 3 d 出现活动后胸闷、心悸、气短，休息后可以缓解。偶有四肢乏力，无发作性呕吐和头痛。既往无糖尿病、冠心病史，无药物过敏史。吸烟 15 年，每天 1 包，少量饮酒。查体：T 36 ℃，P 89 次/分，R 18 次/分，BP 160/100 mmHg。神志清楚，巩膜无黄染，口唇无发绀，双肺底可闻及湿啰音。心率 89 次/分，律不齐，心尖部可闻及 2/6 级收缩期血管杂音，A_2 亢进，A_2>P_2。腹平软，肝、脾未触及，腹部未闻及血管杂音。双下肢不肿。入院后给予心电图检查（图 6-11），请结合病史做出心电图诊断。

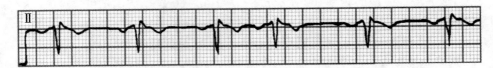

图 6-11　模拟患者的心电图

【学习方法】

1. 利用心电图图谱讲解房性期前收缩的心电图特征。

2. 指导学生通过患者心电图判断房性期前收缩。

【实训步骤及评分】(70 分)

1. 接诊模拟患者(5 分)

(1)安置模拟患者坐下休息,了解其健康状况。(2 分)

(2)书写心电图检查申请单。(3 分)

2. 讨论房性期前收缩的心电图诊断要点(40 分)

房性期前收缩的心电图有以下表现。

(1)提前出现的房性 P'波,P'波形态与同导联的窦性 P 波有一定差异。(10 分)

(2)P-R 间期一般在 0.12～0.20 s,代偿间歇多不完全。(9 分)

(3)P'波之后的 QRST 可有 3 种表现:①P'波之后的 QRST 波群正常(与同导联窦性激动的 QRST 一致),最常见;(7 分)②P'波之后的 QRST 波群变形,称房性期前收缩伴室内差异性传导或称房早伴室内差异性传导(图 6-12);(7 分)③P'波之后无 QRST 波群,称未下传性房性期前收缩或称房早未下传。(7 分)

房早伴室内差异性传导

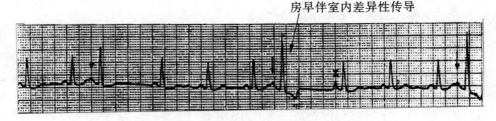

图 6-12　房性期前收缩伴室内差异性传导

3. 判读模拟患者的心电图,结合病史做出心电图诊断(25 分)

(1)第 4 个波形为提前出现的波群,其前有 P'波,P'波形态与同导联的窦性 P 波有一定差异(图 6-11)。(10 分)

(2)P'波到 R 波间期为 0.16 s,在 0.12～0.20 s 之间,代偿间歇不完全。(5 分)

(3)P'波之后的 QRST 波群正常。(5 分)

(4)综合以上心电图特点,该模拟患者心电图结论为房性期前收缩。(5 分)

【知识问答】(20 分)

1. 何为代偿间歇? (10 分)

答 期前收缩之后常伴随一个长的间歇,称代偿间歇。若联律间期与代偿间歇之和恰好等于 2 倍的窦性周期,称代偿间歇完全;若小于 2 倍,则称代偿间歇不完全。

2. 房性期前收缩伴室内差异性传导与室性期前收缩如何鉴别? (10 分)

答 房性期前收缩伴室内差异性传导时,因房性 P'波之后的 QRS 波群增宽变形,应注意与室性期前收缩鉴别。前者可见房性 P'波,且代偿间歇不完全;后者提前出现的最宽大畸形 QRST 波群,之前无相关的 P 波,其后代偿间歇完全。

第六节 室性期前收缩

【实训目标】(8 分)

1. 掌握室性期前收缩的心电图特点。(3 分)
2. 结合病史做出心电图诊断。(3 分)
3. 学会书写心电图检查申请单。(2 分)

【实训用品】(2 分)

直尺、分规、心电图检查申请单及报告单等。(2 分)

【模拟临床场景】

模拟患者,男性,58 岁。间歇性心悸 1 年,再次发作 0.5 h。患者于 0.5 h 前无明显诱因突然出现心慌、胸闷,休息及含服"速效救心丸"不能缓解,遂来诊。无家族病史,既往曾经发作过 1 次。查体:T 37 ℃,R 26 次/分,BP 100/60 mmHg,心率 66 次/分左右。听诊心律不规则,第一心音恒定,呼吸音正常。腹软,无压痛,肝、脾肋下未触及,无移动性浊音,肠鸣音正常。双下肢无水肿,神经反射正常。入院后给予心电图检查(图 6-13),请结合病史做出心电图诊断。

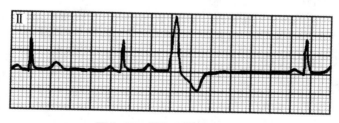

图 6-13 模拟患者的心电图

【学习方法】

1. 利用心电图图谱讲解室性期前收缩的心电图特征。
2. 指导学生通过患者的心电图判断室性期前收缩。

【实训步骤及评分】(70分)

1. 接诊模拟患者(5分)

(1)安置模拟患者坐下休息,了解其健康状况。(2分)

(2)书写心电图检查申请单。(3分)

2. 讨论室性期前收缩的心电图诊断要点(40分)

室性期前收缩的心电图有以下表现。

(1)提前出现QRS波群及T波,其前无P波。(10分)

(2)提前出现的QRS波群宽大畸形,时间>0.12 s,并有继发性T波改变(T波方向与QRS波的主波方向相反)。(10分)

(3)室性期前收缩后有一完全性的代偿间期(图6-14、图6-15)。(20分)

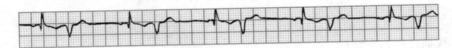

图6-14　频发性单源性室性期前收缩(呈二联律)

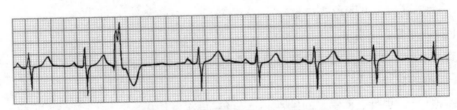

图6-15　偶发性单源性室性期前收缩

3. 判读模拟患者的心电图,结合病史做出心电图诊断(25分)

(1)第3个波形为提前出现的QRS波群及T波,其前无P波(图6-13)。(5分)

(2)提前出现的QRS波群呈宽大畸形,时间为0.16 s(>0.12 s),并有继发性T波改变(T波方向与QRS波的主波方向相反)。(8分)

(3)期前收缩前后R-R间期为1.84 s,正常R-R间期为0.92 s,是2倍关系,或者说具有完全性代偿间歇。(7分)

(4)综合以上心电图特点,该模拟患者心电图结论为室性期前收缩。(5分)

【知识问答】(20分)

1. 试述室性期前收缩的心电图特征。(10分)

答　典型室性期前收缩的心电图特征为:提前出现宽大畸形的QRST波群,QRS时间≥0.12 s,T波与QRS主波方向相反;其QRS前无相关的P波;代偿间歇完全。

2. 室性期前收缩的临床意义有哪些?(10分)

答　室性期前收缩可见于心肌供血不足、高血压病、中毒等。

第七节　交界性期前收缩

【实训目标】(8 分)

1. 掌握交界性期前收缩的心电图特点。(3 分)

2. 结合病史做出心电图诊断。(3 分)

3. 学会书写心电图检查申请单。(2 分)

【实训用品】(2 分)

直尺、分规、心电图检查申请单及报告单等。(2 分)

【模拟临床场景】

模拟患者,女性,34 岁。反复心慌、胸闷 8 年,再发 1 d。自 8 年前开始反复出现不明原因的心慌、胸闷,发作无规律,时间长短不等,曾服用"普罗帕酮""索他洛尔"等药物治疗,效果欠佳。否认有心肌炎、高血压病、冠心病等病史。查体:BP 120/80 mmHg,一般情况尚可。无颈静脉充盈、怒张,甲状腺无肿大,双肺呼吸音清。心界不大,心率70 次/分,律不齐,可闻频发期前收缩,各瓣膜听诊区无杂音。腹部检查无异常,神经系统未见异常。实验室检查:肝肾功能、电解质、血常规、出凝血功能、心肌损伤标志物等指标均正常。入院给予心电图检查(图6-16),请结合病史做出心电图诊断。

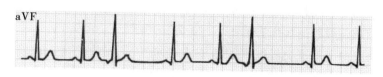

图 6-16　患者的心电图

【学习方法】

1. 利用心电图图谱讲解交界性期前收缩的心电图特征。

2. 指导学生通过患者的心电图判断交界性期前收缩。

【实训步骤及评分】(70 分)

1. 接诊模拟患者(5 分)

(1)安置模拟患者坐下休息,了解其健康状况。(2 分)

(2)书写心电图检查申请单。(3 分)

2. 讨论交界性期前收缩的心电图诊断要点(40 分)

交界性期前收缩的心电图有以下表现。

(1)提前出现的 QRST 波群,其形状与窦性心律中的 QRS 波形基本相同。(10 分)

(2)提前出现的 QRST 波群前无 P 波,若有 P 波则为逆行,可在 QRS 波之前(P′–R <0.12 s),可埋于 QRS 波之中(P′–R 间期为 0),或在 QRS 波之后(R–P′<0.20 s)。(15 分)

(3)常具有完全性代偿间歇。这是因为大多数情况下,交界性兴奋不易逆传至窦房结,故窦房结节律大多不受交界性期前收缩影响(图 6–17)。(15 分)

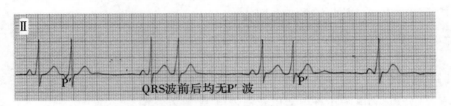

图 6–17 交界性期前收缩

3.判读模拟患者的心电图特点,结合病史做出心电图诊断(25 分)

(1)第 3 与第 6 个波形为提前出现的 QRST 波群,其形状与窦性心律中的 QRS 波形基本相同(图 6–16)。(8 分)

(2)提前出现的 QRST 波群前有逆行 P 波。(5 分)

(3)期前收缩前后 R–R 间期为 1.84 s,正常 R–R 间期为 0.96 s,基本上是 2 倍关系,或者说具有完全性代偿间歇。(7 分)

(4)综合以上心电图,该模拟患者心电图结论为交界性期前收缩。(5 分)

【知识问答】(20 分)

1.交界性期前收缩的病因有哪些?(10 分)

答 冲动起源于房室交界区,可做前向与逆向传导,分别产生提前发生的 QRS 波与逆行 P 波。

2.交界性期前收缩 P 波与 QRS 波的关系如何?(10 分)

答 交界性期前收缩若有 P 波则为逆行,可在 QRS 波之前,可埋于 QRS 波之中,或在 QRS 波之后。

第八节 阵发性室上性心动过速

【实训目标】(8 分)

1.掌握阵发性室上性心动过速的心电图特点。(3 分)

2.结合病史做出心电图诊断。(3 分)

3.学会书写心电图检查申请单。(2 分)

【实训用品】(2 分)

直尺、分规、心电图检查申请单及报告单等。(2 分)

【模拟临床场景】

模拟患者,男性,30 岁。间歇性心悸 1 年,再次发作 0.5 h。患者于 0.5 h 前无明显诱因突然出现心慌、胸闷,心跳快,休息及含服"速效救心丸"不能缓解,遂来诊。无家族病史,既往曾经发作过 1 次,发病为突然发生,也可突然停止。查体:T 37 ℃,P 200 次/分,R 26 次/分,BP 110/60 mmHg。听诊心律规则,第一心音恒定,呼吸音正常。腹软,无压痛,肝、脾肋下未触及,无移动性浊音,肠鸣音正常。双下肢无水肿,神经反射正常。入院后给予心电图检查(图 6-18),请结合病史做出心电图诊断。

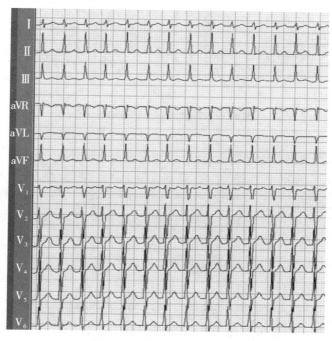

图 6-18 模拟患者的心电图

【学习方法】

1. 利用心电图图谱讲解阵发性室上性心动过速的心电图特征。

2. 指导学生通过患者的心电图判断阵发性室上性心动过速。

【实训步骤及评分】(70 分)

1. 接诊模拟患者(5 分)

(1)安置模拟患者坐下休息,了解其健康状况。(2 分)

(2)书写心电图检查申请单。(3 分)

2. 讨论阵发性室上性心动过速的心电图诊断要点(40 分)

阵发性室上性心动过速的心电图有以下表现。

(1)心率(R-R 间期规律一致)为 160~220 次/分,偶有 260 次/分以上者。(15 分)

（2）QRS 波群为室上性（与窦性心律的 QRS 波形基本相同），QRS 波群时间<0.11 s。若伴有室内差异性传导，或原有束支传导阻滞，则 QRS 波形可增宽变形，需与室性心动过速鉴别（图6-19）。（25 分）

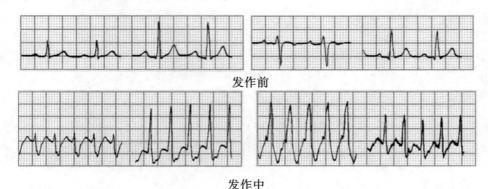

发作前

发作中

图6-19　阵发性室上性心动过速

3.判读模拟患者的心电图特点,结合病史做出心电图诊断(25 分)

（1）出现快速的室上性搏动，心室率 172 次/分，心律规则匀齐（图 6-18）。（8 分）

（2）QRS 波群为室上性（与窦性心律的 QRS 波形基本相同），QRS 波群时间为 0.08 s（<0.11 s）。（10 分）

（3）综合以上心电图特点，该模拟患者心电图结论为室上性心动过速。（7 分）

【知识问答】(20 分)

1.阵发性室上性心动过速的临床意义有哪些？（10 分）

答　阵发性室上性心动过速多见，常发生在无器质性心脏病者。预激综合征者易有此类发作，有突然发生、突然停止的特点。

2.阵发性室上性心动过速时异位心律的兴奋点来源于哪里？（10 分）

答　其兴奋点来源于房性与交界区，但因 P′波常不易明辨,故将两者统称为室上性。

第九节　室性心动过速

【实训目标】(8 分)

1.掌握室性心动过速的心电图特点。（3 分）

2.结合病史做出心电图诊断。（3 分）

3.学会书写心电图检查申请单。（2 分）

【实训用品】(2 分)

直尺、分规、心电图检查申请单及报告单等。（2 分）

【模拟临床场景】

模拟患者，女性，45 岁。3 年前因心悸、胸闷住院，诊断为"冠心病，多发室性期前收缩"。当时动态心电图显示室性期前收缩 225 次/分。治疗 7 d 后好转，期间口服"胺碘酮"。出院后自行口服药物"胺碘酮"，但极其不规律，而且自行服用其他药物（不详）。近 1 个月心悸频繁发作，时感头晕，有时出现黑蒙、意识丧失、四肢抽搐，一直未治疗。1 h 前患者再次出现上述症状时给予心电图检查（图 6-20），请结合病史做出心电图诊断。

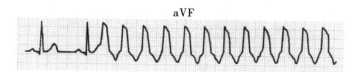

图 6-20　模拟患者的心电图

【学习方法】

1. 利用心电图图谱讲解室性心动过速的心电图特征。

2. 指导学生通过患者的心电图判断室性心动过速。

【实训步骤及评分】（70 分）

1. 接诊模拟患者（5 分）

（1）安置模拟患者坐下休息，了解其健康状况。（2 分）

（2）书写心电图检查申请单。（3 分）

2. 讨论室性心动过速的心电图诊断要点（40 分）

室性心动过速的心电图有以下表现。

（1）连续出现 3 次或 3 次以上的快速室性搏动，心室率 150～200 次/分，心律大致规则，但不是绝对匀齐。（13 分）

（2）QRS 波群呈宽大畸形，时间>0.12 s，伴继发性 ST-T 改变（即 T 波方向与 QRS 波主波方向相反）。（13 分）

（3）如见 P 波，其频率比心室率慢，且与 QRS 波群无固定关系。如 P 波（窦性冲动）传入心室，形成心室夺获或室性融合波，有助于明确诊断（图 6-21）。（14 分）

3. 判读模拟患者的心电图，结合病史做出心电图诊断（25 分）

（1）从第 3 个波形开始连续出现 12 次的快速室性搏动，心室率 150 次/分，心律大致规则，但不是绝对匀齐（图 6-20）。（10 分）

（2）QRS 波群呈宽大畸形，时间为 0.20 s（>0.12 s）。T 波方向向下（即 T 波方向与 QRS 波主波方向相反）。（10 分）

（3）综合以上心电图特点，该模拟患者心电图结论为室性心动过速。（5 分）

【知识问答】（20 分）

1. 何为扭转型室性心动过速？（10 分）

答　扭转型室性心动过速是较为严重的一种室性心律失常。发作时呈室性心动

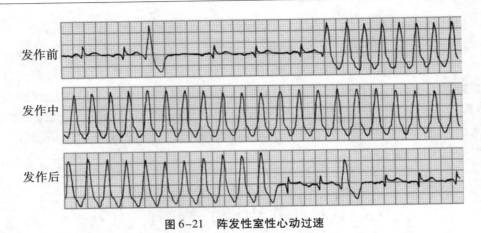

发作前

发作中

发作后

图6-21　阵发性室性心动过速

过速特征,只是增宽变形的 QRS 波群围绕基线不断扭转其主波的正负方向。

2.试述阵发性室性心动过速的临床意义。(10 分)

答　阵发性室性心动过速绝大多数发生在有器质性心脏病者,如急性心肌梗死、心肌病等。

第十节　心房颤动

【实训目标】(8 分)

1.掌握心房颤动的心电图特点。(3 分)

2.结合病史做出心电图诊断。(3 分)

3.学会书写心电图检查申请单。(2 分)

【实训用品】(2 分)

直尺、分规、心电图检查申请单及报告单等。(2 分)

【模拟临床场景】

模拟患者,女性,32 岁。多食、多汗、易怒 1 年,劳累后心慌、气短 2 个月。1 年前与家人生气后感心慌,易饥饿,食量由原来的每日 5 两(250 g)增至每日 1 斤(500 g),同时怕热、多汗,话多,易怒,失眠,逐渐发现双眼凸出,梳头困难,蹲下站起时困难,按照"甲状腺功能亢进症"治疗后好转。2 个月前再次出现多汗、多食,劳累后心慌、气短明显,夜间有时憋醒。查体:T 37 ℃,P 110 次/分,R 26 次/分,BP 110/60 mmHg。发育正常,消瘦,自动体位,皮肤潮湿,浅表淋巴结不大,眼球凸出,闭合障碍,唇无发绀。甲状腺Ⅱ°肿大,质软,无结节,两上极可触及震颤,可闻及血管杂音,无颈静脉怒张。双肺正常,心界稍向左扩大,心率150 次/分,律不齐,心音强弱不等,心尖部可闻及 2/6 级收缩期杂音。腹软,无压痛,肝、脾肋下未触及,无移动性浊音,肠鸣音正常。双下肢不肿,双膝、跟腱反射亢进,双侧巴宾斯基征(-)。入院后给予心电图检查(图6-22),

请结合病史做出心电图诊断。

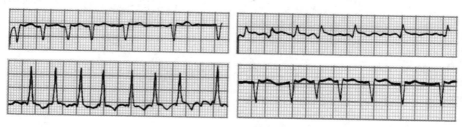

图6-22 模拟患者的心电图

【学习方法】

1.利用心电图图谱讲解心房颤动的心电图特征。

2.指导学生通过患者的心电图判断心房颤动。

【实训步骤及评分】(70分)

1.接诊模拟患者(5分)

(1)安置模拟患者坐下休息,了解其健康状况。(2分)

(2)书写心电图检查申请单。(3分)

2.讨论心房颤动的心电图诊断要点(40分)

心房颤动的心电图有以下表现。

(1)P波消失,代之以一系列大小不同、形态各样、间隔极不规则的颤动波(F波),频率350~600次/分。(13分)

(2)QRS波群形态为室上性,与窦性节律中的QRS波群基本相同。如引起室内差异性传导,可使QRS波群变异。(14分)

(3)心室波群间隔很不规则,但合并完全性房室传导阻滞时,心室律变为慢而匀齐。(13分)

3.判读模拟患者的心电图,结合病史做出心电图诊断(25分)

(1)P波消失,代之以一系列大小不同、形态各样、间隔极不规则的颤动波(F波),频率500次/分(图6-22)。(8分)

(2)QRS波群时间为0.08 s,无增宽畸形,形态为室上性,与窦性节律中的QRS波群基本相同。(7分)

(3)R-R间期绝对不等。(5分)

(4)综合以上心电图特点,该模拟患者心电图结论为心房颤动。(5分)

【知识问答】(20分)

1.试述心房扑动的心电图特点。(10分)

答 无正常P波,代之以连续的大锯齿状F波(扑动波)。F波间无等电位线,波幅大小一致,间隔规则,频率为250~350次/分,大多不能全部下传,而以2∶1或1∶1下传,故心室律规则。

2.试述心房颤动的临床意义。(10分)

答 心房颤动大多数发生在已有器质性心脏病的患者,如冠心病二尖瓣狭窄、甲状腺功能亢进性心脏病等。少数心房颤动找不到任何原因。持续性心房颤动使心房失去了协调一致的收缩,致心排血量减少,且易形成附壁血栓。

第十一节 心室颤动

【实训目标】(8 分)

1.掌握心室颤动的心电图特点。(3 分)

2.结合病史做出心电图诊断。(3 分)

3.学会书写心电图检查申请单。(2 分)

【实训用品】(2 分)

直尺、分规、心电图检查申请单及报告单等。(2 分)

【模拟临床场景】

模拟患者,男性,65 岁。持续心前区疼痛 4 h,突然意识丧失 1 min。4 h 前午饭后突感心前区痛,伴左肩臂酸胀,自含"硝酸甘油"1 片未见好转,伴憋气、乏力、出汗,大小便正常,1 min 前突然意识丧失。有高血压病史 6 年,最高血压 160/100 mmHg,未规律治疗。糖尿病病史 5 年,一直口服降糖药物治疗。无药物过敏史。吸烟 10 年,每日 20支左右,不饮酒。查体:半卧位,无皮疹及出血点,全身浅表淋巴结不大,巩膜无黄染,口唇发绀,心音消失,大动脉搏动消失,呼吸停止。腹平软,肝、脾未触及,双下肢不肿。入院后给予心电图检查(图 6-23),请结合病史做出心电图诊断。

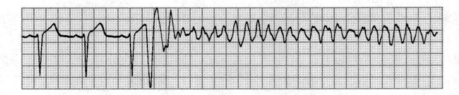

图 6-23 模拟患者的心电图

【学习方法】

1.利用心电图图谱讲解心室颤动的心电图特征。

2.指导学生通过患者的心电图判断心室颤动。

【实训步骤及评分】(70 分)

1.接诊模拟患者(5 分)

患者为心源性猝死,病情危重,立即书写心电图检查申请单。(5 分)

2.讨论心室颤动的心电图诊断要点(40 分)

心室颤动的心电图有以下表现:QRST 波群完全消失,而代之以形状不同、大小各

异、极不均匀的波群,频率250~500次/分(图6-24)。(40分)

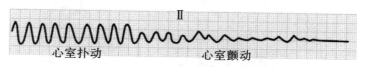

图6-24　心室颤动

3.判读模拟患者的心电图特点,结合病史做出心电图诊断(25分)

(1)患者QRST波群完全消失。(10分)

(2)出现大小不等、极不匀齐的低小波,频率达300次/分。(10分)

(3)综合以上心电图,该模拟患者心电图结论为心室颤动。(5分)

【知识问答】(20分)

1.心室扑动与心室颤动的心电图特点有什么不同?(10分)

答　心室扑动的心电图特点是无正常QRST波群,代之以连续快速而相对规则的大振幅波动,频率达200~250次/分。心室扑动常不能持久,要么很快恢复,要么转为心室颤动而死亡。心室颤动心电图上QRST波群完全消失,出现大小不等、极不匀齐的低小波,频率达200~500次/分。心室扑动和心室颤动的心脏都失去排血功能。

2.心室颤动的临床意义有哪些?(10分)

答　心室颤动常见于各种严重的疾病(中毒、触电、急性心肌梗死等),亦常为心脏病和其他疾病患者临终前的一种心律失常。其对血液循环功能的影响相当于心室停搏。如不及时抢救,患者可在几分钟内死亡。

第十二节　房室传导阻滞

【实训目标】(8分)

1.掌握房室传导阻滞的心电图特点。(3分)

2.结合病史做出心电图诊断。(3分)

3.学会书写心电图检查申请单。(2分)

【实训用品】(2分)

直尺、分规、心电图检查申请单及报告单等。(2分)

【模拟临床场景】

模拟患者,男性,51岁。3d前晚餐后突发胸闷,位于心前区,活动后感胸闷加重,休息后缓解,伴恶心,呕吐少量胃内容物。3h前晕厥1次,持续约数十秒,自行苏醒后感觉乏力、胸闷,无胸痛、心悸,无记忆障碍,无大小便失禁,遂来院就诊。有高血压病史5年;吸烟史30年,每日20支。其母亲患有"原发性高血压"。入院查体:BP 98/60 mmHg,神志清楚,双肺呼吸音清,未闻及干湿啰音。心率50次/分,律齐,各瓣膜听诊区未闻及杂音。腹平软,无压痛及反跳痛,肝、脾肋下未触及,墨菲征(-)。双下肢无水肿。入院后给予心电图检查(图 6-25),请结合病史做出心电图诊断。

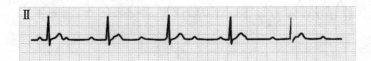

图 6-25　模拟患者的心电图

【学习方法】

1. 利用心电图图谱讲解房室传导阻滞的心电图特征。

2. 指导学生通过患者的心电图判断房室传导阻滞。

【实训步骤及评分】(70 分)

1. 接诊模拟患者(5 分)

(1)安置模拟患者坐下休息,了解其健康状况。(2 分)

(2)书写心电图检查申请单。(3 分)

2. 讨论房室传导阻滞的心电图诊断要点(40 分)

房室传导阻滞的心电图有以下表现。

(1)一度房室传导阻滞心电图的读图要点　房室传导时间延长,但每个来自心房的激动均可下传至心室,心电图表现为 P-R 间期≥0.21 s(14 岁以下儿童为 0.18 s),每个 P 波之后有 QRS 波群(图 6-26)。(10 分)

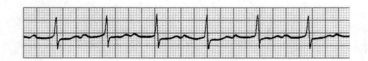

图 6-26　一度房室传导阻滞

(2)二度房室传导阻滞心电图的读图要点(15 分)

1)Ⅰ型　亦称莫氏Ⅰ型,即文氏型阻滞。P-R 间期依次呈进行性延长,直至 P 波不能传入心室,发生心室漏搏 1 次。心室漏搏后,P-R 间期缩短,以后又依次逐渐延长,这种周而复始的 P-R 间期延长现象,称为文氏现象。因为 P-R 间期逐渐延长时,每次递增值逐渐减少,所以出现了 R-R 间隔逐渐缩短的规律性变化,而且阻滞的长间歇小于任何短 R-R 间歇的 2 倍(图 6-27)。(8 分)

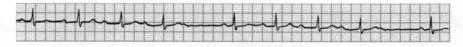

图 6-27　二度房室传导阻滞Ⅰ型

2）Ⅱ型 亦称莫氏Ⅱ型，即无文氏现象的二度房室阻滞。表现为 P 波规则地出现，P-R 间期固定不变，发生周期性的 QRS 波群脱漏（图6-28）。（7分）

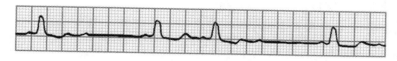

图6-28 二度房室传导阻滞Ⅱ型

（3）三度房室传导阻滞心电图的读图要点（15分）

1）完全性房室脱节，心房率快于心室率，表现为 P 波频率较 QRS 波群频率高，两者之间无固定关系。（7分）

2）心室率慢而匀齐，心室起搏点如位于房室束分叉以上，则 QRS 波群形态正常，频率常在 40 次/分以上。若起搏点位于房室束分叉以下，则 QRS 波群呈宽大畸形，频率常在 40 次/分以下（图6-29）。（8分）

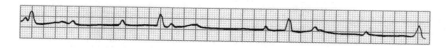

图6-29 三度房室传导阻滞

3.判读模拟患者的心电图，结合病史做出心电图诊断（25分）

（1）完全性房室脱节，表现为 P 波与 QRS 波群两者之间无固定关系，P-P 及 R-R 间期均等（图6-25）。（10分）

（2）心房率 100 次/分，快于心室率 50 次/分。（10分）

（3）综合以上心电图特点，该模拟患者心电图结论为三度房室传导阻滞。（5分）

【知识问答】（20分）

1.何为文氏现象？（10分）

答 P 波规律出现，P-R 间期逐渐延长，直至 P 波后 QRS 波脱落，脱落后传导阻滞得到一定恢复，P-R 间期又趋缩短，之后又逐渐延长。如此周而复始地出现，称为文氏现象。

2.二度房室传导阻滞Ⅱ型的心电图特征如何？（10分）

答 表现为 P 波规则地出现，P-R 间期固定不变，发生周期性的 QRS 波群脱漏。

第十三节 急性心肌梗死

【实训目标】（8分）

1.掌握急性心肌梗死的心电图特点。（3分）

2. 结合病史做出心电图诊断。（3分）

3. 学会书写心电图检查申请单。（2分）

【实训用品】（2分）

直尺、分规、心电图检查申请单及报告单等。（2分）

【模拟临床场景】

模拟患者，男性，58岁。突发胸骨后压榨性疼痛3 h。3 h前，患者与人争吵时突发胸骨后压榨性疼痛，伴胸闷、大汗、恶心、呕吐，当时给予硝酸甘油舌下含服疼痛仍未缓解。既往无冠心病、糖尿病病史，高血压病5年，最高血压达155/100 mmHg，现血压控制在正常范围，具体用药不详。无药物过敏史，无烟酒嗜好。查体：T 36.5 ℃，P 82次／分，R 19次／分，BP 90/60 mmHg。神志清楚，巩膜无黄染，睑结膜无苍白，口唇无发绀，双肺底可闻及细湿啰音。心界不大，心率82次／分，律齐，心音稍低，未闻及杂音。腹平软，肝、脾肋下未触及，双下肢不肿。入院后给予心电图检查（图6-30），请结合病史做出心电图诊断。

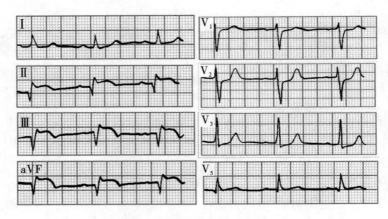

图6-30　模拟患者的心电图

【学习方法】

1. 利用心电图图谱讲解急性心肌梗死的心电图特征。

2. 指导学生通过患者的心电图判断急性心肌梗死。

【实训步骤及评分】（70分）

1. 接诊模拟患者（5分）

（1）安置模拟患者坐下休息，了解其健康状况。（2分）

（2）书写心电图检查申请单。（3分）

2. 讨论急性心肌梗死的心电图诊断要点（45分）

急性心肌梗死的心电图有以下表现。

（1）坏死型改变　坏死的心肌丧失了除极和复极的能力，不再产生心电向量，而其他健康心肌的除极仍在进行，其综合心电向量背离心肌坏死区，因此在相应导联上的 QRS 波群出现异常 Q 波（Q 波宽度>0.04 s，深度>同导联 R 波的 1/4）或变为 QS 波（图 6-31）。（15 分）

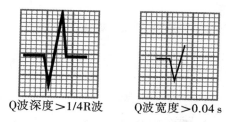

Q波深度＞1/4R波　　　　Q波宽度＞0.04 s

图 6-31　急性心肌梗死坏死型改变

（2）损伤型改变　　在坏死区周围的心肌呈损伤型改变，表现为 ST 段弓背向上抬高，甚至形成单向曲线。这是由于损伤的心肌细胞膜极化能力减弱，在静息状态下呈部分极化状态，与周围未受损、极化能力正常的心肌之间产生了电位差，健康心肌电位较高，受损心肌电位较低，电荷从高电位处向低电位处流动而产生电流，称为损伤电流（图 6-32）。该电流只在心肌细胞处于极化状态时才存在，故又称舒张期损伤电流。心肌呈极化状态时，正常心电图 T 波之后至下一个 QRS 波之前的一段称为 T-P 段，这时置于损伤侧的探查电极测得负电位，表现为 T-P 段基线下移。当心肌除极时，两部分心肌之间不存在电位差，因而也没有损伤电流产生，ST 段回到等电位线，在心肌复极后，再次出现损伤电流，使 T-P 段又降至等电位线以下。在阅读心电图时，习惯以 T-P 段为基线，故上述情况被认为是 ST 段抬高（图 6-33）。（15 分）

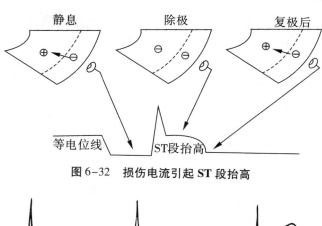

静息　　　　　　除极　　　　　　复极后

等电位线　　　　　　ST段抬高

图 6-32　损伤电流引起 ST 段抬高

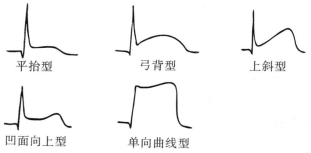

平抬型　　　　　　弓背型　　　　　　上斜型

凹面向上型　　　　　　单向曲线型

图 6-33　常见损伤型 ST 段抬高形态

（3）缺血型改变　在损伤区周围的心肌呈缺血型改变,表现为 T 波倒置。

在体表心电图上,可同时记录到上述 3 种类型的混合型图形,即异常 Q 波、ST 段抬高呈单向曲线、T 波倒置,这是急性心肌梗死的基本图形（图 6-34）。ST 段的抬高呈单向曲线对诊断急性心肌梗死最有意义。如进一步观察其演变过程则可帮助诊断。（15 分）

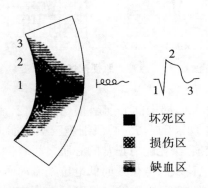

■　坏死区

▨　损伤区

▤　缺血区

图 6-34　心肌梗死基本心电图变化

3.判读模拟患者的心电图,结合病史做出心电图诊断(20 分)

患者心电图在 Ⅱ、Ⅲ、aVF 导联 ST 段弓背向上抬高,可考虑为下壁急性心肌梗死。（20 分）

【知识问答】(20 分)

1.前间壁、前壁、广泛前壁、高侧壁、下壁心肌梗死时如何进行定位诊断？（10 分）

答　前间壁心肌梗死的异常心电图出现在 V_1、V_2、V_3 导联,前壁心肌梗死的异常心电图出现在 V_3、V_4、V_5 导联,广泛前壁心肌梗死的异常心电图出现在 V_1、V_2、V_3、V_4、V_5 导联,高侧壁心肌梗死的异常心电图出现在 Ⅰ、aVL 导联,下壁心肌梗死的异常心电图出现在 Ⅱ、Ⅲ、aVF 导联。

2.什么是异常 Q 波？（10 分）

答　Q 波的宽度>0.04 s,深度>同导联 R 波的 1/4。

第十四节　　心肌缺血

【实训目标】(8 分)

1.掌握典型心肌缺血的心电图特点。(3 分)

2.结合病史做出心电图诊断。(3 分)

3.学会书写心电图检查申请单。(2 分)

【实训用品】(2 分)

直尺、分规、心电图检查申请单及报告单等。(2 分)

【模拟临床场景】

模拟患者,男性,58 岁。发作性心前区疼痛 5 年。患者 5 年前开始间断出现晨练时心前区疼痛,有压迫感,伴出汗,疼痛向左肩背部放射,持续数分钟,休息后可自行缓解,无恶心、呕吐。曾多次到医院就诊,做心电图均"正常",疑为"冠心病",给"消心痛",每次 10 mg,3 次/日,因患者服药后头痛而自行停药。此后仍有类似发作。患病以来,仍正常工作,睡眠差,大小便正常,无消瘦。既往无高血压病、糖尿病病史,无药物过敏史。吸烟 20 年,每日 20 支,少量饮酒,喜肉食。查体:T 36.6 ℃,P 90 次/分,R 18 次/分,BP 120/80 mmHg。神志清楚,巩膜无黄染,睑结膜无苍白,口唇无发绀,心肺未见异常。腹平软,肝、脾肋下未触及。双下肢不肿。入院后给予心电图检查(图6-35),请结合病史做出心电图诊断。

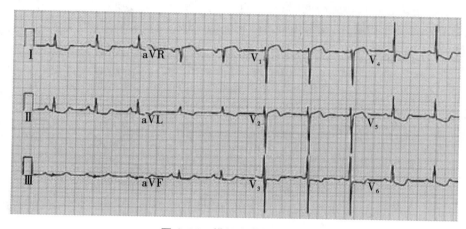

图 6-35　模拟患者的心电图

【学习方法】

1.利用心电图图谱讲解心肌缺血的心电图特征。

2.指导学生通过患者的心电图判断心肌缺血。

【实训步骤及评分】(70 分)

1.接诊模拟患者(5 分)

(1)安置模拟患者坐下休息,了解其健康状况。(2 分)

(2)书写心电图检查申请单。(3 分)

2.讨论典型心肌缺血的心电图诊断要点(45 分)

典型心肌缺血的心电图有以下表现:在正常情况下,心室的复极过程从心外膜开始,向心内膜方向推进。心室肌某一部分发生缺血,将影响心室复极的正常进行,从而产生心电图 ST-T 的异常改变。

(1)心内膜下心肌缺血　此时,缺血使这部分心肌的复极较正常更为推迟,导致出现与 QRS 主波方向一致的高大 T 波(图6-36)。(15 分)

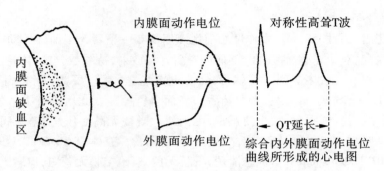

图6-36　心内膜下心肌缺血

（2）心外膜下心肌缺血　此时，可引起心肌复极顺序的逆转，即转为心内膜复极在先而心外膜复极在后，出现与正常方向相反的 T 波（图6-37）。（15 分）

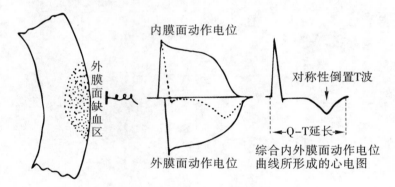

图6-37　心外膜下心肌缺血

（3）ST 段的异常改变　在心电图上典型的缺血型 ST 改变，往往表现为 ST 段呈水平和下垂形下移≥0.05 mV，下移的 ST 段与 R 波的夹角≥90°。而变异型心绞痛，心电图可出现 ST 段抬高，常伴有高耸的 T 波。心室肥厚及束支传导阻滞等情况下出现的 ST-T 改变，是心肌除极时间延长，与心肌已开始进行的复极时间相重叠所致，通常称为继发性 ST-T 改变。（15 分）

3. 判读模拟患者的心电图，结合病史做出心电图诊断（20 分）

患者的心电图符合以下表现。

（1）肢体导联　Ⅰ、Ⅱ、aVL、aVF 导联 ST 段下垂形下移≥0.05 mV，T 波低平。（10 分）

（2）胸导联　V4、V5、V6导联 ST 段下垂形下移≥0.05 mV，T 波低平。（10 分）

结合患者的症状可诊断为心肌缺血。

【知识问答】（20 分）

1. 缺血型 ST 段的表现有哪些？（10 分）

答　缺血型 ST 段改变为 ST 段降低>0.05 mV，可表现为水平形、下垂形、弓背形、下陷形以及近似缺血(类水平)形。

2. 变异型心绞痛的心电图特点是什么？(10 分)

答　心电图可出现 ST 段抬高而常伴有高耸的 T 波。

第十五节　心室肥大

【实训目标】(8 分)

1. 掌握心室肥大的心电图特点。(3 分)

2. 结合病史做出心电图诊断。(3 分)

3. 学会书写心电图检查申请单。(2 分)

【实训用品】(2 分)

直尺、分规、心电图检查申请单及报告单等。(2 分)

【模拟临床场景】

模拟患者,男性,55 岁。间断性头晕 11 年,活动后气短、胸闷 3 个月。11 年前因经常头晕,检查发现血压增高(160/110 mmHg),间断服用"降压 0 号"。近 3 个月出现活动后胸闷、心悸、气短,休息后可以缓解。偶有四肢乏力,无发作性呕吐和头痛。既往无糖尿病、冠心病病史,无药物过敏史。吸烟 15 年,每日 40 支,少量饮酒。其父亲 52 岁时死于"高血压病、脑出血"。查体:T 36 ℃,P 89 次/分,R 18 次/分,BP 160/100 mmHg。神志清楚,巩膜无黄染,口唇无发绀,双肺底可闻及湿啰音。心尖呈抬举性搏动,心界向左下扩大,心率 89 次/分,律齐,心尖部可闻及 2/6 级收缩期血管杂音,A_2 亢进,A_2>P_2。腹平软,肝、脾未触及,腹部未闻及血管杂音。双下肢不肿。入院后给予心电图检查(图 6-38),请结合病史做出心电图诊断。

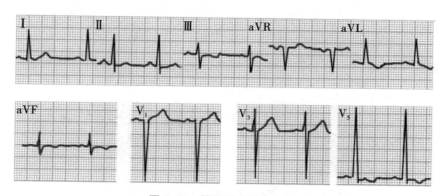

图 6-38　模拟患者的心电图

【学习方法】

1. 利用心电图图谱讲解心室肥大的心电图特征。

2. 指导学生通过患者的心电图判断心室肥大。

【实训步骤及评分】(70 分)

1. 接诊模拟患者(5 分)

(1)安置患者坐下休息,了解其健康状况。(2 分)

(2)书写心电图检查申请单。(3 分)

2. 讨论心室肥大的心电图诊断要点(40 分)

(1)左心室肥大(20 分)

1)QRS 波群电压增高:①标准肢体导联,$R_I > 1.5$ mV,$R_I + S_{III} > 2.5$ mV;②单极肢体导联,额面 QRS 环朝左上方时 $R_{aVL} \geq 1.2$ mV,额面 QRS 环朝下时 $R_{aVF} > 2.0$ mV;③心前区导联,$RV_5 \geq 2.5$ mV,$RV_5 + SV_1 > 3.5$ mV(女性)或 > 4.0 mV(男性)。(5 分)

2)心电轴左偏:对左心室肥大的诊断只有参考价值。(5 分)

3)QRS 波时间延长可达 $0.10 \sim 0.11$ s,V_5 室壁激动时间(VAT)> 0.05 s,对左心室肥大仅有参考价值。(5 分)

4)ST-T 改变:在以 R 波为主的导联 ST 段下降超过 0.05 mV,T 波倒置。(5 分)

(2)右心室肥大(图 6-39)(20 分)

1)QRS 波群形态及电压的变化:R_{V_1} 增高 > 1.0 mV,S_{V_1} 较正常减少或根本消失。V_1 的 QRS 波群可呈 Rs、R、rSR、qR 型。R/S 在 V_1 导联上 > 1。SV_5 较正常深。V_5 导联 R/S < 1,$R_{V_1} + S_{V_5} > 1.2$ mV,均为诊断右心室肥大的可靠指标。$R_{aVR} \geq 0.5$ mV(或 R > q)。(5 分)

2)心电轴右偏可达 $+110°$,对诊断右心室肥大有较大意义。(5 分)

3)V_1 的室壁激动时间 > 0.03 s。(5 分)

4)V_1、V_2 的 ST 段下降,T_{V_1} 倒置,有参考价值(图 6-39)。(5 分)

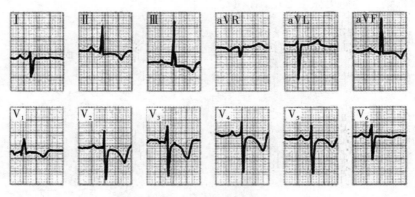

图 6-39 右心室肥大

3. 判读模拟患者的心电图,结合病史做出心电图诊断(25 分)

患者心电图符合以下表现。

(1)目测法 I 导联主波向上,III 导联主波向下,说明心电轴左偏。(5 分)

（2）QRS 波群电压增高的表现　R_{V_5} 为 3.0 mV（>2.5 mV），$R_{V_5} + S_{V_1} = 5.5$ mV（>4.0 mV）。（10 分）

（3）ST-T 改变　Ⅰ、Ⅱ、Ⅲ、aVF、aVL、V_5 导联 ST 段下降，V_5、aVF 导联 T 波倒置。（10 分）

综合以上心电图特点，该模拟患者心电图结论为左心室肥大。

【知识问答】（20 分）

1. 心电图提示右心室肥大的临床意义有哪些？（10 分）

答　一旦出现典型右心室肥大的心电图形，表示右心室肥大已相当显著。正常人有时可在 V_1 导联出现 R/S>1 或呈 rsR′ 波形，因此不能仅根据某一项指标诊断右心室肥大，应综合考虑。

2. 心电图诊断左心室肥大的注意事项有哪些？（10 分）

答　仅具有 QRS 电压增高者称为左心室高电压。在左心室高电压的基础上，结合其他阳性指标之一，一般可成立左心室肥大的诊断。符合的条件越多，诊断的可靠性越大。如仅有 QRS 波群电压增高，而无其他任何阳性指标，则诊断左心室肥大应慎重。

（赵　岩）

第七章　病历书写

病历是指医务人员在医疗活动过程中形成的文字、符号、图表、影像、切片等资料的总和,包括门(急)诊病历和住院病历。病历书写是指医务人员通过问诊、体格检查、辅助检查、诊断、治疗、护理等医疗活动获得有关资料,并进行归纳、分析、整理形成医疗活动记录的行为。病历书写应当客观、真实、准确、及时、完整、规范。

第一节　住院病历书写

住院病历的内容包括住院病案首页、入院记录、病程记录、会诊记录、转科记录、出院记录和死亡记录等。住院病历记录尽可能完整。在实际工作中,可根据具体情况做适当的增减。

一、内科住院病历

(一)心血管内科住院病历

1. 心血管内科住院病历内容及书写要求

(1)病史　先天性心脏病患者应当询明首次出现的症状及年龄,如发绀见于出生时或出生后数天者提示为大血管错位,如到青、中年才出现则提示房间隔缺损。高血压病患者要询明发现日期、诱因、何时出现血压最高值、平素血压值、能否降至正常、药物疗效及病情进展情况,尤其要最近应用洋地黄、利尿剂、抗心律失常药物的情况,并应探询其毒性反应及注意有无低钾倾向。慢性病史要询问其发展规律。这些都对病情的判断、分期有重要价值。凡过去做过的检查,应尽可能将确切的结果择要在病史中介绍。

(2)体格检查　进行系统检查要有全局观点,切不可只注意心血管方面的体征而忽视全身的其他相关表现。入院时有高血压者,应一日多次测血压,连续测 3 d,必要时应停用降压药后观察基础血压。初患高血压病者,触诊要注意心尖冲动强弱和范围、异常搏动或感觉。听诊有杂音者当确定其部位、性质、放射传导情况、与呼吸及体位的关系,并按 6 级制注明其强度。

(3)实验室检查及其他检查　心血管病例除做常规检验外,一般均应做心电图、X射线胸部正侧位片、超声心动图等检查。视病情做有关特殊检查,包括心电图运动试验(二级梯、平板)、心电图监测、动态心电图、心功能测定等。疑为感染性心内膜炎者,应在入院前或入院初给予抗生素前采血做细菌培养或真菌培养,并隔数小时或在高热时连续送血培养数次,以利获得阳性结果,并取得药物敏感试验报告。已用抗生素者,应在血培养送检单上注明。

2.心血管内科住院病历示范

住院病历

姓名	辛某某	**工作单位及职别**	某饭店副经理
性别	男	**住址**	南阳市方城县
年龄	60 岁	**入院日期**	1991 年 3 月 11 日
婚否	已婚	**病史采集日期**	1991 年 3 月 11 日
籍贯	河南省方城县	**病史记录日期**	1991 年 3 月 11 日
民族	汉	**病史陈述者**	本人

病　史

主诉　反复发作劳累后心悸、气急、水肿 22 年余,加重 2 个月余。

现病史　患者于 1952 年至 1956 年间宿营野外,经常发热、咽痛,此后常感四肢大关节游走性酸痛,但无红肿及活动障碍。1968 年起,发现晨起时双眼睑水肿,午后及傍晚下肢水肿。未经特殊治疗。1970 年起于快步行走 500 m 后,感胸闷、心悸,休息片刻即能缓解。1976 年后,快步行走 200 m 即感心悸、气急,同时易患"感冒",偶于咳嗽剧烈时痰中带血。1983 年起,多次发生夜间阵发性呼吸困难,被迫坐起 1 h 左右渐趋缓解,无粉红色泡沫样痰,仍坚持工作。1988 年以后则经常夜间不能平卧,只能高枕或端坐,同时出现上腹部饱胀、食欲减退,持续性下肢水肿,尿少,活动后感心悸、气急,不能坚持一般工作。1990 年以后水肿明显加重,由小腿发展至腰部,尿量明显减少,每日 400~500 mL,服利尿剂效果亦差,腹胀加重,腹部渐膨隆。无尿色深黄及皮肤瘙痒感。休息状态下仍感胸闷、心悸、气急。于 1970 年在南阳市某医院诊断为"风湿性心脏病",1976 年发现有"房颤",此后长期服用地高辛,同时辅以利尿剂,近来增用扩血管药物,病情仍时轻时重,并多次出现洋地黄过量情况。近 2 个月来一直服地高辛,每日 0.25 mg。于 1 月下旬再次出现胸闷、气急、心悸加重,夜间不能平卧,阵发性心前区隐痛,轻度咳嗽,咳白色黏痰,为求诊治,入住我院我科。

既往史　平时体质较差,易患感冒。无肝炎及结核病史。未做预防接种已近 30 年。

系统回顾

头颅五官:无眼痛、视力障碍,无耳流脓、耳痛、重听,无经常鼻阻塞、流脓涕,无牙痛史。

呼吸系统:1974 年起经常咳嗽,咳白色泡沫样痰,每日 30~50 mL,冬季加重,偶发热时咯脓痰,无胸痛、咯血史。

循环系统:除前述病史外,1976 年起发现血压增高,(150~160)/(100~120)mmHg,间歇服降压药治疗。1986 年后血压正常。

消化系统:无慢性腹痛、腹泻、嗳气、反酸、呕血及黑便史。

泌尿生殖系统:无尿频、尿急、尿痛、血尿及排尿困难史。

血液系统:无鼻出血、齿龈出血、皮肤瘀斑史。

神经系统:无头痛、耳鸣、晕厥、抽搐、意识障碍。

运动系统:无运动障碍、脱位、骨折史。

个人史 出生于原籍。1952 年入伍,经常在野外宿营,曾去过广州、福建、东北等地,无血吸虫疫水接触史。已病休 10 年。吸烟 40 年,每日 20 支,近 10 年已少吸,戒烟 2 年。喜饮酒,每日 100 mL,近 2 年已少饮。

婚姻史 30 岁结婚,妻健。

生育史 生育 2 女 1 男。

家族史 父母分别于 1948、1951 年病故,死因不明。4 个姐姐及子女 3 人均健康,无类似病史。

体格检查

T 37.8 ℃,P 92 次/分,R 24 次/分,BP 130/70 mmHg。发育正常,营养中等。神志清楚,慢性病容,斜坡卧位,对答切题,体检合作。

皮肤 无明显黄染,无皮疹、出血点、蜘蛛痣及肝掌。毛发分布正常。

淋巴结 未触及明显肿大的浅表淋巴结。

头部

头颅:无畸形,无压痛,无外伤及瘢痕。头发略显灰花、有光泽,无秃发。

眼部:眉毛无脱落,睫毛无倒生。双眼睑无水肿,眼球轻度突出,运动自如。结膜轻度充血,无水肿。巩膜轻度黄染,角膜透明。两侧瞳孔等大同圆,对光反应良好。

耳部:耳部无畸形,外耳道无溢脓,乳突无压痛,无耳垂纹,听力粗测正常。

鼻部:无鼻翼翕动,通气畅,鼻孔未见血痂,鼻中隔无偏曲,嗅觉无异常,鼻窦无压痛。

口腔:口唇轻度发绀,无疱疹。齿龈无肿胀、出血及溢脓。舌质红,苔黄腻。伸舌居中,舌肌无震颤。口腔黏膜无溃疡,咽后壁轻度充血,有少数淋巴滤泡增生。扁桃体不肿大,无脓性分泌物。软腭运动对称,腭垂居中。

颈部 柔软,对称,颈静脉怒张,未见动脉异常搏动。气管居中,甲状腺不肿大,无结节、触痛,未闻及血管杂音。

胸部 胸廓无畸形,两侧对称,运动正常,肋弓角约 90°,胸壁无静脉曲张及压痛。双侧乳头对称。

肺

视诊:呼吸运动两侧一致,呼吸移动度增强。

触诊:两侧呼吸运动相等,语颤一致,无胸膜摩擦感。

叩诊:呈清音,肺下界位于肩胛下角线第 10 肋间,呼吸移动度 4 cm。

听诊:呼吸音粗糙,未闻及异常呼吸音,双肩胛下区可闻及少许细湿啰音,未闻及胸膜摩擦音。

心

视诊:心尖冲动位于左腋前线第 6 肋间,搏动范围弥散。心前区无隆起。

触诊:心尖冲动位于左腋前线第 6 肋间,与心前区均有抬举性冲动,心尖部可触及舒张期震颤。无心包摩擦感。

　　叩诊：心浊音界向两侧扩大，以向左下扩大为主（表7-1）。

表7-1　心脏相对浊音界

右侧/cm	肋间	左侧/cm
2.0	第2肋间	6.0
3.0	第3肋间	7.0
4.0	第4肋间	12.0
4.0	第5肋间	13.0

注：左锁骨中线距前正中线9 cm

　　听诊：心率120次/分，心律绝对不齐，心音强弱不等，心尖区可闻及向左腋下传导、全收缩期粗糙Ⅳ级吹风样杂音及局限性舒张中晚期Ⅳ级隆隆样杂音。主动脉瓣第二听诊区闻及Ⅲ级收缩中期喷射性杂音向颈部传导，舒张期递减性杂音向胸骨下端传导。肺动脉瓣区及三尖瓣区均可闻及收缩期柔和Ⅰ级吹风样杂音，不传导，吸气时不增强。$P_2 = A_2$，P_2无亢进或分裂。无心包摩擦音。

腹部

　　视诊：腹膨隆，两侧对称，腹壁静脉显露，腹式呼吸消失。未见肠型、蠕动波及异常搏动。左侧腹股沟上方可见长6 cm斜形手术瘢痕。

　　触诊：腹柔软，腹壁轻度水肿，无压痛、反跳痛，未触及包块。肝肋下10 cm，剑突下13 cm，质偏硬，边钝，表面光滑，有轻度压痛。脾肋下2 cm，质中，边钝。胆囊、肾未触及。肝颈静脉回流征阳性，腹围83 cm。

　　叩诊：上腹呈鼓音，肝浊音上界右锁骨中线第5肋间，肝区有轻度叩击痛。腹部有移动性浊音。

　　听诊：肠鸣音存在，不亢进，未闻及气过水声及血管杂音。

外阴及肛门　尿道口无溃疡、糜烂及分泌物。睾丸及附睾正常，无压痛。阴囊有水肿，但无充血、皲裂。肛门无肛裂及外痔。

脊柱　脊柱呈生理性弯曲，各椎体无压痛。肋脊角无叩击痛。腰骶部有凹陷性水肿。

四肢　四肢无畸形，下肢凹陷性水肿，无静脉曲张及溃疡，无杵状指（趾）。关节无红肿，运动自如。有水冲脉、枪击音及毛细血管搏动。桡动脉、足背动脉搏动存在。

神经系统　肢体感觉正常，运动无障碍。肱二头肌腱、肱三头肌腱、膝腱、跟腱反射正常。巴宾斯基征阴性，凯尔尼格征阴性。

实验室检查

血常规　RBC 4×10^{12}/L，Hb 108 g/L，WBC 14.5×10^9/L，N 81%，L 17%。

　　X射线　胸透示心影普遍增大，肺内有明显瘀血征象，肺动脉圆锥突出，右膈肌光滑，肋膈角锐利，左膈肌被心影遮盖。

心电图　快速心房颤动,右心室肥厚,ST–T 改变,部分与洋地黄作用有关。

初步诊断

1. 风湿性心脏病

　　二尖瓣狭窄及关闭不全

　　主动脉瓣狭窄及关闭不全

　　心房颤动

　　充血性心力衰竭

　　心功能 Ⅳ 级

2. 心源性肝硬化

3. 慢性支气管炎,感染加重

医师签名:×××

入院记录

辛某某,男性,60 岁,已婚,南阳市方城县人,某饭店副经理。因反复发作劳累后心悸、气急、水肿 22 年,加重 2 个月余,于 1991 年 3 月 11 日急诊入院。

患者于 1952 至 1956 年间,常宿营野外,经常发热、咽痛,此后出现四肢大关节的游走性酸痛,但无红肿及活动障碍。1968 年起,晨起发觉双眼睑水肿,午后及傍晚下肢水肿。1970 年起,于快步行走 500 m 后感胸闷、心悸,休息片刻即能缓解。1976 年后,快步行走 200 m 左右即感心悸、气急,同时易患"感冒",咳嗽剧烈时偶有痰中带血现象。1983 年起多次发生夜间阵发性呼吸困难,被迫坐起 1 h 左右渐缓解,无粉红色泡沫痰,仍坚持工作。1988 年以后,经常夜间不能平卧,只能高枕或端坐,同时出现上腹部饱胀,食欲差,下肢持续水肿,尿少,劳累后心悸、气急,不能坚持一般工作。1990年以后水肿明显加重,由小腿发展到腰部,尿量明显减少,每日 400～500 mL,服利尿剂效果亦差,腹胀加重,腹部渐膨隆,无尿色深黄及皮肤瘙痒感。休息状态下仍感胸闷、心悸、气急。曾于 1970 年在南阳市某医院诊断为"风湿性心脏病"。1976 年发现有"房颤",此后长期服用"地高辛"治疗,同时辅以利尿、扩血管药物,病情仍时轻时重,并多次出现洋地黄过量情况。近 2 个月来,一直服用"地高辛",每日 0.25 mg。于1 月下旬胸闷、心悸、气急再次加重,夜间不能平卧,阵发性心前区隐痛,轻度咳嗽,咳白色黏痰。咳嗽、咳痰,痰呈白色泡沫样,每日 30～50 mL,偶伴发热则咳脓性痰,无胸痛、咯血史。1976 年发现血压增高,(150～160)/(100～120) mmHg,间歇服降压药治疗,1986 年后血压正常。1982 年曾行左侧腹股沟斜疝修补术,无药物过敏史。

出生于原籍。1952 年入伍后初 4 年经常在野外宿营。无疫水接触史。吸烟近 40年,每日 20 支,近 10 年已少吸,戒烟 2 年。喜饮酒,每日约 100 mL,近 2 年来少饮。家族中无类似病史。

体格检查:T 37.8 ℃,P 92 次/分,R 24 次/分,BP 130/70 mmHg。发育正常,营养中等,神志清楚,慢性病容,应答切题,斜坡卧位,体检合作。皮肤无明显黄染、皮疹、出血点、蜘蛛痣及肝掌。全身浅表淋巴结未触及。

头颅无畸形,头皮无疮疖、瘢痕及压痛,无脱发。双眼睑无水肿,眼球轻度突出,运动自如。结膜轻度充血,无水肿,巩膜轻度黄染,角膜透明,双侧瞳孔等大同圆,对光反应良好。耳部无畸形,外耳道无溢脓,乳突无压痛,听力正常。无鼻翼翕动,中隔无偏曲,通气畅,鼻窦无压痛。口唇轻度发绀,无疱疹。齿龈无肿胀、出血、溢脓。伸舌居中,舌肌无震颤。口腔黏膜无溃疡,咽后壁轻度充血,有淋巴滤泡增生。扁桃体不肿大,无脓性分泌物。腭垂居中,软腭运动对称。

颈软,气管居中,甲状腺不肿大,颈静脉怒张,未见异常动脉搏动。

胸廓无畸形,两侧对称,胸壁无静脉曲张,无压痛,双侧乳房对称。双侧呼吸运动一致,呼吸移动度增强,语颤相等,无胸膜摩擦感。叩诊呈清音,肺肝界位于右锁骨中线第5肋间,呼吸音粗糙,未闻及异常呼吸音,双肩胛下区闻及少许湿啰音,无胸膜摩擦音。心尖冲动位于左腋前线第6肋间,搏动范围弥散,无局部隆起。心前区与心尖部均有抬举性冲动,心尖部可触及舒张期震颤。心浊音界向两侧扩大,以向左下扩大为主。心率120次/分,心律绝对不齐,心音强弱不等。心尖区闻及全收缩期粗糙Ⅳ级吹风样杂音向左腋下传导,及局限性舒张中、晚期Ⅳ级隆隆样杂音。主动脉瓣第二听诊区闻及收缩中期Ⅲ级喷射性杂音及舒张期Ⅰ级递减性杂音,向颈部传导。肺动脉瓣区及三尖瓣区均可闻及收缩期Ⅰ级柔和吹风样杂音,不传导。$P_2 = A_2$,P_2无亢进或分裂。

全腹膨隆,两侧对称,可见腹壁静脉显露,腹式呼吸消失,未见肠型及蠕动波。左侧腹股沟上方见6 cm手术瘢痕。腹柔软,腹壁轻度水肿,无压痛及反跳痛,未触及包块,肝肋下10 cm,剑突下13 cm,质偏硬,边钝,表面光滑,轻触痛。脾肋下2 cm,质中,边钝。胆囊、肾未触及。肝颈静脉回流征阳性,腹围83 cm。腹部有移动性浊音,肝浊音上界右锁骨中线第5肋间,肝区有轻度叩击痛,肠鸣音存在,未闻及气过水声及血管杂音。

肛门无肛裂及外痔,尿道口无溃疡、糜烂及分泌物,阴囊水肿。

脊柱呈生理性弯曲,各脊椎无压痛,肋脊角无叩击痛,四肢无畸形,关节无红肿,运动自如。腰骶部、下肢凹陷性水肿,下肢无静脉曲张及溃疡,无杵状指(趾),有水冲脉、枪击音、毛细血管搏动征,桡动脉、足背动脉搏动存在。肱二头肌腱、膝腱反射正常。巴宾斯基征阴性,凯尔尼格征阴性。

实验室检查,血常规:RBC 4×10^{12}/L,Hb 108 g/L,WBC 14.5×10^9/L,N 81%,L 17%。胸透:心影普遍增大,肺内有明显瘀血征象,肺动脉圆锥突出,右膈肌光滑,肋膈角锐利,左膈肌被心影遮盖。心电图:快速心房颤动,右心室肥厚,ST-T改变,部分与洋地黄作用有关。

初步诊断

1. 风湿性心脏病

    二尖瓣狭窄及关闭不全

    主动脉瓣狭窄及关闭不全

    心房颤动

    充血性心力衰竭

    心功能Ⅳ级

2. 心源性肝硬化

3.慢性支气管炎,感染加重

医师签名:×××

(二)神经内科住院病历

1. 神经内科住院病历书写要求

(1)神经内科病史采集注意事项

1)对主要症状性质的描述必须明确无误,避免笼统。如患者诉头痛,应仔细询问究竟是头胀、发木、重压感、箍紧感,还是真正的疼痛。

2)对与主要症状有关的资料,不要遗漏或含混。如昏倒,应问问当时有无意识丧失及其程度、发作急缓、发作时体位、发作前后情况及伴随症状(面色苍白、视力模糊、恶心、出汗等)。这些资料,患者本人往往不能完全提供,要问目睹者或了解者。

3)必须详细了解起病时情况的轻重缓急,症状出现的先后次序,以及整个病情的演变过程。

4)记录时,对主诉与现病史,宜尽量保留原来语气,甚至逐字逐句地按患者原话加以摘录。

5)采集病史时,应注意观察一般状况,如面容、睑裂、瞬目、眼球运动、眼球凸出或凹陷、面部对称否、说话语气及音调、唾液吞咽、姿势、不自主动作等。

(2)神经系统检查

1)精神状态

意识:是否清晰,有无模糊、谵妄、嗜睡、昏迷等情况。

言语:是否清楚,有无不清或失语。

情感:有无欣快、激动、淡漠、忧郁、不稳等。

智力:记忆力、计算力、理解力、判断力及一般常识等有否欠缺。

2)一般检查

头颅:大小如何(眉间至枕外粗隆之周径),有无畸形、伤痕、静脉充盈、囟门膨隆、骨缝分离等情况。

颈部:有无斜颈、短颈、颈强直、强迫头位、颈椎活动受限及压痛、颈动脉搏动及血管杂音等情况。

四肢:形态,姿势,有无畸形,活动是否受限,动脉搏动的强弱,周围神经是否增粗,肌肉有无压痛等。

脊柱:有无畸形、压痛、叩痛、活动受限等情况。

3)脑神经　检查12对脑神经。

4)运动功能　肌力、肌张力、共济运动检查。

5)感觉功能　浅感觉、深感觉、复合感觉。

6)神经反射　浅反射、深反射、病理反射。

7)脑膜刺激征　颈强直、凯尔尼格征、布鲁津斯基征。

8)自主神经检查　皮肤色泽、皮肤弹性、皮肤温度、汗液分泌、毛发、指甲有无异常,关节有无营养障碍,检查括约肌功能、性功能、皮肤划纹试验、竖毛反射、发汗试验等。

2. 神经内科住院病历示范

住院病历

姓名	李某	工作单位及职别	南阳市某局人事科干部
性别	男	住址	南阳市××路××号
年龄	50 岁	入院日期	1991 年 3 月 29 日
婚否	已婚	病史采集日期	1991 年 3 月 29 日
籍贯	河南省新野县	病史记录日期	1991 年 3 月 29 日
民族	汉	病史陈述者	患者妻子,可靠

病 史

主诉 握拳后松开困难34年;右半身活动失灵,言语表达困难3 d。

现病史 自15岁起发现一系列启动困难,如起床、迈步、起跑、握拳后放松均感困难,上下车时有僵住感,但反复多次动作后却无困难。1986年曾在我院门诊体检及做肌电图检查,诊断为先天性肌强直症,一度用普鲁卡因胺治疗,无明显疗效。患者家属于3月26日晨4时发现患者痛苦不安,问话不答,右半身活动不灵,急送市××医院急诊,当时神志清楚,血压140/90 mmHg,诊断"脑血栓形成"。给予活血化瘀、改善微循环治疗,病情无改善。今日上午来本院门诊,为进一步诊治入院。起病前无明显诱因,病后无头痛、呕吐,无昏迷及抽搐,无发热,大小便功能无障碍。有高血压病史7年,最高血压200/120 mmHg,服降压药维持在160/100 mmHg左右。有高脂血症3年。

既往史 平素体质一般,2岁时患过"麻疹",否认其他传染病史。否认幼年疫苗接种史,1983年注射"四联菌苗"一次。

系统回顾

头颅五官:无耳痛、流脓、慢性咽痛、慢性鼻炎病史。

呼吸系统:慢性支气管炎史6年,天冷时发作,咳嗽、咳痰、气急,经治疗,近年好转。

循环系统:无心悸、发绀、水肿,无夜间阵发性呼吸困难及心前区疼痛史。

消化系统:无腹痛、腹泻、呕血、黑便史。

血液系统:无乏力、鼻出血、牙龈出血、皮下瘀斑及骨骼疼痛史。

泌尿生殖系统:无尿频、尿急、尿痛、排尿困难史。

神经系统:无头痛、呕吐,无昏迷及抽搐。

运动系统:类风湿性脊椎炎史8年,经常腰背疼痛。

个人史 出生于河南省新野县,右利者。曾去过安徽省、浙江省,否认血吸虫疫水接触史。吸烟,每天1包,不饮酒。18岁参军上军政大学,转业后在南阳市某局任人事科干部。无中毒史,无药物、食物或接触物过敏史。

婚姻史 28岁结婚,配偶体健。

生育史 生育两子,健在。

家族史 父亲、哥哥和侄女自少年起上下车动作缓慢,握拳后松开困难。

体格检查

T 36.7 ℃,P 78 次/分,R 20 次/分,BP 180/108 mmHg。发育正常,营养中等,消

瘦,平卧位,慢性病容,神志清晰,失语,检查合作。

皮肤 色泽正常,弹性好,无水肿、紫癜、多汗,无皮下结节。

淋巴结 全身浅表淋巴结无肿大。

头部

头颅:大小、形状正常,无外伤及瘢痕。头发浓黑,分布均匀。

眼部:两侧眼球对称,无凸出,角膜透明,结膜无充血,巩膜无黄染。

耳部:耳部无畸形,外耳道无分泌物,乳突无压痛。

鼻部:外观无异常,鼻腔通畅,无溢液,鼻甲无肥大,鼻中隔无偏曲,嗅觉存在,鼻窦无压痛。

口腔:口唇色泽好,口腔黏膜无溃疡,牙龈无出血,扁桃体无肿大,咽部无充血,舌质红、无苔。

颈部 颈软,无静脉怒张,喉头及气管居中,甲状腺不肿大。未闻及血管杂音。

胸部 胸廓左右对称,未见肿块或血管扩张。

肺

视诊:呼吸运动两侧一致,呼吸移动度增强。

触诊:两侧呼吸运动相等,语颤一致,无胸膜摩擦感。

叩诊:呈清音,肺下界位于肩胛下角线第 10 肋间,呼吸移动度 4 cm。

听诊:呼吸运动两侧对称,未闻及干湿啰音。

心

视诊:心前区无隆起,心尖冲动在锁骨中线第 5 肋间内 1 cm 处。

触诊:心尖冲动正常,无抬举性心尖冲动,心前区无震颤,无心包摩擦音。

叩诊:相对浊音界正常,无缩小或扩大(表 7-2)。

表 7-2 心脏相对浊音界

右侧/cm	肋间	左侧/cm
2.0	第 2 肋间	2.5
3.0	第 3 肋间	4.0
3.0	第 4 肋间	6.5
	第 5 肋间	8.0

注:左锁骨中线距前正中线 9 cm

听诊:心率 78 次/分,律齐,各瓣膜区未闻及杂音。

腹部

视诊:外形稍隆起,无蛙腹、舟状腹或尖腹。无胃型、肠型及蠕动波。腹式呼吸存在,无手术瘢痕,无疝。

触诊:腹平软,无压痛及反跳痛,肝、脾未触及。

叩诊:肝上界右锁骨中线第 5 肋间,肝、脾区无叩击痛,双肾无叩击痛,移动性浊音阴性。

听诊:肠鸣音活跃,7~8次/分。

外阴及肛门 外生殖器发育正常,睾丸不肿大、无压痛。肛门无外痔、肛裂。

脊柱 脊柱无畸形及叩击痛。

四肢 两侧肢体关节无红肿及运动障碍,桡动脉搏动正常,股动脉及肱动脉无枪击音。

神经系统专科检查

1. 精神状态 意识清晰,情感淡漠,定向力、记忆力、计算力好,理解判断力好,自知力存在。

2. 脑神经

(1)嗅神经 嗅觉正常。

(2)视神经

视力:近视力左0.7、右0.8,远视力因卧床未查。

视野:指测无缺损。

眼底:视盘边缘清,生理凹陷存在,动脉变细,铜丝状,动脉与静脉直径之比为1:3,反光增强,有动脉交叉压迹。

瞬目反射:存在。

(3)动眼神经、滑车神经、展神经 睑裂对称,无上睑下垂,眼球各方向运动正常,无复视及眼球震颤,瞳孔等大,直径2.5 mm,等圆,直接、间接光反应均存在,调节反射好。

(4)三叉神经 右面部痛觉消失,触觉减退;左面部痛、触觉存在,颞颊部无肌萎缩,颞肌、咬肌肌力好,张口下颌无偏斜,角膜反射存在,下颌反射正常。

(5)面神经 两侧面部对称,无面肌痉挛,露齿时右侧鼻唇沟变浅,鼓颊时右侧漏气,额纹两侧对称,双眼闭合好,舌前2/3味觉正常。

(6)听神经 双侧林纳(Rinne)试验均气导>骨导,韦伯(Weber)试验居中,施瓦巴赫(Schwabach)试验正常。

(7)舌咽神经、迷走神经 声音无嘶哑,饮水无呛咳,发"啊"音时右侧软腭上提稍弱,腭垂略左偏,咽反射迟钝,舌后1/3味觉存在。

(8)副神经 转头及耸肩运动力均弱,胸锁乳突肌上部无萎缩。

(9)舌下神经 张口时舌在口腔正中,伸舌偏右,舌肌无萎缩及纤颤。

3. 运动功能

肌体积:躯干及四肢肌肉特别发达,犹如运动员。

不自主运动:无。

肌张力:右上肢低,右下肢增高,左侧肢体正常。

肌力:右上肢0级,右下肢Ⅱ~Ⅲ级,左侧肢体Ⅴ级。

共济运动:左上肢指鼻试验稳准,左下肢跟膝胫试验不稳,右侧肢体因活动受限而无法完成,臀部躯干联合屈曲征等无法完成。

连带运动:无法完成。

步态：无法进行。

其他：睁闭眼、张闭口及转颈动作自如。左手握拳 5 s 后松开，拇指呈对掌状持续 8 s；反复多次可正常。叩击大鱼际肌和腓肠肌，均可见强直性肌球，持续 10 s。

4. 感觉功能

浅感觉：右半身痛觉消失，触觉减退；左半身痛觉、触觉正常。温觉、冷觉未查。

深感觉：右侧肢体关节位置觉、震动觉消失，深部压痛感减弱，右侧肢体正常。

复合感觉：右半身图形觉、实体觉、皮肤定位觉消失，左半身正常。

5. 神经反射

深反射：左侧肱二头肌腱、肱三头肌腱、桡骨膜反射、膝腱、踝腱反射（++），右侧（+++）；无髌、踝阵挛。

浅反射：右侧腹壁反射消失，提睾反射消失，跖反射消失；左侧均存在。肛门反射存在。

病理反射：双侧巴宾斯基征（−），查多克征（−），奥本海姆征（−），戈登征（−），右侧霍夫曼征（+），左侧霍夫曼征（−）。

6. 脑膜刺激征　颈软，凯尔尼格征（−），布鲁津斯基征（−）。

7. 自主神经系统　皮肤色泽好，无汗液分泌障碍，右下肢皮温低于左下肢，无膀胱括约肌功能障碍。皮肤划纹征（+）。

实验室检查

血常规：RBC $4×10^{12}$/L，Hb 120 g/L，WBC $8×10^9$/L，N 78%，L 22%。

尿常规：深黄色，微浊，酸性，比重 1.019，蛋白（−），糖（−）。

粪常规：黄软，成形，镜检无特殊。

心电图：窦性心律，左心室高电压。

初步诊断

1. 缺血性卒中，颈内动脉系统，左侧
2. 高血压病，Ⅲ 期
3. 先天性肌强直症，Ⅰ 型

医师签名：×××

入院记录

李某，男，50 岁，已婚，汉族，河南省新野县人，现任南阳市某局人事科干部。因起步缓慢、握拳手松开困难34年，右半身活动失灵，言语表达困难 3 d，于 1991 年 3 月 29 日 11 时经门诊收治入院，同日记录。病情由患者的妻子代述，可靠。

患者自15岁起发现一系列启动困难，如起床、迈步、起跑、握拳后放松均困难，上下车时有僵住感，但反复多次动作后即可恢复。1986 年曾在我院门诊体检及做肌电图检查，诊断为先天性肌强直症，一度用普鲁卡因胺治疗，无明显疗效。

今年3月26日晨4时，家属发现患者痛苦不安，问之不答，右半身活动不灵，急送市××医院急诊，患者神志清楚，血压 140/90 mmHg，诊断"脑血栓形成"，给予活血化瘀、改善微循环的治疗，病情无改善。今日上午来本院门诊，为进一步明确诊断，收治入院。起病前无明显诱因，病后无头痛、呕吐，无发热，无大小便功能障碍。高血压病史 7 年,最高 200/120 mmHg,服用降压药维持在 160/100 mmHg 左右。有高脂血症 3 年。

平素身体一般。2 岁时患过"麻疹",否认其他急性传染病史,否认幼年疫苗接种史,1983 年注射"四联菌苗"一次。慢性支气管炎史 6 年,对症治疗,近年好转。类风湿性脊椎炎史 8 年,经常腰背酸痛。

出生于河南省新野县,曾去过安徽省、浙江省,否认血吸虫疫水接触史。吸烟,每天 1 包,不嗜酒。右利手。18 岁参军后上军政大学,转业后在本市某局任人事科干部。妻及两子健在。父亲、哥哥和侄女均表现上下车动作缓慢,握拳后松开缓慢,母亲和一妹体健。

体格检查:T 36.7 ℃,P 78 次/分,R 20 次/分,BP 180/108 mmHg。发育正常,营养中等,平卧位,慢性病容,体检合作。全身皮肤无黄染、紫癜、皮疹。浅表淋巴结未触及。头颅无畸形,外耳道无分泌物,乳突无压痛。鼻腔通畅,鼻窦无压痛。牙齿无龋病及缺损,牙龈无出血,扁桃体不大,咽部无充血。颈软,无颈静脉怒张,未闻及血管杂音,气管居中,甲状腺不大。胸部无畸形,呼吸运动对称,呼吸音清晰,未闻及干湿啰音。心率 78 次/分,律齐,各瓣膜区未闻及杂音。腹平软,无压痛及反跳痛,无包块,肝、脾未触及,肝上界右锁骨中线第 5 肋间,肝、脾区无叩击痛,腹部无移动性浊音,肠鸣音活跃。外生殖器发育正常,肛门无外痔、肛裂。脊柱无畸形,无压痛、叩击痛。肋脊角无叩击痛。四肢无畸形,关节无红肿及运动障碍。

神经系统检查:意识清晰,言语表达困难,无运动性失语,表情淡漠,智力正常,眼球各方向运动正常,无复视,瞳孔同大,直径 0.25 cm,等圆,光反应存在。右侧中枢性面瘫、舌瘫及偏瘫。肌力右上肢 0 级,右下肢Ⅱ～Ⅲ级,右半身浅、深感觉减退,右侧肢体深反射活跃,浅反射消失,右侧霍夫曼征(+)。脑膜刺激征(-),膀胱括约肌功能无障碍。左手握拳 5 s,松开时见拇指呈对掌状,持续 8 s,反复多次则可正常。叩击大鱼际肌和腓肠肌均出现强直肌球,持续 10 s。

初步诊断

1. 缺血性卒中,颈内动脉系统,左侧
2. 高血压病,Ⅲ期
3. 先天性肌强直症,Ⅰ型

医师签名:×××

二、外科住院病历

1.普通外科病历、手术记录及麻醉记录书写要求

(1)普通外科病历书写要求

1)病史 参见内科住院病历内容及书写要求,但在体格检查后部应加"外科情况"一项。外科情况的记录,要求详细、准确、实在。如描述创口时应记明部位、范围、大小、深浅、色泽、分泌物性状、肉芽组织、上皮及周围皮肤情形。须行紧急手术者,术前应详细记录病程,术后补写病历。

2)实验室检查 血、尿常规检查须在入院后 24 h 内完成,急症应及时完成,手术

前发热或病程中有特殊变化者,应随即检查,并按需要术前做出血时间、血凝时间及血型鉴定等检查。如有可疑,应做梅毒、艾滋病血清学检查。粪便于入院后检查1次,需要时可再复查。脏器功能的测定及特殊检查等按需要进行。创口分泌物、脓肿及囊肿穿刺液等,需要时送细菌涂片与培养(包括普通培养与厌氧培养)、抗菌药物敏感测定和涂片细胞学检查。

(2)手术记录书写要求

1)手术记录　凡行手术的病例均应书写手术记录。手术记录应由手术者或第一助手书写(应经手术者复核签名),内容包括患者姓名、住院号(或门诊号)、手术日期、手术前及手术后诊断、手术名称、手术者姓名、助手及洗手护士姓名、麻醉方法、麻醉者姓名、手术经过等。对手术经过,应系统、详细地记载,如患者的体位、皮肤消毒、无菌巾(单)铺盖,切口部位、方向、长度,组织分层解剖,病变部位所见及其处理方法(必要时可绘图说明),切口缝合方法,缝线种类,引流物位置、数量,创口包扎方法,术中及术毕时患者情况,以及敷料、器械的清点,术中用药、输液、输血等治疗,麻醉效果等,均应逐项记录。病理标本应描述肉眼观所见情况,并注明是否已送病理检查。

2)手术后记录　包括手术的主要情况、手术后病情的变化及主要处理措施。

(3)麻醉记录书写要求

1)凡实施麻醉者,均须填写麻醉记录单。

2)麻醉记录单须由麻醉者于麻醉前按规定逐条填写,以便核对患者和掌握整个手术麻醉过程的病情变化。

3)填写麻醉记录的要求:①麻醉前应记录体格检查、检验结果及各种特殊检查中所见重要情况,术前的特殊治疗及其结果;麻醉前用药的药名、剂量、用法及疗程;患者到达手术室时的血压、脉搏及呼吸,必要时包括体温、心电图等。②麻醉过程中应记录麻醉诱导是否平稳,不平稳时须记录其原因;按要求记录血压、脉搏及呼吸;麻醉及手术起止时间,麻醉方法和麻醉药用量;椎管内阻滞时的穿刺部位和麻醉范围;患者体位和术中改变体位情况;麻醉过程中的重要治疗,包括输液、输血及各种药物等,准确记录用量及时间,药物记录全名或公认的简名;手术的重要操作步骤,如开胸、开腹,其他特殊事项,以及术中意外事件,如大量失血、呼吸骤停、发绀、呕吐等。③手术完毕时,记录手术名称与术后诊断,手术、麻醉与护士组人员姓名;输液、输血、麻醉药总用量,术终时患者意识、反射、血压、脉搏及呼吸情况。

2.外科病历示范

住院病历

姓名	张某	**工作单位及职别**	南阳市某供销社营业员
性别	女	**住址**	南阳市××路××号
年龄	58岁	**入院日期**	1991年4月5日
婚否	已婚	**病史采集日期**	1991年4月5日
籍贯	河南省南召县	**病史记录日期**	1991年4月5日
民族	汉	**病史陈述者**	本人

病　史

主诉　右上腹胀痛 1 个月,伴黄疸半个月。

现病史　患者于今年 3 月初起,感右上腹持续性胀痛,向后背部放射,平卧时加重。半个月后出现巩膜、皮肤黄染及皮肤瘙痒,大便呈陶土色。无发热,伴有恶心、食欲缺乏,饭量由每餐 150 g 减至 50 g。乏力、消瘦,体重自发病至今减轻 5 kg。在当地医院疑诊肝炎,用中药及对症治疗无效,黄疸进行性加重,来我院门诊以“阻塞性黄疸原因待查”收治。患者以往无上腹疼痛发作史,亦无呕血及黑便史。

既往史　平素身体健康。3 岁时曾患麻疹并发肺炎,发病后 5 周痊愈。4 岁曾患白喉并发咽肌麻痹,1 个月后痊愈。9 岁患细菌性痢疾、便脓血,服中药治愈。否认肝炎、血吸虫病及其他传染病史。幼年曾接种牛痘苗。前年春曾接种五联制剂 3 针,以后每年 5 月注射三联菌苗 1 针。无重要皮肤病史。

系统回顾

头颅五官:头部无疮疖及外伤史。双眼视力好。无耳痛、流脓。无慢性鼻阻塞及流脓性分泌物史。无牙痛。前年曾有咽痛,患急性扁桃体炎,用青霉素、链霉素治愈。

呼吸系统:无气喘、胸痛、咳嗽、咳痰、咯血史。

循环系统:无心悸、气短、发绀、呼吸困难、心前区疼痛及血压增高史。

消化系统:1975 年以来,饮食不当时有中上腹腹胀不适,无反酸、嗳气、呕吐,服复方氢氧化铝(胃舒平)治疗后症状消失。无腹泻及黑便史。

血液系统:皮肤、黏膜无反复出血、瘀点、瘀斑及贫血等病史。

泌尿生殖系统:无尿频、尿急、尿痛、排尿异常,无颜面水肿、腰痛史。

神经系统:无头痛、眩晕、抽搐、意识障碍、精神错乱史。

运动系统:无运动障碍、关节脱位及骨折史。

个人史　生于江苏省阜宁县,未去过外地,无烟酒嗜好,无食生肉史。参加工作已 30 年,一直从事营业员工作。否认毒物、放射性物质接触史,否认肝炎、结核、麻风等传染病患者接触史。无外伤及手术史。无中毒及药物过敏史。

月经史　$16\ \dfrac{7}{28-30}\ 48$ 岁。

婚姻史　1957 年结婚,丈夫健在,夫妻关系和睦。否认爱人有性病史。

生育史　1966 年生 1 女。

家族史　父亲 80 岁,平素健康。母亲 78 岁,有慢性咳嗽,无咯血。有兄、妹各 1 人,女儿 1 人,均健康。

体格检查

T 36.2 ℃,P 80 次/分,R 18 次/分,BP 120/80 mmHg。身高 160 cm,体重 50 kg。发育正常,营养欠佳。慢性痛苦病容,神志清楚,应答切题,检查合作。

皮肤　全身皮肤明显黄染,弹性差,无水肿,无瘀点、瘀斑、皮下出血及紫癜。无肝掌及蜘蛛痣。

淋巴结　颌下、锁骨上、腋下及腹股沟浅表淋巴结均未触及。

头部

头颅：无外伤、畸形,发黑、有光泽。无脱发及疮疖。

眼部：眼睑无下垂及倒睫,结膜无充血水肿。巩膜明显黄染。角膜透明,双侧瞳孔等大同圆,运动自如,对光反应灵敏,调节反应正常。视力正常。

耳部：外耳道无分泌物,耳郭无牵拉痛,乳突部无压痛。听力无异常。

鼻部：无畸形,鼻翼无翕动。鼻前庭无异常分泌物,通气良好,鼻窦无压痛。

口腔：无特殊气味,口唇、口角正常,口腔黏膜无溃疡、无出血点及色素沉着。牙齿正常。舌质红,苔黄腻。扁桃体不大。腭垂居中,咽部无充血,咽反射存在,声音无嘶哑。

颈部 对称,运动自如,颈无抵抗,未见颈静脉怒张。甲状腺不肿大,未触及结节及震颤,无血管杂音,气管居中。

胸部 胸廓形状正常,双侧对称,肋间平坦,运动自如,胸壁无肿块及扩张血管。双侧乳房对称,无异常。

肺

视诊：呈胸式呼吸,节律及深浅正常,呼吸运动双侧对称。

触诊：语音震颤两侧相等,无摩擦感。

叩诊：反响正常,肺下界在肩胛下角线第 10 肋间,呼吸移动度 3 cm。

听诊：呼吸音及语音传导双侧对称,无摩擦音及干、湿啰音。

心

视诊：心尖冲动不明显,心前区无隆起。

触诊：心尖冲动在左侧第 5 肋间、锁骨中线内侧 1 cm 处最强,无抬举性搏动及摩擦感。

叩诊：心脏相对浊音界如表 7-3 所示。

表 7-3 心脏相对浊音界

右侧/cm	肋间	左侧/cm
2.0	第 2 肋间	2.5
3.0	第 3 肋间	4.0
3.5	第 4 肋间	6.5
	第 5 肋间	8.5

注：左锁骨中线距前正中线 10 cm

听诊：心率 90 次/分,律齐,各瓣膜区心音正常,未闻及杂音,无心包摩擦音。

腹部 见外科情况。

外阴及肛门 发育正常,无皮疹、溃疡、结节,无外痔及瘘管。

脊柱 脊柱无畸形、压痛及叩击痛。肋脊角无压痛及叩击痛。

四肢 四肢无畸形、静脉曲张、瘢痕,下肢无凹陷性水肿。肌力及肌张力正常,无萎缩。关节无红肿,运动正常。

神经系统 肢体感觉、运动正常,膝腱及跟腱反射正常,巴宾斯基征及凯尔尼格征阴性。

外科情况

视诊:腹部稍隆起,腹式呼吸存在。未见腹壁浅静脉曲张,未见肠型及蠕动波。

触诊:全腹柔软,肝、脾未触及。右上腹有深压痛,无肌紧张及反跳痛。莫菲征阴性。

叩诊:肝浊音上界右第 5 肋间,肝区叩击痛阳性,无移动性浊音。

听诊:肠鸣音正常。未闻及血管杂音。

实验室及其他检查

血常规:RBC 4×10^{12}/L,Hb 120 g/L,WBC 16.5×10^9/L,N 90%,L 8%,M 2%。

尿常规:正常。尿胆红素(+++),尿胆原 1:10 阳性。

粪常规:灰白色,质软,红细胞(−),白细胞(−),隐血试验(−),粪尿胆原(−)。

肝功能:胆红素 188.1 μmol/L,直接胆红素 140.2 μmol/L,总蛋白 58.3 g/L,白蛋白 44 g/L,球蛋白 14.3 g/L,谷丙转氨酶 92 U/L,碱性磷酸酶 23.5 U/L。

X 射线检查:胸片心、肺正常,食管钡餐正常。

心电图:正常。

B 超:胆总管占位性病变。

初步诊断

1. 阻塞性黄疸,原因待查

2. 胆管癌?

医师签名:×××

入院记录

张某,女 58 岁,已婚,河南省南召县人,汉族,某供销社营业员。因右上腹胀痛 1 个月伴黄疸半个月,于 1991 年 4 月 5 日入院,当日记录。

患者自 3 月初起,感右上腹持续性胀痛,向后背部放射,平卧时加重。半个月后出现巩膜及皮肤黄染,瘙痒,大便呈陶土色,无发热,同时伴恶心,食欲缺乏,饭量由每餐 150 g 减至 50 g,乏力、消瘦,体重自发病至今减轻 5 kg。在当地医院拟诊肝炎,用中药及对症治疗无效,黄疸进行性加重,来我院门诊以"阻塞性黄疸,原因待查"入院。患者以往无上腹疼痛发作史。无肝炎、血吸虫病史,无呕血及黑便史。

平素身体健康,3 岁时曾患麻疹并发肺炎,5 周痊愈。4 岁曾患白喉并发咽肌麻痹,发病后 1 个月痊愈。9 岁时患细菌性痢疾,便脓血,服中药后痊愈。否认其他传染病史。幼年曾接种牛痘苗。前年春曾接种五联制剂 3 针,以后每年 5 月注射三联菌苗 1 针。

生于河南省南召县,未去过外地,无血吸虫疫水接触史,无烟酒嗜好。无食生肉史。在县供销社做营业员已 30 年,无毒物、放射性物质接触史。否认肝炎、结核、麻风接触史。月经 $16 \frac{7}{28-30} 48$ 岁。1957 年结婚,1966 年生 1 女。丈夫健在。父亲 80 岁,平素健康。母亲 78 岁,有慢性咳嗽。有兄、妹及女儿各 1 人,均健康。

体格检查,T 36.2 ℃,P 80 次/分,R 18 次/分,BP 120/80 mmHg。发育正常,营养欠佳,平卧位,慢性痛苦病容,神志清楚,检查合作。全身皮肤黄染,弹性差,下肢水肿,巩膜明显黄染,瞳孔同大等圆,对光反射存在。耳无溢液,听力正常。鼻翼无翕动,鼻通气好。鼻窦无压痛。口腔黏膜正常,牙齿全、正常。咽部无充血,扁桃体不肿大,无脓性分泌物。颈软,气管居中。双侧颈静脉无怒张,甲状腺不肿大,颈部未闻及血管杂音。胸廓无畸形,双侧呼吸运动对称,语颤相称,双肺部叩诊无异常,两肺未闻及干、湿啰音,心尖冲动不明显,心前区无隆起,心尖冲动在左侧第 5 肋间锁骨中线内侧 1 cm 处最强,无抬举性冲动、震颤及摩擦感,心界不扩大,心律齐,心率 90 次/分,各瓣膜区心音正常,未闻及杂音。腹部见外科情况。外阴、肛门正常。脊柱、四肢无畸形,运动自如,关节无红肿及运动障碍。神经系统无异常。

外科情况:腹部稍隆起,腹式呼吸,腹壁未见浅静脉曲张,未见肠型及蠕动波,肝、脾未触及。右上腹有深压痛,无肌紧张及反跳痛。墨菲征阴性。肝浊音上界右第 5 肋间,肝区无叩击痛,腹无移动性浊音。肠鸣音正常。

实验室检查及其他检查:血常规,RBC 4×10^{12}/L,Hb 120 g/L,WBC 16.5×10^{9}/L,N 90%。尿胆红素(+++)。胆红素 188.1 μmol/L,直接胆红素 140.2 μmol/L,总蛋白 58.3 g/L,白蛋白 44 g/L,球蛋白 14.3 g/L,谷丙转氨酶 92 U/L,碱性磷酸酶 23.5 U/L。AFP(-)。肾功能正常,HbsAg(-)。B 超显示"胆总管占位性病变"。

初步诊断

1. 阻塞性黄疸,原因待查

2. 胆管癌?

医师签名:×××

第二节　门诊病历书写

1.门诊病历书写内容及要求

(1)病案须用蓝黑墨水书写。

(2)门诊病案首页要逐项填写,如有错误或遗漏,应及时更正及补充。患者职业须具体,工人写明工种,军人写明兵种及职务。姓名、工作单位、地址务必准确。

(3)记录文字须清晰易辨,勿用作废的简化字、杜撰怪字、怪异符号。症状、体征用医学术语记录。

(4)记录每页写明患者姓名、门诊病案号,每次诊疗记明年月日,急诊加注时刻,如 1990 年 6 月 30 日 21 时 15 分,写作 1990.6.30,21:15。

(5)眼科、口腔科、产科等专用记录用纸,他科不宜借用。

(6)体温记录均以摄氏表为准,37.5 摄氏度记作 37.5 ℃。腋表与肛表须注明,如 38.4 ℃(腋温)、38.3 ℃(肛温),口表不加注。

(7)初诊病历记录要求

1)主诉　扼要记录促使患者来诊的主要症状及病程。

2）简要病史 确切、扼要记述现病史，主病多项、复杂者酌予分段，次要病、他科病及重要的过去史、伤残及家族史可扼要记录。

3）体格检查 全面、重点记录阳性体征及有关的阴性体征。

4）辅助检查 分行列举各项检查的结果及意见。写明专科会诊目的与要求。

5）初步诊断或诊断 写在病历纸的右半部。分行列举确诊或拟诊的疾病，重要、急性、本科的在前，次要、慢性、他科的在后，勿用症状代替诊断，勿用"待查""待诊"字样，诊断难定时可在病名后加"？"，如"慢性胃炎？"。诊断先写病名，后写部位。

6）处理措施 写在记录纸左半部。分行列举药名、剂量、用法及拟做各项检验、检查项目，生活注意事项，休息方式及日期，必要时记录预约下次门诊日期及随访要求等。可用中文或外文书写。

7）处方记录 应明确记载药名、剂量、用法及所给总量。每药或各疗法分行列举，可用中文或外文。

8）签名 写在右边，须清晰易辨。

（8）复诊病历记录要求

1）重点记录上次检查后送回的报告单主要内容、病情变化、药物反应等，注意新现症状及其可能原因，避免用"病情同前"字样。

2）体检可重点进行，复查上次所见阳性体征，注意新现体征。

3）诊断无变化免再填，有改变则改写诊断。对拟诊患者经3次复诊后尽可能做出明确诊断。

4）其余同初诊病历。

（9）随访记录要求

1）出院患者应按病情需要在门诊定期随访，由门诊医师负责记录出院后病情、体检、检验、诊断、治疗、处理情况及今后注意事项等，应与病房医师取得联系。

2）随访期限依病情而定，一般每月或数月一次，直至病情稳定或痊愈、恢复工作为止。

2. 门诊病历示范

门诊记录

姓名 李某某 **性别** 男 **年龄** 60 岁 **门诊号** 910301

初诊记录 2013 年 3 月 11 日反复发作劳累及心悸、气急、水肿 22 年，加重 2 个月余。

患者 20 余年前常宿营郊外，后经常发热、咽痛，并逐渐出现四肢大关节游走性酸痛、双眼睑及下肢水肿。10 年前逐渐出现活动后胸闷、心悸，休息后可缓解。近 2 个月来上述症状加重，严重时夜间不能平卧，伴腹胀、食欲缺乏、尿少。既往有高血压病史 10 余年，未系统诊治。

体格检查 T 36.8 ℃，P 92 次/分，R 24 次/分，BP 150/90 mmHg。慢性病容，双肺底有少许细湿啰音，心尖冲动在第 6 肋间，心前区及心尖部有抬举性冲动，心尖部触及舒张期震颤，心浊音界向两侧扩大，以向左下扩大为主。心率 120 次/分，绝对不齐，心音强弱不等，心尖区有全收缩期Ⅳ级吹风样杂音向左腋下传导及局限性舒张中、晚期Ⅳ级隆隆样杂音。主动脉瓣第二听诊区闻及收缩中期Ⅳ级喷射性杂音及舒张期Ⅰ级递减性杂音向颈部传导。全腹膨隆，腹壁静脉显露，腹式呼吸消失。肝、脾未触及，移动性浊音阳性。双下肢水肿。周围血管征阳性。

实验室检查及其他检查 血常规：RBC $4 \times 10^{12}/L$，Hb 108 g/L，WBC $14.5 \times 10^9/L$，N 81%，L 17%，M 2%。X射线：心影普遍增大，肺内明显瘀血，肺动脉圆锥突出。心电图：快速心房颤动，右室肥厚，ST-T改变。

初步诊断

1. 风湿性心脏病

二尖瓣狭窄及关闭不全

主动脉瓣狭窄及关闭不全

心房颤动

充血性心力衰竭

心功能Ⅳ级

2. 原发性高血压

处理

1. 心脏超声检查

2. 住院治疗

医师签名：×××

（汪茂胜）

第八章　临床综合实践技能

第一节　内科综合实践

一、慢性阻塞性肺疾病

【实训目标】(10分)

1. 学会接诊患者,正确采集病史,掌握医患沟通交流技巧。(2分)

2. 规范进行体格检查,掌握胸部异常体征的特点。(2分)

3. 会合理选择辅助检查项目,并正确判断辅助检查结果。(2分)

4. 能做出初步诊断并提出诊断依据,熟悉鉴别诊断。(2分)

5. 能够正确制定慢性阻塞性肺疾病的治疗原则。(2分)

【学习方法】

1. 分组在实训室内利用电子标准化患者或学生标准化患者模拟临床场景,完成工作任务。

2. 分组到附属医院呼吸内科进行临床见习,跟随带教老师查房、问病史、检查体征、阅读病历,观摩患者的治疗过程,观摩特殊检查的操作过程等。

【实训过程及评分】(80分)

1. 4～6人一组到附属医院呼吸内科进行床旁见习。

2. 4～6人一组在实训室接诊模拟患者,采集病史(10分)

模拟患者,男性,56岁。反复咳嗽、咳痰10年,再发并加重7 d。10年前受凉后出现阵发性咳嗽,咳白色黏痰,有时痰中带血丝,在当地医院诊断为"支气管炎",给予"青霉素"治疗后缓解。此后天气变凉及冬春季反复发作,清晨排痰较多,服用"抗生素、止咳药"后好转。每年发作持续3个月以上,近几年发作次数增加,并出现活动时自觉气短,时有喘憋。7 d前洗澡后出现咳嗽并渐加重,痰量增多,每天约100 mL,为脓性痰,伴喘息、低热,无盗汗、胸痛及咯血,在当地诊所输"消炎、退热、止咳、化痰"药物(具体不详),未见好转,遂来我院以求诊治。本次发病以来神志清,精神差,食欲减退,进食少,大小便减少,体重无明显变化。平素体质一般,既往无高血压病、糖尿病、心脏病、高脂血症等病史。无食物、药物过敏史。有35年吸烟史,每日10余支,常饮酒。

要点提示 ①重点询问年龄、性别,咳嗽的性质、发生时间,有无咳痰,痰量,痰的颜色、气味和性状,有无呼吸困难、气喘,重点判断是否有慢性支气管炎(以咳嗽、咳痰或伴喘息,及反复发作的慢性过程为特征)、慢性阻塞性肺疾病(在慢性支气管炎的基础上出现逐渐加重的呼吸困难),是否伴发热、胸痛,有无咯血,是否治疗,效果如何。(2分)②询问既往有无类似发作,有无高血压、高脂血症、糖尿病、心脏病史,有无食物、药物过敏史。(2分)③询问生活及工作环境如何,有无职业病可能,是否接触过毒物、放射性物质,有无烟酒嗜好。(2分)④询问家族中有无类似疾病发生。(2分)⑤与患者及家属交流、沟通的技巧。(1分)⑥问诊条理清晰,能抓住重点围绕病情询问,无诱问、逼问。(1分)

3. 对模拟患者进行体格检查(10分)

体格检查结果 T 38 ℃,P 90 次/分,R 29 次/分,BP 130/82 mmHg。(1分)神志清,精神差,步入病房,查体合作,喘息状态,皮肤、黏膜无黄染及出血点,全身浅表淋巴结未触及肿大。(2分)口唇无发绀,咽红,双侧扁桃体无肿大,颈静脉无怒张。(2分)胸廓对称,桶状胸,肋间隙增宽,缩唇呼吸,呼吸稍促。语颤减弱,叩诊呈过清音,双肺呼吸音减弱,双下肺可闻及小水泡音及哮鸣音。(2分)心前区无隆起及凹陷,心界叩不出,心率90次/分,律齐,心音遥远,各瓣膜听诊区未闻及杂音。(2分)腹平软,无压痛、反跳痛,肝、脾肋下未触及,四肢无水肿,生理反射存在,病理反射未引出。(1分)

要点提示 ①重点进行肺部视诊、触诊、叩诊、听诊,以及心脏听诊检查;②湿啰音、哮鸣音的听诊特点和临床意义。

4. 讨论患者以下检查结果的临床意义(10分)

血常规 WBC 11.2×10^9/L,RBC 4.2×10^{12}/L,Hb 125 g/L,PLT 414×10^9/L,N 85%,L 20%。(2分)

尿常规 尿淡黄,透明,蛋白(−),WBC(−),RBC(−),比重1.020。(1分)

血脂 总胆固醇8.2 mmol/L,甘油三酯1.73 mmol/L,低密度脂蛋白8.65 mmol/L。(1分)

动脉血气分析 pH 值7.33,PaO_2 65 mmHg,$PaCO_2$ 45 mmHg。(2分)

胸部 X 射线片 双肺纹理增多、增粗、紊乱,双肺透亮度增加,心、膈无异常。(2分)

肺功能检查 FEV_1预计值为72%,FEV_1/FVC 为58%。(2分)

要点提示 血常规提示轻度感染。血脂明显增高。动脉血气分析示轻度低氧血症。胸部 X 射线片为支气管炎症表现,并有肺气肿。肺功能检查提示有不完全可逆的气流受限,严重程度为Ⅱ级。

5. 提出初步诊断及诊断依据(15分)

(1)初步诊断(5分)

1)慢性阻塞性肺疾病,Ⅱ级,急性加重期。(2.5分)

2)高脂血症。(2.5分)

要点提示 注意慢性阻塞性肺疾病诊断中的严重程度分级以及病程分期。

(2)诊断依据(10分)

1)老年男性,10 年前受凉后出现阵发性咳嗽,咳白色黏痰,有时痰中带血丝,清晨排痰较多,每年发作持续 3 个月以上。近几年发作次数增加,并出现活动时自觉气短,时有喘憋,服用"抗生素、止咳药"后好转。7 d 前洗澡后出现咳嗽并渐加重,痰量增多,每天约 100 mL,为脓性痰,伴喘息、低热,无盗汗、胸痛及咯血,输注"消炎、退热、止咳、化痰"药物无效。(2 分)

2)有 35 年吸烟史,每日 10 余根,常饮酒。(2 分)

3)体温升高,脉搏、呼吸加快,喘息状态,桶状胸,肋间隙增宽,缩唇呼吸。语颤减弱,叩诊呈过清音,双肺呼吸音减弱,双下肺可闻及小水泡音及哮鸣音。心音遥远。(2 分)

4)血常规:WBC 11.2×10^9/L,N 85%,L 20%。动脉血气分析:PaO_2 65 mmHg。胸部 X 射线片:双肺纹理增多、增粗、紊乱,双肺透亮度增加。肺功能检查:FEV_1 预计值为 72%,FEV_1/FVC 为 58%。(2 分)

5)血脂检查中总胆固醇、甘油三酯、低密度脂蛋白均增高。(2 分)

6. 需进行鉴别诊断的疾病(10 分)

(1)支气管哮喘。(2 分)

(2)支气管扩张症。(2 分)

(3)支气管肺癌。(2 分)

(4)弥漫性泛细支气管炎。(2 分)

(5)其他原因所致呼吸气腔扩大。(2 分)

7. 该患者应进一步做的辅助检查(10 分)

(1)定期复查动脉血气分析、血常规、胸部 X 射线检查及血脂。(4 分)

(2)必要时行痰病原菌培养及药敏试验。(3 分)

(3)肝肾功能检查、血清电解质检查。(3 分)

8. 制定治疗原则(10 分)

(1)卧床休息,防止受凉,高热量、高蛋白、高维生素饮食,避免产气食物。(2 分)

(2)低流量、低浓度鼻导管吸氧。(2 分)

(3)控制感染。(1 分)

(4)应用支气管舒张药物。(1 分)

(5)急性加重期患者可短期应用糖皮质激素。(1 分)

(6)降脂治疗。(1 分)

(7)对患者及家属进行慢性阻塞性肺疾病防治知识的健康教育。(2 分)

9. 人文关怀、职业素养。(5 分)

【知识问答】(10 分)

1. 慢性阻塞性肺疾病的常见并发症有哪些? (5 分)

答　自发性气胸、慢性呼吸衰竭、慢性肺源性心脏病。

2. 重度慢性阻塞性肺疾病的诊断依据是什么? (5 分)

答　FEV_1/FVC<70%,30%≤FEV_1 预计值<50%,有或无慢性咳嗽、咳痰症状。

（陈　莉　黄金珠　刘宛丽）

二、支气管哮喘

【实训目标】（10 分）

1. 学会接诊患者，正确采集病史，掌握医患沟通交流技巧。（1 分）

2. 规范进行体格检查，掌握呼吸系统异常体征的特点。（1 分）

3. 会合理选择辅助检查项目，并正确判断辅助检查结果。（2 分）

4. 能做出初步诊断并提出诊断依据。（2 分）

5. 掌握支气管哮喘的鉴别诊断。（2 分）

6. 能够正确制定支气管哮喘的治疗原则。（2 分）

【学习方法】

1. 分组在实训室内利用电子标准化患者或学生标准化患者模拟临床场景，完成工作任务。

2. 分组到附属医院呼吸内科进行临床见习，跟随带教老师查房、问病史、检查体征、阅读病历，观摩患者的治疗过程，观摩特殊检查的操作过程等。

【实训过程及评分】（80 分）

1. 4～6 人一组到附属医院呼吸内科进行床旁见习。

2. 4～6 人一组在实训室接诊模拟患者，采集病史（10 分）

模拟患者，男性，33 岁。发作性喘息 2 周。2 周前受凉后出现喘息，伴有发热，最高 38 ℃，咳嗽、咽痛，无痰，自觉呼吸时有"喘鸣音"，以夜间为甚，常常憋醒，接触冷空气或烟味后症状加重。口服"感冒药"后发热缓解，但喘息、咳嗽改善不明显。既往患"过敏性鼻炎"10 年，经常服用"抗过敏药"。无烟酒嗜好，无药物过敏史。其父患"湿疹"多年。

要点提示　①注意询问喘息发生的时间、特点，有无缓解或加重的因素；咳嗽的诱因、性质、部位、程度、持续时间、缓解方式，有无咳痰；发热程度及特点、缓解方式。（2 分）②询问伴随症状，既往诊治情况；是否有食物、药物、花粉等过敏史，是否患过敏性疾病。（2 分）③询问是否有不良生活方式，如吸烟、不合理膳食、过量饮酒等。（2 分）④询问有无过敏性疾病家族史。（2 分）⑤与患者及家属交流、沟通的技巧。（1 分）⑥问诊条理清晰，能抓住重点围绕病情询问，无诱问、逼问。（1 分）

3. 对模拟患者进行体格检查（10 分）

格检查结果　T 37 ℃，P 70 次/分，R 25 次/分，BP 110/86 mmHg。（1 分）神志清，精神可，全身无皮疹及出血点，浅表淋巴结不大，巩膜无黄染，口唇无发绀，未见颈静脉怒张。（2 分）双肺可闻及散在哮鸣音，心界叩诊不大，心率 70 次/分，律齐，未闻及杂音。（3 分）腹平软，肝、脾肋下未触及，双下肢无水肿及杵状指。（2 分）生理反射存在，病理反射未引出。（2 分）

要点提示　①重点在肺部的听诊；②哮鸣音的听诊方法、特点和临床意义。

4. 讨论患者以下检查结果的临床意义（10 分）

血常规　Hb 130 g/L，WBC 8.1×10^9/L，N 79%，L 10%，E 12%，PLT 255×10^9/L。

(5分)

　　胸部 X 射线片　未见明显异常。(5分)

　　要点提示　中性粒细胞增高提示有感染存在,嗜酸性粒细胞增高提示有过敏性疾病。胸部 X 射线片未见异常,符合支气管哮喘气流受阻为可逆性的特点。

　　5.提出初步诊断及诊断依据(15分)

　　(1)初步诊断(5分)

　　1)支气管哮喘。(2.5分)

　　2)过敏性鼻炎。(2.5分)

　　(2)诊断依据(10分)

　　1)中青年男性,急性起病。2 周前受凉后出现喘息,伴有发热,最高 38 ℃,咳嗽、咽痛,无痰,自觉呼吸时有"喘鸣音",以夜间为甚,常常憋醒,接触冷空气或烟味后症状加重。口服"感冒药"后发热缓解,但喘息、咳嗽改善不明显。(4分)

　　2)患"过敏性鼻炎"10 年。(2分)

　　3)查体双肺可闻及散在哮鸣音。(2分)

　　4)血常规示嗜酸性粒细胞升高,胸部 X 射线片无明显异常。(2分)

　　6.需进行鉴别诊断的疾病(10分)

　　(1)急性支气管炎。(2分)

　　(2)慢性阻塞性肺疾病。(2分)

　　(3)急性左心衰竭。(2分)

　　(4)变态反应性肺浸润。(2分)

　　(5)上气道阻塞。(2分)

　　7.该患者应进一步做的辅助检查(10分)

　　(1)肺功能检查。(2分)

　　(2)动脉血气分析。(2分)

　　(3)心电图检查及超声心动图检查。(2分)

　　(4)若有痰咳出,行痰涂片检查。(2分)

　　(5)血清特异性 IgE 检测,皮肤过敏源测试。(1分)

　　(6)必要时行支气管镜检查。(1分)

　　8.制定治疗原则(10分)

　　(1)找到过敏源或其他刺激因素者,应立即脱离接触。(3分)

　　(2)联合使用支气管舒张剂,如 β_2 受体激动剂、茶碱、抗胆碱药。(2分)

　　(3)吸入糖皮质激素。(1分)

　　(4)抗感染治疗。(1分)

　　(5)监测病情发展。(1分)

　　(6)可行免疫疗法,如脱敏疗法,注射卡介苗、转移因子、疫苗等。(1分)

　　(7)对患者及家属进行支气管哮喘防治知识的健康教育。(1分)

　　9.人文关怀、职业素养。(5分)

【知识问答】(10分)

1. 支气管哮喘发作期的体征有哪些?(5分)

答　发作时胸部呈过度充气状,有广泛哮鸣音,呼气音延长,可出现心率增快、奇脉、胸腹反常运动、发绀等体征。

2. 支气管激发试验和支气管舒张试验分别是测定什么的?(5分)

答　支气管激发试验用以测定气道反应性,支气管舒张试验用以测定气道可逆性。

(陈　莉　黄金珠　刘宛丽)

三、肺炎球菌肺炎

【实训目标】(10分)

1. 学会接诊患者,正确采集病史,掌握医患沟通交流技巧。(1分)

2. 规范进行体格检查,掌握肺部异常体征的特点。(1分)

3. 会合理选择辅助检查项目,并正确判断辅助检查结果。(2分)

4. 能做出初步诊断并提出诊断依据。(2分)

5. 掌握肺炎球菌肺炎的鉴别诊断。(2分)

6. 能够正确制定肺炎球菌肺炎的治疗原则。(2分)

【学习方法】

1. 分组在实训室内利用电子标准化患者或学生标准化患者模拟临床场景,完成工作任务。

2. 分组到附属医院呼吸内科进行临床见习,跟随带教老师查房、问病史、检查体征、阅读病历,观摩患者的治疗过程,观摩特殊检查的操作过程等。

【实训过程及评分】(80分)

1. 4~6人一组到附属医院呼吸内科进行床旁见习。

2. 4~6人一组在实训室接诊模拟患者,采集病史(10分)

模拟患者,男性,58岁。高热、咳嗽、咳痰4d,伴胸闷、心悸、气促6h。患者4d前洗澡后出现发热,最高达39.1℃,伴寒战、乏力、咳嗽,咳出铁锈色痰,右侧胸痛,咳嗽时加重。至当地诊所给以"青霉素"输液治疗(具体不详),效果欠佳。6h前无明显原因出现胸闷、心悸、气促,不伴头痛、呕吐等,遂入院诊治。发病以来,神志清,精神差,饮食少,睡眠差,大便干燥,小便可,体重无明显变化。平素体健,既往无高血压病、糖尿病、心脏病等病史。无食物、药物过敏史。无外伤、手术史。无烟酒嗜好。

要点提示　①重点询问发热、咳嗽、胸痛、气促这几个症状的起病情况及患病时间、主要特点、原因及诱因、发展演变、伴随症状、诊治经过、发病来的一般情况。注意询问胸痛的诱因、性质、部位、程度、持续时间、缓解方式。(3分)②注意询问有无高血压、糖尿病、心脏病史,有无过敏史。(2分)询问伴随症状,既往诊治情况,是否有高血压病、糖尿病、高脂血症等引起冠心病的高危疾病。(1分)③询问有无烟酒嗜好。

(1分)④询问家属中有无类似疾病发生。(1分)⑤与患者及家属交流、沟通的技巧。(1分)⑥问诊条理清晰,能抓住重点围绕病情询问,无诱问、逼问。(1分)

3. 对模拟患者进行体格检查(10分)

检查结果　T 38.9 ℃,P 112 次/分,R 28 次/分,BP 80/58 mmHg。(1分)神志清,精神差,烦躁不安,推入病房,查体尚合作。(1分)皮肤潮湿,未见黄染、皮疹、出血点、蜘蛛痣及水肿。(1分)全身浅表淋巴结未触及肿大。(1分)鼻翼翕动,口唇发绀,舌红,伸舌居中,咽红,双侧扁桃体无肿大。(1分)颈软、无抵抗,颈静脉无怒张。腹式呼吸为主,呼吸深大,节律规整。右侧呼吸运动稍弱,肋间隙正常。(1分)右下肺语颤增强,叩诊呈浊音,呼吸音减弱,可闻及支气管呼吸音,未闻及啰音,胸膜摩擦音阳性。(2分)心界不大,心率112 次/分,律齐,心尖区可闻及 SM 2/6 级吹风样杂音。(1分)腹平软,肝、脾肋下未触及。(1分)生理反射存在,病理反射未引出。(1分)

要点提示　①重点进行心肺的视诊、触诊、叩诊、听诊;②注意血压测量方法;③语音震颤的检查方法和临床意义;④异常呼吸音的听诊方法和临床意义;⑤听诊心脏杂音时的注意事项,杂音的分级方法。

4. 讨论患者以下检查结果的临床意义(10分)

血常规　WBC 18.7×10^9/L,RBC 4.8×10^{12}/L,Hb 102 g/L,PLT 414×10^9/L,N 88.5%。(2分)

痰涂片　革兰氏染色阳性双球菌。(2分)

血培养　无致病菌生长。(1分)

动脉血气分析　PaO_2 68 mmHg,$PaCO_2$ 34 mmHg,SaO_2 90%(参考范围95%~98%),pH 值 7.25,标准碳酸氢盐 19 mmol/L(参考范围 22~27 mmol/L)。(2分)

胸部 X 射线片　右肺多发斑片状阴影,右下肺实变阴影,少量胸腔积液。(2分)

心电图　窦性心动过速。(1分)

要点提示　血常规提示严重感染,轻度贫血。痰涂片提示病原体为肺炎双球菌。动脉血气分析提示轻度低氧血症,pH 值降低和标准碳酸氢盐减少结合呼吸深大提示代谢性酸中毒。胸部 X 射线片提示右肺炎性病变。心电图改变符合严重感染的状况。

5. 提出初步诊断及诊断依据(15分)

(1)初步诊断(5分)

1)右肺肺炎球菌肺炎。(2.5分)

2)感染性休克。(2.5分)

(2)诊断依据(10分)

1)老年男性,洗澡后出现发热,最高达39.1 ℃,伴寒战、乏力、咳嗽,咳出铁锈色痰。右侧胸痛,咳嗽时加重。6 h 前无明显原因出现胸闷、心悸、气促。查体:T 38.9 ℃,P 112 次/分,R 28 次/分,鼻翼翕动,口唇发绀,腹式呼吸为主,呼吸稍促,右侧呼吸运动稍弱,右下肺语颤增强,叩诊呈浊音,呼吸音减弱,可闻及支气管呼吸音,胸膜摩擦音阳性。血常规:WBC 18.7×10^9/L,N 88.5%。痰涂片:革兰氏染色阳性双球菌。胸部 X 射线片:右肺多发斑片状阴影,右下肺实变阴影,少量胸腔积液。(4分)

2）BP 80/58 mmHg,精神差,烦躁不安,皮肤潮湿,心界不大,心率 112 次/分,律齐,心尖区可闻及 SM 2/6 级吹风样杂音。（3 分）

3）动脉血气分析：SaO_2 90% ,pH 值 7.25,标准碳酸氢盐 19 mmol/L。（3 分）

6. 需进行鉴别诊断的疾病（10 分）

（1）干酪样肺炎。（2 分）

（2）早期急性肺脓肿。（2 分）

（3）其他感染性肺炎。（2 分）

（4）肺癌。（2 分）

（5）肺血栓栓塞症。（1 分）

（6）非感染性肺部疾病。（1 分）

7. 该患者应进一步做的辅助检查（10 分）

（1）痰病原菌培养及药敏试验,痰涂片抗酸染色。（2 分）

（2）监测血压,定期复查动脉血气分析。（2 分）

（3）血糖、血脂、血清电解质、肝肾功能检查。（2 分）

（4）继续检查心电图,观察动态变化。（2 分）

（5）肿瘤标志物检查。（1 分）

（6）冠状动脉造影检查。（1 分）

8. 制定治疗原则（10 分）

（1）卧床休息,补足能量,胸痛剧烈者可酌用镇痛药,吸氧,镇静。（2 分）

（2）扩容,应用心血管药物和糖皮质激素,以迅速纠正休克。（2 分）

（3）足量应用强效广谱抗生素,或根据药敏试验结果选用抗生素。（2 分）

（4）纠正酸碱平衡紊乱。（2 分）

（5）对患者及家属进行肺炎防治知识的健康教育。（2 分）

9. 人文关怀、职业素养。（5 分）

【知识问答】（10 分）

1. 社区获得性肺炎常见的病原体有哪些？（5 分）

答　肺炎链球菌、支原体、衣原体、流感嗜血杆菌、呼吸道病毒（甲、乙型流感病毒,腺病毒,呼吸道合胞病毒和副流感病毒）等。

2. 肺炎球菌肺炎首选的抗生素是什么？（5 分）

答　青霉素 G。

（陈　莉　黄金珠　刘宛丽）

四、肺结核

【实训目标】（10 分）

1. 学会接诊患者,正确采集病史,掌握医患沟通交流技巧。（2 分）

2. 规范进行体格检查,掌握胸部异常体征的特点。（2 分）

3. 会合理选择辅助检查项目,并正确判断辅助检查结果。（2 分）

4.能做出初步诊断并提出诊断依据,掌握肺结核的分型。(2分)

5.能够正确制定肺结核的治疗原则。(2分)

【学习方法】

1.分组在实训室内利用电子标准化患者或学生标准化患者模拟临床场景,完成工作任务。

2.分组到传染科进行临床见习,跟随带教老师查房、问病史、检查体征、阅读病历,观摩患者的治疗过程,观摩特殊检查的操作过程等。

【实训过程及评分】(80分)

1.4~6人一组到传染科进行床旁见习。

2.4~6人一组在实训室接诊模拟患者,采集病史(10分)

模拟患者,女性,40岁。午后低热、咳嗽、咳痰1个月。1个月前受凉后出现午后低热、咳嗽、咳痰,咳少量白黏痰,无胸痛、咯血及呼吸困难,无盗汗、乏力。口服"头孢拉定"等抗感染药物治疗无明显效果。胸部X射线片检查示左肺上叶不规则斑片状阴影,其内见空洞,未见液平面。发病以来,大小便正常,体重下降约3 kg。患糖尿病3年,口服降糖药治疗,空腹血糖控制在7~8 mmol/L。否认高血压、心脏病等病史,无药物过敏史。无烟酒嗜好。否认遗传病家族史。

要点提示 ①注意询问发热、咳嗽的诱因、性质、部位、程度、持续时间、缓解方式,痰的量、性状;(3分)②询问伴随症状、诊治情况,既往是否有高血压病、糖尿病、心脏病等,对糖尿病病史要详细询问,如血糖控制情况、服药情况、是否出现并发症等;(3分)③询问是否有烟酒嗜好,有无过敏史及家族史;(2分)④与患者及家属交流、沟通的技巧;(1分)⑤问诊条理清晰,能抓住重点围绕病情询问,无诱问、逼问。(1分)

3.对模拟患者进行体格检查(10分)

检查结果 T 36.5 ℃,P 85次/分,R 22次/分,BP 130/80 mmHg。(1分)体形消瘦,无皮疹,浅表淋巴结未触及,巩膜不黄,气管居中。(2分)双肺呼吸音稍粗,左肺尖部闻及湿啰音,无胸膜摩擦音,心率85次/分,律齐,未闻及杂音。(3分)腹部平软,肝、脾肋下未触及,双下肢无水肿。(2分)生理反射存在,病理反射未引出。(2分)

要点提示 ①注意呼吸音的听诊部位、方法和临床意义;②归纳肺结核患者有可能出现的异常体征。

4.讨论患者以下检查结果的临床意义(10分)

实验室检查 Hb 110 g/L,WBC 7.5×10⁹/L,N 73%,L 27%,PLT 210×10⁹/L,红细胞沉降速率75 mm/h,空腹血糖8.9 mmol/L,尿蛋白(-),尿糖(+),痰抗酸染色(+)。(10分)

要点提示 红细胞沉降速率加快,血糖和尿糖超出正常,提示糖尿病;痰抗酸染色(+),提示肺结核。

5.提出初步诊断及诊断依据(15分)

(1)初步诊断(5分)

1)左上肺浸润型结核。(2.5分)

2）Ⅱ型糖尿病。（2.5 分）

（2）诊断依据（10 分）

1）1 个月前受凉后出现午后低热、咳嗽、咳痰，咳少量白黏痰，口服"头孢拉定"等抗感染药物治疗无明显效果。行胸部 X 射线片检查，示左肺上叶不规则斑片状阴影，其内见空洞，未见液平面。体重下降约 3 kg。（2 分）

2）既往有糖尿病史 3 年，口服降糖药治疗，空腹血糖控制在 7 ~ 8 mmol/L。现在空腹血糖明显高于正常，尿糖（+）。（2 分）

3）查体：体形消瘦，双肺呼吸音稍粗。（2 分）

4）红细胞沉降速率 75 mm/h，空腹血糖 8.9 mmol/L，尿糖（+）。（2 分）

5）痰抗酸染色（+）。（2 分）

6.需进行鉴别诊断的疾病（10 分）

（1）支气管扩张症。（2.5 分）

（2）肺脓肿。（2.5 分）

（3）肺癌。（2.5 分）

（4）肺炎。（2.5 分）

7.该患者应进一步做的辅助检查（10 分）

（1）胸部 CT，必要时行支气管镜检查。（2 分）

（2）痰涂片抗酸染色找结核杆菌，细菌培养加药敏试验，必要时经纤维支气管镜取分泌物找结核杆菌，支气管内膜活检。（2 分）

（3）PPD 试验，血清结核抗体检测。（2 分）

（4）检查胰岛功能，餐后 2 h 血糖、糖化血红蛋白测定。（2 分）

（5）肝、肾功能检查。（2 分）

8.制定治疗原则（10 分）

（1）休息，加强营养支持治疗。（2.5 分）

（2）正规抗结核治疗，坚持早期、规则、适量、全程、联合治疗的原则，注意监测肝功能。（2.5 分）

（3）积极治疗糖尿病，最好加用胰岛素。（2.5 分）

（4）对患者及家属进行结核病防治知识的健康教育。（2.5 分）

9.人文关怀、职业素养。（5 分）

【知识问答】（10 分）

1.肺结核分为哪几类？（5 分）

答　原发型肺结核、血行播散型肺结核、继发型肺结核、结核性胸膜炎、菌阴肺结核、其他肺外结核。

2.肺结核完整的诊断应包括哪些方面？（5 分）

答　应包括分类、病变部位、范围、痰菌情况、化疗史，还可根据实际情况加上并发症、并存病、手术等。

（陈　莉　黄金珠　刘宛丽）

五、呼吸衰竭

【实训目标】（10 分）

1. 学会接诊患者，正确采集病史，掌握医患沟通交流技巧。（1 分）

2. 规范进行体格检查，掌握肺部异常体征的特点。（1 分）

3. 会合理选择辅助检查项目，并正确判断辅助检查结果。（2 分）

4. 能做出初步诊断并提出诊断依据。（2 分）

5. 掌握呼吸衰竭的鉴别诊断。（2 分）

6. 能够正确制定呼吸衰竭的治疗原则。（2 分）

【学习方法】

1. 分组在实训室内利用电子标准化患者或学生标准化患者模拟临床场景，完成工作任务。

2. 分组到附属医院呼吸内科进行临床见习，跟随带教老师查房、问病史、检查体征、阅读病历，观摩患者的治疗过程，观摩特殊检查的操作过程等。

【实训过程及评分】（80 分）

1. 4~6 人一组到附属医院呼吸内科进行床旁见习。

2. 4~6 人一组在实训室接诊模拟患者，采集病史（10 分）

模拟患者，男性，70 岁。反复咳嗽、咳痰伴喘息 20 年，加重半个月，意识障碍 3 d。患者于 20 年前开始间断出现咳嗽，咳白色泡沫痰或白、黄色黏痰，并渐感喘憋。冬季好发，受凉或感冒后加重，每年咳喘、咳痰加重约 3 个月。半个月前受凉后上述症状复发并加重，痰量增多，双下肢明显水肿。在当地医院给予"青霉素"治疗约 10 d，疗效欠佳。3 d 前出现烦躁、谵妄，急诊入院。20 岁开始吸烟，已戒烟 20 年，否认高血压、冠心病及糖尿病史。

要点提示　①注意询问咳嗽的诱因、性质、部位、程度、持续时间、缓解方式，痰的性状、量，加重或缓解的因素，喘息的诱因、特点、持续时间、缓解或加重的因素，意识障碍的程度；（3 分）②询问伴随症状，既往诊治情况，是否有高血压病、糖尿病、高脂血症、呼吸系统慢性疾病、外伤及中毒史，有无过敏史；（2 分）③询问是否有烟酒嗜好等；（2 分）④询问有无类似疾病家族史；（1 分）⑤与患者及家属交流、沟通的技巧；（1 分）⑥问诊条理清晰，能抓住重点围绕病情询问，无诱问、逼问。（1 分）

3. 对模拟患者进行体格检查（10 分）

检查结果　T 37.8 ℃，P 110 次/分，R 29 次/分，BP 135/80 mmHg。（1 分）肥胖体形，神志恍惚，查体欠合作。（1 分）全身无皮疹及出血点，浅表淋巴结不大，球结膜水肿明显，双侧瞳孔等大等圆，对光反射灵敏。（2 分）口唇明显发绀，颈短粗，颈静脉怒张。（1 分）桶状胸，肋间隙增宽，两肺叩诊呈过清音，两肺可闻及散在干、湿啰音。（1 分）心脏检查未见异常。（1 分）腹膨隆，肝、脾肋下未触及。（1 分）双下肢指凹性水肿，无杵状指。（1 分）

要点提示　①着重进行胸部检查，注意眼部、口唇、颈部异常体征；②注意颈静脉怒张的检查方法和临床意义;③注意意识障碍的检查和程度判断;④杵状指的临床意义。

4.讨论患者以下检查结果的临床意义(10 分)

血常规 Hb 161 g/L,WBC $10.6×10^9$/L,N 76%,PLT $80×10^9$/L。(5 分)

动脉血气分析 鼻导管吸氧(2 L/min)时,pH 值 7.20,PaO_2 45 mmHg,$PaCO_2$ 98 mmHg。(5 分)

要点提示 血常规提示感染,血红蛋白代偿性增高,动脉血气分析提示缺氧同时合并 CO_2 潴留。

5.提出初步诊断及诊断依据(15 分)

(1)初步诊断(5 分)

1)慢性阻塞性肺疾病急性加重期。(2 分)

2)肺性脑病。(2 分)

3)Ⅱ型呼吸衰竭。(1 分)

(2)诊断依据(10 分)

1)老年男性,每年咳嗽、咳痰伴喘息 3 个月,反复发作 20 年,加重半个月,意识障碍 3 d。30 年吸烟史。(2.5 分)

2)查体示体温升高、心率加快,肥胖体形,神志恍惚,查体欠合作。球结膜水肿明显,口唇明显发绀,颈短粗,颈静脉怒张。桶状胸,肋间隙增宽,两肺叩诊呈过清音,两肺可闻及散在干、湿啰音。腹膨隆。双下肢指凹性水肿。(2.5 分)

3)血常规提示血红蛋白增高,血小板减少,中性粒细胞比例增高。(2.5 分)

4)动脉血气分析提示 PaO_2 45 mmHg,$PaCO_2$ 98 mmHg。(2.5 分)

6.需进行鉴别诊断的疾病(10 分)

(1)支气管扩张症。(2.5 分)

(2)支气管哮喘。(2.5 分)

(3)肺结核。(2.5 分)

(4)肺癌。(2.5 分)

7.该患者应进一步做的辅助检查(10 分)

(1)胸部 X 射线片、胸部及头颅 CT 检查。(2 分)

(2)痰细菌学检查及药敏试验。(2 分)

(3)血糖、血脂、血清电解质、肝肾功能检查。(2 分)

(4)肺功能检查。(2 分)

(5)监测动脉血气分析。(1 分)

(6)心电图检查或超声心动图检查。(1 分)

8.制定治疗原则(10 分)

(1)重症监护,给予充足营养和热量。(2 分)

(2)保持呼吸道通畅,应用支气管扩张药。(2 分)

(3)低浓度氧疗。(2 分)

(4)机械通气改善通气和换气功能。(1 分)

（5）抗感染治疗。（1分）

（6）纠正水、电解质紊乱，监测其他重要脏器功能。（1分）

（7）对家属进行呼吸衰竭防治知识的健康教育。（1分）

9. 人文关怀、职业素养。（5分）

【知识问答】（10分）

1. 呼吸衰竭按动脉血气分析分为哪两类？（5分）

答　分为Ⅰ型呼吸衰竭（$PaO_2<60$ mmHg，$PaCO_2$降低或正常）和Ⅱ型呼吸衰竭（$PaO_2<60$ mmHg，同时伴有$PaCO_2>50$ mmHg）。

2. Ⅱ型呼吸衰竭患者为什么要低流量吸氧？（5分）

答　Ⅱ型呼吸衰竭患者有CO_2潴留情况存在，CO_2潴留是通气功能不良的结果，慢性高碳酸血症患者呼吸中枢的化学感受器对CO_2反应性差，呼吸主要靠低氧血症对颈动脉体、主动脉体化学感受器的刺激来维持。若吸入高浓度氧，血氧迅速上升，解除了低氧对外周化学感受器的刺激，便会抑制患者呼吸，造成通气状况进一步恶化，CO_2浓度上升，严重时陷入CO_2麻醉状态。

（陈　莉　黄金珠　刘宛丽）

六、冠状动脉粥样硬化性心脏病

【实训目标】（10分）

1. 学会接诊患者，正确采集病史，掌握医患沟通交流技巧。（1分）

2. 规范进行体格检查，掌握胸部异常体征的特点。（1分）

3. 会合理选择辅助检查项目，并正确判断辅助检查结果。（2分）

4. 能做出初步诊断并提出诊断依据。（2分）

5. 掌握急性心肌梗死的鉴别诊断。（2分）

6. 能够正确制定急性心肌梗死的治疗原则。（2分）

【学习方法】

1. 分组在实训室内利用电子标准化患者或学生标准化患者模拟临床场景，完成工作任务。

2. 分组到附属医院心内科进行临床见习，跟随带教老师查房、问病史、检查体征、阅读病历，观摩患者的治疗过程，观摩特殊检查的操作过程等。

【实训过程及评分】（80分）

1. 4～6人一组到附属医院心内科进行床旁见习。

2. 4～6人一组在实训室接诊模拟患者，采集病史（10分）

模拟患者，男性，65岁。持续心前区压榨性痛4 h。4 h前饱餐后突感心前区压榨性痛，伴左肩臂酸胀、憋气、乏力、出汗，自含"硝酸甘油"1片未见好转，急来我院诊治。既往有高血压病史6年，最高血压160/100 mmHg，未规律治疗。糖尿病病史5年，一直口服降糖药物治疗。无药物过敏史。吸烟10年，每日20支左右，不饮酒。

要点提示 ①注意询问胸痛的诱因、性质、部位、程度、持续时间、缓解方式;(3分)②询问伴随症状,既往诊治情况,是否有高血压病、糖尿病、高脂血症等引起冠心病的高危疾病;(2分)③询问是否有不良生活方式,如吸烟、不合理膳食(高脂肪、高胆固醇、高热量等)、缺少体力活动、过量饮酒,以及社会心理因素等;(2分)④询问有无冠心病家族史;(1分)⑤与患者及家属交流、沟通的技巧;(1分)⑥问诊条理清晰,能抓住重点围绕病情询问,无诱问、逼问。(1分)

3. 对模拟患者进行体格检查(10分)

检查结果 T 37 ℃,P 108 次/分,R 24 次/分,BP 150/90 mmHg。(1分)半卧位,全身无皮疹及出血点,浅表淋巴结不大,巩膜无黄染,口唇稍发绀,未见颈静脉怒张。(2分)两肺叩诊呈清音,两肺底可闻及细小湿啰音,左下肺有哮鸣音。(2分)心界叩诊不大,心率 108 次/分,心尖部有舒张早期奔马律。(2分)腹平软,肝、脾肋下未触及。(1分)双下肢无水肿。(1分)生理反射存在,病理反射未引出。(1分)

要点提示 ①湿啰音、哮鸣音的听诊特点和临床意义;②心脏叩诊方法;③心脏听诊内容和听诊方法;④舒张早期奔马律的听诊特点和临床意义;⑤归纳急性心肌梗死患者有可能出现的异常体征。

4. 讨论患者以下检查结果的临床意义(10分)

血常规 Hb 134 g/L,WBC 11.6×10⁹/L,N 76%,L 26%,M 2%,PLT 250×10⁹/L。(2分)

尿常规 尿蛋白微量,尿糖(++),尿酮体(-),尿镜检(-)。(2分)

红细胞沉降速率 20 mm/h。(2分)

空腹血糖 7.9 mmol/L。(2分)

心电图 Ⅱ、Ⅲ、aVF 导联 ST 段抬高 0.2~0.3 mV,有宽大 Q 波。(2分)

要点提示 白细胞和中性粒细胞有所增高,红细胞沉降速率略增高,尿及血中糖含量增高明显,心电图提示下壁心肌梗死,ST 段还未恢复至基线,因此处于急性期。

5. 提出初步诊断及诊断依据(15分)

(1)初步诊断(5分)

1)冠状动脉粥样硬化性心脏病;(2分)

急性下壁心肌梗死;(1分)

急性左心衰竭,心功能Ⅱ级(Killip 分级)。(1分)

2)高血压病,1级,很高危组。(2分)

3)Ⅱ型糖尿病。(1分)

要点提示 注意心肌梗死的诊断要完整,应包含病因、病理解剖、时期、心功能分级等。注意区分 Killip 分级和 NYHA 分级。

(2)诊断依据(10分)

1)老年男性,持续心前区压榨性痛 4 h 不缓解,口服硝酸甘油无效,心电图显示Ⅱ、Ⅲ、aVF 导联 ST 段抬高 0.2~0.3 mV,有宽大 Q 波。(3分)

2)有急性左心衰竭表现:憋气,半卧位,口唇稍发绀,两肺底细小湿啰音,但啰音范围小于肺野 1/2。(3分)

3）高血压病史 6 年,入院查 BP 150/90 mmHg。(2 分)

4）糖尿病史 5 年,入院查尿糖(++),空腹血糖 7.9 mmol/L。(2 分)

6. 需进行鉴别诊断的疾病(10 分)

(1)心绞痛。(4 分)

(2)急性心包炎。(3 分)

(3)夹层动脉瘤。(3 分)

7. 该患者应进一步做的辅助检查(10 分)

(1)心肌坏死标志物检测。(2 分)

(2)床旁胸片、超声心动图检查。(2 分)

(3)血脂、血清电解质、肝肾功能、动脉血气分析。(2 分)

(4)继续心电图检查,观察动态变化。(2 分)

(5)凝血功能检查。(1 分)

(6)冠状动脉造影检查。(1 分)

8. 制定治疗原则(10 分)

(1)心电监护和一般治疗,包括吸氧、止痛(吗啡或哌替啶)等。(2 分)

(2)绝对卧床休息 4~7 d,低脂饮食,保持大便通畅。(2 分)

(3)治疗急性左心衰竭:利尿剂、血管扩张剂。(2 分)

(4)溶栓和抗凝治疗,有条件时行介入治疗。(1 分)

(5)糖尿病治疗,可加用胰岛素。(1 分)

(6)高血压暂不处理,注意观察。(1 分)

(7)对患者及家属进行冠心病防治知识的健康教育。(1 分)

9. 人文关怀、职业素养。(5 分)

【知识问答】(10 分)

1. 急性心肌梗死 24 h 内死亡的常见原因是什么? (5 分)

答　心律失常。

2. 急性心肌梗死最常见的并发症是什么? (5 分)

答　乳头肌功能失调和腱索断裂。

（陈　莉　黄金珠　刘宛丽）

七、原发性高血压

【实训目标】(10 分)

1. 学会接诊患者,正确采集病史,掌握医患沟通交流技巧。(1 分)

2. 规范进行体格检查,掌握血压测量的方法。(1 分)

3. 会合理选择辅助检查项目,并正确判断辅助检查结果。(2 分)

4. 能做出初步诊断并提出诊断依据。(2 分)

5. 掌握原发性高血压的鉴别诊断。(2 分)

6. 能够正确制定原发性高血压的治疗原则。（2分）

【学习方法】

1. 分组在实训室内利用电子标准化患者或学生标准化患者模拟临床场景，完成工作任务。

2. 分组到附属医院心内科进行临床见习，跟随带教老师查房、问病史、检查体征、阅读病历，观摩患者的治疗过程，观摩特殊检查的操作过程等。

【实训过程及评分】（80分）

1. 4～6人一组到附属医院心内科进行床旁见习。

2. 4～6人一组在实训室接诊模拟患者，采集病史（10分）

模拟患者，女性，64岁。间歇性头晕、头痛15年，心悸、呼吸困难、咳嗽8 h。15年前无明显诱因出现头晕、头痛，常在劳累、紧张时出现，休息后可缓解，疼痛常局限在两侧颞部，呈胀痛或跳痛。曾在当地医院测血压156/102 mmHg，诊断为"高血压病"，不规律服用"复方降压片、心痛定"等，血压控制欠佳，日常活动后无明显不适。7 d前药物服完，自停降压药，感头晕，未重视。8 h前做家务时出现心悸、呼吸困难，并逐渐加重，频繁咳嗽，不能平卧。本次发病以来神志清，精神差，食欲减退，进食少，大便减少，小便可，体重无明显变化。平素体质一般，否认糖尿病、心脏病、高脂血症、肾病等病史。无食物、药物过敏史。无烟酒嗜好。父亲因"脑出血"已故，有2兄1弟，均患有"高血压病"。

要点提示　①重点询问头晕、头痛的特点、诱因及病程，有无伴随症状，是否诊治，血压如何、控制程度、服药情况，了解有无重要脏器损害，平素活动后是否出现心悸、气促。心悸、呼吸困难、咳嗽的诱因、特点、伴随症状、缓解方式，有无呼吸系统疾病，注意和支气管哮喘鉴别。大小便如何，饮食、睡眠如何。（4分）②既往有无类似发作，有无呼吸系统疾病、高血脂、糖尿病、心脏病、肾病史，有无外伤、手术、输血史，有无过敏史。（2分）③有无烟酒嗜好。（1分）④重点询问家族中有无类似疾病发生。（1分）⑤与患者及家属交流、沟通的技巧。（1分）⑥问诊条理清晰，能抓住重点围绕病情询问，无诱问、逼问。（1分）

3. 对模拟患者进行体格检查（10分）

检查结果　T 37.9 ℃，P 112次/分，R 34次/分，BP 180/106 mmHg。（1分）神志清，精神差，轮椅推入病房，烦躁，不能平卧，皮肤、黏膜无黄染及出血点。（1分）全身浅表淋巴结未触及肿大。（1分）眼睑无水肿，巩膜无黄染，口唇轻度发绀。（1分）颈软，无抵抗，颈静脉无怒张。（1分）呼吸稍促，节律规整，双肺呼吸音粗糙，满布中小湿啰音及哮鸣音。心尖冲动位于左锁骨中线外0.5 cm处，叩诊心相对浊音界见表8-1。（1分）

表8-1　叩诊心相对浊音界

右侧/cm	肋间	左侧/cm
2.0	第2肋间	2.5
2.0	第3肋间	3.5
3.5	第4肋间	7.0
	第5肋间	10.0

注:左锁骨中线距前正中线8.5 cm。

心率112次/分,律齐,$P_2 > A_2$,心尖区可闻及收缩期2/6级柔和吹风样杂音,不传导。(2分)腹平软,无压痛、反跳痛,肝、脾肋下未触及。四肢无水肿。(1分)生理反射存在,病理反射未引出。(1分)

要点提示　①重点进行血压测量、心肺听诊、心界叩诊、神经反射检查;②心脏叩诊方法;③心脏听诊内容和听诊方法。

4.讨论患者以下检查结果的临床意义(10分)

血常规　WBC 5.3×10^9/L,RBC 3.9×10^{12}/L,Hb 105 g/L,PLT 214×10^9/L,N 70%。(4分)

超声心动图　左心房轻度扩大,左心室内径正常,左心室壁增厚,左心室射血分数47%(正常>50%),E/A>1(正常>1)。(3分)

心电图　V_5、V_6的R波>2.5 mV,$R_{V_5} + S_{V_1} > 3.5$ mV,ST段压低,T波与主波方向相反;心电轴左偏。(3分)

要点提示　血常规提示Hb轻度减少。超声心动图提示有左心房扩大、左心室增厚,左心室收缩功能下降。心电图提示左心室肥大伴劳损。

5.提出初步诊断及诊断依据(15分)

(1)初步诊断(5分)

1)高血压病,3级,很高危。(2.5分)

2)高血压性心脏病,急性左心衰竭,心功能Ⅲ级(NYHA分级)。(2.5分)

要点提示　注意高血压病诊断时要进行分级和危险分层。

(2)诊断依据(10分)

1)老年女性,高血压病史15年,不规律服药,血压控制欠佳,自停降压药。8 h前做家务时出现心悸、呼吸困难,并逐渐加重,频繁咳嗽,不能平卧。有高血压病家族史。查体示心界向左下扩大,心率112次/分,律齐,$P_2 > A_2$,心尖区可闻及收缩期2/6级柔和吹风样杂音,不传导。超声心动图提示左心房扩大,左心室壁增厚。心电图提示V_5、V_6的R波>2.5 mV,$R_{V_5} + S_{V_1} > 3.5$ mV,ST段压低,T波与主波方向相反;心电轴左偏。(5分)

2)有急性左心衰竭表现:呼吸困难,频繁咳嗽,烦躁,不能平卧,口唇发绀,双肺呼吸音粗糙,满布中小湿啰音及哮鸣音。超声心动图提示左心室射血分数减小。(5分)

6.需进行鉴别诊断的疾病(10分)

（1）肾性高血压。（4分）

（2）内分泌性高血压。（3分）

（3）支气管哮喘。（3分）

7.该患者应进一步做的辅助检查（10分）

（1）心肌坏死标志物检测。（2分）

（2）床旁胸片。（2分）

（3）血糖、血脂、血清电解质、肝肾功能检查。（2分）

（4）心电监护,观察动态变化。（2分）

（5）眼底检查。（2分）

8.制定治疗原则（10分）

（1）采取坐位,双腿下垂,心电监护,低盐、低脂饮食。（2分）

（2）高流量鼻导管吸氧,吗啡肌内注射。（2分）

（3）快速利尿,硝酸甘油缓慢静脉滴注。（2分）

（4）应用强心药,进行抗感染治疗。（2分）

（5）对患者及家属进行高血压防治知识的健康教育。（2分）

9.人文关怀、职业素养。（5分）

【知识问答】（10分）

1.高血压如何分级？（5分）

答　1级高血压:SBP 140～159 mmHg,DBP 90～99 mmHg。

　　　2级高血压:SBP 160～179 mmHg,DBP 100～109 mmHg。

　　　3级高血压:SBP≥180 mmHg,DBP≥110 mmHg。

2.常用的降压药有哪些？（5分）

答　利尿药、β受体阻滞剂、钙通道阻滞剂、血管紧张素转换酶抑制剂、血管紧张素Ⅱ受体阻滞剂。

（陈　莉　黄金珠　刘宛丽）

八、心力衰竭

【实训目标】（10分）

1.学会接诊患者,正确采集病史,掌握医患沟通交流技巧。（1分）

2.规范进行体格检查,掌握心脏异常体征的特点。（1分）

3.会合理选择辅助检查项目,并正确判断辅助检查结果。（2分）

4.能做出初步诊断并提出诊断依据。（2分）

5.掌握心力衰竭的鉴别诊断。（2分）

6.能够正确制定心力衰竭的治疗原则。（2分）

【学习方法】

1.分组在实训室内利用电子标准化患者或学生标准化患者模拟临床场景,完成工作任务。

2.分组到附属医院心内科进行临床见习,跟随带教老师查房、问病史、检查体征、阅读病历,观摩患者的治疗过程,观摩特殊检查的操作过程等。

【实训过程及评分】(80分)

1.4~6人一组到附属医院心内科进行床旁见习。

2.4~6人一组在实训室接诊模拟患者,采集病史(10分)

模拟患者,男性,60岁。突发心悸、气促2 h。患者2 h前用力排便时突感心悸、气促,无胸痛、咳嗽、咳痰、咯血,遂急诊入院。既往"急性广泛前壁心肌梗死"1年,药物治疗,否认高血压病、糖尿病、肺病史,无外伤、手术史及过敏史。吸烟45年,每天10支。无遗传病家族史。

要点提示　①重点询问心悸、气促的诱因、程度、持续时间,有无加重或缓解因素;(4分)②仔细询问有无伴随症状,既往是否有心脏病、高血压病、糖尿病、肺病史,以及诊治情况;(2分)③询问是否有烟酒嗜好及不良饮食习惯;(1分)④询问有无家族史;(1分)⑤与患者及家属交流、沟通的技巧;(1分)⑥问诊条理清晰,能抓住重点围绕病情询问,无诱问、逼问。(1分)

3.对模拟患者进行体格检查(10分)

检查结果　T 36.4 ℃,P 100 次/分,R 32 次/分,BP 92/60 mmHg。(1分)神志清,半卧位,全身无皮疹及出血点,浅表淋巴结不大,巩膜无黄染,口唇发绀明显,未见颈静脉怒张。(2分)两肺可闻及大量湿啰音。(2分)心左界向外扩大,心率125 次/分,心律绝对不齐,心尖部有舒张早期奔马律。(2分)腹平软,肝、脾肋下未触及,移动性浊音阴性。(2分)双下肢无水肿。(1分)

要点提示　①重点进行心肺检查,尤其是听诊;②双肺大量湿啰音的临床意义;③心房颤动的听诊方法和特点;④舒张早期奔马律的听诊特点和临床意义。

4.讨论患者以下检查结果的临床意义(10分)

实验室检查　急查肌酸激酶150 U/L,(5分)肌酸激酶同工酶7.8 U/L。(5分)

要点提示　肌酸激酶及同工酶均在正常范围,可暂排除急性心肌梗死。

5.提出初步诊断及诊断依据(15分)

(1)初步诊断(5分)

1)急性左心衰竭。(2分)

2)冠状动脉粥样硬化性心脏病;陈旧性广泛前壁心肌梗死;心脏扩大。(2分)

3)快速型心房颤动。(1分)

(2)诊断依据(10分)

1)用力排便后突发心悸、气促,陈旧性广泛前壁心肌梗死病史,半卧位,口唇发绀,双肺大量湿啰音,心动过速,心尖部有舒张早期奔马律。(4分)

2)老年男性,长期大量吸烟史,心肌梗死病史,心界扩大,心肌坏死标志物正常。(3分)

3)心率125 次/分,心律绝对不齐,脉搏短绌。(3分)

6.需进行鉴别诊断的疾病(10分)

（1）心绞痛。（2分）

（2）急性心肌梗死。（2分）

（3）主动脉夹层。（2分）

（4）支气管哮喘。（2分）

（5）急性肺栓塞。（1分）

（6）气胸。（1分）

7.该患者应进一步做的辅助检查（10分）

（1）血浆脑钠肽检测。（2.5分）

（2）心电图及超声心动图检查。（2.5分）

（3）床旁胸部X射线片。（2.5分）

（4）血常规、血糖、血脂、血清电解质、肝肾功能、动脉血气分析。（2.5分）

8.制定治疗原则（10分）

（1）心电监护，坐位，双腿下垂，吸氧，控制水钠入量。（2分）

（2）应用吗啡。（2分）

（3）给予快速利尿剂、血管扩张剂。（2分）

（4）应用洋地黄类药物。（1分）

（5）治疗便秘。（1分）

（6）冠心病二级预防。（1分）

（7）对患者及家属进行心力衰竭防治知识的健康教育。（1分）

9.人文关怀、职业素养。（5分）

【知识问答】（10分）

1.心力衰竭常见的诱因有哪些？（5分）

答 感染、心律失常、血容量增加、过度劳累或情绪激动、治疗不当、原有心脏疾病加重或并发其他疾病。

2.什么是BNP？有什么临床意义？（5分）

答 BNP即脑钠肽，正常情况下储存于心室肌内，生理作用是扩张血管，增加排钠，对抗肾上腺素、肾素-血管紧张素等的水钠潴留效应。心力衰竭时心室壁张力增加，BNP分泌增加，使血浆中BNP水平升高，且其增高程度与心力衰竭的严重程度呈正相关，所以，血浆BNP水平可作为评定心力衰竭进程和判断预后的指标。

（陈　莉　黄金珠　刘宛丽）

九、消化性溃疡

【实训目标】（10分）

1.学会接诊患者，正确采集病史，掌握医患沟通交流技巧。（1分）

2.规范进行体格检查，掌握腹部异常体征的特点。（1分）

3.会合理选择辅助检查项目，并正确判断辅助检查结果。（2分）

4. 能做出初步诊断并提出诊断依据。(2分)

5. 掌握消化性溃疡的鉴别诊断。(2分)

6. 能够正确制定消化性溃疡的治疗原则。(2分)

【学习方法】

1. 分组在实训室内利用电子标准化患者或学生标准化患者模拟临床场景,完成工作任务。

2. 分组到附属医院消化内科进行临床见习,跟随带教老师查房、问病史、检查体征、阅读病历,观摩患者的治疗过程,观摩特殊检查的操作过程等。

【实训过程及评分】(80分)

1. 4~6人一组到附属医院消化内科进行床旁见习。

2. 4~6人一组在实训室接诊模拟患者,采集病史(10分)

模拟患者,男性,27岁。反复中上腹疼痛1年,加重伴恶心、呕吐1周。患者1年前开始常于进餐不规律或饥饿时感到中上腹隐痛,有时呈烧灼样,进少许饼干后可缓解,常有午夜疼痛,伴反酸、嗳气,在当地诊所按"胃病"反复治疗(具体不详),可暂时缓解。近1周出现餐后腹胀、腹痛加重,伴有恶心、呕吐,呕吐物含发酵宿食,不含胆汁,吐后腹胀、腹痛缓解。发病以来,神志清,精神差,饮食明显少,睡眠差,大小便可,体重减轻8 kg。既往体健,否认疟疾、伤寒、结核、痢疾、病毒性肝炎等病史,否认高血压病、糖尿病、心脏病等病史。无食物、药物过敏史。无外伤、手术及输血史。无吸烟嗜好,经常饮酒。

要点提示　①重点询问腹痛、恶心、呕吐这几个症状的起病情况及患病时间、主要特点、原因及诱因、发展演变、伴随症状、诊治经过,发病来的一般情况;(2分)②重点询问肝炎病史,近期用药,有无患过类似疾病,高血压病、糖尿病、心脏病史,外伤、手术、输血史,有无过敏史;(2分)③询问是否有不良生活方式,如吸烟、不合理膳食、过量饮酒,以及社会心理因素等;(2分)④询问家中有无类似疾病患者;(2分)⑤与患者及家属交流、沟通的技巧;(1分)⑥问诊条理清晰,能抓住重点围绕病情询问,无诱问、逼问。(1分)

3. 对模拟患者进行体格检查(10分)

检查结果　T 36.2 ℃,P 90次/分,R 19次/分,BP 108/78 mmHg。(1分)贫血貌,皮肤、黏膜未见黄染、皮疹、出血点、蜘蛛痣及水肿。(1分)全身浅表淋巴结未触及肿大。(1分)双睑结膜苍白,巩膜无黄染,口唇苍白,口臭,颈静脉无怒张,心、肺检查未见异常。(2分)上腹部稍隆起,可见胃形,上中腹压痛,无反跳痛,移动性浊音阴性,肝、脾肋下未触及。(2分)振水音阳性,肠鸣音活跃,10次/分。双下肢无水肿。(2分)生理反射存在,病理反射未引出。(1分)

要点提示　①重点进行腹部触诊、叩诊检查;②胃肠形的临床意义;③移动性浊音的检查方法;④振水音阳性的临床意义;⑤肠鸣音的听诊方法。

4. 讨论患者以下检查结果的临床意义(10分)

血常规　WBC 9.6×10^9/L,RBC 3.2×10^{12}/L,Hb 86 g/L,PLT 186×10^9/L,N 77%。

（2分）

尿常规　黄色,透明,pH 值 7.36,蛋白(−),酮体(−),WBC(−),RBC(−),Glu(−),尿胆原(−),比重 1.015。(2分)

粪常规　黄褐色软便,隐血试验(−)。(2分)

电解质　Na^+ 128 mmol/L,K^+ 3.1 mmol/L,Ca^{2+} 2.56 mmol/L,Mg^{2+} 0.73 mmol/L,Cl^- 90 mmol/L。(2分)

X 射线钡餐检查　食管正常,胃扩大,张力降低,6 h 后仍有钡剂存留。十二指肠球部畸形、激惹。(2分)

要点提示　血常规提示贫血,尿呈碱性,血清钠、钾、镁、氯均低于正常,提示营养不良。X 射线钡餐检查提示胃潴留、十二指肠溃疡征象。

5. 提出初步诊断及诊断依据(15分)

（1）初步诊断　十二指肠溃疡,并发幽门梗阻。(5分)

（2）诊断依据(10分)

1）1 年前常于进餐不规律或饥饿时感到中上腹隐痛,有时呈烧灼样,进少许饼干后可缓解,常有午夜疼痛,伴反酸、嗳气,近 1 周出现餐后腹胀、腹痛加重,伴有恶心、呕吐,呕吐物含发酵宿食,不含胆汁,吐后腹胀、腹痛缓解。经常饮酒。(2分)

2）精神差,贫血貌,双睑结膜及口唇苍白,上腹部稍隆起,可见胃形,上中腹压痛,振水音阳性。(2分)

3）饮食明显少,睡眠差,体重减轻 8 kg,血清电解质检查多个指标均有减少。(2分)

4）RBC $3.2×10^{12}$/L,Hb 86 g/L。(2分)

5）X 射线钡餐检查:食管正常,胃扩大,张力降低,6 h 后仍有钡剂存留。十二指肠球部畸形、激惹。(2分)

6. 需进行鉴别诊断的疾病(10分)

（1）功能性消化不良。(2.5分)

（2）慢性胆囊炎和胆石症。(2.5分)

（3）胃癌。(2.5分)

（4）促胃液素瘤。(2.5分)

7. 该患者应进一步做的辅助检查(10分)

（1）肝肾功能、血糖、血脂检查,复查电解质。(2.5分)

（2）幽门螺杆菌检测。(2.5分)

（3）胃、十二指肠镜检。(2.5分)

（4）肿瘤标志物检测。(2.5分)

8. 制定治疗原则(10分)

（1）注意规律饮食,合理搭配营养,戒烟戒酒,避免劳累和紧张。(2分)

（2）纠正酸碱平衡及电解质紊乱。(2分)

（3）抑制胃酸,可应用抗酸药和 H_2 受体拮抗剂或质子泵抑制剂。(1分)

（4）保护黏膜。(1分)

（5）纠正贫血。（1 分）

（6）幽门螺杆菌检查阳性者需进行根除幽门螺杆菌治疗。（1 分）

（7）对于组织水肿造成的暂时性幽门梗阻，可行胃肠减压术，给予抗酸治疗后待组织痉挛、水肿消失，即可缓解。对于瘢痕性幽门梗阻建议行手术治疗。（1 分）

（8）对患者及家属进行消化性溃疡防治知识的健康教育。（1 分）

9. 人文关怀、职业素养。（5 分）

【知识问答】（10 分）

1. 简述消化性溃疡合并幽门梗阻的表现。（5 分）

答 餐后上腹饱胀、上腹疼痛加重，伴有恶心、呕吐，大量呕吐后症状可以改善，呕吐物含发酵酸性宿食。严重呕吐可致失水和低氯低钾性碱中毒。可发生营养不良和体重减轻。体检可见胃形和胃蠕动波，清晨空腹时检查胃内有振水声。

2. 根除幽门螺杆菌的三联疗法指的是什么？（5 分）

答 PPI 和胶体铋二者选其一，克拉霉素、阿莫西林和甲硝唑三者选其二，共 3 种药物联合服用。

（陈 莉 黄金珠 刘宛丽）

十、急性胰腺炎

【实训目标】（10 分）

1. 学会接诊患者，正确采集病史，掌握医患沟通交流技巧。（1 分）

2. 规范进行体格检查，掌握腹部异常体征的特点。（1 分）

3. 会合理选择辅助检查项目，并正确判断辅助检查结果。（2 分）

4. 能做出初步诊断并提出诊断依据。（2 分）

5. 掌握急性胰腺炎的鉴别诊断。（2 分）

6. 能够正确制定急性胰腺炎的治疗原则。（2 分）

【学习方法】

1. 分组在实训室内利用电子标准化患者或学生标准化患者模拟临床场景，完成工作任务。

2. 分组到附属医院消化内科进行临床见习，跟随带教老师查房、问病史、检查体征、阅读病历，观摩患者的治疗过程，观摩特殊检查的操作过程等。

【实训过程及评分】（80 分）

1. 4~6 人一组到附属医院消化内科进行床旁见习。

2. 4~6 人一组在实训室接诊模拟患者，采集病史（10 分）

模拟患者，女性，60 岁。上腹痛 2 d。2 d 前大量进食后 1 h 上腹正中隐痛，逐渐加重，呈持续性，向腰背部放射，仰卧、咳嗽或活动时加重，伴低热、恶心、频繁呕吐，吐出食物、胃液和胆汁，吐后腹痛无减轻，多次使用止痛药无效。发病以来无咳嗽、胸痛、腹泻及排尿异常。既往有胆石症多年，但无慢性上腹痛史，无反酸、黑便史，无明确的心、肺、肝、肾病史,无烟酒嗜好。个人史、家族史无特殊记载。

要点提示 ①注意询问腹痛的诱因、性质、部位、范围、程度、持续时间、缓解方式;(2分)②询问伴随症状,既往诊治情况,有无胆管疾病、胰管阻塞性疾病及其他消化系统疾病,有无外伤以及损伤胰腺的药物接触史,是否有心肺疾病;(2分)③询问是否有不良生活方式,如吸烟、不合理膳食、过量饮酒等;(2分)④询问家族中有无类似疾病;(2分)⑤与患者及家属交流、沟通的技巧;(1分)⑥问诊条理清晰,能抓住重点围绕病情询问,无诱问、逼问。(1分)

3.对模拟患者进行体格检查(10分)

检查结果 T 39 ℃,P 104 次/分,R 19 次/分,BP 130/80 mmHg。(1分)急性病容,侧卧蜷曲位,皮肤干燥,无出血点,浅表淋巴结未触及,巩膜无黄染。(2分)心肺无异常,腹平坦,上腹部轻度肌紧张,压痛明显,可疑反跳痛,未触及肿块。(2分)墨菲征阴性,肝肾区无明显叩痛,移动性浊音可疑阳性,肠鸣音稍弱,双下肢无水肿。(3分)生理反射存在,病理反射未引出。(2分)

要点提示 ①重点进行腹部视诊、触诊、叩诊和听诊;②腹壁紧张度的检查方法和临床意义;③压痛、反跳痛的检查方法和临床意义。

4.讨论患者以下检查结果的临床意义(10分)

血常规 Hb 120 g/L,WBC $22×10^9$/L,N 86% ,L 14% ,PLT $110×10^9$/L。(3分)

尿淀粉酶 108 U/L(Winslow 法)。(4分)

腹部 X 射线平片 未见膈下游离气体和液平面,肠管扩张。(3分)

要点提示 血常规提示白细胞增高,中性粒细胞增多,淋巴细胞减少,有感染征象。尿淀粉酶超出正常3倍。腹部 X 射线平片提示肠梗阻,无肠穿孔。

5.提出初步诊断及诊断依据(15分)

(1)初步诊断(5分)

1)急性重症胰腺炎。(2.5分)

2)胆石症。(2.5分)

(2)诊断依据(10分)

1)急性持续性上腹痛,向腰背部放射,伴恶心、呕吐,吐后腹痛不减。(3分)

2)查体有上腹部肌紧张、压痛、可疑反跳痛、腹水征及麻痹性肠梗阻征象。(3分)

3)血常规检查白细胞数和中性粒细胞比例增高,尿淀粉酶超出正常3倍,腹平片结果不支持肠穿孔,有肠梗阻征象。(2分)

4)既往有胆结石史。(2分)

6.需进行鉴别诊断的疾病(10分)

(1)溃疡病急性穿孔。(2分)

(2)急性肠梗阻。(2分)

(3)急性胃炎。(2分)

(4)慢性胆囊炎急性发作。(2分)

(5)急性心肌梗死。(2分)

7.该患者应进一步做的辅助检查(10分)

（1）心肌坏死标志物检测。（2分）

（2）腹部B超和CT扫描。（2分）

（3）若有腹水，则应穿刺进行实验室检查及腹水淀粉酶活性测定。（2分）

（4）血清淀粉酶和脂肪酶活性、血糖、血清电解质检查（尤其是血钙）。（2分）

（5）动脉血气分析。（1分）

（6）肝、肾功能检查。（1分）

8. 制定治疗原则（10分）

（1）重症监护，禁食和胃肠减压。（2分）

（2）抑制胰腺分泌药物，如生长抑素。（2分）

（3）抑制胰酶活性药物，如抑肽酶、加贝酯。（1分）

（4）合理应用抗生素。（1分）

（5）支持疗法，扩容、补液、营养支持，维持水、电解质平衡，镇痛。（1分）

（6）中医中药治疗。（1分）

（7）酌情考虑内镜治疗或手术治疗。（1分）

（8）对患者及家属进行胰腺炎防治知识的健康教育。（1分）

9. 人文关怀、职业素养。（5分）

【知识问答】（10分）

1. 急性重症胰腺炎为何要检查血钙？（5分）

答　大量脂肪组织坏死分解出的脂肪酸与钙结合，形成脂肪酸钙，大量钙被消耗造成低血钙。低血钙也与胰腺炎刺激甲状腺分泌降钙素有关。低血钙导致患者手足搐搦，为预后不良表现，故应重视。

2. 血清淀粉酶的检查是诊断急性胰腺炎最可靠的依据吗？（5分）

答　不是。血清淀粉酶在起病后 $6\sim12$ h 开始升高，48 h 开始下降，持续 $3\sim5$ d。淀粉酶高低不一定反映病情轻重，出血坏死型胰腺炎时血清淀粉酶也可正常或低于正常，其他急腹症如消化性溃疡穿孔、胆石症、胆囊炎、肠梗阻等都可出现血清淀粉酶升高，但升高超过正常值3倍方可确诊为急性胰腺炎。

（陈　莉　黄金珠　刘宛丽）

十一、肝性脑病

【实训目标】（10分）

1. 学会接诊患者，正确采集病史，掌握医患沟通交流技巧。（1分）

2. 规范进行体格检查，掌握消化系统异常体征的特点。（1分）

3. 会合理选择辅助检查项目，并正确判断辅助检查结果。（2分）

4. 能做出初步诊断并提出诊断依据。（2分）

5. 掌握肝性脑病的鉴别诊断。（2分）

6. 能够正确制定肝性脑病的治疗原则。（2分）

【学习方法】

1.分组在实训室内利用电子标准化患者或学生标准化患者模拟临床场景,完成工作任务。

2.分组到附属医院消化内科进行临床见习,跟随带教老师查房、问病史、检查体征、阅读病历,观摩患者的治疗过程,观摩特殊检查的操作过程等。

【实训过程及评分】(80分)

1.4~6人一组到附属医院消化内科进行床旁见习。

2.4~6人一组在实训室接诊模拟患者,采集病史(10分)

模拟患者,男性,33岁。腹胀1周,嗜睡4 d。患者于1周前因"感冒"静脉滴注"阿奇霉素"后感中上腹胀满不适,伴厌油、食欲缺乏,无反酸、嗳气、呃逆,无恶心、呕吐、黑便,无腹痛、腹泻,未予重视,自服"胃舒平""小苏打",无缓解。4 d前,出现嗜睡,伴皮肤、眼结膜黄染,尚能自行起床吃饭、大小便,后病情逐渐加重,并出现反应迟钝、牙龈出血,遂入院。起病以来,神萎乏力,大小便尚可。2个月前查出为"HBV携带者",预防接种史不详。

要点提示 ①注意询问腹胀的诱因、程度、持续时间、缓解方式,皮肤、黏膜黄染的原因;询问嗜睡的情况,包括诱因、持续时间等。(2分)②询问伴随症状,既往诊治情况,是否有心脑血管疾病史,有无肝炎病史。(2分)③询问饮食、作息、不良嗜好等情况。(2分)④询问有无相似疾病家族史。(2分)⑤与患者及家属交流、沟通的技巧。(1分)⑥问诊条理清晰,能抓住重点围绕病情询问,无诱问、逼问。(1分)

3.对模拟患者进行体格检查(10分)

检查结果 T 36.5 ℃,P 74次/分,R 18次/分,BP 118/94 mmHg。(1分)抬入病房,神志欠清,精神萎靡,反应迟钝,记忆力差,全身皮肤重度黄染,未见肝掌及蜘蛛痣,无皮疹、瘀点、瘀斑,浅表淋巴结未扪及。(2分)眼结膜重度黄染。牙龈充血,可见少量出血。(1分)颈软,气管居中,颈静脉无怒张。胸廓对称,双肺呼吸音清晰。(1分)心界正常大小,心率74次/分,律齐,各瓣膜区未闻杂音。(2分)腹平软,无压痛,肝、脾未及,移动性浊音(-),肠鸣音正常。脊柱(-)。双下肢无水肿。(1分)生理反射存在,病理反射未引出,扑翼样震颤(+)。(2分)

要点提示 ①重点进行神经系统检查;②扑翼样震颤的临床意义;③注意归纳肝硬化体征。

4.讨论患者以下检查结果的临床意义(10分)

肝功能 TP 53 g/L,ALB 32 g/L,A/G 1.0,ALT(谷丙转氨酶)298 U/L,AST(谷草转氨酶)137 U/L,TBIL 230.3 μmol/L,IBIL 102 μmol/L,DBIL 128.3 μmol/L。(6分)

乙肝病毒标志物 HBsAg(+),抗HBc(+),抗HBe(+)。(4分)

要点提示 肝功能检查结果显示总蛋白、白蛋白、A/G均减少,ALT、AST、胆红素检查均超出正常范围数倍,提示肝严重受损。乙肝病毒标志物三项阳性提示急性感染,病毒复制趋向减弱。

5.提出初步诊断及诊断依据(15分)

（1）初步诊断(5分)

1）急性重症肝炎。(2.5分)

2）肝性脑病,前驱期。(2.5分)

（2）诊断依据(10分)

1）青年男性,2个月前查出为"HBV携带者",有服用阿奇霉素史,腹胀,皮肤、结膜黄染,厌油,食欲缺乏,牙龈出血。(4分)

2）嗜睡,反应迟钝,记忆力差,扑翼样震颤阳性。(3分)

3）肝功能异常,乙肝病毒标志物检查提示感染乙肝病毒。(3分)

6.需进行鉴别诊断的疾病(10分)

（1）糖尿病。(2分)

（2）低血糖。(2分)

（3）尿毒症。(2分)

（4）脑血管病。(2分)

（5）脑部感染。(1分)

（6）镇静药过量。(1分)

7.该患者应进一步做的辅助检查(10分)

（1）血尿粪三大常规、血氨、血糖、肾功能检查。(2分)

（2）凝血功能检查。(2分)

（3）脑电图及诱发电位检查。(2分)

（4）心理智能测验。(2分)

（5）头部CT或MRI检查。(2分)

8.制定治疗原则(10分)

（1）重症监护,防治便秘,避免蛋白质饮食,补充充足维生素,及时纠正低血糖。(2分)

（2）及早发现和去除诱因,如慎用镇静药和损伤肝的药物、纠正电解质和酸碱紊乱、止血和清除肠道积血、防治感染等。(2分)

（3）减少肠内氨源性毒物的生成与吸收。(2分)

（4）促进体内氨的代谢。(1分)

（5）调节神经递质,如氟马西尼静脉注射。(1分)

（6）必要时考虑人工肝、肝移植。(1分)

（7）对患者及家属进行肝性脑病防治知识的健康教育。(1分)

9.人文关怀、职业素养。(5分)

【知识问答】(10分)

1.诱发肝性脑病的因素有哪些? (5分)

答　药物、产氨增多、低血容量、门体分流、血管阻塞、原发性肝癌。

2.肝性脑病的临床过程如何分期? (5分)

答　一期(前驱期)、二期(昏迷前期)、三期(昏睡期)、四期(昏迷期)。

（陈　莉　黄金珠　刘宛丽）

十二、慢性肾小球肾炎

【实训目标】(10 分)

1.学会接诊患者,正确采集病史,掌握医患沟通交流技巧。(1 分)

2.规范进行体格检查。(1 分)

3.会合理选择辅助检查项目,并正确判断辅助检查结果。(2 分)

4.能做出初步诊断并提出诊断依据。(2 分)

5.掌握慢性肾小球肾炎的鉴别诊断。(2 分)

6.能够正确制定慢性肾小球肾炎的治疗原则。(2 分)

【学习方法】

1.分组在实训室内利用电子标准化患者或学生标准化患者模拟临床场景,完成工作任务。

2.分组到附属医院肾病科进行临床见习,跟随带教老师查房、问病史、检查体征、阅读病历,观摩患者的治疗过程,观摩特殊检查的操作过程等。

【实训过程及评分】(80 分)

1.4~6 人一组到附属医院肾病科进行床旁见习。

2.4~6 人一组在实训室进行病史采集(10 分)

模拟患者,男性,40 岁。反复血尿 4 年,间断头晕、头痛 2 个月。患者 4 年前在"上呼吸道感染"后出现血尿,尿液呈全程洗肉水样,伴尿中泡沫增多,在当地医院检查尿蛋白(++)~(+++),尿 RBC 满视野/HP,间断予以中药治疗(具体不详),尿色恢复正常。此后上述情况又反复出现 2 次,均发生在"上呼吸道感染"后,血尿持续 1~2 d 后可消失,无尿频、尿急、尿痛、尿量减少、夜尿增多,无发热、皮疹、关节痛。2 个月前无诱因出现间断头晕、头痛,不伴恶心、呕吐,并发现双下肢轻度凹陷性水肿,测血压为 160/95 mmHg。发病以来,饮食、睡眠欠佳,大便正常,体重无明显改变。既往体健,无药物过敏史和药物滥用史,否认有高血压病、糖尿病、肾疾病等家族史。

要点提示 ①重点询问年龄、性别,有无外伤、感染、剧烈运动、服用药物。血尿具体颜色,有无血凝块,是否为全程血尿,呈间歇性或持续性。头痛部位,头痛、头晕的性质、程度、发作频率及持续时间、加重或缓解因素。有无尿频、尿急、尿痛、排尿困难,有无发热、皮疹、腰痛、关节痛,有无其他部位出血,有无恶心、呕吐、水肿、心悸、呼吸困难。(5 分)②询问诊疗经过和一般情况。(1 分)③询问有无药物过敏史。(1 分)④询问有无高血压病、肝病、肾病和出血性疾病、风湿性疾病史,有无手术、外伤史,有无肾疾病家族史。(1 分)⑤与患者及家属交流、沟通的技巧。(1 分)⑥问诊条理清晰,能抓住重点围绕病情询问,无诱问、逼问。(1 分)

3.对模拟患者进行体格检查(10 分)

检查结果 T 36.5 ℃,P 70 次/分,R 18 次/分,BP 150/92 mmHg。(1 分)神志清楚,贫血貌,皮肤未见出血点和皮疹,浅表淋巴结未触及肿大。(1 分)巩膜无黄染,睑结膜及口唇苍白,双肺未闻及干、湿性啰音。(2 分)心界不大,心率 70 次/分,律齐,各瓣膜听诊区未闻及杂音。(2分)腹平软,无压痛和反跳痛,肝、脾肋下未触及,移动性浊音(-),双肾区叩击痛(-)。(2分)双下肢轻度凹陷性水肿。(2分)

要点提示　①重点进行皮肤、黏膜、四肢关节检查;②肾区叩击痛、水肿的意义。

4.讨论患者以下检查结果的临床意义(10分)

血常规　Hb 90 g/L,WBC 7.6×10^9/L,N 65%,PLT 225×10^9/L。(2分)

肾功能　Cr 86 μmol/L,BUN 6.8 mmol/L。(2分)

尿常规　蛋白(+++),RBC 30~40个/HP。(2分)

尿相差显微镜检查　80%为变形红细胞。(2分)

24 h尿蛋白定量　2~4 g。(2分)

要点提示　Hb 90 g/L提示贫血;RBC 30~40个/HP,尿相差显微镜检查80%为变形红细胞,提示血尿为肾小球源性;尿蛋白(+++),24 h尿蛋白定量2~4 g,提示蛋白尿。

5.提出初步诊断及诊断依据(15分)

(1)初步诊断　慢性肾小球肾炎。(5分)

(2)诊断依据(10分)

1)青年男性,慢性病程,无高血压病家族史。(2.5分)

2)反复血尿、水肿、头晕、头痛。(2.5分)

3)贫血貌,眼睑及口唇苍白,血压高(150/92 mmHg),双下肢水肿。(2.5分)

4)实验室检查:贫血、血尿、蛋白尿、尿相差显微镜检查提示肾小球源性血尿。(2.5分)

6.需进行鉴别诊断的疾病(10分)

(1)继发性肾小球肾炎(如狼疮性肾炎、过敏性紫癜性肾炎、乙肝病毒相关性肾炎)。(2.5分)

(2)高血压肾损害。(2.5分)

(3)无症状性血尿和蛋白尿。(2.5分)

(4)慢性肾盂肾炎。(2.5分)

7.该患者应进一步做的辅助检查(10分)

(1)血糖、血脂、肝功能检查,必要时复查肾功能。(2.5分)

(2)抗"O"、补体、肝炎病毒免疫标志物、抗核抗体谱检查。(2.5分)

(3)肾B超检查。(2.5分)

(4)肾穿刺活检。(2.5分)

8.制定治疗原则(10分)

(1)积极控制高血压和减少尿蛋白。(2分)

(2)限制食物中蛋白质及磷的摄入量。(2分)

(3)糖皮质激素和细胞毒药物。(2分)

(4)避免加重肾损害的因素。(2分)

(5)防治并发症。(2分)

9.人文关怀、职业素养。(5分)

【知识问答】(10分)

1.慢性肾小球肾炎的诊断标准是什么?(5分)

答　凡尿实验室检查异常(蛋白尿、血尿)、伴或不伴水肿及高血压病史3个月以上,无论有无肾功能损害,均应考虑此病。在除外继发性肾小球肾炎及遗传性肾小球肾炎后,临床上可诊断为慢性肾炎。

2.慢性肾炎的治疗目的是消除尿中的红细胞吗?(5分)

答　慢性肾炎的治疗应以防止或延缓肾功能进行性恶化、改善或缓解临床症状及防治心脑血管并发症为主要目的,而不以消除尿红细胞或轻度蛋白尿为目的。

(陈　莉　刘宛丽　黄金珠)

十三、尿路感染

【实训目标】(10分)

1.学会接诊患者,正确采集病史,掌握医患沟通交流技巧。(1分)

2.规范进行体格检查。(1分)

3.会合理选择辅助检查项目,并正确判断辅助检查结果。(2分)

4.能做出初步诊断并提出诊断依据。(2分)

5.掌握尿路感染的鉴别诊断。(2分)

6.能够正确制定尿路感染的治疗原则。(2分)

【学习方法】

1.分组在实训室内利用电子标准化患者或学生标准化患者模拟临床场景,完成工作任务。

2.分组到附属医院肾病科进行临床见习,跟随带教老师查房、问病史、检查体征、阅读病历,观摩患者的治疗过程,观摩特殊检查的操作过程等。

【实训过程及评分】(80分)

1.4~6人一组到附属医院肾病科进行床旁见习。

2.4~6人一组在实训室接诊模拟患者,采集病史(10分)

模拟患者,女性,28岁。尿频、尿急5 d,发热伴腰痛1 d。患者5 d前劳累后出现尿频、尿急,白天6~7次,晚上3~4次,无尿失禁,不伴尿痛,无尿色、尿量改变,未诊治。1 d前突起寒战、高热,体温最高达39.3 ℃,伴右侧腰部持续性酸痛不适及乏力,无放射,无恶心、呕吐、腹痛、腹泻。患者既往体健,饮食正常,无烟酒嗜好,无不洁性生活。月经正常,已婚,未孕,配偶体健,夫妻生活和睦。无结核、伤寒、肝炎等传染性疾病史,无肾手术、外伤史,无药物滥用史和药物过敏史。家族无高血压病、糖尿病、肾病等遗传病史。

要点提示　①重点询问年龄、性别,有无劳累、受凉或憋尿,有无接受导尿、尿道器械检查。排尿频率,每次排尿量,夜尿次数。尿急的程度,有无尿失禁。发热的程度,有无畏寒或寒战。腰疼的部位、性质、程度,有无放射,呈持续性或阵发性,加重或缓解因素。有无尿色改变、尿痛、排尿困难。(4分)②询问诊疗经过和一般情况。(1分)③询问有无药物过敏史。(1分)④有无结核病、伤寒、肝炎、糖尿病、尿路结石、出血性疾病、风湿性疾病史,有无外伤、手术史。月经与婚育史。有无遗传性疾病家族史。(2分)⑤与患者及家属交流、沟通的技巧。(1分)⑥问诊条理清晰,能抓住重点围绕病情询问,无诱问、逼问。(1分)

3. 对模拟患者进行体格检查(10分)

检查结果　T 39.2 ℃,P 94 次/分,R 20 次/分,BP 130/85 mmHg。(1分)神志清楚,皮肤未见出血点和皮疹,浅表淋巴结未触及肿大。(2分)睑结膜无苍白,巩膜无黄染,双肺未闻及干、湿性啰音。(2分)心界不大,心率94次/分,律齐,各瓣膜听诊区未闻及杂音。(2分)腹平软,无压痛和反跳痛,肝、脾肋下未触及。墨菲征阴性,麦氏点无压痛,右肾区叩击痛阳性,双下肢无水肿。(3分)

要点提示　①重点进行腹部、脊柱、四肢检查;②腹部压痛、肾区叩击痛的临床意义。

4. 讨论患者以下检查结果的临床意义(10分)

血常规　Hb 120 g/L,WBC 13.6×10^9/L,N 85%,PLT 250×10^9/L。(5分)

尿常规　蛋白(+),RBC 6～8 个/HP,WBC 50～60 个/HP,亚硝酸盐(+)。(5分)

要点提示　血白细胞总数及中性粒细胞比例升高,尿常规示蛋白(+)、镜下血尿、白细胞增多、亚硝酸盐(+),提示尿路感染可能。

5. 提出初步诊断及诊断依据(15分)

(1)初步诊断　急性肾盂肾炎。(5分)

(2)诊断依据。(10分)

1)已婚青年女性,急性病程。(2.5分)

2)尿频、尿急、发热、腰痛。(2.5分)

3)右肾区叩击痛阳性。(2.5分)

4)血中白细胞总数及中性粒细胞比例升高,尿常规示蛋白(+)、镜下血尿、白细胞增多、亚硝酸盐(+)。(2.5分)

6. 需进行鉴别诊断的疾病(10分)

(1)尿道综合征。(2.5分)

(2)慢性肾盂肾炎急性发作。(2.5分)

(3)肾结核。(2.5分)

(4)急性膀胱炎。(2.5分)

7. 该患者应进一步做的辅助检查(10分)

(1)尿细菌培养和药物敏感试验。(2分)

(2)肾功能、尿 β$_2$ 微球蛋白、尿渗透压检查。(2分)

(3)尿沉渣抗酸染色、PPD 试验。(2分)

(4)泌尿系统 B 超、腹部 X 射线检查。(2分)

(5)静脉肾盂造影。(2分)

8. 制定治疗原则(10分)

（1）一般治疗：多饮水，勤排尿；营养支持；积极寻找病因，及时去除诱发因素。（4分）

（2）抗感染治疗：一般先选择针对革兰氏阳性杆菌有效的抗生素经验性治疗。治疗3 d症状无改善者，应根据药物敏感试验结果调整用药。（4分）

（3）对症处理。（2分）

9. 人文关怀、职业素养。（5分）

【知识问答】（10分）

1. 什么是真性菌尿？（5分）

答　清洁中段尿细菌定量培养≥10^5/mL，如临床上无尿路感染症状，则要求做两次中段尿培养，细菌数均≥10^5/mL，且为同一菌种，称为真性菌尿。耻骨上膀胱穿刺尿细菌定性培养有细菌生长，即为真性菌尿。

2. 尿路感染治疗效果的评定标准是什么？（5分）

答　①治愈：症状消失，尿菌阴性，疗程结束后2周、6周复查尿菌仍阴性。②治疗失败：治疗后菌尿仍阳性，或治疗后菌尿阴性，但2周或6周复查菌尿转为阳性，且为同一种菌株。

（陈　莉　刘宛丽　黄金珠）

十四、慢性肾衰竭

【实训目标】（10分）

1. 学会接诊患者，正确采集病史，掌握医患沟通交流技巧。（1分）

2. 规范进行体格检查。（1分）

3. 会合理选择辅助检查项目，并正确判断辅助检查结果。（2分）

4. 能做出初步诊断并提出诊断依据。（2分）

5. 掌握慢性肾衰竭的鉴别诊断。（2分）

6. 能够正确制定慢性肾衰竭的治疗原则。（2分）

【学习方法】

1. 分组在实训室内利用电子标准化患者或学生标准化患者模拟临床场景，完成工作任务。

2. 分组到附属医院肾病科进行临床见习，跟随带教老师查房、问病史、检查体征、阅读病历，观摩患者的治疗过程，观摩特殊检查的操作过程等。

【实训过程及评分】（80分）

1. 4～6人一组到附属医院肾病科进行床旁见习。

2. 4～6人一组在实训室接诊模拟患者，采集病史（10分）

模拟患者，男性，36岁。夜尿次数增多1年，厌食、乏力1个月。患者1年前无明显诱因开始出现夜尿增多，每晚2～4次，尿色、尿量无明显改变，无尿急、尿痛，近1个月开始感觉全身乏力、厌食，伴恶心、呕吐、腹胀，无腹痛、腹泻及发热，自服"吗丁啉"

无效。5 年前患"肾小球肾炎",治疗后好转,因无临床症状未进行常规复查。否认高血压病、糖尿病、肝炎病史,无药物过敏史、药物滥用史、毒物接触史,无烟酒嗜好。否认有家族性遗传病史。

要点提示　①重点询问年龄、性别,有无劳累、精神紧张、服用药物。夜间排尿的频率,每次排尿量,有无尿急、尿痛。食欲变化情况,乏力的程度。有无尿色改变、排尿困难,有无恶心、呕吐、腹胀、腹痛、腹泻、发热等。(5 分)②询问诊疗经过和一般情况。(1 分)③有无药物过敏史。(1 分)④询问有无类似发作史,有无结核病、糖尿病、肝病、肾病、遗传性疾病家族史。(1 分)⑤与患者及家属交流、沟通的技巧。(1 分)⑥问诊条理清晰,能抓住重点围绕病情询问,无诱问、逼问。(1 分)

3. 对模拟患者进行体格检查(10 分)

检查结果　T 36.9 ℃,P 89 次/分,R 20 次/分,BP 150/95 mmHg。(1 分)神志清楚,慢性病容,贫血貌,皮肤有氨味,皮肤未见出血点和皮疹,浅表淋巴结未触及肿大。(2 分)睑结膜苍白,巩膜无黄染,双肺未闻及干、湿性啰音。(2 分)心界不大,心率89 次/分,律齐,各瓣膜听诊区未闻及杂音。(2 分)腹平软,无压痛和反跳痛,肝、脾肋下未触及,移动性浊音(-),双肾区叩击痛(-),双下肢无水肿。(3 分)

要点提示　①重点进行全身体格检查;②嗅诊、肝检查、肾检查的方法和意义。

4. 讨论患者以下检查结果的临床意义(10 分)

血常规　Hb 95 g/L,RBC $4.2×10^{12}$/L,WBC $6.6×10^9$/L,N 70%,PLT $190×10^9$/L。(2.5 分)

尿常规　RBC 5~8 个/HP,蛋白(++),WBC 0~1 个/HP。(2.5 分)

血生化　Cr 824 μmol/L。(2.5 分)

B 超检查　双肾缩小。(2.5 分)

要点提示　血常规示贫血,尿常规示血尿、蛋白尿,血肌酐>707 μmol/L,B 超示双肾缩小,提示肾衰竭,尿毒症期。

5. 提出初步诊断及诊断依据(15 分)

(1)初步诊断　慢性肾衰竭(尿毒症期)。(5 分)

(2)诊断依据(10 分)

1)中年男性,慢性起病。(2.5 分)

2)夜尿次数增多、厌食、乏力、恶心、呕吐。(2.5 分)

3)查体:血压增高,贫血貌,皮肤有氨味。(2.5 分)

4)实验室检查:血尿、蛋白尿,血肌酐增高,B 超示双肾缩小。(2.5 分)

6. 需进行鉴别诊断的疾病(10 分)

(1)急性肾衰竭。(4 分)

(2)肾前性氮质血症。(3 分)

(3)原发性高血压。(3 分)

7. 该患者应进一步做的辅助检查(10 分)

(1)抗肾小球基底膜抗体、肝炎病毒免疫标志物、肾血管超声。(2 分)

(2)必要时进行肾穿刺活检。(2 分)

（3）甲状旁腺素浓度测定、胸片。（2分）

（4）泌尿系统 B 超检查。（2分）

（5）心功能评价。（2分）

8. 制定治疗原则（10分）

（1）控制高血压、高血糖、蛋白尿。（2分）

（2）饮食治疗：注意休息，均衡营养，低蛋白、低磷饮食。（1分）

（3）ACEI 和 ARB 的独特作用。（1分）

（4）纠正代谢性酸中毒和水、电解质紊乱。（1分）

（5）治疗贫血。（1分）

（6）低钙血症、高磷血症和肾性骨营养不良的治疗。（1分）

（7）防治感染，治疗高脂血症。（1分）

（8）对症处理。（1分）

（9）肾替代治疗。（1分）

9. 人文关怀、职业素养。（5分）

【知识问答】（10分）

1. 慢性肾病 5 期，肾小球滤过率至少小于多少？（5分）

答　15 mL/min。

2. 现在我国引起慢性肾衰竭最常见的病因是什么？（5分）

答　原发性肾小球肾炎。

（陈　莉　刘宛丽　黄金珠）

十五、再生障碍性贫血

【实训目标】（10分）

1. 学会接诊患者，正确采集病史，掌握医患沟通交流技巧。（1分）

2. 规范进行体格检查。（1分）

3. 会合理选择辅助检查项目，并正确判断辅助检查结果。（2分）

4. 能做出初步诊断并提出诊断依据。（2分）

5. 掌握再生障碍性贫血的鉴别诊断。（2分）

6. 能够正确制定再生障碍性贫血的治疗原则。（2分）

【学习方法】

1. 分组在实训室内利用电子标准化患者或学生标准化患者模拟临床场景，完成工作任务。

2. 分组到附属医院血液科进行临床见习，跟随带教老师查房、问病史、检查体征、阅读病历，观摩患者的治疗过程，观摩特殊检查的操作过程等。

【实训过程及评分】（80分）

1. 4~6 人一组到附属医院血液科进行床旁见习。

2.4~6人一组在实训室接诊模拟患者,采集病史(10分)

模拟患者,男性,35岁。头晕、面色苍白8个月,加重伴皮肤及黏膜出血、发热半个月。患者8个月来无明显诱因逐渐出现头晕、面色苍白、乏力,活动后加重,曾在当地医院检查示"贫血"(具体不详),间断服用过中药治疗(具体不详),未见好转。近半个月来上述症状加重,可见下肢皮肤有出血点,刷牙时牙龈出血,伴心悸、发热。发病以来饮食、睡眠欠佳,不挑食,大小便正常,体重无明显变化。既往体健,无胃病和肝、肾疾病及痔疮史,无放射线和毒物接触史,无药物过敏史。无烟酒嗜好,无家族性遗传病史。

要点提示　①重点询问年龄、性别,有无剧烈活动或精神紧张,有无劳累、外伤、服用药物。头晕、面色苍白持续时间、频率、性质,是否突发突止,发作时的脉率和节律,加重或缓解因素。皮肤出血的颜色、部位、数量,是否高出皮面,有无瘙痒,有无其他部位出血(如便血、尿血、鼻出血、牙龈出血)。有无胸痛、乏力、心悸、晕厥、抽搐,有无咳嗽、呼吸困难。(4分)②询问诊疗经过和一般情况。(1分)③询问有无药物过敏史。(1分)④询问有无肝病、胃病、痔疮、心律失常史,有无甲状腺功能亢进、贫血史,有无支气管哮喘病史,有无糖尿病病史,有无精神神经系统疾病史。有无烟酒嗜好。有无遗传性疾病家族史。(2分)⑤与患者及家属交流、沟通的技巧。(1分)⑥问诊条理清晰,能抓住重点围绕病情询问,无诱问、逼问。(1分)

3.对模拟患者进行体格检查(10分)

检查结果　T 38.4 ℃,P 90次/分,R 18次/分,BP 120/80 mmHg。(1分)贫血貌,前胸和双下肢皮肤可见多处散在出血点,全身浅表淋巴结未触及肿大。(3分)巩膜无黄染,睑结膜和口唇苍白,舌乳头正常。(1分)甲状腺不大,胸骨无压痛。(1分)心、肺未见异常。(1分)腹平软,无压痛和反跳痛,肝、脾肋下未触及。(2分)双下肢无水肿。(1分)

要点提示　①重点进行皮肤、黏膜、心脏、肺部检查;②出血点、胸骨压痛的临床意义。

4.讨论患者以下检查结果的临床意义(10分)

血常规　Hb 65 g/L,RBC 2.6×10^{12}/L,Ret 0.3%,MCV 85 fL,MCH 30 pg,MCHC 33%,WBC 2.4×10^{9}/L,N 28%,L 68%,M 4%,PLT 10×10^{9}/L。(6分)

其他　尿常规(−),粪常规和隐血均(−),尿含铁血黄素试验(−)。血清铁50 μmol/L,血清铁蛋白330 μg/L,总铁结合力40 μmol/L。(4分)

要点提示　Hb 65 g/L、RBC 2.6×10^{12}/L提示贫血。MCV 85 fL、MCH 30 pg、MCHC 33%,提示贫血为正细胞正色素性。全血细胞减少,网织红细胞减低,白细胞分类淋巴细胞比例增高,血清铁、铁蛋白增高,总铁结合力降低,提示再生障碍性贫血。

5.提出初步诊断及诊断依据(15分)

(1)初步诊断　再生障碍性贫血。(5分)

(2)诊断依据(10分)

1)病史:有贫血(头晕、面色苍白、乏力)、出血(皮肤出血点、牙龈出血)、发热表现。(2.5分)

2)查体:贫血貌,前胸和双下肢皮肤出血点,结膜和口唇苍白,肝、脾不大,胸骨无压痛。(2.5分)

3)全血细胞减少,网织红细胞减低,白细胞分类淋巴细胞比例增高。(2.5分)

4)血清铁、铁蛋白增高,总铁结合力降低。(2.5分)

6. 需进行鉴别诊断的疾病(10分)

(1)巨幼细胞贫血。(2.5分)

(2)阵发性睡眠性血红蛋白尿。(2.5分)

(3)骨髓增生异常综合征。(2.5分)

(4)免疫相关性全血细胞减少。(2.5分)

7. 该患者应进一步做的辅助检查(10分)

(1)骨髓细胞学检查及骨髓铁染色。(2分)

(2)骨髓干细胞培养。(2分)

(3)淋巴细胞亚群。(2分)

(4)必要时骨髓活检。(2分)

(5)肝、肾功能检查。(2分)

8. 制定治疗原则(10分)

(1)保护措施:预防感染、避免出血、杜绝接触各类危险因素、心理护理等。(2分)

(2)对症治疗:纠正贫血、控制出血和感染、护肝治疗。(2分)

(3)免疫抑制治疗:环孢素等。(2分)

(4)促造血治疗:雄激素等。(2分)

(5)有条件者造血干细胞移植。(2分)

9. 人文关怀、职业素养。(5分)

【知识问答】(10分)

1. 再生障碍性贫血的主要临床表现是什么?(5分)

答 贫血、感染、出血。

2. 再生障碍性贫血基本治愈的标准是什么?(5分)

答 贫血和出血症状消失,血红蛋白男性达到120 g/L,女性达到110 g/L,白细胞达到 4×10^9/L,血小板达到 100×10^9/L,随访1年以上未复发。

(陈　莉　刘宛丽　黄金珠)

十六、急性白血病

【实训目标】(10分)

1. 学会接诊患者,正确采集病史,掌握医患沟通交流技巧。(1分)

2. 规范进行体格检查。(1分)

3. 会合理选择辅助检查项目,并正确判断辅助检查结果。(2分)

4. 能做出初步诊断并提出诊断依据。(2分)

5. 掌握急性白血病的鉴别诊断。(2分)

6. 能够正确制定急性白血病的治疗原则。(2分)

【学习方法】

1. 分组在实训室内利用电子标准化患者或学生标准化患者模拟临床场景,完成工作任务。

2. 分组到附属医院血液科进行临床见习,跟随带教老师查房、问病史、检查体征、阅读病历,观摩患者的治疗过程,观摩特殊检查的操作过程等。

【实训过程及评分】(80分)

1. 4~6人一组到附属医院血液科进行床旁见习。

2. 4~6人一组在实训室接诊模拟患者,采集病史(10分)

模拟患者,男性,38岁。发热伴出血10 d。患者10 d前无明显诱因开始出现发热,体温38.4 ℃,伴全身酸痛,轻度咳嗽,咳少量白色黏痰,曾在当地验血发现"有异常"(具体不详),自服"白加黑"治疗无效。近3 d上述症状加重伴乏力,刷牙时牙龈出血,有两次鼻出血,量约60 mL,压迫止血十几分钟后自行止血。发病以来进食少,睡眠差,大小便正常,体重无明显变化。既往体健,无结核病、胃病史,无药物过敏史。无烟酒嗜好,家族中无类似病史。

要点提示　①重点询问年龄、性别,有无受凉、劳累、感染、外伤、服用药物。发热的程度、热型,有无畏寒或寒战。皮肤出血的原因、部位、时间、出血量、是否高出皮面,有无瘙痒,有无其他部位出血(如便血、尿血、鼻出血、牙龈出血),有无止血措施及其效果。(4分)②询问诊疗经过和一般情况。(1分)③询问有无药物过敏史。(1分)④询问有无类似发作史,有无肝病、结核病、糖尿病、出血性疾病史,职业和生活、工作环境情况。有无外伤、手术史。有无相关疾病家族史。(2分)⑤与患者及家属交流、沟通的技巧。(1分)⑥问诊条理清晰,能抓住重点围绕病情询问,无诱问、逼问。(1分)

3. 对模拟患者进行体格检查(10分)

检查结果　T 38.9 ℃,P 106次/分,R 20次/分,BP 120/85 mmHg。(1分)轻度贫血貌,全身皮肤散在多个出血点,伴有瘀斑。全身多处浅表淋巴结触及肿大,左颌下2个,左侧腋窝3个,双侧腹股沟各3个,均为花生米大小,质地中等,无明显压痛,活动度尚可。(2分)巩膜无黄染,睑结膜和口唇稍苍白,牙龈红肿,咽充血,扁桃体无肿大,甲状腺未触及。(2分)胸骨轻压痛,双肺叩诊呈清音,右下肺可闻及少量湿啰音。(2分)心界不大,心率106次/分,律齐,各瓣膜听诊区未闻及杂音。(2分)腹平软,无压痛和反跳痛。肝肋下触及3 cm,剑突下5.5 cm;脾肋下可触及。双下肢无水肿。(1分)

要点提示　①重点进行皮肤、浅表淋巴结、口、鼻、心、肺、腹部等检查;②出血点、瘀斑的鉴别,淋巴结肿大、肝大的临床意义。

4. 讨论患者以下检查结果的临床意义(10分)

血常规　Hb 90 g/L,RBC $2.6×10^{12}$/L,WBC $120.0×10^9$/L,原幼细胞占40%,Ret 0.2%,PLT $60×10^9$/L。(6分)

尿常规 （–）。（2 分）

粪常规 （–）。（2 分）

要点提示 血常规示红细胞、血小板减少，网织红细胞明显减低，白细胞异常增多，白细胞分类见原始细胞占 40%，提示白血病。

5. 提出初步诊断及诊断依据（15 分）

（1）初步诊断（5 分）

1）急性白血病。（2.5 分）

2）右下肺肺炎。（2.5 分）

（2）诊断依据（10 分）

1）急性白血病：①中年男性，急性病程，有发热、出血（牙龈出血、鼻出血）、贫血（乏力）症状；（2 分）②贫血貌，结膜和口唇苍白，全身皮肤散在多个出血点，伴有瘀斑，全身多处浅表淋巴结触及肿大，胸骨轻压痛，肝、脾大；（2 分）③血常规示红细胞、血小板减少，网织红细胞明显减低，白细胞异常增多，白细胞分类见原始细胞占 40%。（2 分）

2）右下肺肺炎：①全身酸痛，发热（T 38.9 ℃）、咳嗽，咳少量白色黏痰；（2 分）②右下肺可闻及少量湿啰音。（2 分）

6. 需进行鉴别诊断的疾病（10 分）

（1）骨髓增生异常综合征。（2.5 分）

（2）再生障碍性贫血。（2.5 分）

（3）巨幼细胞性贫血。（2.5 分）

（4）免疫相关性全血细胞减少。（2.5 分）

7. 该患者应进一步做的辅助检查（10 分）

（1）骨髓细胞学检查及细胞化学染色检查。（2 分）

（2）白血病细胞表面免疫学检查。（2 分）

（3）胸部 X 射线检查，痰细菌学检查。（2 分）

（4）肝、肾功能检查，凝血功能检查。（2 分）

（5）腹部 B 超检查。（2 分）

8. 制定治疗原则（10 分）

（1）一般治疗 防治感染，纠正贫血，控制出血，防治高尿酸血症肾病，维持营养。（5 分）

（2）抗白血病治疗 根据细胞类型选择适当的化疗方案。（5 分）

9. 人文关怀、职业素养。（5 分）

【知识问答】（10 分）

1. 急性白血病最有价值的诊断依据是什么？（5 分）

答 骨髓中原始细胞占有核细胞的比例≥30%。

2. 急性白血病最有价值的临床表现是什么？（5 分）

答 贫血、出血、感染和肝脾大。

（陈 莉 刘宛丽 黄金珠）

十七、甲状腺功能亢进症

【实训目标】(10分)

1.学会接诊患者,正确采集病史,掌握医患沟通交流技巧。(1分)

2.规范进行体格检查。(1分)

3.会合理选择辅助检查项目,并正确判断辅助检查结果。(2分)

4.能做出初步诊断并提出诊断依据。(2分)

5.掌握甲状腺功能亢进症的鉴别诊断。(2分)

6.能够正确制定甲状腺功能亢进症的治疗原则。(2分)

【学习方法】

1.分组在实训室内利用电子标准化患者或学生标准化患者模拟临床场景,完成工作任务。

2.分组到附属医院内分泌科进行临床见习,跟随带教老师查房、问病史、检查体征、阅读病历,观摩患者的治疗过程,观摩特殊检查的操作过程等。

【实训过程及评分】(80分)

1.4~6人一组到附属医院内分泌科进行床旁见习。

2.4~6人一组在实训室接诊模拟患者,采集病史(10分)

模拟患者,女性,19岁。易饥、多食、消瘦3个月。患者近3个月因学习压力过大,出现易饥、多食、消瘦,伴怕热、多汗、心悸,无口渴、多饮、多尿,无发热、颈前疼痛,无脾气暴躁。发病以来精神、食欲好,每餐米饭量约500 g,菜一大份,饭量较以前明显增加,饭后1 h就有明显的饥饿感。睡眠较差,小便正常,大便4~5次/日,成形,无脓血、黑便,无腹痛及里急后重感,体重下降约4 kg。既往体健,否认高血压病、肝病和心脏病史。无烟酒嗜好,月经量较少,母亲曾患"甲状腺功能亢进症"。

要点提示 ①重点询问年龄、性别,有无劳累、精神紧张、生活不规律,有无服用药物。易饥、多食的具体情况,体重下降的程度及速度。有无怕热、多汗、手颤、颈部变粗、眼部不适或凸眼,有无情绪改变,有无月经量改变,有无口渴、多饮、多尿。(5分)②询问诊疗经过及一般情况。(1分)③询问有无药物过敏史。(1分)④询问有无结核病、糖尿病、慢性腹泻、心脏病史。有无甲状腺功能亢进症家族史。(1分)⑤与患者及家属交流、沟通的技巧。(1分)⑥问诊条理清晰,能抓住重点围绕病情询问,无诱问、逼问。(1分)

3.对模拟患者进行体格检查(10分)

检查结果 T 36.8 ℃,P 110次/分,R 20次/分,BP 120/75 mmHg。(1分)皮肤温暖潮湿,浅表淋巴结未触及肿大。睑结膜无苍白,双眼球轻度凸出,目光炯炯,眼裂增宽。(2分)甲状腺Ⅱ度肿大,弥漫对称,质软,可触及震颤,无结节,双上极可闻及血管杂音。(2分)双肺未闻及干、湿性啰音。心界不大,心率110次/分,律齐,各瓣膜听诊区未闻及杂音。(3分)腹平软,无压痛和反跳痛,肝、脾肋下未触及。双手平举有细微震颤,双下肢无水肿。(2分)

要点提示 ①重点检查眼睛、甲状腺、四肢;②甲状腺肿大,甲状腺功能亢进症眼征的临床特点及临床意义。

4. 讨论患者以下检查结果的临床意义(10分)

实验室检查 血、尿常规正常,肝功能正常。(4分)

甲状腺功能 TT_3 5.0 nmol/L,TT_4 181 nmol/L,FT_3 14.2 pmol/L,FT_4 39.5 pmol/L,促甲状腺激素(TSH)0.003 mU/L。(6分)

要点提示 甲状腺功能检查显示 TT_3、TT_4、FT_3、FT_4 升高,TSH 降低,为甲状腺功能亢进的表现。

5. 提出初步诊断及诊断依据(15分)

(1)初步诊断 弥漫性毒性甲状腺肿(Graves 病)。(5分)

要点提示 若仅诊断为"甲状腺功能亢进症",则诊断不完整。

(2)诊断依据(10分)

1)青年女性,发病前有精神压力史,有"甲状腺功能亢进症"家族史。(2分)

2)易饥饿、多食、怕热、多汗、心悸、大便次数增加,体重下降,月经量较少。(2分)

3)甲状腺Ⅱ度弥漫肿大,可触及震颤,双上极可闻及血管杂音。(2分)

4)查体:皮肤温暖潮湿,甲状腺功能亢进症眼征(双眼球轻度凸出,目光炯炯,眼裂增宽),心率快,双手震颤。(2分)

5)甲状腺功能检查,TT_3、TT_4、FT_3、FT_4升高,TSH 降低。(2分)

6. 需进行鉴别诊断的疾病(10分)

(1)亚急性甲状腺炎。(2.5分)

(2)结节性毒性甲状腺肿。(2.5分)

(3)甲状腺高功能腺瘤。(2.5分)

(4)桥本甲状腺炎。(2.5分)

7. 该患者应进一步做的辅助检查(10分)

(1)甲状腺自身抗体检查:TRAb、TSAb、TPOAb。(2分)

(2)甲状腺 ^{131}I 摄取率测定。(2分)

(3)甲状腺、泌尿系统 B 超检查。(2分)

(4)心电图、超声心动图检查。(2分)

(5)必要时行眼眶 CT 或 MRI 检查。(2分)

8. 制定治疗原则(10分)

(1)低碘饮食,休息,加强营养。(2分)

(2)抗甲状腺药物治疗。(2分)

(3)放射性 ^{131}I 治疗。(2分)

(4)手术治疗。(2分)

(5)对症治疗。(2分)

9. 人文关怀、职业素养。(5分)

【知识问答】(10分)

1. 甲状腺功能亢进症最常见的病因是什么?(5分)

答　弥漫性毒性甲状腺肿(Graves 病)。

2.诊断甲状腺功能亢进症的最灵敏的指标是什么？(5 分)

答　TT_3。

(陈　莉　刘宛丽　黄金珠)

十八、糖尿病

【实训目标】(10 分)

1.学会接诊患者,正确采集病史,掌握医患沟通交流技巧。(1 分)

2.规范进行体格检查。(1 分)

3.会合理选择辅助检查项目,并正确判断辅助检查结果。(2 分)

4.能做出初步诊断并提出诊断依据。(2 分)

5.掌握糖尿病的鉴别诊断。(2 分)

6.能够正确制定糖尿病的治疗原则。(2 分)

【学习方法】

1.分组在实训室内利用电子标准化患者或学生标准化患者模拟临床场景,完成工作任务。

2.分组到附属医院内分泌科进行临床见习,跟随带教老师查房、问病史、检查体征、阅读病历,观摩患者的治疗过程,观摩特殊检查的操作过程等。

【实训过程及评分】(80 分)

1.4~6 人一组到附属医院内分泌科进行床旁见习。

2.4~6 人一组在实训室接诊模拟患者,采集病史(10 分)

模拟患者,男性,65 岁。多饮、多尿 8 个月。患者 6 个月前无明显诱因出现烦渴、多饮,日饮水量约 4 000 mL,伴多尿,尿量与饮水量大致相等。无明显易饥、多食,无烦躁易怒、怕热多汗,曾多次在当地门诊测血糖,均高于正常水平,因未影响正常生活,未曾予以治疗。发病以来精神、睡眠无明显变化,大便正常,体重下降 4 kg。既往体健,否认高血压病、冠心病史,无烟酒嗜好。子女体健,父亲患 Ⅱ 型糖尿病。

要点提示　①重点询问年龄、性别,有无感染、劳累、受凉、服用药物、接触毒物。饮水量情况,每次排尿量,排尿次数,饮水量和排尿量关系。有无尿急、痛,有无明显易饥、多食,有无烦躁易怒、怕热多汗、皮肤瘙痒。(5 分)②询问诊疗经过和一般情况,体重变化情况。(1 分)③询问有无药物过敏史。(1 分)④询问有无类似发作史,有无高血压病、高脂血症、心脏病、肾病史,有无糖尿病家族史。(1 分)⑤与患者及家属交流、沟通的技巧。(1 分)⑥问诊条理清晰,能抓住重点围绕病情询问,无诱问、逼问。(1 分)

3.对模拟患者进行体格检查(10 分)

检查结果　T 36.2 ℃,P 85 次/分,R18 次/分,BP 130/85 mmHg。(1 分)身高 170 cm,体重 82 kg。皮肤未见出血点和皮疹,浅表淋巴结未触及肿大。睑结膜无苍白,巩膜无黄染。(2 分)双肺未闻及干、湿性啰音。心界不大,心率 85 次/分,律齐,各瓣膜听诊区未闻及杂音。(2 分)腹平软,无压痛和反跳痛,肝、脾肋下未触及,移动性浊音(-)。(2 分)脊柱、四肢无异常。(2 分)生理反射存在,病理反射未引出。(1 分)

要点提示 ①重点检查体重、皮肤、黏膜、眼睛、心、肾、外周神经;②糖尿病患者心、肾、眼睛、周围神经常见并发症的表现及意义。

4. 讨论患者以下检查结果的临床意义(10 分)

血常规 Hb 125 g/L,RBC 5.1×10^{12}/L,WBC 6.6×10^9/L,N 85% ,PLT 180×10^9/L。(2 分)

尿常规 尿糖(++),尿酮体(-),蛋白(-)。(2 分)

随机血糖 14 mmol/L。(2 分)

肝、肾功能 均正常。(2 分)

血清电解质和二氧化碳结合力 均正常。(2 分)

要点提示 尿糖(++),随机血糖>11.1 mmol/L,糖尿病可能性大。

5. 提出初步诊断及诊断依据(15 分)

(1)初步诊断 Ⅱ型糖尿病。(5 分)

(2)诊断依据(10 分)

1)老年男性,有Ⅱ型糖尿病家族史。(2.5 分)

2)症状:多饮、多尿、体重下降。(2.5 分)

3)查体:肥胖体形。(2.5 分)

4)实验室检查:尿糖(++),随机血糖>11.1 mmol/L。(2.5 分)

6. 需进行鉴别诊断的疾病(10 分)

(1)Ⅰ型糖尿病。(2.5 分)

(2)肾性糖尿。(2.5 分)

(3)尿崩症。(2.5 分)

(4)精神性烦渴。(2.5 分)

7. 该患者应进一步做的辅助检查(10 分)

(1)空腹血糖和餐后 2 h 血糖(或 OGTT)。(2.5 分)

(2)糖化血红蛋白。(2.5 分)

(3)胰岛素释放试验(或 C 肽释放试验)。(2.5 分)

(4)血脂、心电图、眼底、外周神经系统检查,尿微量白蛋白排泄率测定。(2.5 分)

8. 制定治疗原则(10 分)

(1)糖尿病健康教育。(2 分)

(2)医学营养治疗。(2 分)

(3)运动治疗。(2 分)

(4)病情监测。(2 分)

(5)高血糖的药物治疗。(2 分)

9. 人文关怀、职业素养。(5 分)

【知识问答】(10 分)

1. 糖尿病的诊断标准是什么？(5 分)

答　糖尿病症状+任意时间静脉血浆葡萄糖浓度≥11.1 mmol/L，或空腹静脉血浆葡萄糖浓度≥7.0 mmol/L，或 OGTT 2 h 静脉血浆葡萄糖浓度≥11.1 mmol/L。需重复测一次确认，诊断才能成立。

2. 对于无糖尿病症状的患者仅一次血糖值达到糖尿病诊断标准的人能否诊断为糖尿病？应如何处理？(5 分)

答　不能以此诊断糖尿病。对于无糖尿病症状，仅一次血糖值达到糖尿病诊断标准者，必须在另一天复查核实才能确定诊断。如复查结果未达到糖尿病诊断标准，则应定期复查。

（陈　莉　刘宛丽　黄金珠）

十九、脑出血

【实训目标】(10 分)

1. 学会接诊患者，正确采集病史，掌握医患沟通交流技巧。(1 分)

2. 规范进行体格检查。(1 分)

3. 会合理选择辅助检查项目，并正确判断辅助检查结果。(2 分)

4. 能做出初步诊断并提出诊断依据。(2 分)

5. 掌握脑出血的鉴别诊断。(2 分)

6. 能够正确制定脑出血的治疗原则。(2 分)

【学习方法】

1. 分组在实训室内利用电子标准化患者或学生标准化患者模拟临床场景，完成工作任务。

2. 分组到附属医院神经内科进行临床见习，跟随带教老师查房、问病史、检查体征、阅读病历，观摩患者的治疗过程，观摩特殊检查的操作过程等。

【实训过程及评分】(80 分)

1. 4~6 人一组到附属医院神经内科进行床旁见习。

2. 4~6 人一组在实训室接诊模拟患者，采集病史(10 分)

模拟患者，男性，63 岁。突发右侧肢体活动障碍 1 h，意识障碍 30 min。患者 1 h 前情绪激动后突发右侧肢体无力、活动障碍，伴头痛、恶心，30 min 后突然倒地，伴有意识不清和大小便失禁，急诊入院。既往有高血压病史 10 年，不规律服用"复方降压片"治疗，血压有波动，最高时达 160/100 mmHg。无药物过敏史，有吸烟史 20 年，每天 20 支。否认有糖尿病和心脏病史。父亲有"高血压"，否认有家族性遗传病史。

要点提示　①重点询问年龄、性别，有无剧烈运动、情绪激动、咳嗽、用力排便、外伤。活动障碍肢体部位、性质、程度、持续时间、加重或缓解因素。意识障碍发生急缓、程度及其演变过程。有无发热、头痛、呕吐、语言障碍、呼吸困难，有无颈强直，有无抽搐、大小便失禁。(5分)②诊疗经过和一般情况。(1分)③有无药物过敏史。(1分)④有无类似发作史,有无脑动脉瘤或脑血管畸形、脑外伤、高血压病史,有无烟酒嗜好。有无精神神经系统疾病家族史。(1分)⑤与患者及家属交流、沟通的技巧。(1分)⑥问诊条理清晰,能抓住重点围绕病情询问,无诱问、逼问。(1分)

3.对模拟患者进行体格检查(10分)

检查结果　T 36.5 ℃,P 90 次/分,R 19 次/分,BP 180/110 mmHg。(1分)呼吸急促,查体欠合作。皮肤未见出血点和皮疹,浅表淋巴结未触及肿大。(1分)双肺呼吸音清,未闻及干、湿性啰音。(1分)心界不大,心率 90 次/分,律齐,未闻及杂音。(1分)腹平软,肝、脾肋下未触及,双下肢无水肿。(1分)

专科检查　嗜睡,反应迟钝。粗测视野无缺损,眼球运动正常,无眼震,两侧瞳孔直径均为 3 mm,对光反射灵敏。(1分)双侧额纹对称,右侧鼻唇沟变浅,口角左偏,伸舌右偏。右侧上下肢肌力分别为 2 级和 3 级,左侧肢体肌力 5 级。(2分)右侧肱二头肌反射和膝反射亢进。右侧巴宾斯基征阳性。右侧偏身痛觉减退,差于左侧。(2分)

要点提示　①重点检查血压、心、肺、神经系统;②中枢性面瘫、周围性面瘫、生理反射亢进、巴宾斯基征阳性的临床意义。

4.讨论患者以下检查结果的临床意义(10分)

急诊头颅 CT(发病 1 h)示左侧基底节区片状密度增高影。(10分)

5.提出初步诊断及诊断依据(15分)

(1)初步诊断(5分)

1)脑出血(左侧基底节区,大脑中动脉供血)。(2.5分)

2)原发性高血压,3级,极高危。(2.5分)

(2)诊断依据(10分)

1)左侧脑(基底节)出血　①症状:突然起病,右侧偏瘫,意识障碍,大小便失禁。(1分)②查体:右侧鼻唇沟变浅,口角左偏,伸舌右偏,右侧上下肢肌力分别为 2 级和 3 级。右侧肱二头肌反射和膝反射亢进。右侧巴宾斯基征阳性。右侧偏身感觉减退,差于左侧。(3分)③急诊头颅 CT 检查结果:左侧脑基底节区密度增高影,提示脑出血。(3分)

2)原发性高血压,3级,极高危　既往高血压病史 10 年,本次发病时血压为 180/110 mmHg,本次拟诊脑出血。(3分)

6.需进行鉴别诊断的疾病(10分)

(1)脑血栓形成。(4分)

(2)蛛网膜下腔出血。(3分)

(3)脑栓塞。(3分)

7.该患者应进一步做的辅助检查(10分)

(1)头颅 CTA、MRA 或 DSA。(2.5分)

(2)必要时复查头颅 CT 或 MRI(条件允许时)。(2.5分)

(3)血常规,尿常规,肝、肾功能,血电解质,血糖,血脂。(2.5分)

(4)心电图检查。(2.5分)

8. 制定治疗原则(10分)

(1)保持安静,卧床休息,保持大便通畅,尽量避免不必要的搬动。(2分)

(2)保持呼吸道通畅,密切监测生命体征。(2分)

(3)预防和控制脑水肿,降颅压治疗。(1分)

(4)平稳控制血压。(1分)

(5)维持水、电解质平衡和补充营养,防治并发症。(1分)

(6)必要时手术治疗。(1分)

(7)脑保护治疗。(1分)

(8)康复治疗。(1分)

9. 人文关怀、职业素养。(5分)

【知识问答】(10分)

1. 高血压脑出血最常累及的血管是哪支动脉?(5分)

答 豆纹动脉(大脑中动脉)。

2. 脑出血患者出现"三偏症"提示出血部位在哪里?(5分)

答 基底节区的壳核和内囊。

(陈 莉 刘宛丽 黄金珠)

二十、脑梗死

【实训目标】(10分)

1. 学会接诊患者,正确采集病史,掌握医患沟通交流技巧。(1分)

2. 规范进行体格检查。(1分)

3. 会合理选择辅助检查项目,并正确判断辅助检查结果。(1分)

4. 能做出初步诊断并提出诊断依据。(2分)

5. 掌握脑梗死的鉴别诊断。(1分)

6. 能够正确制定脑梗死的治疗原则。(1分)

7. 掌握脑梗死的预防知识。(1分)

8. 能对患者和家属进行脑梗死知识的健康教育。(1分)

9. 体现出良好的职业素质。(1分)

【学习方法】

1. 分组在实训室内利用电子标准化患者或学生标准化患者模拟临床场景,完成工作任务。

2. 分组到附属医院神经内科进行临床见习,跟随带教老师查房、问病史、检查体征、阅读病历,观摩患者的治疗过程,观摩特殊检查的操作过程等。

【实训过程及评分】(80分)

1. 4~6人一组到附属医院神经内科进行床旁见习。

2. 4~6人一组在实训室接诊模拟患者,采集病史(10分)

模拟患者,男性,65 岁。右侧肢体麻木、无力 1 h。患者于 1 h 前起床时,无明显诱因出现右侧肢体麻木、无力,伴头晕,家属发现其语言不清遂来院就诊。发病以来无意识障碍、肢体抽搐、视物模糊,无头痛、耳鸣、视物旋转、恶心、呕吐,无大小便失禁。既往有高血压病史 15 年,血压波动,最高可达 170/110 mmHg,未规范服用降压药物治疗。无心脏病、糖尿病史,无药物过敏及手术、外伤史。无烟酒嗜好。无家族性遗传病史。

要点提示 ①重点询问年龄、性别,有无剧烈运动、情绪激动、咳嗽、用力排便、外伤。肢体麻木、无力的部位、性质、程度、发生和持续时间、加重或缓解因素。语言不清的程度、类型、变化情况。有无意识障碍、肢体抽搐、视物模糊,有无头痛、耳鸣、视物旋转、恶心、呕吐,有无大小便失禁。(5 分)②询问诊疗经过和一般情况。(1 分)③询问有无药物过敏史。(1 分)④询问有无类似发作史,有无脑动脉瘤或脑血管畸形、脑外伤、高血压病史,有无烟酒嗜好。有无精神神经系统疾病家族史。(1 分)⑤与患者及家属交流、沟通的技巧。(1 分)⑥问诊条理清晰,能抓住重点围绕病情询问,无诱问、逼问。(1 分)

3.对模拟患者进行体格检查(10 分)

检查结果 T 36.4 ℃,P 95 次/分,R 18 次/分,BP 180/110 mmHg。(1 分)双肺呼吸音清,未闻及干、湿啰音。(1 分)心界不大,心率 95 次/分,律齐,各瓣膜听诊区未闻及杂音。(2 分)腹平软,肝、脾肋下未触及。(1 分)

专科检查 神志尚清,查体合作,吐词含糊,言语欠流利。无偏盲,双侧眼球运动正常,未见眼球震颤,两侧瞳孔直径均为 3 mm,对光反射灵敏。双侧额纹对称,右侧鼻唇沟较左侧浅,右侧鼓腮漏气。(2 分)余脑神经检查无异常。右侧上肢肌力 2 级,右侧下肢肌力 3 级,左侧肢体肌力 5 级,右侧肢体肌张力略高,右侧肱二、三头肌反射和膝反射亢进,左侧正常。(2 分)右侧巴宾斯基征阳性。右侧偏身痛觉较左侧明显减退。(1 分)

要点提示 ①重点进行心、肺、神经系统检查;②语言不清、偏盲、肌力减退、偏身感觉障碍的临床意义。

4.讨论患者以下检查结果的临床意义(10 分)

头颅 CT(发病 1 h) 双侧大脑半球未见明显异常。(5 分)

心电图 窦性心律。(5 分)

5.提出初步诊断及诊断依据(15 分)

(1)初步诊断(5 分)

1)急性左侧脑血栓形成。(2.5 分)

2)原发性高血压,3 级,极高危。(2.5 分)

(2)诊断依据(10 分)

1)急性左侧脑血栓形成 ①老年患者,高血压病史 15 年,血压最高可达 170/90 mmHg,未经规范化治疗。(2 分)②急性病程,安静中发病,右侧肢体麻木、无力,伴头晕、言语不清。(2 分)③查体:吐词含糊,言语欠流利,右侧中枢性面瘫,右侧肢体瘫痪,右侧巴宾斯基征阳性,右侧偏身痛觉减退。(2 分)④头颅 CT 双侧大脑半球未见异常。(2 分)

2)原发性高血压,3 级,极高危,高血压病史 15 年,血压最高可达 170/90 mmHg,未经规范化治疗,本次发病血压 180/110 mmHg,本次拟诊脑血栓形成。(2 分)

6.需进行鉴别诊断的疾病(10 分)

(1)脑出血。(2.5 分)

(2)脑栓塞。(2.5 分)

(3)短暂性脑缺血发作。(2.5 分)

(4)颅内占位病变。(2.5 分)

7.该患者应进一步做的辅助检查(10 分)

(1)头颅 MRI 检查(条件许可时)或复查头颅 CT。(4 分)

(2)颅脑动脉血管 CT 成像(CTA)或 MR 成像(MRA)检查。(3 分)

(3)血常规、凝血功能、血脂、血糖。(3 分)

8.制定治疗原则(10 分)

(1)对症治疗:吸氧,保持呼吸道通畅,营养支持,防治并发症。(1 分)

(2)控制血压、血糖,防治脑水肿,心电监护,维持生命体征稳定,保持水、电解质平衡。(2 分)

(3)超早期溶栓治疗。(1 分)

(4)抗凝治疗。(1 分)

(5)降纤治疗。(1 分)

(6)血液稀释法。(1 分)

(7)抗血小板聚集治疗。(1 分)

(8)外科治疗。(1 分)

(9)二级预防治疗,康复锻炼。(1 分)

9.人文关怀、职业素养。(5 分)

【知识问答】(10 分)

1.脑血栓形成的最常见病因是什么?(5 分)

答　动脉粥样硬化。

2.脑栓塞的最常见病因是什么?(5 分)

答　心房颤动。

(陈　莉　刘宛丽　黄金珠)

二十一、急性一氧化碳中毒

【实训目标】(10 分)

1.学会接诊患者,正确采集病史,掌握医患沟通交流技巧。(1 分)

2.规范进行体格检查。(1 分)

3.会合理选择辅助检查项目,并正确判断辅助检查结果。(2 分)

4.能做出初步诊断并提出诊断依据。(2 分)

5. 掌握急性一氧化碳中毒的鉴别诊断。(2 分)

6. 能够正确制定急性一氧化碳中毒的治疗原则。

【学习方法】

1. 分组在实训室内利用电子标准化患者或学生标准化患者模拟临床场景,完成工作任务。

2. 分组到附属医院急诊科进行临床见习,跟随带教老师查房、问病史、检查体征、阅读病历,观摩患者的治疗过程,观摩特殊检查的操作过程等。

【实训过程及评分】(80 分)

1. 4~6 人一组到附属医院急诊科进行床旁见习。

2. 4~6 人一组在实训室接诊模拟患者,采集病史(10 分)

模拟患者,女性,职员,23 岁。意识障碍 1 h 急诊入院。患者 1 h 前被家人发现躺在沙发上,呼之不应,无抽搐、呕吐、口吐白沫、呼吸困难、大小便失禁,遂呼叫 120 急救。发病时室内门窗紧闭,有煤气灶燃烧做饭,有很强烈的煤气味。患者此前无不适,无情绪或精神异常,进食药物和食物情况不详。近期饮食、睡眠如常,大小便正常,体重无明显变化。既往史无特殊,无烟酒嗜好,未婚,无遗传病家族史。

要点提示 ①重点询问发病诱因,有无情绪及精神异常,是否服用特殊药物及异常食物。发病时室内环境及通风情况,有无一氧化碳源,同室者有无类似表现。有无呕吐、抽搐、咳泡沫痰等。(3 分)②询问既往有无类似发作,有无高血压病、糖尿病、心脏病史,有无食物、药物过敏史。(2 分)③询问生活及工作环境如何,有无职业病可能,是否接触过毒物、放射物,有无烟酒嗜好。(2 分)④询问家族中有无类似疾病发生。(1 分)⑤与患者及家属交流、沟通的技巧。(1 分)⑥问诊条理清晰,能抓住重点围绕病情询问,无诱问、逼问。(1 分)

3. 对模拟患者进行体格检查(10 分)

检查结果 T 36.2 ℃,P 120 次/分,R 24 次/分,BP 126/80 mmHg。(1 分)平卧位,神志不清,呼之不应,压眶上有反应,口唇樱桃红色,皮肤未见出血点及皮疹,巩膜无黄染,双侧瞳孔等大等圆,直径 3 mm,对光反射迟钝。颈软,无抵抗。(3 分)两肺叩诊呈清音,未闻及干、湿啰音,心界不大,心率 120 次/分,律齐,各瓣膜听诊区未闻及杂音。(3 分)腹平软,无压痛和反跳痛,肝、脾肋下未触及,移动性浊音(−)。(2 分)双下肢无水肿,病理反射未引出。(1 分)

要点提示 ①重点检查神志及意识障碍程度,口唇等皮肤、黏膜情况,瞳孔及对光反射,肺部及神经系统检查;②掌握皮肤、黏膜检查的异常结果及其临床意义。

4. 讨论患者以下检查结果的临床意义(10 分)

血常规 Hb 120 g/L,RBC $4.2×10^{12}$/L,WBC $8.9×10^9$/L,N 78%,PLT $160×10^9$/L。(6 分)

胸部 X 射线片 未见明显异常。(2 分)

心电图 窦性心动过速。(2 分)

5. 提出初步诊断及诊断依据(15 分)

（1）初步诊断　急性一氧化碳中毒。（5分）

（2）诊断依据（10分）

1）青年女性,急性发病,有一氧化碳接触史。（4分）

2）意识障碍,呼吸急促(24次/分),口唇樱桃红色,瞳孔对光反射迟钝。（3分）

3）辅助检查无明显异常。（3分）

6.需进行鉴别诊断的疾病（10分）

（1）其他急性中毒　如其他农药、镇静催眠药。（4分）

（2）急性中枢神经系统疾病　如急性脑血管疾病、脑炎。（3分）

（3）全身疾病所致昏迷　如肝性脑病、尿毒症、糖尿病酮症酸中毒昏迷、低血糖。（3分）

7.该患者应进一步做的辅助检查（10分）

（1）尽早检测血液碳氧血红蛋白(COHb)。（2分）

（2）脑电图检查。（2分）

（3）头颅CT检查。（2分）

（4）肝、肾功能,血生化,血糖,血电解质,动脉血气分析。（2分）

（5）必要时行血、排泄物毒物测定。（2分）

8.制定治疗原则（10分）

（1）脱离中毒环境,卧床休息,保暖,保持呼吸道通畅。（2分）

（2）氧疗:吸氧,高压氧舱治疗,必要时机械通气。（2分）

（3）生命脏器功能支持。（2分）

（4）防治脑水肿。（2分）

（5）防治并发症和后遗症。（2分）

9.人文关怀、职业素养。（5分）

【知识问答】（10分）

1.急性一氧化碳中毒的患者最易受损的器官是什么? （10分）

答　对缺氧敏感的器官,如大脑、心脏。

2.治疗重度一氧化碳中毒首选的氧疗是什么? （10分）

答　高压氧舱。

（陈　莉　刘宛丽　黄金珠）

二十二、急性有机磷农药中毒

【实训目标】（10分）

1.学会接诊患者,正确采集病史,掌握医患沟通交流技巧。（1分）

2.规范进行体格检查。（1分）

3.会合理选择辅助检查项目,并正确判断辅助检查结果。（2分）

4.能做出初步诊断并提出诊断依据。（2分）

5.掌握急性有机磷农药中毒的鉴别诊断。（2分）

6.能够正确制定急性有机磷农药中毒的治疗原则。（2分）

【学习方法】

1.分组在实训室内利用电子标准化患者或学生标准化患者模拟临床场景,完成工作任务。

2.分组到附属医院急诊科进行临床见习,跟随带教老师查房、问病史、检查体征、阅读病历,观摩患者的治疗过程,观摩特殊检查的操作过程等。

【实训过程及评分】（80分）

1.4~6人一组到附属医院急诊科进行床旁见习。

2.4~6人一组在实训室接诊模拟患者,采集病史（10分）

模拟患者,女性,农民,47岁。意识障碍伴呕吐2h急诊入院。患者2h前因与家人发生争执,自服农药"乐果"（量不详）后被家人发现。患者当时意识模糊、呼吸急促、口吐白沫、多汗并呕吐,呕吐物为胃内容物,约300 mL,有较明显大蒜气味,呼叫120送来我院急诊。送诊途中患者烦躁不安,全身颤抖,大小便失禁,并逐渐昏迷,期间呕吐2次,共约100 mL,为少量胃内容物,有大蒜气味,无出血。患者既往体健,无心脑血管疾病、肝肾疾病、糖尿病史,无外伤、手术史。无烟酒嗜好。无精神疾病史。

要点提示　①询问发病诱因,近期有无精神和行为异常,有无大量饮酒,有无接触毒物及服用特殊药物;周围环境有无药物、空药瓶、遗书等;意识障碍的程度,发生的经过及变化情况;呕吐的次数、量,呕吐与进食的关系,有无恶心,是否为喷射性呕吐,呕吐物性状及有无其他气味。有无流涎、多汗、腹泻,有无肌纤维颤动,有无大小便失禁。有无头部受伤。（5分）②询问诊疗经过及一般情况。（1分）③询问有无与该病相关的其他病史,有无心脑血管疾病、肝肾疾病、糖尿病史。有无外伤史,生活状况,有无烟酒嗜好。有无精神疾病病史。（1分）④询问有无药物过敏史。（1分）⑤与患者及家属交流、沟通的技巧。（1分）⑥问诊条理清晰,能抓住重点围绕病情询问,无诱问、逼问。（1分）

3.对模拟患者进行体格检查（10分）

检查结果　T 36 ℃,P 60次/分,R 28次/分,BP 126/80 mmHg。（1分）平卧位,神志不清,呼之不应,压眶上有反应,口鼻有较多分泌物。全身皮肤湿冷,未见出血点和皮疹。巩膜无黄染,双侧瞳孔等大,针尖样,直径约1 mm,对光反射迟钝。颈软,无抵抗,呼气有大蒜味。（3分）两肺叩诊呈清音,听诊可闻及广泛哮鸣音和湿啰音。心界不大,心率60次/分,律齐,各瓣膜听诊区未闻及杂音。（3分）腹平软,无压痛和反跳痛,肝、脾肋下未触及,移动性浊音阴性。四肢可见肌肉颤动,指端发绀,肌张力略高,肌力无法查及。（2分）双下肢无水肿,生理反射存在,病理反射未引出。（1分）

要点提示　①重点进行神志、意识障碍程度判断,皮肤、黏膜、瞳孔检查,胸部听诊,四肢肌肉神经功能检查;②神经系统检查异常的临床意义。

4.讨论患者以下检查结果的临床意义（10分）

血常规　Hb 120 g/L,RBC $4.5×10^{12}$/L,WBC $8.6×10^9$/L,N 81%,L 18%,M 1%,

PLT $150 \times 10^9/L$。(4分)

　　动脉血气分析　pH 值 7.41，PaO_2 50 mmHg，$PaCO_2$ 29 mmHg。(6分)

　　要点提示　血常规示中性粒细胞比例升高。动脉血气分析提示 PaO_2 50 mmHg（<60 mmHg），为 Ⅰ 型呼吸衰竭。

　　5. 提出初步诊断及诊断依据(15分)

　　(1)初步诊断(5分)

　　1)急性有机磷农药中毒(重度)。(2.5分)

　　2)急性呼吸衰竭(Ⅰ型)。(2.5分)

　　要点提示　注意有机磷农药中毒诊断时定性及程度的判断，并发症及呼吸衰竭的分型。

　　(2)诊断依据(10分)

　　1)急性有机磷农药中毒(重度)　①中年女性，急性起病，有服毒诱因；(1分)②意识障碍、呼吸急促、口吐白沫；(2分)③全身皮肤湿冷，双瞳孔缩小，呈针尖样，呼气有大蒜味；(2分)④两肺可闻及广泛哮鸣音和湿啰音；(2分)⑤四肢肌颤。(1分)

　　2)急性呼吸衰竭(Ⅰ型)　①呼吸急促，28 次/分；(1分)②动脉血气分析，PaO_2 50 mmHg，$PaCO_2$ 29 mmHg。(1分)

　　6. 需进行鉴别诊断的疾病(10分)

　　(1)其他急性中毒，如其他农药、镇静催眠药。(2.5分)

　　(2)急性中枢神经系统疾病，如急性脑血管疾病、脑炎。(2.5分)

　　(3)急性肺部疾病。(2.5分)

　　(4)全身疾病所致昏迷，如肝性脑病、尿毒症、糖尿病酮症酸中毒昏迷、低血糖。(2.5分)

　　7. 该患者应进一步做的辅助检查(10分)

　　(1)全血胆碱酯酶活力测定。(2分)

　　(2)尿中有机磷农药分解产物测定。(2分)

　　(3)必要时行血、排泄物及呕吐物毒物鉴定。(2分)

　　(4)肝、肾功能，血氨，血糖，血电解质检查。(2分)

　　(5)心电图，胸部 X 射线片，必要时行头颅 CT 检查。(2分)

　　8. 制定治疗原则(10分)

　　(1)建立人工气道，机械通气。(2.5分)

　　(2)保护气道后反复洗胃，导泻，清洗皮肤、毛发，更换衣物，迅速清除毒物。(2.5分)

　　(3)应用抗胆碱药阿托品，胆碱酯酶复活药氯解磷定或碘解磷定或双复磷。(2.5分)

　　(4)各器官功能支持，以维持心肺功能为重点。(2.5分)

　　9. 人文关怀、职业素养。(5分)

【知识问答】(10分)

1. 瞳孔呈针尖样大小是判断有机磷农药中毒的可靠依据吗？(5分)

答 不是。

2. 阿托品化的指征是什么？（5分）

答 口干、皮肤干、心率快（90～100次/分）和肺湿啰音消失。

（陈 莉 刘宛丽 黄金珠）

第二节 外科综合实践

一、气 胸

【实训目标】（10分）

1. 学会接诊患者，正确采集病史，掌握医患沟通交流技巧。（1分）

2. 规范进行体格检查，掌握胸部异常体征的特点。（2分）

3. 会合理选择辅助检查项目，并正确判断辅助检查结果。（1分）

4. 能做出初步诊断并提出诊断依据。（2分）

5. 掌握气胸的鉴别诊断。（2分）

6. 能够正确制定气胸的治疗原则。（1分）

7. 体现出良好的职业素质。（1分）

【学习方法】

1. 分组在实训室内利用电子标准化患者或学生标准化患者模拟临床场景，完成工作任务。

2. 分组到附属医院胸外科进行临床见习，跟随带教老师查房、问病史、检查体征、阅读病历，观摩患者的治疗过程，观摩特殊检查的操作过程等。

【实训过程及评分】（80分）

1. 4～6人一组到附属医院胸外科进行床旁见习。

2. 4～6人一组在实训室接诊模拟患者，采集病史（10分）

模拟患者，男性，27岁。10 min前左上胸部被汽车撞伤。既往体健，无特殊既往史。

要点提示 ①胸外伤后有无胸痛、胸闷和呼吸困难症状，胸外伤后有无咯血或血痰现象；（4分）②询问既往病史；（2分）③问诊条理清晰，能抓住重点围绕病情询问，无诱问、逼问。（4分）

3. 对模拟患者进行体格检查（10分）

检查结果 T 37.5 ℃，P 148次/分，R 40次/分，BP 80/50 mmHg。神志清楚，合作，痛苦面容，呼吸急促，吸氧下呼吸急迫反而加重，伴口唇青紫，颈静脉怒张不明显。气管移向右侧。左胸廓饱满，呼吸运动较右胸弱。左胸壁有骨擦音（第4、5、6肋），局部压痛明显。上自颈部、胸部直至上腹部均可触及皮下气肿。左胸叩诊呈鼓音，呼吸音消失，未闻及啰音；右肺呼吸者较粗，未闻及啰音。左心界叩诊不清，心率

148 次/分,律齐,心音较弱,未闻及杂音。腹部平软,无压痛、肌紧张,肠鸣音正常,肝、脾未触及。下肢无水肿,四肢活动正常,病理反射未引出。

要点提示　①有无被迫体位和唇甲发绀症状;(2 分)②胸痛和胸廓挤压试验;(2 分)③叩诊和听诊比较两侧胸部的差别以及气管有无偏移。(6 分)

4.提出初步诊断及诊断依据(20 分)

(1)初步诊断(10 分)

1)张力性气胸。(3 分)

2)休克。(3 分)

3)多根肋骨骨折。(4 分)

(2)诊断依据(10 分)

1)外伤性休克　胸外伤史,血压 80/50 mmHg。(3 分)

2)多根肋骨骨折　左胸肋有骨擦音,局限性压痛明显。(3 分)

3)张力性气胸　外伤性肋骨骨折,休克,呼吸困难,青紫,主要是广泛性皮下气肿,气管右移,左胸叩诊呈鼓音,呼吸音消失。(4 分)

5.需进行鉴别诊断的疾病(10 分)

(1)闭合性气胸。(4 分)

(2)心包堵塞。(3 分)

(3)血胸。(3 分)

6.该患者应进一步做的辅助检查(15 分)

(1)立即胸腔穿刺,闭式引流。(5 分)

(2)胸部 X 射线正侧位平片。(5 分)

(3)持续监测 EKG、BP,动脉血气分析。(5 分)

7.制定治疗原则。(10 分)

(1)止痛,吸氧。(6 分)

(2)行胸腔闭式引流,密切观察病情,必要时开胸探查。(2 分)

(3)抗生素防治感染,止血药物止血。(2 分)

8.人文关怀、职业素养。(5 分)

【知识问答】(10 分)

1.简述开放性气胸的急救、处理原则。(5 分)

答　①变开放性气胸为闭合性气胸。尽快用无菌敷料严密封闭伤口,并包扎固定。②胸膜腔抽气减压;先穿刺抽气,清创缝合伤口后行闭式胸膜腔引流。③抗休克治疗。给氧、输血、补液等。④手术。及早清创,缝闭伤口,如疑有胸膜腔内脏器损伤或活动性出血,则需剖胸探查。⑤应用抗生素预防感染。

2.张力性气胸的发病机制是什么?(5 分)

答　裂伤的肺组织起活瓣作用,吸气时肺破口敞开,气体由肺裂口进入胸膜腔,呼气时肺破口活瓣关闭,气体无法排出胸膜腔,往复呼吸,伤侧胸膜腔内空气不断增多,压力不断增高,使胸膜腔内压力达到或超过大气压,称为张力性气胸。

(王　岩)

二、肋骨骨折

【实训目标】(5 分)

1.学会接诊患者,正确采集病史,掌握医患沟通交流技巧。(1 分)

2.规范进行体格检查,掌握胸部异常体征的特点。(1 分)

3.会合理选择辅助检查项目,并正确判断辅助检查结果。(1 分)

4.能做出初步诊断并提出诊断依据。(1 分)

5.掌握肋骨骨折的鉴别诊断和治疗原则。(1 分)

【学习方法】

1.分组在实训室内利用电子标准化患者或学生标准化患者模拟临床场景,完成工作任务。

2.分组到附属医院胸外科进行临床见习,跟随带教老师查房、问病史、检查体征、阅读病历,观摩患者的治疗过程,观摩特殊检查的操作过程等。

【实训过程及评分】(85 分)

1.4~6 人一组到附属医院胸外科进行床旁见习。

2.4~6 人一组在实训室接诊模拟患者,采集病史(10 分)

模拟患者,男性,24 岁,工人。高处坠地后呼吸困难 20 min。患者 20 min 前工作时从 3 m 高处坠地,左侧胸先着落于地面的砖上,出现呼吸困难,被急送入院。既往体健,无特殊病史。

要点提示 ①有无胸部外伤史,以及受伤经过;胸痛程度以及与深呼吸、咳嗽和体位改变的关系。(4 分)②过去有无慢性支气管炎病史。(3 分)③问诊条理清晰,能抓住重点围绕病情询问,无诱问、逼问。(3 分)

3.对模拟患者进行体格检查(10 分)

检查结果 T 36.5 ℃,P 145 次/分,R 40 次/分,BP 82/50 mmHg。神志清楚,合作,痛苦面容,呼吸急促,伴口唇青紫,颈静脉怒张不明显。气管移向右侧,左胸廓饱满,呼吸运动较右胸弱。左胸壁有骨擦音(第 4、5 肋),局部压痛明显。颈部、胸部直至上腹部均可触及皮下气肿。左胸叩诊呈鼓音,呼吸音消失,右肺呼吸音较粗,未闻及啰音。左心界叩诊不清,心率 130 次/分,律齐,心音较弱,未闻及杂音。腹部平软,无压痛、肌紧张,肝、脾未触及,肠鸣音正常。下肢无水肿,四肢活动正常,未引出病理反射。

要点提示 ①受伤局部胸壁有无肿胀、压痛,胸廓挤压时有无导致局部疼痛加重,有无骨摩擦感;(3 分)②伤侧胸壁有无出现反常呼吸;(3 分)③叩诊和听诊比较两侧胸部的差别以及气管有无偏移。(4 分)

4.提出初步诊断及诊断依据(20 分)

(1)初步诊断(10 分)

1)张力性气胸。(4 分)

2)休克。(3 分)

3）多根肋骨骨折。(3分)

(2)诊断依据(10分)

1）外伤性休克:胸外伤史,血压82/50 mmHg。(4分)

2）多根肋骨骨折:左胸肋有骨擦音,局限性压痛明显。(3分)

3）张力性气胸:外伤性肋骨骨折,休克,进行性呼吸困难,青紫,广泛性皮下气肿,气管右移,左胸叩诊呈鼓音,呼吸音消失。(3分)

5.需进行鉴别诊断的疾病(10分)

(1)闭合性气胸。(3分)

(2)心包填塞。(2分)

(3)血胸。(2分)

(4)多根多处肋骨骨折。(3分)

6.该患者应进一步做的辅助检查(20分)

(1)立即胸腔穿刺,闭式引流。(7分)

(2)胸部X射线正侧位平片。(7分)

(3)心电图、血压持续监测,动脉血气分析。(6分)

7.制定治疗原则(10分)

(1)纠正休克,输血输液,保证呼吸道通畅,吸氧。(4分)

(2)胸腔穿刺,闭式引流,必要时开胸探查。(3分)

(3)抗生素防治感染,镇痛,固定胸廓,对症治疗。(3分)

8.人文关怀、职业素养。(5分)

【知识问答】(10分)

1.简述浮动胸壁的病理生理。(5分)

答　受伤胸壁失去支持,致使吸气时胸壁向内凹陷,呼气时向外膨出,其运动与健康胸壁相反,呈反常呼吸运动,从而使两侧胸腔压力失去平衡,纵隔随呼吸来回摆动(纵隔扑动)。反常呼吸运动还造成残气对流,影响血液回流,造成循环功能紊乱,是导致和加重休克的重要因素之一。

2.胸部损伤中,哪些情况应及时开胸探查?(5分)

答　①胸膜腔内进行性出血;②经胸膜腔引流后,持续大量漏气,呼吸仍很困难,提示有较广泛的肺裂伤或支气管断裂;③心脏、大血管的损伤;④胸腹联合伤;⑤胸内存留有较大的异物。

（王　岩）

三、肺　癌

【实训目标】(10分)

1.学会接诊患者,正确采集病史,掌握医患沟通交流技巧。(1分)

2.规范进行体格检查,掌握胸部异常体征的特点。(2分)

3.会合理选择辅助检查项目,并正确判断辅助检查结果。(2分)

4. 能做出初步诊断并提出诊断依据。（2分）

5. 掌握肺癌的鉴别诊断和治疗原则。（3分）

【学习方法】

1. 分组在实训室内利用电子标准化患者或学生标准化患者模拟临床场景，完成工作任务。

2. 分组到附属医院胸外科进行临床见习，跟随带教老师查房、问病史、检查体征、阅读病历，观摩患者的治疗过程，观摩特殊检查的操作过程等。

【实训过程及评分】（85分）

1. 4～6人一组到附属医院胸外科进行床旁见习。

2. 4～6人一组在实训室接诊模拟患者，采集病史（10分）

模拟患者，男性，58岁，室内装修店主。因咳嗽、咳痰2个月，痰中带血1周入院。患者2个月前无明显诱因出现刺激性咳嗽，咳少量灰白色黏痰，伴右胸背胀痛，无发冷、发热、心悸、盗汗。曾于附近医院按"呼吸道感染"服用抗生素及消炎、止咳中药，疗效不显著。1周来间断痰中带血，有时血多痰少，但无大量咯血，即来院就诊。发病以来无明显消瘦，近日稍感疲乏，食欲尚可，大小便正常。既往无肺炎、结核病史。吸烟30余年，每日20支左右。近5年从事室内装修业务，经常检查装修情况。

要点提示　①患者年龄、烟龄，是否有其他慢性肺部疾病史及近期身体状况；（2分）②开始咳嗽的时间，是否为刺激性咳嗽；（2分）③咳嗽是否伴有血痰，量多少，咳嗽的持续时间；（2分）④是否有胸闷、胸痛、哮鸣、气促等症状；（2分）⑤问诊条理清晰，能抓住重点围绕病情询问，无诱问、逼问。（2分）

3. 对模拟患者进行体格检查（10分）

检查结果　T 37 ℃，P 82 次/分，R 20 次/分，BP 124/84 mmHg。发育正常，营养中等，神志清楚，查体合作，皮肤、巩膜无黄染。双侧锁骨上未触及肿大淋巴结，气管中位，无声嘶。双胸廓对称，叩诊呈清音，右上肺可闻及干啰音，无湿啰音，左肺呼吸音正常。心率82 次/分，律齐，无杂音。腹平软，未及肝、脾或肿物。未见杵状指，膝反射正常。病理征未引出。

要点提示　①有无伤口及其具体部位、大小和深度；（3分）②测定心率和血压等生命体征；（3分）③叩诊和听诊，比较两侧胸部的差别以及气管有无偏移。（4分）

4. 讨论患者以下检查结果的临床意义（10分）

血常规　Hb 120 g/L，WBC $8.1×10^9$/L。

胸部 X 射线片　右上肺前段有一个约 3 cm×4 cm 大小的椭圆形块状阴影，边缘模糊毛糙，可见细短的毛刺影。

要点提示　血常规正常，排除感染的可能。（5分）胸部 X 射线片提示为占位病变。（5分）

5. 提出初步诊断及诊断依据（20分）

（1）初步诊断　原发性支气管肺癌。（10分）

（2）诊断依据（10分）

1）老年男性,亚急性病程。(2 分)

2）刺激性咳嗽,咳少量灰白色黏痰 2 个月,伴右胸背胀痛,间断小量咯血 1 周。(2 分)

3）吸烟 30 余年,从事室内装修 5 年。(2 分)

4）查体:右上肺可闻及干啰音,无湿啰音。(2 分)

5）辅助检查,胸片示右上肺前段有一个约 3 cm×4 cm 大小的椭圆形块状阴影,边缘模糊毛糙,可见细短的毛刺影。(2 分)

6. 需进行鉴别诊断的疾病(10 分)

（1）肺炎。(4 分)

（2）慢性支气管炎。(3 分)

（3）肺结核。(3 分)

7. 该患者应进一步做的辅助检查(10 分)

（1）痰脱落细胞检查。(2 分)

（2）肿瘤标志物。(2 分)

（3）胸部 CT。(2 分)

（4）肺穿刺活组织检查。(2 分)

（5）腹部 B 超。(2 分)

8. 制定治疗原则。(10 分)

（1）手术治疗。(5 分)

（2）化疗、放疗配合。(5 分)

9. 人文关怀、职业素养(5 分)

【知识问答】(5 分)

肺癌的手术禁忌证有哪些? (5 分)

答　①肿瘤已有远处转移,胸内重要脏器有转移或直接侵犯;②患者有严重的内科疾病,营养和全身情况较差。

（王　岩）

四、食管癌

【实训目标】(5 分)

1. 学会接诊患者,正确采集病史,掌握医患沟通交流技巧。(1 分)

2. 规范进行体格检查,掌握胸部异常体征的特点。(1 分)

3. 会合理选择辅助检查项目,并正确判断辅助检查结果。(1 分)

4. 能做出初步诊断并提出诊断依据。(1 分)

5. 掌握食管癌的鉴别诊断和治疗原则。(1 分)

【学习方法】

1. 分组在实训室内利用电子标准化患者或学生标准化患者模拟临床场景,完成工作任务。

2. 分组到附属医院胸外科进行临床见习,跟随带教老师查房、问病史、检查体征、阅读病历,观摩患者的治疗过程,观摩特殊检查的操作过程等。

【实训过程及评分】(85 分)

1. 4~6 人一组到附属医院胸外科进行床旁见习。

2. 4~6 人一组在实训室接诊模拟患者,采集病史(10 分)

模拟患者,男性,58 岁。进行性吞咽困难半年余,呕吐 1 个月。半年前无明显诱因出现进行性吞咽困难、吞咽痛,开始进干食症状明显,近 1 个月进流食甚至喝水均有哽噎感,并伴呕吐。无腹痛、反酸、胃灼热及腹泻症状。发病以来,食欲差,睡眠尚可,大小便正常,体重减轻 8 kg。既往无手术及服用化学腐蚀剂史,无药物过敏史。饮酒 5 年余,饮酒量每天约"4 两"。吸烟 7 年,每天约 10 支。嗜好吃热烫食物。

要点提示 ①患者年龄,是否食用霉变食物,或具有对烟、酒及其他辛辣刺激食物嗜好;(4 分)②是否有进食哽噎感、异物感及进行性咽下困难等症状;(4 分)③问诊条理清晰,能抓住重点围绕病情询问,无诱问、逼问。(2 分)

3. 对模拟患者进行体格检查(10 分)

检查结果 T 36.8 ℃,P 76 次/分,R 16 次/分,BP 125/60 mmHg。神志清,营养中等,左锁骨上可触及 0.8 cm×0.6 cm 大小的淋巴结,质中等,无压痛,活动度欠佳。心、肺未见异常。腹平软,无压痛及反跳痛,肝、脾未触及,腹部未触及包块,肠鸣音正常,双下肢不肿。

要点提示 ①检查有无浅表淋巴结肿大,尤其是颈部及锁骨上淋巴结肿大;(4 分)②检查有无腹部压痛、包块等异常体征;(3 分)③检查心肺有无异常体征。(3 分)

4. 讨论患者以下检查结果的临床意义(10 分)

血常规 Hb 95 g/L,WBC $6.5×10^9$/L,RBC $4.0×10^{12}$/L,PLT $240×10^9$/L。(5 分)

粪常规 隐血阳性。(5 分)

要点提示 血常规为贫血,粪常规提示消化道出血。

5. 提出初步诊断及诊断依据(20 分)

(1)初步诊断 食管或贲门癌。(10 分)

(2)诊断依据(10 分)

1)喜吃热烫食物。(2 分)

2)进行性吞咽困难及体重减轻。(3 分)

3)左锁骨上淋巴结肿大。(3 分)

4)Hb 95 g/L,RBC $4.0×10^{12}$/L,粪便隐血阳性。(2 分)

6. 需进行鉴别诊断的疾病(10 分)

(1)贲门失弛缓症。(3 分)

(2)幽门梗阻。(3 分)

(3)反流性食管炎并发食管狭窄。(2 分)

(4)食管良性肿瘤。(2 分)

7. 该患者应进一步做的辅助检查(10分)

(1)首选胃镜检查和活检,或 X 射线钡餐检查。(3分)

(2)淋巴结活检。(3分)

(3)腹部 B 超或胸部 CT 检查,明确有无肿瘤转移。(2分)

(4)肝、肾及心功能检查。(2分)

8. 制定治疗原则(10分)

(1)一般治疗:加强支持治疗。(4分)

(2)手术或介入治疗解除梗阻。(4分)

(3)可酌情进行化疗及生物治疗。(2分)

9. 人文关怀、职业素养。(5分)

【知识问答】(10分)

1. 食管癌扩散和转移的途径有哪些?(5分)

答　癌肿最先向食管黏膜下层扩散,继而向全层及上、下浸润,很易穿过疏松的外膜侵入邻近器官。癌肿转移主要经淋巴途径,血行转移发生较晚。

2. 食管癌的组织学病理分为哪几型?(5分)

答　①鳞状细胞癌,最多见;②腺癌,较少见,又可分为单纯腺癌、腺鳞癌、黏液表皮样癌和腺样囊性癌;③未分化癌。

（王力闯）

五、消化道穿孔

【实训目标】(10分)

1. 学会接诊患者,正确采集病史,掌握医患沟通交流技巧。(1分)

2. 规范进行体格检查,掌握腹部异常体征的特点。(2分)

3. 会合理选择辅助检查项目,并正确判断辅助检查结果。(1分)

4. 能做出初步诊断并提出诊断依据。(2分)

5. 掌握消化道穿孔的鉴别诊断。(2分)

6. 能够正确制定消化道穿孔的治疗原则。(1分)

7. 体现出良好的职业素质。(1分)

【学习方法】

1. 分组在实训室内利用电子标准化患者或学生标准化患者模拟临床场景,完成工作任务。

2. 分组到附属医院普外科进行临床见习,跟随带教老师查房、问病史、检查体征、阅读病历,观摩患者的治疗过程,观摩特殊检查的操作过程等。

【实训过程及评分】(80分)

1. 4~6 人一组到附属医院普外科进行床旁见习。

2. 4~6 人一组在实训室接诊模拟患者,采集病史(10分)

模拟患者,男性,30岁。腹痛4 h急诊入院。5 h前进食过量,饮酒后感上腹部不适;4 h前剑突下突发剧痛,伴恶心、呕吐胃内容物数次;3 h前腹痛蔓延至右侧中、下腹部。患者因疼痛腹部拒按,烦躁不安,出冷汗。急诊查体,腹部平坦,广泛肌紧张,剑突下及右中、下腹部压痛明显,剑突下最著,肠鸣音偶闻,为进一步诊治遂急诊入院。既往间断上腹痛8年,饥饿时明显,未经系统诊治。

要点提示 ①既往有无溃疡病史(少数人可无溃疡病史);(3分)②穿孔前有无诱因,如疲劳、情绪波动、饱餐等;(3分)③有无突发性上腹部剧痛(呈刀割样痛),并迅速蔓延至全腹,伴恶心、呕吐;(2分)④问诊条理清晰,能抓住重点围绕病情询问,无诱问、逼问。(2分)

3.对模拟患者进行体格检查(10分)

检查结果　T 37.6 ℃,P 104次/分,R 24次/分,BP 90/60 mmHg。急性痛苦病容,烦躁,心、肺检查未见明显病变。腹部平坦,未见胃肠型及蠕动波,广泛腹肌紧张,剑突下区域及右侧中、下腹部压痛,反跳痛明显,剑突下最著,肝、脾未触及,墨菲征阴性,移动性浊音阴性。肠鸣音偶闻,直肠指检未发现异常。

要点提示 ①观察患者表情是否痛苦,有无面色苍白、出汗等表现。(4分)②检查有无全腹膜炎表现,即腹部压痛、反跳痛、肌紧张,犹如板状。叩诊时有无移动性浊音、肝浊音界缩小或消失,听诊时有无肠鸣音减弱或消失等气腹征的体征。(4分)③检查心、肺有无异常体征。(2分)

4.讨论患者以下检查结果的临床意义(10分)

血常规　WBC 11×10^9/L,Hb 140 g/L。(5分)

血淀粉酶　血淀粉酶96 U/L(对照32 U/L)。(5分)

要点提示 血常规提示感染,淀粉酶有所增高,但未达到胰腺炎的诊断标准。

5.提出初步诊断及诊断依据(15分)

(1)初步诊断　胃十二指肠溃疡穿孔(弥漫性腹膜炎)。(5分)

(2)诊断依据(10分)

1)突然上腹部剧痛,伴腹膜刺激征。(5分)

2)十二指肠溃疡病史。(5分)

6.需进行鉴别诊断的疾病(10分)

(1)胆囊炎,胆囊结石急性发作。(3分)

(2)急性胰腺炎。(3分)

(3)急性胃肠炎。(2分)

(4)急性阑尾炎。(2分)

7.该患者应进一步做的辅助检查(10分)

(1)立位腹部X射线平片。(4分)

(2)腹部B超检查。(3分)

(3)重复测定血尿淀粉酶。(3分)

8. 制定治疗原则(10分)

(1)禁食,胃肠减压,做好术前准备。(5分)

(2)开腹手术:穿孔修补术。(5分)

9. 人文关怀、职业素养。(5分)

【知识问答】(10分)

1. 胃十二指肠溃疡的手术适应证有哪些?(5分)

答　严重并发症,如急性穿孔、大出血和瘢痕性幽门梗阻;经正规内科治疗无效或反复发作;较大或有恶变可能的胃溃疡、复合性溃疡。

2. 简述胃十二指肠溃疡急性穿孔的术式选择及选择原因。(5分)

答　①单纯穿孔缝合术:穿孔时间超出8 h,腹腔内感染及炎症水肿严重,有大量脓性渗出液,不能耐受急诊彻底性溃疡手术,为单纯穿孔缝合术的适应证。②彻底性溃疡手术:穿孔时间短,腹腔内感染及炎症水肿轻,全身情况好。

(王力闯)

六、胃　癌

【实训目标】(10分)

1. 学会接诊患者,正确采集病史,掌握医患沟通交流技巧。(1分)

2. 规范进行体格检查,掌握腹部异常体征的特点。(2分)

3. 会合理选择辅助检查项目,并正确判断辅助检查结果。(1分)

4. 能做出初步诊断并提出诊断依据。(2分)

5. 掌握胃癌的鉴别诊断。(2分)

6. 能够正确制定胃癌的治疗原则。(1分)

7. 体现出良好的职业素质。(1分)

【学习方法】

1. 分组在实训室内利用电子标准化患者或学生标准化患者模拟临床场景,完成工作任务。

2. 分组到附属医院普外科进行临床见习,跟随带教老师查房、问病史、检查体征、阅读病历,观摩患者的治疗过程,观摩特殊检查的操作过程等。

【实训过程及评分】(80分)

1. 4～6人一组到附属医院普外科进行床旁见习。

2. 4～6人一组在实训室接诊模拟患者,采集病史(10分)

模拟患者,男性,52岁。上腹部隐痛不适2个月。2个月前开始出现上腹部隐痛不适,进食后明显,伴饱胀感,食欲逐渐下降,无明显恶心、呕吐及呕血,当地医院按"胃炎"进行治疗,稍好转。近半个月自觉乏力,体重较2个月前下降3 kg。近日大便色黑。来我院就诊,查2次粪便潜血(+),查血常规 Hb 96 g/L,为进一步诊治收入院。吸烟20年,每日10支。其兄死于"消化道肿瘤"。

要点提示　①是否有溃疡病史,是否失去溃疡的规律性疼痛;(3分)②是否有上腹隐痛、饱胀不适、恶心、呕吐、厌食、服药效果不佳等症状;(3分)③是否有精神差、乏力、贫血,甚至吞咽困难等症状;(2分)④问诊条理清晰,能抓住重点围绕病情询问,无诱问、逼问。(2分)

3.对模拟患者进行体格检查(10分)

检查结果　T 37.8 ℃,P 85 次/分,R 20 次/分,BP 115/75 mmHg。浅表淋巴结未触及肿大,皮肤无黄染,结膜、甲床苍白。心、肺未见异常。腹部平坦,未见胃肠型及蠕动波。腹软,肝、脾未触及,腹部未及包块,剑突下区域深压痛,无肌紧张,移动性浊音(－),肠鸣音正常,直肠指检未发现异常。

要点提示　①观察有无恶病质的体征;(4分)②触诊检查锁骨下淋巴结;(3分)③腹部的视诊、触诊、叩诊、听诊。(3分)

4.讨论患者以下检查结果的临床意义(10分)

上消化道造影　胃窦小弯侧似见约 2 cm 大小龛影,位于胃轮廓内,周围黏膜僵硬粗糙。(5分)

腹部 B 超检查　未见异常,胃肠部分检查不满意。(5分)

要点提示　上消化道造影示胃内龛影,可能为恶性病变。

5.提出初步诊断及诊断依据(15分)

(1)初步诊断　胃癌。(5分)

(2)诊断依据(10分)

1)腹痛、食欲下降、乏力、消瘦。(3分)

2)结膜苍白,剑突下深压痛。(3分)

3)2 次粪便潜血(+)。(2分)

4)上消化道造影所见。(2分)

6.需进行鉴别诊断的疾病(10分)

(1)胃溃疡。(5分)

(2)胃炎。(5分)

7.该患者应进一步做的辅助检查(10分)

(1)胃镜检查加活体组织病理检查。(4分)

(2)腹部 CT。(3分)

(3)胸部 X 射线平片。(3分)

8.制定治疗原则(10分)

(1)开腹探查,胃癌根治术。(5分)

(2)辅助化疗。(5分)

9.人文关怀、职业素养。(5分)

【知识问答】(10分)

1.胃大部切除术后的早期并发症有哪些? (5分)

答　出血、吻合口破裂或十二指肠残端破裂、梗阻(输入袢、输出袢、吻合口)或胃排空障碍。

2. 胃癌的常见转移途径有哪些？（5分）

答　①直接浸润；②血行转移；③腹膜种植转移；④淋巴转移。

（王力闯）

七、原发性肝癌

【实训目标】（10分）

1. 学会接诊患者，正确采集病史，掌握医患沟通交流技巧。（1分）

2. 规范进行体格检查，掌握腹部异常体征的特点。（2分）

3. 会合理选择辅助检查项目，并正确判断辅助检查结果。（1分）

4. 能做出初步诊断并提出诊断依据。（2分）

5. 掌握原发性肝癌的鉴别诊断。（2分）

6. 能够正确制定原发性肝癌的治疗原则。（1分）

7. 体现出良好的职业素质。（1分）

【学习方法】

1. 分组在实训室内利用电子标准化患者或学生标准化患者模拟临床场景，完成工作任务。

2. 分组到附属医院肝胆外科进行临床见习，跟随带教老师查房、问病史、检查体征、阅读病历，观摩患者的治疗过程，观摩特殊检查的操作过程等。

【实训过程及评分】（80分）

1. 4～6人一组到附属医院肝胆外科进行床旁见习。

2. 4～6人一组在实训室接诊模拟患者，采集病史（10分）

模拟患者，男性，44岁，工人。右上腹疼痛半年，加重伴上腹部包块1个月。半年前无明显诱因出现右上腹钝痛，为持续性，有时向右肩背部放射，无恶心、呕吐，自服止痛片缓解。1个月来，右上腹痛加重，服止痛药效果不好，自觉右上腹饱满，有包块，伴腹胀、食欲缺乏、恶心，在当地医院就诊，B超显示"肝占位性病变"。为进一步明确诊治，转我院。患者发病以来，无呕吐、腹泻，偶有发热（体温最高37.8 ℃），大小便正常，体重下降约5 kg。既往有乙型肝炎病史多年，否认疫区接触史，无烟酒嗜好，无药物过敏史，家族中无遗传性疾病及类似疾病史。

要点提示　①注意询问有无病毒性肝炎病史；（2分）②注意询问有无恶性肿瘤的全身表现，如进行性消瘦、发热、食欲缺乏、乏力等；（2分）③有无肝区疼痛，腹部何时发现包块，包块存在的部位及是否呈进行性长大，有无腹水等消化系统症状；（2分）④有无出血的现象，如呕血、便血等；（2分）⑤问诊条理清晰，能抓住重点围绕病情询问，无诱问、逼问。（2分）

3. 对模拟患者进行体格检查（10分）

检查结果　T 36.7 ℃，P 78 次/分，R 18 次/分，BP 110/70 mmHg。发育正常，营养一般，神志清，合作，全身皮肤无黄染，巩膜轻度黄染，双锁骨上窝未触及肿大淋巴结,心、肺无异常。腹部平软,右上腹饱满,无腹壁静脉曲张,右上腹压痛,无肌紧张。肝大,肋下5 cm,边缘钝,质韧,有触痛。脾未触及,墨菲征阴性。腹部叩诊呈鼓音,无移动性浊音,肝上界叩诊在第5肋间,肝区叩痛,听诊肠鸣音8次/分,肛门指诊未触及异常。

要点提示 ①检查肝大小、质地,有无结节包块等;(4分)②检查有无肝掌、蜘蛛痣、腹壁静脉怒张、腹水等症状;(3分)③检查有无转移征象,有无胸水征,有无左锁骨上淋巴结肿大。(3分)

4.讨论患者以下检查结果的临床意义(10分)

血常规 Hb 89 g/L,WBC $5.6×10^9$/L。

肝功能 ALT 84 U/L,AST 78 U/L,总胆红素(TBIL)30 μmol/L,DBIL 10 μmol/L,ALP 188 U/L。

肿瘤标志物 CEA 24 g/L。

癌胚抗原 AFP 880 mg/L。

腹部B超检查 肝右叶实质性占位性病变,大小5 cm×8 cm,肝内外胆管不扩张。

要点提示 肝功能提示异常。(2分)癌胚抗原为原发性肝癌比较敏感的指标,出现异常。(4分)腹部B超检查结果证实肝内有一占位病变。(4分)

5.提出初步诊断及诊断依据(15分)

(1)初步诊断 肝癌(原发性)。(5分)

(2)诊断依据(10分)

1)右上腹痛逐月加重,伴食欲缺乏,体重下降。(3分)

2)乙型肝炎病史。(2分)

3)巩膜轻度黄染,TBIL上升,AFP上升。(2分)

4)腹部B超所见。(3分)

6.需进行鉴别诊断的疾病(10分)

(1)转移性肝癌。(5分)

(2)肝内其他占位性病变,如血管瘤、腺瘤等。(5分)

7.该患者应进一步做的辅助检查(10分)

(1)上消化道造影,钡剂灌肠检查。(4分)

(2)腹部CT。(4分)

(3)必要时行肝穿刺活检。(2分)

8.制定治疗原则。(10分)

(1)手术。(4分)

(2)介入治疗。(3分)

(3)肝移植。(3分)

9.人文关怀、职业素养(5分)

【知识问答】(10分)

1.如何进行原发性肝癌的大体分类?(5分)

答 ①弥漫型。②块状型。③结节型:癌结节直径<5 cm。④小癌型:单个癌结

节直径<3 cm,或相邻两个癌结节直径之和<3 cm。

2. 什么是肝 Couinaud 分段及 Glisson 系统?（5分）

答　肝 Couinaud 分段:以肝静脉及门静脉在肝内分布将肝分为 8 段。Glisson 系统:门静脉、肝动脉和肝胆管分布大体一致,共同包绕在 Glisson 纤维鞘内。

（王力闯）

八、肠梗阻

【实训目标】（10分）

1. 学会接诊患者,正确采集病史,掌握医患沟通交流技巧。（1分）

2. 规范进行体格检查,掌握腹部异常体征的特点。（2分）

3. 会合理选择辅助检查项目,并正确判断辅助检查结果。（2分）

4. 能做出初步诊断并提出诊断依据。（2分）

5. 掌握肠梗阻的鉴别诊断。（1分）

6. 能够正确制定肠梗阻的治疗原则。（1分）

7. 体现出良好的职业素质。（1分）

【学习方法】

1. 分组在实训室内利用电子标准化患者或学生标准化患者模拟临床场景,完成工作任务。

2. 分组到附属医院普外科进行临床见习,跟随带教老师查房、问病史、检查体征、阅读病历,观摩患者的治疗过程,观摩特殊检查的操作过程等。

【实训过程及评分】（80分）

1. 4~6 人一组到附属医院普外科进行床旁见习。

2. 4~6 人一组在实训室接诊模拟患者,采集病史（10分）

模拟患者,男性,25 岁。腹痛48 h 急诊入院。患者于 48 h 前突然发作全腹痛,以右下腹更明显,为阵发性绞痛,伴有肠鸣,多次呕吐,开始为绿色物,以后呕吐物有粪臭味。2 天来未进食,亦未排便、排气,尿少,不觉发热。3 年前曾做过"阑尾切除术"。

要点提示　①是否腹痛。肠梗阻引起的腹痛常为阵发性、节律性疼痛,腹内有串气样感觉。肠绞窄引起的腹痛则往往为持续性疼痛。（2分）②是否呕吐。肠梗阻的呕吐常伴随腹痛发生,以高位肠梗阻时腹痛最为明显。低位肠梗阻早期腹痛不明显,肠梗阻晚期可呕吐粪臭样内容物。绞窄性肠梗阻呕吐物呈咖啡色或血性,且腹痛不因呕吐而缓解。（2分）③是否腹胀。低位肠梗阻腹胀症状较突出,高位肠梗阻不明显。结肠闭襻性肠梗阻引起的腹胀和绞窄性肠梗阻引起的腹胀常呈不对称性。（2分）④是否肛门停止排气、排便。早期肠梗阻和不完全性肠梗阻仍可有排气、排便,完全性肠梗阻则停止排气、排便。绞窄性肠梗阻可出现血便。（2分）⑤问诊条理清晰,能抓住重点围绕病情询问,无诱问、逼问。（2分）

3. 对模拟患者进行体格检查（10分）

检查结果 T 37.5 ℃,P 132 次/分,R 22 次/分,BP 100/60 mmHg。急性病容,神志清楚,皮肤无黄染,干燥,弹性差。心、肺正常,腹膨隆,未见肠型,全腹触诊柔软,广泛轻压痛,无反跳痛,未触及肿块,肝、脾不大,肠鸣音高亢,有气过水音。

要点提示 检查腹部体征时注意腹部的外伤、手术瘢痕。(5 分)腹部膨隆,可见肠型蠕动波,叩击腹部是否呈鼓音,肝浊音界有无缩小,腹部有无压痛,腹部肌紧张,应特别注意腹部局限性肿块。(5 分)

4.讨论患者以下检查结果的临床意义(10 分)

血常规 Hb 160 g/L,WBC 10.6×10^9/L。

尿常规 正常。

腹部透视 有多个液平面。

要点提示 腹部透视有多个液平面是肠梗阻的典型影像学表现。(10 分)

5.提出初步诊断及诊断依据(15 分)

(1)初步诊断 急性肠梗阻(机械性,粘连性,低位)。(5 分)

(2)诊断依据(10 分)

1)急性阵发性腹痛,伴肠鸣音亢进。(3 分)

2)腹胀,呕吐;停止排便、排气。(3 分)

3)有腹部手术史。(2 分)

4)腹部透视有多个液平面。(2 分)

6.需进行鉴别诊断的疾病(10 分)

(1)急性胃肠炎。(3 分)

(2)输尿管结石。(3 分)

(3)其他外科急腹症:消化道穿孔、胆囊炎等。(4 分)

7.该患者应进一步做的辅助检查(10 分)

(1)复查尿常规及沉渣镜检。(4 分)

(2)腹部 B 超。(3 分)

(3)血酸碱度及电解质。(3 分)

8.制定治疗原则(10 分)

(1)禁食,胃肠减压,应用抗生素。(3 分)

(2)输液,纠正脱水及酸中毒。(3 分)

(3)手术治疗。(4 分)

9.人文关怀、职业素养。(5 分)

【知识问答】(10 分)

1.绞窄性肠梗阻有哪些特征?(5 分)

答 ①腹痛发作急骤,持续性疼痛;②早期出现休克;③明显腹膜刺激征;④腹胀不对称;⑤呕吐物、肛门排出物血性,腹腔穿刺抽出血性液;⑥积极非手术治疗无改善;⑦腹部 X 射线平片见孤立突出胀大的肠袢不因时间而改变位置或假肿瘤征。

2.肠梗阻按病因分为哪几类?(5 分)

答 机械性、动力性、血运性肠梗阻。

（王力闯）

九、直肠癌

【**实训目标**】（10 分）

1. 学会接诊患者，正确采集病史，掌握医患沟通交流技巧。（1 分）

2. 规范进行体格检查，掌握腹部异常体征的特点。（2 分）

3. 会合理选择辅助检查项目，并正确判断辅助检查结果。（1 分）

4. 能做出初步诊断并提出诊断依据。（2 分）

5. 掌握直肠癌的鉴别诊断。（1 分）

6. 能够正确制定直肠癌的治疗原则。（2 分）

7. 体现出良好的职业素质。（1 分）

【**学习方法**】

1. 分组在实训室内利用电子标准化患者或学生标准化患者模拟临床场景，完成工作任务。

2. 分组到附属医院普外科进行临床见习，跟随带教老师查房、问病史、检查体征、阅读病历，观摩患者的治疗过程，观摩特殊检查的操作过程等。

【**实训过程及评分**】（85 分）

1. 4～6 人一组到附属医院普外科进行床旁见习。

2. 4～6 人一组在实训室接诊模拟患者，采集病史（10 分）

模拟患者，女性，68 岁。大便次数增多 1 个月，间歇血便 2 周。患者 1 个月前无明显诱因开始大便次数增多，每天 2～3 次，粪便成形，第 1 次往往便量少，且有下腹坠胀、便不尽感，不伴腹痛。2 周前发现大便带血，附于表面，呈粉红色，混有黏液，便纸上可见少量鲜血，食欲、体重无明显变化。既往体健，无高血压病、冠心病或糖尿病史。

要点提示　①详细询问是否有直肠刺激症状；（4 分）②是否有肠腔狭窄症状；（4 分）③问诊条理清晰，能抓住重点围绕病情询问，无诱问、逼问。（2 分）

3. 对模拟患者进行体格检查（10 分）

检查结果　T 36.2 ℃，P 64 次/分，R 20 次/分，BP 140/80 mmHg。发育正常，营养良好，心、肺无异常。腹部平软，未触及包块，肝、脾肋下未触及，肠鸣音 4～5 次/分。肛查未见肛裂或外痔，直肠指诊未触及肿物，指套有少量暗红血迹。

要点提示　注意腹部检查及直肠指检。（10 分）

4. 讨论患者以下检查结果的临床意义（10 分）

血常规　Hb 126 g/L，WBC 6.4 × 10^9/L。（5 分）

肛镜　进入约距肛门 10 cm 处，似有隆起肿物，肠腔狭窄。（5 分）

要点提示　肛镜所见为直肠占位。

5. 提出初步诊断及诊断依据（20 分）

（1）初步诊断　直肠癌。（10 分）

（2）诊断依据（10分）

1）老年女性，排便习惯改变，出现黏液血便，伴肛门下坠感。（5分）

2）直肠指诊指套有暗红色血迹。（2分）

3）肛镜所见。（3分）

6. 需进行鉴别诊断的疾病（10分）

（1）内痔。（4分）

（2）直肠息肉。（4分）

（3）溃疡性结肠炎。（2分）

7. 该患者应进一步做的辅助检查（10分）

（1）结肠镜检并取组织做病理检查。（3分）

（2）钡剂灌肠（了解全结肠有无其他病变）。（3分）

（3）腹部 B 超及盆腔 CT。（2分）

（4）肿瘤标志物，特别是 CEA。（2分）

8. 制定治疗原则（10分）

（1）病理证实后行根治性手术。（6分）

（2）辅助化疗、生物治疗。（4分）

9. 人文关怀、职业素养。（5分）

【知识问答】（5分）

直肠癌的常用术式及其适应证有哪些？（5分）

答　①Miles 手术，适用于腹膜反折以下直肠癌；②Dixon 手术，适用于距齿状线 5 cm 以上的直肠癌；③Hartmann 手术，适用于全身一般情况很差，不能行上述两种手术者。

（王力闯）

十、急性阑尾炎

【实训目标】（10分）

1. 学会接诊患者，正确采集病史，掌握医患沟通交流技巧。（1分）

2. 规范进行体格检查，掌握腹部异常体征的特点。（1分）

3. 会合理选择辅助检查项目，并正确判断辅助检查结果。（1分）

4. 能做出初步诊断并提出诊断依据。（2分）

5. 掌握急性阑尾炎的鉴别诊断。（2分）

6. 能够正确制定急性阑尾炎的治疗原则。（2分）

7. 体现出良好的职业素质。（1分）

【学习方法】

1. 分组在实训室内利用电子标准化患者或学生标准化患者模拟临床场景，完成工作任务。

2. 分组到附属医院普外科进行临床见习，跟随带教老师查房、问病史、检查体征、阅读病历,观摩患者的治疗过程,观摩特殊检查的操作过程等。

【实训过程及评分】(85 分)

1.4~6 人一组到附属医院普外科进行床旁见习。

2.4~6 人一组在实训室接诊模拟患者,采集病史(10 分)

模拟患者,女性,26 岁,已婚。腹痛、腹泻、发热、呕吐 20 h,于 2001 年 3 月 12 日入院。患者于入院前24 h在路边餐馆吃饭,半天后出现腹部不适,呈阵发性并伴有恶心,自服"654-2"等对症治疗,未见好转,并出现呕吐胃内容物、发热,腹泻数次,为稀便,无脓血,体温 37~38.5 ℃。来我院急诊,查粪便常规示阴性,按"急性胃肠炎"予颠茄、黄连素口服治疗。晚间,腹痛加重,伴发热(38.6 ℃),腹痛由左上腹移至右下腹部,仍有腹泻,夜里再来就诊,查血常规示 WBC 21×10⁹/L,急收入院。既往体健,无肝、肾病史,无结核及疫水接触史,无药物过敏史。末次月经 2001 年 2 月 25 日。

要点提示　①详细询问是否有转移性腹痛;(4 分)②是否有消化道症状、全身中毒症状;(4 分)③问诊条理清晰,能抓住重点围绕病情询问,无诱问、逼问。(2 分)

3. 对模拟患者进行体格检查(10 分)

检查结果　T 38.7 ℃,P 120 次/分,R 21 次/分,BP 100/70 mmHg。发育、营养正常,全身皮肤无黄染,无出血点及皮疹,浅表淋巴结不大,眼睑无水肿,结膜无苍白,巩膜无黄染。颈软,甲状腺不大。心界大小正常,心率120 次/分,律齐,未闻及杂音,双肺清,未闻及干、湿啰音。腹平,肝、脾未触及,无包块,全腹压痛以右下腹麦氏点周围为著,无明显肌紧张,肠鸣音 10~15 次/分。

要点提示　注意腹部检查及结肠充气试验、闭孔内肌试验、腰大肌试验。(10 分)

4. 讨论患者以下检查结果的临床意义(10 分)

血常规　Hb 162 g/L,WBC 24.6×10⁹/L,中性分叶核粒细胞86%,杆状核粒细胞8%。(4 分)

尿常规　正常。(3 分)

粪常规　稀水样便,WBC 3~5 个/HP,RBC 0~2 个/HP。(3 分)

要点提示　血常规提示感染。

5. 提出初步诊断及诊断依据(20 分)

(1)初步诊断　急性阑尾炎(化脓性)。(10 分)

(2)诊断依据(10 分)

1)转移性右下腹痛。(4 分)

2)右下腹固定压痛、反跳痛。(4 分)

3)发热,白细胞增高。(2 分)

6. 需进行鉴别诊断的疾病(10 分)

(1)急性胃肠炎、细菌性痢疾。(4 分)

(2)尿路结石并感染。(3 分)

(3)急性盆腔炎。(3 分)

7. 该患者应进一步做的辅助检查(10 分)

(1)复查粪常规、血常规。(5 分)

(2)腹部 B 超:回盲区,阑尾形态。(5 分)

8. 制定治疗原则(10 分)

(1)抗感染治疗。(5 分)

(2)剖腹探查、阑尾切除术。(5 分)

9. 人文关怀、职业素养。(5 分)

【知识问答】(5 分)

试述阑尾炎的临床病理分型及其特点。(5 分)

答 ①急性单纯性阑尾炎,属轻型或病变早期,病变只限于黏膜和黏膜下层,阑尾轻度肿胀,有中性粒细胞浸润,临床症状和体征较轻。②急性化脓性阑尾炎,阑尾肿胀明显,浆膜充血,表面有脓性渗出物,病变深达肌层和浆膜的全层,阑尾腔内可积脓,临床症状和体征典型,可形成局限性腹膜炎。③坏疽性及穿孔性阑尾炎,属重型,阑尾管壁坏死,呈暗紫色或发黑,腔内积脓,压力高,可发生血运障碍,最后导致穿孔,感染扩散可引起弥漫性腹膜炎。④阑尾炎周围脓肿,大网膜将坏疽或穿孔的阑尾包裹并形成粘连,形成炎性肿块,属炎症局限化的结果。

(王力闯)

十一、痔

【实训目标】(10 分)

1. 学会接诊患者,正确采集病史,掌握医患沟通交流技巧。(1 分)

2. 规范进行体格检查,掌握腹部异常体征的特点。(1 分)

3. 会合理选择辅助检查项目,并正确判断辅助检查结果。(1 分)

4. 能做出初步诊断并提出诊断依据。(2 分)

5. 掌握痔的鉴别诊断。(2 分)

6. 能够正确制定痔的治疗原则。(2 分)

7. 体现出良好的职业素质。(1 分)

【学习方法】

1. 分组在实训室内利用电子标准化患者或学生标准化患者模拟临床场景,完成工作任务。

2. 分组到附属医院肛肠外科进行临床见习,跟随带教老师查房、问病史、检查体征、阅读病历,观摩患者的治疗过程,观摩特殊检查的操作过程等。

【实训过程及评分】(80 分)

1. 4~6 人一组到附属医院肛肠外科进行床旁见习。

2. 4~6 人一组在实训室接诊模拟患者,采集病史(10 分)

模拟患者,女性,45 岁。间断少量便血 3 个月,肛门异物感 1 周。患者 3 个月前开始,每当便秘或大便干燥时,排出的粪便外常带血,有时便后滴鲜血,一般量不多,排便通畅后即好转。近 1 周来上述症状又出现,并伴有肛门异物和排便不尽感。

要点提示　①详细询问便血的时间、性质及有无伴随症状;(8分)②问诊条理清晰,能抓住重点围绕病情询问,无诱问、逼问。(2分)

3.对模拟患者进行体格检查(10分)

检查结果　发育、营养良好,心、肺、腹未见异常。肛门直肠检查,肛周皮肤正常,未见肛裂或前哨痔,仅于截石位7点处可见静脉团块样物突出。直肠指诊,直肠黏膜光滑,未触及肿物,无触压痛。

要点提示　注意肛门的视诊及直肠指检。(10分)

4.讨论患者以下检查结果的临床意义(10分)

血常规　Hb 148 g/L。(5分)

肛门镜检查　于齿状线上方可见静脉样团块,其中7点处团块大而松弛,11点处团块表面黏膜有破损、出血。(5分)

要点提示　肛门镜检查所见可能为痔团。

5.提出初步诊断及诊断依据(15分)

(1)初步诊断　内痔。(5分)

(2)诊断依据(10分)

1)典型的病史　无痛性血便,滴少量鲜血。(5分)

2)肛门直肠检查　可见静脉团块样物从齿状线上方垂下,表面黏膜有破损、出血。(5分)

6.需进行鉴别诊断的疾病(10分)

(1)直肠癌。(4分)

(2)肛门直肠良性肿瘤。(4分)

(3)直肠黏膜脱垂。(2分)

7.该患者应进一步做的辅助检查(10分)

(1)乙状结肠镜或纤维结肠镜检查。(5分)

(2)实验室检查:血、尿常规和肿瘤标志物等。(5分)

8.制定治疗原则(10分)

(1)一般治疗:增加纤维性食物,保持大便通畅,防治便秘。(4分)

(2)止血治疗。(4分)

(3)手术治疗:必要时行痔单纯切除术。(2分)

9.人文关怀、职业素养。(5分)

【知识问答】(10分)

1.痔的临床表现有哪些?(5分)

答　①便血:无痛性间歇性便后出鲜血。②痔块脱落:第二、三、四期内痔或混合痔可出现。③疼痛:单纯内痔无疼痛,当合并有血栓形成、嵌顿、感染等情况时才出现疼痛。④肛周瘙痒。

2.简述内痔分期。(5分)

答　内痔分4期。第一期,只在排便时出血,痔块不脱出于肛门外;第二期,排便时痔块脱出肛门外,排便后自行还纳;第三期,痔脱出于肛门外需用手辅助才可还纳;

第四期:痔块长期在肛门外,不能还纳或还纳后又立即脱出。

（王力闯）

十二、腹外疝

【实训目标】(10 分)

1. 学会接诊患者,正确采集病史,掌握医患沟通交流技巧。(1 分)

2. 规范进行体格检查,掌握腹部异常体征的特点。(1 分)

3. 会合理选择辅助检查项目,并正确判断辅助检查结果。(1 分)

4. 能做出初步诊断并提出诊断依据。(2 分)

5. 掌握腹外疝的鉴别诊断。(2 分)

6. 能够正确制定腹外疝的治疗原则。(2 分)

7. 体现出良好的职业素质。(1 分)

【学习方法】

1. 分组在实训室内利用电子标准化患者或学生标准化患者模拟临床场景,完成工作任务。

2. 分组到附属医院普外科进行临床见习,跟随带教老师查房、问病史、检查体征、阅读病历,观摩患者的治疗过程,观摩特殊检查的操作过程等。

【实训过程及评分】(80 分)

1. 4～6 人一组到附属医院普外科进行床旁见习。

2. 4～6 人一组在实训室接诊模拟患者,采集病史(10 分)

模拟患者,男性,72 岁。发现右下腹肿物 5 个月,肿物站立时明显,平卧时可缩小。今晨排便时肿物突然增大,伴疼痛,疼痛逐渐加重,之后有发热、腹胀、恶心、呕吐。晚上 8 点来医院急诊。

要点提示   ①询问患者年龄,腹股沟包块出现的时间及伴随症状;(4 分)②包块能否坠入阴囊,能否自行回纳入腹;(4 分)③问诊条理清晰,能抓住重点围绕病情询问,无诱问、逼问。(2 分)

3. 对模拟患者进行体格检查(10 分)

检查结果   一般情况尚可,生命体征平稳。右腹股沟区肿物,进入阴囊。肿物壁张力高,有压痛。腹部查体无压痛、反跳痛,肠鸣音活跃,有气过水声。

要点提示   ①腹部检查腹股沟包块的准确部位、形状,平卧或按压后能否回纳入腹;(5 分)②腹股沟管外环有冲击感,包块回纳后用手压迫内环口,腹压增加后是否复出。(5 分)

4. 提出初步诊断及诊断依据(15 分)

(1)初步诊断   右腹股沟斜疝嵌顿。(5 分)

(2)诊断依据(10 分)

1)老年男性,慢性病程,急性加重。(4 分)

2）发现右下腹肿物5个月,平卧时可缩小。10余小时前排便时肿物突然增大,伴疼痛逐渐加重,继之发热、腹胀、恶心、呕吐。(3分)

3）查体右腹股沟肿物进入阴囊,张力高,压痛。肠鸣音活跃,气过水声。(3分)

5.需进行鉴别诊断的疾病(10分)

(1)腹股沟直疝。(4分)

(2)股疝。(3分)

(3)交通性鞘膜积液。(3分)

6.该患者应进一步做的辅助检查(20分)

(1)立卧位腹部X射线平片。(10分)

(2)血、尿、便常规,肝、肾功能,电解质,凝血功能,术前免疫,动脉血气分析,心电图等术前检查。(10分)

7.制定治疗原则(10分)

(1)禁食,胃肠减压;维持水、电解质、酸碱平衡;抗感染。(5分)

(2)手术治疗。(5分)

8.人文关怀、职业素养。(5分)

【知识问答】(10分)

1.什么是海氏三角?(5分)

答　海氏三角又称直疝三角,其外侧边是腹壁下动脉,内侧边为腹直肌外侧缘,底边为腹股沟韧带。

2.什么是嵌顿性疝?(5分)

答　疝门较小而腹内压突然增高时,疝内容物可强行扩张囊颈而进入疝囊,随后因疝囊颈的弹性回缩,又将内容物卡住,使其不能回缩。

（王力闯）

十三、脾破裂

【实训目标】(10分)

1.能做出初步诊断并提出诊断依据。(3分)

2.会合理选择辅助检查项目,并正确判断辅助检查结果。(2分)

3.掌握脾破裂的鉴别诊断。(2分)

4.能够正确制定脾破裂的治疗原则。(3分)

【学习方法】

1.分组在实训室内利用电子标准化患者或学生标准化患者模拟临床场景,完成工作任务。

2.分组到附属医院肝胆外科进行临床见习,跟随带教老师查房、问病史、检查体征、阅读病历,观摩患者的治疗过程,观摩特殊检查的操作过程等。

【实训过程及评分】(80 分)

1.4~6 人一组到附属医院肝胆外科进行床旁见习。

2.4~6 人一组在实训室接诊模拟患者,采集病史(10 分)

模拟患者,男性,17 岁。左季肋部外伤后 10 h,口渴、心悸、烦躁 2 h。患者 10 h 前行走于驴群中时,被驴踢中左季肋部,当时疼痛剧烈,即到镇上医院就诊,胸部 X 射线平片证实有肋骨骨折,做局部固定后卧床休息感觉好转,但仍有左上腹疼痛伴恶心。2 h 前起床活动时突感全腹疼痛,伴头晕、心慌、心悸、口渴、烦躁。

要点提示　①重点询问外伤的部位,撞击的物体和力的作用方向;腹痛的部位、性质、范围,有无放射痛以及放射痛的特征;注意区分躯体痛与内脏痛的特征,临床常见几种放射痛产生的原因。(2 分)②询问既往有无高血压病、糖尿病、心脏病、肝炎、肝硬化等病史,有无食物、药物过敏史。(2 分)③生活及工作环境如何,有无职业病可能,是否接触过毒物、放射物,有无烟酒嗜好。(2 分)④与患者及家属交流、沟通的技巧。(2 分)⑤问诊条理清晰,能抓住重点围绕病情询问,无诱问、逼问。(2 分)

3.对模拟患者进行体格检查(10 分)

检查结果　T 37.6 ℃,P 110 次/分,R 21 次/分,BP 90/60 mmHg。神志清,精神差,颜面、结膜明显苍白,胸廓无畸形,未见异常隆起或凹陷,肺部叩诊呈清音,听诊呼吸音粗,未闻及异常杂音。心率 110 次/分,律齐。左季肋部皮下瘀斑,压痛明显。腹稍膨隆,全腹压痛明显,以左上腹为著,伴有明显反跳痛,但肌紧张不明显,叩诊呈鼓音,移动性浊音(±),肠鸣音弱。

要点提示　①重点进行腹部视诊、触诊、叩诊、听诊检查;(2 分)②肋骨骨折是否伴有气胸;(3 分)③注意移动性浊音的临床意义。(5 分)

4.讨论患者以下检查结果的临床意义(10 分)

血常规　RBC 4.0×10^{12}/L,Hb 82 g/L,WBC 9.7×10^9/L。(5 分)

胸部 X 射线平片　左侧第 8、9 肋骨骨折。(5 分)

要点提示　血常规,Hb 82 g/L;胸部 X 射线平片示左侧第 8、9 肋骨骨折。

5.提出初步诊断及诊断依据(20 分)

(1)初步诊断(10 分)

1)外伤性脾破裂。(4 分)

2)失血性休克。(3 分)

3)肋骨骨折。(3 分)

(2)诊断依据(10 分)

1)左季肋部外伤史。(3 分)

2)腹痛遍及全腹,伴有失血症状:P 110 次/分,BP 90/60 mmHg。全腹压痛明显,以左上腹为著,有明显反跳痛,叩诊鼓音,移动性浊音(±),肠鸣音弱。血常规 RBC 4.0×10^{12}/L,Hb 82 g/L,WBC 9.7×10^9/L。(3 分)

3)胸部 X 射线平片证实肋骨骨折。(4 分)

6.需进行鉴别诊断的疾病(5 分)

(1)外伤性肝破裂。(2 分)

（2）胆道穿孔。（1分）

（3）外伤性胃肠道穿孔。（1分）

（4）创伤性气胸、血胸。（1分）

7.该患者应进一步做的辅助检查（10分）

（1）腹部B超　肝、胆、脾、胰腺。（2分）

（2）腹部X射线平片　有无膈下游离气体。（4分）

（3）胸部X射线平片　有无气胸、胸腔积液。（4分）

8.制定治疗原则（10分）

（1）严密观察病情变化,积极完善术前准备,告知患者及其家属病情的变化及存在的风险,做好医患沟通。（2分）

（2）禁食,胃肠减压,建立静脉通路,必要时输血。（3分）

（3）拟行剖腹探查术,告知患者及其家属手术的相关风险及可能的并发症等,做好术前的相关准备工作。（5分）

9.人文关怀、职业素养。（5分）

【知识问答】（10分）

1.脾破裂的类型有哪些？（5分）

答　真性脾破裂、被膜下脾破裂、中心性脾破裂。

2.移动性浊音的临床意义是什么？（5分）

答　移动性浊音是检查有无腹水的一种常用诊断方法。移动性浊音阴性,正常;移动性浊音阳性,说明有腹水（腹腔游离液体多于1 000 mL有意义）。

（周毕军）

十四、上消化道出血

【实训目标】（10分）

1.能做出初步诊断并提出诊断依据。（3分）

2.会合理选择辅助检查项目,并正确判断辅助检查结果。（2分）

3.掌握上消化道出血的鉴别诊断。（2分）

4.能够正确制定上消化道出血的治疗原则。（3分）

【学习方法】

1.分组在实训室内利用电子标准化患者或学生标准化患者模拟临床场景,完成工作任务。

2.分组到附属医院普外科进行临床见习,跟随带教老师查房、问病史、检查体征、阅读病历,观摩患者的治疗过程,观摩特殊检查的操作过程等。

【实训过程及评分】（85分）

1.4～6人一组到附属医院普外科进行床旁见习。

2.4～6人一组在实训室接诊模拟患者,采集病史（10分）

模拟患者,男性,45岁。反复黑便3周,呕血1 d。3周前,自觉上腹部不适,偶有嗳气,反酸,自行口服"甲氰咪胍"稍有好转,但发现大便色黑,次数大致同前,1~2次/日,仍成形,未予注意。1 d 前,进食辣椒及烤馒头后,觉上腹不适加重,伴恶心,并有便意如厕,排出柏油样便约600 mL,并呕鲜血约 500 mL,随后晕倒,家人急送我院。急查血常规,RBC $3.1×10^{12}$/L,Hb 48 g/L,WBC $3.8×10^9$/L,PLT $70×10^9$/L,收入院。发病以来乏力明显,睡眠、体重大致正常,无发热。患者 1970 年在农村插队,1979 年发现 HbsAg(+)。否认高血压病、心脏病史,否认结核病史、药物过敏史。

要点提示　①重点询问年龄,排便的颜色、性状、次数,呕血的颜色、量、掺杂物等。重点判断呕血与咯血,是否伴腹痛、发热,有无黄疸,诊治经过,治疗效果如何。(3 分)②询问既往有无类似发作,有无高血压病、肝硬化、消化性溃疡等病史,有无食物、药物过敏史,预防接种史。(2 分)③生活及工作环境如何,有无职业病可能,是否接触过毒物、放射物,有无烟酒嗜好。(1 分)④家族中有无类似疾病发生。(2 分)⑤与患者及家属交流、沟通的技巧。(1 分)⑥问诊条理清晰,能抓住重点围绕病情询问,无诱问、逼问。(1 分)

3.对模拟患者进行体格检查(10 分)

检查结果　T 37.0 ℃,P 120 次/分,R 20 次/分,BP 90/70 mmHg。危重病容,嗜睡状态,抬入病房。皮肤苍白,皮下无出血点,面颊可见蜘蛛痣 2 个,结膜苍白,巩膜可疑黄染,浅表淋巴结未触及。气管居中,肺部听诊无异常。心界无扩大,心率 120 次/分,律齐,未闻及杂音。腹稍膨隆,未见腹壁静脉曲张,全腹无压痛、肌紧张,肝肋下未触及,脾肋下 10 cm,并过正中线2 cm,质硬。肝浊音界第 7 肋间,移动性浊音阳性,肠鸣音 3~5 次/分。四肢无水肿,生理反射存在,病理反射未引出。

要点提示　①重点进行腹部视诊、触诊、叩诊、听诊检查;(5 分)②脾大的测量与意义,蜘蛛痣的临床意义。(5 分)

4.讨论患者以下检查结果的临床意义(10 分)

血常规　RBC $3.1×10^{12}$/L,Hb 48 g/L,WBC $3.8×10^9$/L,PLT $70×10^9$/L。

要点提示　血常规:RBC $3.1×10^{12}$/L,Hb 48 g/L,WBC $3.8×10^9$/L,PLT $70×10^9$/L,提示严重贫血。(6 分)贫血原因应该与出血有关。(4 分)

5.提出初步诊断及诊断依据(20 分)

(1)初步诊断(10 分)

1)上消化道大出血。(4 分)

2)门静脉高压症。(3 分)

3)肝硬化。(3 分)

要点提示　上消化道大出血的病因分析,肝功能的分级。

(2)诊断依据　中年男性,既往 HbsAg(+)多年,现出现上腹不适加重,伴恶心,并有便意如厕,排出柏油样便约600 mL,并呕鲜血约 500 mL,随后晕倒。查体,面颊见蜘蛛痣 2 个,结膜苍白,巩膜可疑黄染,脾肋下 10 cm,并过正中线 2 cm,质硬,移动性浊音阳性。急查血常规示 Hb 48 g/L。(10 分)

6.需进行鉴别诊断的疾病(10 分)

(1)胃十二指肠溃疡。(4 分)

（2）胃癌。（2分）

（3）肝癌。（2分）

（4）胆道出血。（2分）

7.该患者应进一步做的辅助检查（10分）

（1）肝功能检查,乙肝系列,AFP测定,血常规及动脉血气分析,凝血四项,血型及交叉配血,粪常规。（5分）

（2）影像学检查:腹部B超、CT。（2分）

（3）食管、胃检查。（3分）

8.制定治疗原则（10分）

（1）禁食、输血、输液。（3分）

（2）三腔二囊管压迫止血。（2分）

（3）经内镜硬化剂注射及血管套扎术止血。（2分）

（4）必要时贲门周围血管离断术、脾切除术。（3分）

9.人文关怀、职业素养。（5分）

【知识问答】（5分）

上消化道大出血的常见原因有哪些？（5分）

答　引起上消化道大出血的常见原因有5种。①消化性溃疡;（1分）②门静脉高压症;（1分）③出血性胃炎;（1分）④胃癌;（1分）⑤肠道出血。（1分）

（周毕军）

十五、四肢长管状骨骨折

【实训目标】（10分）

1.能做出初步诊断并提出诊断依据。（3分）

2.会合理选择辅助检查项目,并正确判断辅助检查结果。（2分）

3.掌握四肢长管状骨骨折的鉴别诊断。（2分）

4.能够正确制定四肢长管状骨骨折的治疗原则。（3分）

【学习方法】

1.分组在实训室内利用电子标准化患者或学生标准化患者模拟临床场景,完成工作任务。

2.分组到附属医院骨科进行临床见习,跟随带教老师查房、问病史、检查体征、阅读病历,观摩患者的治疗过程,观摩特殊检查的操作过程等。

【实训过程及评分】（80分）

1.4~6人一组到附属医院骨科进行床旁见习。

2.4~6人一组在实训室接诊模拟患者,采集病史（10分）

模拟患儿,女性,6岁。2h前跑步时跌倒,以右手掌着地,哭闹不止。扶起后诉右肘部疼痛,不敢活动右上肢,未行特殊治疗,急来医院就诊。

要点提示　①重点询问摔倒着地时的姿势,和地面接触点的位置,局部有无伤口、

红肿、畸形等。注意区分关节脱位与关节附近骨折的特征。(5分)②注意与患儿及家属交流、沟通的技巧。(5分)

3.对模拟患儿进行体格检查(10分)

检查结果 患儿神志清楚,查体尚能合作。右肘向后凸出处于半屈曲位畸形。肘部肿胀明显,有一个2 cm×3 cm的皮下瘀斑。局部压痛明显,轴心叩击痛阳性。肘前上方可触及一异常包块,肘后三角位置关系正常。右桡动脉搏动稍弱,右手感觉、运动正常。

要点提示 ①骨科检查:视、触、动、量;(5分)②注意骨折与脱位的鉴别要点;(3分)③注意肱骨髁上骨折伸直型与屈曲型的鉴别。(2分)

4.讨论辅助检查结果的临床意义。(10分)

5.提出初步诊断及诊断依据(15分)

(1)初步诊断 右肱骨髁上骨折(伸直型)。(5分)

(2)诊断依据(10分)

1)典型受伤机制。(2分)

2)局部压痛及轴向叩击痛,并触及骨折近端。(3分)

3)肘后三角关系正常。(3分)

4)好发年龄(10岁以下)。(2分)

6.需进行鉴别诊断的疾病(10分)

肘关节后脱位。(10分)

7.该患儿应进一步做的辅助检查(10分)

右肘正、侧位X射线平片。(10分)

8.制定治疗原则(10分)

手法复位,屈肘位后侧石膏托固定4～5周。(10分)

9.人文关怀、职业素养。(5分)

【知识问答】(10分)

1.关节脱位的专有体征是什么?(5分)

答 ①畸形:因肢体形态及位置变动,可出现肢体缩短或延长,关节处明显畸形。②弹性固定:关节囊、肌肉及韧带的作用可使受伤肢体保持在主动运动和被动运动均受限的特定体位。③关节盂空虚:在异常位置触摸到脱离关节盂的骨端,而关节盂空虚。

2.骨折的专有体征是什么?(5分)

答 ①畸形;②反常活动;③骨擦音或骨擦感。

(周毕军)

十六、浅表软组织急性化脓性感染

【实训目标】(10分)

1.能做出初步诊断并提出诊断依据。(3分)

2. 会合理选择辅助检查项目,并正确判断辅助检查结果。(2 分)

3. 掌握浅表软组织急性化脓性感染的鉴别诊断。(2 分)

4. 能够正确制定浅表软组织急性化脓性感染的治疗原则。(3 分)

【学习方法】

1. 分组在实训室内利用电子标准化患者或学生标准化患者模拟临床场景,完成工作任务。

2. 分组到附属医院普外科进行临床见习,跟随带教老师查房、问病史、检查体征、阅读病历,观摩患者的治疗过程,观摩特殊检查的操作过程等。

【实训过程及评分】(85 分)

1. 4~6 人一组到附属医院普外科进行床旁见习。

2. 4~6 人一组在实训室接诊模拟患者,采集病史(10 分)

模拟患者,男性,63 岁。发现右背部肿块伴畏寒、发热 5 d。(2 分)患者于 5 d 前感觉右背部疼痛不适,自触及一皮肤硬块,未予处理。(2 分)后逐渐增大,疼痛加重,伴有畏寒、发热、食欲减退和全身乏力不适。(2 分)2 d 前家人发现肿块表面有小脓点,曾间断服用"消炎药"(具体不详),无明显效果。(2 分)患 II 型糖尿病 10 余年,服药治疗。无高血压病、肝硬化病史,否认药物过敏史。(2 分)

3. 对模拟患者进行体格检查(10 分)

检查结果　T 39.0 ℃,P 84 次/分,R 22 次/分,BP 135/85 mmHg。发育正常,营养中等,全身皮肤、黏膜无黄染。双肺叩诊呈清音,双肺呼吸音清,未闻及干、湿性啰音。心界不大,律齐,未闻及病理性杂音。(2 分)腹部平软,无压痛和反跳痛,未扪及异常包块。外科检查,在右背上方肩胛骨内侧见一 6 cm ×5 cm 椭圆形皮肤隆起肿块,局部皮肤暗红,表面有数个脓点。(4 分)个别脓头已破溃,有浅黄色脓液流出。(2 分)右腋窝可触及肿大淋巴结数枚,最大者约 2.0 cm×1.5 cm,轻度触痛。(2 分)

要点提示　重点进行肿块局部检查:肿块的数目、大小、质地、活动度,有无压痛,有无溃破溢脓等。

4. 讨论患者以下检查结果的临床意义(10 分)

血常规　RBC 4.8×10^{12}/L,PLT 210×10^9/L,WBC 21.0×10^9/L,N 86%。(10 分)

要点提示　血常规,WBC 21.0×10^9/L,N 86%,提示感染。

5. 提出初步诊断及诊断依据(20 分)

(1)初步诊断　背痈;II 型糖尿病。(10 分)

(2)诊断依据(10 分)

1)近期发生肩背部肿块,伴有发热等全身中毒症状。(2 分)

2)局部检查见椭圆形隆起肿块,红、肿、热、痛并有多个脓头,伴局部淋巴结肿大。(3 分)

3)血白细胞计数上升,中性粒细胞比例增高。(2 分)

4)有 II 型糖尿病史 10 余年。(3 分)

6. 需进行鉴别诊断的疾病(10 分)

（1）疖病。（5分）

（2）急性蜂窝织炎。（5分）

7. 该患者应进一步做的辅助检查（10分）

（1）血、尿常规及血生化检查。（5分）

（2）脓液细菌培养与药物敏感试验。（5分）

8. 制定治疗原则（10分）

（1）应用抗感染药物，做好术前准备。（5分）

（2）手术治疗，切开引流（局部麻醉下做"+"或"++"形切口）。（5分）

9. 人文关怀、职业素养。（5分）

【知识问答】（5分）

脓肿切开引流的注意事项有哪些？（5分）

答 ①在波动最明显处切开；②切口应有足够的长度，并做在低位，以便引流；③切口方向一般要与皮纹平行，不做经关节的纵切口；④深部脓肿切开前，先做穿刺抽脓，确定脓肿的部位和深度；⑤切口不要穿过对侧脓腔壁而达到正常组织；⑥脓液排出后，用手指探查脓腔，并将脓腔内的纤维间隔分开；⑦放置必要的引流条。

（周毕军）

十七、急性乳腺炎

【实训目标】（10分）

1. 能做出初步诊断并提出诊断依据。（3分）

2. 会合理选择辅助检查项目，并正确判断辅助检查结果。（2分）

3. 掌握急性乳腺炎的鉴别诊断。（3分）

4. 能够正确制定急性乳腺炎的治疗原则。（2分）

【学习方法】

1. 分组在实训室内利用电子标准化患者或学生标准化患者模拟临床场景，完成工作任务。

2. 分组到附属医院普外科进行临床见习，跟随带教老师查房、问病史、检查体征、阅读病历，观摩患者的治疗过程，观摩特殊检查的操作过程等。

【实训过程及评分】（85分）

1. 4~6人一组到附属医院普外科进行床旁见习。

2. 4~6人一组在实训室接诊模拟患者，采集病史（10分）

模拟患者，女性，30岁。右侧乳房疼痛伴红肿、发热5 d。患者5 d前出现右侧乳房疼痛，呈持续性烧灼样痛，无阵发性加重，局部皮肤红肿，皮温升高，伴寒战、高热。自测体温曾高达39 ℃以上，并感心慌，无恶心、呕吐，无胸闷、憋气及呼吸困难，在家未做特殊处理，大小便未见异常。既往体健。4周前顺产一男婴。

要点提示 ①注意乳腺疼痛是否伴有肿物，疼痛有无周期性特征，乳头有无异

常分泌物,腋窝淋巴结有无肿大等;(5分)②询问既往有无类似发作史,有无食物、药物过敏史。(5分)

3. 对模拟患者进行体格检查(10分)

检查结果 T 38.6 ℃,P 88 次/分,R 22 次/分,BP 130/80 mmHg。(1分)双侧乳房对称,乳头无凹陷,右侧乳房外上象限可触及一大小约 3 cm×3 cm 质硬肿物,触痛,皮温明显升高,(4分)未触及波动感,左侧乳腺及双侧腋窝淋巴结未见异常。(4分)心、肺、腹未见异常。(1分)

要点提示 重点进行肿块局部检查:数目、大小、质地、活动度、有无压痛、有无溃破溢脓等。

4. 讨论患者以下检查结果的临床意义(10分)

血常规 WBC $16.9×10^9/L$,RBC $4.67×10^{12}/L$,PLT $298×10^9/L$,N 84.14%,L 29.30%,HGB 134 g/L。(5分)

双侧乳腺超声 右侧乳腺外上象限见 2.4 cm×1.9 cm 低回声团,左侧乳腺未见明显异常。(5分)

5. 提出初步诊断及诊断依据(20分)

(1)初步诊断 急性乳腺炎。(10分)

(2)诊断依据(10分)

1)青年女性,4 周前顺产一男婴,哺乳期。(2分)

2)右侧乳房疼痛伴红肿、发热 5 d。(2分)

3)T 38.6 ℃,右侧乳房外上象限可触及一大小约 3 cm×3 cm 质硬肿物,触痛,皮温明显升高,未触及波动。(2分)

4)血常规:WBC $16.9×10^9/L$,N 84.14%。(2分)

5)乳腺超声:右侧乳腺外上象限见 2.4 cm×1.9 cm 低回声团。(2分)

6. 需进行鉴别诊断的疾病(10分)

(1)炎性乳腺癌。(3分)

(2)乳腺囊性增生病。(3分)

(3)乳腺纤维瘤或乳腺癌。(4分)

7. 该患者应进一步做的辅助检查(10分)

(1)肝、肾功能,尿常规。(2分)

(2)乳腺钼靶 X 射线摄片。(4分)

(3)经皮细针穿刺或切除细胞学检查,形成脓肿可行脓液培养+药敏试验。(4分)

8. 制定治疗原则(10分)

(1)脓肿形成前,抗感染治疗,中成药蒲公英、野菊花等。(2分)

(2)脓肿形成后,及时行脓肿切开引流。(4分)

(3)其他治疗。一般不停止哺乳,并发乳瘘应停哺乳,用药物停止乳汁分泌。(4分)

9. 人文关怀、职业素养。(5分)

【知识问答】(5 分)

乳腺炎的预防措施有哪些？（5 分）

答 ①纠正乳头内陷；②养成良好哺乳习惯；③尽量排空多余乳汁；④预防乳头损伤；⑤经常清洁乳头；⑥注意婴儿口腔卫生。

（周毕军）

十八、乳腺癌

【实训目标】(10 分)

1. 能做出初步诊断并提出诊断依据。（4 分）

2. 会合理选择辅助检查项目,并正确判断辅助检查结果。（3 分）

3. 掌握乳腺癌的鉴别诊断,正确制定乳腺癌的治疗原则。（3 分）

【学习方法】

1. 分组在实训室内利用电子标准化患者或学生标准化患者模拟临床场景,完成工作任务。

2. 分组到附属医院普外科进行临床见习,跟随带教老师查房、问病史、检查体征、阅读病历,观摩患者的治疗过程,观摩特殊检查的操作过程等。

【实训过程及评分】(85 分)

1. 4～6 人一组到附属医院普外科进行床旁见习。

2. 4～6 人一组在实训室接诊模拟患者,采集病史（10 分）

模拟患者,女性,50 岁。发现左乳肿块 1 年,增大伴疼痛 2 个月。1 年前左乳外上象限发现一质硬无痛性肿块,约花生米大小,轻微活动。未行特殊治疗。后感肿块渐大、渐硬,半年前出现乳头内陷并固定。2 个月前出现左乳皮肤红、肿、热、痛,左乳头可挤出少量褐色液体。发病以来大小便正常,体重稍有下降。

要点提示 ①注意乳腺疼痛是否伴有肿物,疼痛有无周期性特征,乳头有无异常分泌物,腋窝淋巴结有无肿大等;（3 分）②询问既往有无类似发作史,有无食物、药物过敏史;（2 分）③家族史,月经生育史情况;（1 分）④与患者及家属交流、沟通的技巧;（2 分）⑤问诊条理清晰,能抓住重点围绕病情询问,无诱问、逼问。（2 分）

3. 对模拟患者进行体格检查（10 分）

检查结果 肥胖外观,慢性病容,步行入院,双颈及锁骨上淋巴结未扪及,左前胸明显隆凸。（1 分）心、肺未检出异常。肝、脾肋下未触及,移动性浊音阴性,双下肢无水肿。（1 分）左乳为一个巨大肿块占据,长径 29.2 cm,短径 19.5 cm,厚 3.0 cm,质硬,实感,大片皮肤水肿呈橘皮样改变,局部皮温升高,边界不清,不活动;左乳头内陷、固定,可挤出黄褐色混浊液体。（4 分）左腋下肿大淋巴结融合成团,约 4 cm×3 cm×3 cm 大小,质硬,界欠清,固定,无压痛。（4 分）

要点提示 重点检查肿块数目、大小、质地、活动度、有无压痛、有无溃破溢脓等。

4. 讨论患者以下检查结果的临床意义（10 分）

乳腺钼靶 X 射线摄片 左乳肿块巨大、质硬。(10 分)

5. 提出初步诊断及诊断依据(20 分)

(1)初步诊断 乳腺癌。(10 分)

(2)诊断依据(10 分)

1)发现左乳肿块 1 年,渐大伴疼痛 2 个月。(3 分)

2)体检:左乳为一巨大肿块占据,质硬,实感,大片皮肤水肿呈橘皮样变。左腋下肿大淋巴结融合成团,质硬,界欠清,固定,无压痛。(4 分)

3)乳腺钼靶 X 射线摄片:左乳肿块巨大、质硬。(3 分)

6. 需进行鉴别诊断的疾病(10 分)

(1)乳腺囊性增生病。(4 分)

(2)急性乳腺炎。(2 分)

(3)乳腺结核。(2 分)

(4)乳腺良性占位合并感染。(2 分)

7. 该患者应进一步做的辅助检查(10 分)

(1)胸部 X 射线平片或 CT。(3 分)

(2)腹部 B 超。(3 分)

(3)病理活检。(4 分)

8. 制定治疗原则(10 分)

(1)积极完善术前准备,告知患者及其家属病情变化及存在的风险,做好医患沟通。(3 分)

(2)手术治疗。(4 分)

(3)辅助进行放疗、化疗、内分泌治疗。(3 分)

9. 人文关怀、职业素养。(5 分)

【知识问答】(5 分)

如何区分炎性乳癌与乳头湿疹样乳癌?(5 分)

答 炎性乳癌:①好发于年轻女性,尤其在妊娠期或哺乳期;②乳房如同急性炎症,无明显的肿块,肿瘤在短期内侵及整个乳房,患乳淋巴管内充满癌细胞;③转移早而广,预后极差。

乳头湿疹样乳癌:①乳头呈湿疹样改变、皮肤发红、糜烂、潮湿,继而乳头内陷、破损;②乳晕深部扪及肿块;③恶性度低,转移慢,行乳癌根治术效果较好。

(周毕军)

十九、急性硬脑膜外血肿

【实训目标】(5 分)

1. 能做出初步诊断并提出诊断依据。(2 分)

2. 会合理选择辅助检查项目,并正确判断辅助检查结果。(1 分)

3. 掌握急性硬脑膜外血肿的诊断,正确制定急性硬脑膜外血肿的治疗原则。(2分)

【学习方法】

1. 分组在实训室内利用电子标准化患者或学生标准化患者模拟临床场景,完成工作任务。

2. 分组到附属医院神经外科进行临床见习,跟随带教老师查房、问病史、检查体征、阅读病历,观摩患者的治疗过程,观摩特殊检查的操作过程等。

【实训过程及评分】(85分)

1. 4~6人一组到附属医院神经外科进行床旁见习。

2. 4~6人一组在实训室接诊模拟患者,采集病史(10分)

模拟患者,男性,23岁。因骑车行进中被汽车撞倒,右颞部着地半小时,到急诊科就诊。患者摔倒后曾有约5 min的昏迷,随后清醒,自觉头痛、恶心。

要点提示 ①注意患者摔倒时的姿势,受撞击的部位,撞击的物体和力的作用方向,局部有无伤口、红、肿等;患者当时有无意识障碍及其时间。(4分)②与患者及家属交流、沟通的技巧。(3分)③问诊条理清晰,能抓住重点围绕病情询问,无诱问、逼问。(3分)

3. 对模拟患者进行体格检查(10分)

检查结果 BP 139/80 mmHg,P 80次/分,一般情况可。神经系统检查未见阳性体征。(1分)头颅CT提示"右额骨线性骨折"。遂将患者留院观察。(1分)在随后2 h中,患者头痛逐渐加重,伴呕吐,烦躁不安,进而出现意识障碍。(2分)查体:T 38 ℃,P 60次/分,R 18次/分,BP 160/100 mmHg。(2分)浅昏迷,左侧瞳孔3 mm,对光反射存在;右侧瞳孔4 mm,对光反射迟钝。(2分)左鼻唇沟浅,左侧巴宾斯基征阳性。(2分)

要点提示 ①重点进行头部及神经系统检查;②密切观察患者意识情况,有无颅内压增高征象。

4. 讨论患者以下检查结果的临床意义(10分)

头颅CT 提示右额骨线性骨折。(10分)

5. 提出初步诊断及诊断依据(20分)

(1)初步诊断 右额部急性硬膜外血肿。(10分)

(2)诊断依据(10分)

1)有明确的头部外伤史。(2分)

2)有典型的中间清醒期。(4分)

3)头部受力点处有线性骨折。(2分)

4)出现进行性颅内压增高并脑疝。(2分)

6. 需进行鉴别诊断的疾病(10分)

急性硬膜下血肿及颅内血肿。(10分)

7. 该患者应进一步做的辅助检查(10分)

头颅 CT 增强平扫。(10 分)

8. 制定治疗原则(10 分)

(1)严密观察病情变化,积极完善术前准备,告知患者及其家属病情的变化及存在的风险,做好医患沟通。(2 分)

(2)静脉滴注甘露醇,脱水,降低颅内压。(4 分)

(3)急诊行开颅血肿清除术。(4 分)

9. 人文关怀、职业素养。(5 分)

【知识问答】(10 分)

1. 简述硬膜外血肿的特点。(5 分)

答　①外伤史:局部有伤痕,颅骨 X 射线片有骨折,尤其是骨折线跨过脑膜中动脉或静脉窦者。②意识障碍:进行性颅内压增高引起脑疝造成意识障碍,多发生在伤后数小时至 1~2 d 内。由于受原发伤的影响,意识障碍分 3 种形式。典型表现为中间清醒期,中间清醒期的长短主要取决于血肿形成的速度。③瞳孔改变:脑疝早期动眼神经受刺激,患侧瞳孔缩小,对光反射迟钝。随着动眼神经和中脑受压,患侧瞳孔进行性散大,对光反射消失,眼睑下垂,随后对侧瞳孔散大。④锥体束征:对侧肢体进行性肌力下降,肌张力增高,腱反射亢进,病理征阳性。去大脑强直为晚期表现。⑤生命体征变化:血压升高,呼吸变慢,脉搏减缓,体温升高。⑥CT 表现:在颅骨内板与脑表面之间呈梭形或弓形增高密度影。

2. 简述硬膜下血肿的特点。(5 分)

答　①意识障碍:多数原发昏迷与继发昏迷相重叠,呈现昏迷程度逐渐加重。②颅内压增高症状中,呕吐和躁动多见,生命体征变化明显。③局灶症状多见,源自脑挫裂伤和血肿压迫。④临床症状重,进展快,一侧瞳孔散大后不久,对侧瞳孔亦散大,病理性呼吸,濒死状态。⑤CT 表现:在颅骨内板与脑表面之间呈现新月形或半月形高密度、等密度或混合密度影。

(周毕军)

第三节　妇产科综合实践

一、异位妊娠

【实训目标】(10 分)

1. 学会接诊患者,掌握与患者沟通交流技巧。(1 分)

2. 能对异位妊娠患者正确采集病史,规范进行体格检查。(1 分)

3. 能对异位妊娠做出初步诊断并提出诊断依据。(2 分)

4. 能合理选择辅助检查项目,并正确判断辅助检查结果。(2 分)

5.能够正确制定异位妊娠的治疗方案。(2分)

6.能进行关于异位妊娠的防治知识宣传。(1分)

7.体现出关爱患者的良好职业素质。(1分)

【学习方法】

1.分组在实训室内利用标准化患者模拟临床场景,完成工作任务。

2.分组到附属医院妇科进行临床见习,跟随带教老师查房,学习询问病史、体格检查、书写病历,观摩治疗过程,观摩特殊检查的操作过程等。

【实训过程及评分】(80分)

1.4~6人一组到附属医院产科进行床旁见习。

2.4~6人一组在实训室接诊模拟患者,采集病史(10分)

接诊患者　孙某,女性,26岁,已婚。停经2个月,突感右下腹剧烈疼痛1 h。

采集病史　患者平素月经规律,于2014年6月10日以"停经40 d"为主诉在当地保健院就诊,经检查确诊为"妊娠"。1周前因"少量阴道出血,无腹痛"再次就诊,诊断为"先兆流产",给予保胎治疗(具体用药不详),效果不佳。1 h前突然出现右下腹剧烈疼痛,伴恶心、呕吐、头晕及肛门坠胀感,急诊入院。既往无胃痛史。2年前曾患"附件炎"治疗2周,之后偶有下腹隐痛。孕2产1人工流产1。

要点提示　①询问腹痛的部位、缓急、性质、伴随症状等,尤其是否有肛门坠胀感(提示子宫直肠陷窝有积血);(3分)②注意询问停经史,停经之后的情况、处理方法及效果;(3分)③询问有无导致异位妊娠的相关病史,如"附件炎"病史;(2分)④问诊条理清晰,能抓住重点围绕病情询问。(2分)

3.对模拟患者进行体格检查(10分)

检查结果　T 37.1 ℃,P 108次/分,R 24次/分,BP 70/40 mmHg。(1分)一般情况差,神情淡漠,面色苍白,心、肺无异常。(2分)腹部平坦,右下腹压痛明显,肌紧张(+),反跳痛(±),移动性浊音(+)。(2分)

妇科检查　外阴经产型;阴道通畅,有少量阴道流血,暗红色;后穹隆饱满,有触痛;宫颈光滑,正常大小,有明显举摆痛;(3分)宫体稍大,软;右附件区触痛明显。(2分)

要点提示　①注意有无失血征象;②注意有无腹腔(或子宫直肠陷凹)积血征象;③注意可疑病灶区有无包块及疼痛;④注意输卵管妊娠破裂的典型体征(后穹隆饱满,有触痛;宫颈有明显举摆痛)。

4.讨论以下辅助检查结果的临床意义(10分)

阴道后穹隆穿刺　抽出暗红色不凝血。(5分)

尿妊娠试验　(+)。(5分)

要点提示　阴道后穹隆穿刺抽出暗红色不凝血提示腹腔内出血,支持"异位妊娠破裂"的诊断。

5.提出初步诊断及诊断依据(15分)

(1)初步诊断(5分)

1）右侧输卵管妊娠破裂。(2.5 分)

2）失血性休克。(2.5 分)

(2)诊断依据(10 分)

1）已婚女性,平素月经规律,停经 2 个月,少量阴道出血 1 周,突感右下腹剧烈疼痛 1 h。(2.5 分)

2）有明显腹腔内出血表现:阴道出血不多,但神情淡漠,面色苍白,右下腹压痛明显,肌紧张(+),反跳痛(±),移动性浊音(+)。后穹隆饱满,有触痛;宫颈光滑,正常大小,有明显举摆痛;宫体稍大,软;右附件区触痛明显。(2.5 分)

3）有休克征象。P 108 次/分,R 24 次/分,BP 70/40 mmHg。一般情况差,神情淡漠,面色苍白。(2.5 分)

4）辅助检查:阴道后穹隆穿刺抽出暗红色不凝血,尿妊娠试验(+)。(2.5 分)

6. 需进行鉴别诊断的疾病(10 分)

(1)流产。(2 分)

(2)急性胃肠炎。(2 分)

(3)急性阑尾炎。(2 分)

(4)卵巢囊肿蒂扭转。(2 分)

(5)黄体破裂。(2 分)

7. 该患者应进一步做的辅助检查(10 分)

(1)B 超。(4 分)

(2)血常规。(3 分)

(3)出、凝血时间。(3 分)

8. 制定治疗原则(10 分)

(1)抗休克:保暖,补液、输血等。(2.5 分)

(2)急诊手术:行患侧输卵管切开清除胚胎术。(2.5 分)

(3)对症治疗。(2.5 分)

(4)预防感染。(2.5 分)

9. 整个诊疗过程体现对患者的人文关怀。(5 分)

【知识问答】(10 分)

1. 输卵管妊娠的主要病因是什么? (5 分)

答　慢性输卵管炎。

2. 输卵管妊娠可能的结局有哪些? (5 分)

答　输卵管妊娠破裂、输卵管妊娠流产、继发腹腔妊娠和陈旧性宫外孕。

(赵　萍)

二、急性盆腔炎

【实训目标】(10 分)

1. 学会接诊患者,掌握与患者沟通交流技巧。(2 分)

2. 能对急性盆腔炎患者正确采集病史,规范进行体格检查。(2分)

3. 能对急性盆腔炎做出初步诊断并提出诊断依据。(3分)

4. 能够正确制定急性盆腔炎的治疗方案。(3分)

【学习方法】

1. 分组在实训室内利用标准化患者模拟临床场景,完成工作任务。

2. 分组到附属医院妇科进行临床见习,跟随带教老师查房,学习询问病史、体格检查、书写病历,观摩治疗过程,观摩特殊检查的操作过程等。

【实训过程及评分】(80分)

1. 4~6人一组到附属医院妇科进行床旁见习。

2. 4~6人一组在实训室接诊模拟患者,采集病史(10分)

接诊患者 刘某,女性,26岁。人工流产术后下腹痛4 d,加重伴发热1 d。

采集病史 患者于4 d前诊断为"早孕9周"在门诊行人工流产术,手术过程顺利。术后少量阴道流血,轻微下腹坠痛,口服抗生素(具体用药不详),治疗效果不佳,昨日起腹痛加重,阴道流出较多脓血性分泌物,有臭味,测体温达39 ℃,伴恶心,无呕吐,无尿频、尿急、尿痛,有轻微肛门坠胀感,前来我院就诊。既往体健。

要点提示 ①宫腔操作术后出现腹痛、发热,高度怀疑盆腔炎性疾病;(2.5分)②注意询问宫腔操作性手术过程及术后的表现;(2.5分)③询问腹痛的性质、发生发展情况及伴随症状,尤其是否有发热及肛门坠胀感(提示盆腔有积液);(2.5分)④问诊条理清晰,能抓住重点围绕病情询问。(2.5分)

3. 对模拟患者进行体格检查(10分)

检查结果 T 39.5 ℃,P 108次/分,R 24次/分,BP 110/70 mmHg。(1分)急性痛苦面容,心、肺检查无异常。(2分)腹部平坦,下腹腹肌紧张,有明显压痛、反跳痛,无移动性浊音。(2分)

妇科检查 外阴经产型;阴道通畅,见脓血性分泌物,有臭味,后穹隆略饱满,有触痛;宫颈光滑,正常大小,宫口有脓血性分泌物,宫颈举摆痛阳性;宫体稍大,软,有明显压痛;双侧附件区增厚,有明显触痛,未触及包块。(3分)阴道后穹隆穿刺抽出淡黄色脓性液10 mL。(2分)

要点提示 ①注意有无盆腔急性感染征象。②注意有无盆腔积液征象。③急性盆腔炎的典型体征:发热;下腹腹肌紧张,压痛、反跳痛;阴道、宫口可见炎性分泌物;盆腔器官压痛;盆腔有积液时后穹隆饱满,有触痛,宫颈举摆痛阳性。

4. 讨论以下辅助检查结果的临床意义(10分)

血常规 Hb 119 g/L,WBC $15.6×10^9$/L,N 90%,L 10%,PLT $250×10^9$/L。(3分)

尿妊娠试验 (−)。(3分)

B超 子宫、双侧附件无异常发现,盆腔积液深7 cm。(4分)

要点提示 血常规,WBC $15.6×10^9$/L,N 90%,L 10%,提示感染性疾病;B超结果及尿妊娠试验(−),提示盆腔有炎性渗出物,支持"盆腔炎",排除人工流产术后残留、异位妊娠、急性阑尾炎和卵巢囊肿蒂扭转。

5. 提出初步诊断及诊断依据(15 分)

(1)初步诊断　急性盆腔炎。(5 分)

(2)诊断依据(10 分)

1)人工流产术后下腹痛伴轻微肛门坠胀感,无尿频、尿急、尿痛。(3 分)

2)发热:T 39.5 ℃。(2 分)

3)盆腔炎症表现:下腹腹肌紧张,有明显压痛、反跳痛;阴道见脓血性分泌物,有臭味;后穹隆略饱满,有触痛;宫口有脓血性分泌物,宫颈举摆痛阳性;宫体稍大,有明显压痛;双侧附件区增厚,有明显触痛。阴道后穹隆穿刺抽出淡黄色脓性液 10 mL。(3 分)

4)辅助检查:血常规示 Hb 119 g/L,WBC 15.6×10^9/L,N 90%,L 10%,PLT 250×10^9/L;尿妊娠试验(−);B 超显示子宫、双侧附件无异常,盆腔积液深 7 cm。(2 分)

6. 需进行鉴别诊断的疾病(10 分)

(1)人工流产术后残留。(2.5 分)

(2)异位妊娠。(2.5 分)

(3)急性阑尾炎。(2.5 分)

(4)卵巢囊肿蒂扭转。(2.5 分)

7. 该患者应进一步做的辅助检查(10 分)

(1)宫颈分泌物涂片。(4 分)

(2)阴道后穹隆穿刺液培养、药敏试验。(3 分)

(3)血 C 反应蛋白测定。(3 分)

8. 制定治疗原则(10 分)

(1)抗生素治疗　如青霉素与氨基苷类及甲硝唑联合,或第二、三代头孢菌素类药物。(4 分)

(2)一般治疗　半卧位休息,给予高热量、高蛋白、高维生素流食或半流食,补充液体,注意纠正电解质紊乱及酸碱失衡。(3 分)

(3)对症治疗　高热时可采用物理降温,有腹胀可行胃肠减压。(3 分)

9. 整个诊疗过程体现对患者的人文关怀。(5 分)

【知识问答】(10 分)

1. 急性盆腔炎未及时彻底治疗会有哪些不良影响? (5 分)

答　可迁延为慢性炎症,导致慢性盆腔痛、输卵管妊娠,甚至不孕症。

2. 如何预防急性盆腔炎? (5 分)

答　注意性生活卫生,及时治疗下生殖道感染;及时治疗盆腔炎性疾病,防止后遗症发生;严格掌握妇科手术指征,术时注意无菌操作,预防感染;加强公共卫生教育,提高公众对生殖道感染及预防感染的重要性的认识。

(赵　萍)

三、子宫肌瘤

【实训目标】(10 分)

1. 学会接诊患者,掌握与患者沟通交流技巧。(2 分)

2. 能对子宫肌瘤患者正确采集病史,规范进行体格检查。(2 分)

3. 能对子宫肌瘤做出初步诊断并提出诊断依据。(3 分)

4. 能够正确制定子宫肌瘤的治疗方案。(3 分)

【学习方法】

1. 分组在实训室内利用标准化患者模拟临床场景,完成工作任务。

2. 分组到附属医院妇科进行临床见习,跟随带教老师查房,学习询问病史、体格检查、书写病历,观摩治疗过程,观摩特殊检查的操作过程等。

【实训过程及评分】(80 分)

1. 4~6 人一组到附属医院妇科进行床旁见习。

2. 4~6 人一组在实训室接诊模拟患者,采集病史(10 分)

接诊患者 王某,女性,46 岁,已婚。月经量增多 2 年,加重 3 个月。

采集病史 患者平素月经规律,周期 28~30 d,经期 5~6 d,量中等。于 2 年前开始出现月经量增多,经期延长,周期正常(28~30 d),无其他不适,曾服用"妇康片"治疗效果不佳。近 3 个月症状加重,经量为以往的 3 倍,经期持续 10 余天,伴头晕、乏力,前来我院就诊。既往体健。

要点提示 ①关于月经的疾病,要询问既往月经史、本次发病情况,要与以往的月经相比较,详细询问周期、经期、经量和伴随症状;(4 分)②详细询问疾病的发生、发展及诊疗情况,以利于鉴别诊断和制定治疗方案;(3 分)③问诊条理清晰,能抓住重点围绕病情询问。(3 分)

3. 对模拟患者进行体格检查(10 分)

检查结果 T 36.8 ℃,P 80 次/分,R 18 次/分,BP 110/70 mmHg。(1 分)轻度贫血貌,心、肺检查无异常发现。(2 分)腹部平坦,腹软,肝、脾未触及,肠鸣音正常。(2 分)

妇科检查 外阴经产式,阴道通畅,有血迹;宫颈光滑,大小、质地正常;宫体前位,增大如孕 3 个月,质硬,前壁凹凸不平,活动好,无压痛;双侧附件区未见异常。(5 分)

要点提示 ①注意有无贫血征象。②注意子宫的位置、形态、大小、质地、活动度、有无压痛。③子宫肌瘤的典型体征:子宫不规则增大、变硬,活动好,无压痛。

4. 讨论以下辅助检查结果的临床意义(10 分)

血常规 Hb 80 g/L,WBC 7.3×10⁹/L,N 67%,L 33%。(4 分)

B 超 子宫前壁间可见多个低回声区,最大者直径为 75 mm。(6 分)

要点提示 血常规提示无感染,B 超提示"子宫肌瘤"。

5. 提出初步诊断及诊断依据(15 分)

(1)初步诊断(5 分)

1)子宫肌瘤。(3分)

2)中度贫血。(2分)

(2)诊断依据(10分)

1)子宫肌瘤的诊断依据　月经量增多,经期延长;宫体前位,增大如孕3个月,质硬,前壁凹凸不平,活动好,无压痛;B超提示子宫前壁间可见多个低回声区,最大者直径为75 mm。(6分)

2)中度贫血的诊断依据　头晕、乏力,血常规检查Hb 80 g/L。(4分)

6.需进行鉴别诊断的疾病(10分)

(1)子宫内膜癌。(4分)

(2)子宫腺肌病。(3分)

(3)子宫肉瘤。(3分)

7.该患者应进一步做的辅助检查(10分)

(1)分段诊断性刮宫。(4分)

(2)宫腔镜检查,结合病理学检查。(3分)

(3)磁共振检查。(3分)

8.制定治疗原则(10分)

(1)纠正贫血。(2分)

(2)行子宫切除术。(2分)

(3)术后预防感染。(2分)

(4)对症处理。(2分)

(5)加强营养,促进术后康复。(2分)

9.整个诊疗过程体现对患者的人文关怀。(5分)

【知识问答】(10分)

1.子宫肌瘤的变性有哪些?(5分)

答　玻璃样变、囊性变、红色样变、肉瘤变、钙化。

2.阔韧带肌瘤可能有什么不良影响?(5分)

答　可能压迫输尿管使上尿路受阻,导致输尿管扩张甚至发生肾盂积水。

（赵　萍）

四、宫颈癌

【实训目标】(10分)

1.学会接诊患者,掌握与患者沟通交流技巧。(2分)

2.能对宫颈癌患者正确采集病史,规范进行体格检查。(2分)

3.能对宫颈癌做出初步诊断并提出诊断依据。(3分)

4.能够正确制定宫颈癌的治疗方案。(3分)

【学习方法】

1.分组在实训室内利用标准化患者模拟临床场景,完成工作任务。

2.分组到附属医院妇科进行临床见习,跟随带教老师查房,学习询问病史、体格检查、书写病历,观摩治疗过程,观摩特殊检查的操作过程等。

【实训过程及评分】(80分)

1.4~6人一组到附属医院妇科进行床旁见习。

2.4~6人一组在实训室接诊模拟患者,采集病史(10分)

接诊患者　阮某,女性,38岁,经产妇。房事后出现阴道少量出血3个月。

采集病史　患者平素月经规律,周期28~30 d,经期5~6 d,量中等。3个月前开始出现房事后阴道少量出血,有较多稀薄水样阴道分泌物,月经无明显改变,无腹痛等其他不适感。饮食好,睡眠佳,大小便正常。既往体健。孕3产1人工流产2。

要点提示　①房事后阴道出血(即"接触性出血")是宫颈癌的早期表现;(4分)②注意询问异常出血的诱因、伴随症状、与月经的关系,以及是否有月经的改变;(4分)③问诊条理清晰,能抓住重点围绕病情询问。(2分)

3.对患者进行体格检查(10分)

检查结果　T 36.8 ℃,P 80次/分,R 18次/分,BP 130/80 mmHg。(1分)一般情况良好,心、肺检查无异常发现。(2分)腹部平坦,腹软,肝、脾未触及,肠鸣音正常。(2分)

妇科检查　外阴经产式;阴道通畅,壁光滑,阴道前穹隆变浅,近宫颈处质硬;宫颈肥大,9点处可见一0.5 cm×0.5 cm×1.0 cm赘生物,鲜红色,质脆,有接触性出血;盆腔检查未见异常。(5分)

4.讨论以下辅助检查结果的临床意义(10分)

宫颈刮片细胞学检查　巴氏Ⅴ级。(5分)

宫颈多点取材活组织检查　宫颈鳞癌。(5分)

要点提示　①注意确定出血的部位,予以仔细观察和描述;②确定病变侵犯范围;③极早期宫颈癌无明显病灶,随病情发展可出现不同的体征,如宫颈赘生物、质脆、易出血。

5.提出初步诊断及诊断依据(15分)

(1)初步诊断　宫颈鳞癌ⅡA期。(5分)

(2)诊断依据(10分)

1)房事后出现阴道少量出血。(3分)

2)较多稀薄水样阴道分泌物。(2分)

3)阴道前穹隆变浅,近宫颈处质硬;宫颈肥大,9点处可见一约0.5 cm×0.5 cm×1.0 cm赘生物,鲜红色,质脆,有接触性出血;盆腔检查未见异常。(3分)

4)宫颈刮片细胞学检查结果示巴氏Ⅴ级,宫颈多点取材活组织检查示宫颈鳞癌。(2分)

6.需进行鉴别诊断的疾病(10分)

(1)宫颈息肉。(4分)

(2)子宫内膜癌宫颈转移。(3分)

(3)宫颈结核。(3分)

7. 该患者应进一步做的辅助检查(10 分)

(1)B 型超声检查。(4 分)

(2)胸部 X 射线摄片。(3 分)

(3)CT 或 MRI 检查。(3 分)

8. 制定治疗原则(10 分)

(1)行改良广泛性子宫切除术及盆腔淋巴结切除术,腹主动脉旁淋巴结取样。(2 分)

(2)术后放疗、化疗。(2 分)

(3)预防感染。(2 分)

(4)术后激素替代治疗,预防绝经综合征的发生。(2 分)

(5)对症处理。(1 分)

(6)加强营养,促进术后康复。(1 分)

9. 整个诊疗过程体现对患者的人文关怀。(5 分)

【知识问答】(10 分)

1. 宫颈癌的主要转移途径是什么? (5 分)

答　直接蔓延和淋巴转移。

2. 如何诊断早期宫颈癌? (5 分)

答　早期宫颈癌的诊断采用"三阶梯"程序:宫颈细胞学检查和高危型 HPV DNA 监测、阴道镜检查、宫颈活组织检查。确诊依据为组织学诊断。

(赵　萍)

第四节　儿科综合实践

一、小儿肺炎

【实训目标】(10 分)

1. 学会接诊患儿,正确采集病史,掌握与患儿及其家长沟通交流技巧。(2 分)

2. 规范进行体格检查,掌握肺部异常体征的表现特点。(2 分)

3. 会合理选择辅助检查项目,并正确判断辅助检查结果。(2 分)

4. 能做出初步诊断并提出诊断依据。(2 分)

5. 能够正确制定小儿肺炎的治疗原则。(2 分)

【学习方法】

1. 分组在实训室内利用电子标准化患者或学生标准化患者模拟临床场景,完成工作任务。

2. 分组到附属医院儿科进行临床见习,跟随带教老师查房、采集病史、检查体征、阅读病历,观摩患儿的治疗过程,观摩特殊检查的操作过程等。

【实训过程及评分】(80 分)

1.4~6 人一组到附属医院儿科进行床旁见习。

2.4~6 人一组在实训室接诊模拟患儿及其家长,采集病史(10 分)

家长代诉 患儿,男,6 个月。咳嗽 10 d,气喘 6 d。10 d 前患儿受凉后出现发热、咳嗽,体温波动在 38.0~39.0 ℃,伴流涕、打喷嚏,无恶心、呕吐,无腹痛、腹泻,家长自行给予口服"头孢克肟"和"小儿清肺颗粒"等治疗,效果欠佳,仍发热、咳嗽。6 d 前咳嗽加重,伴有喘息,呈阵发性,近 2 d 咳喘明显加重。发病后患儿精神较差,吃奶可,睡眠欠佳,大便 1~3 次/日,为黄色糊状。患儿系第 2 胎第 2 产,足月顺产,母乳喂养。

要点提示 ①注意询问咳嗽的诱因、性质、程度、发作时间和节律,咳嗽的音色、缓解方式等;(3 分)②询问伴随症状,有无呼吸困难,既往诊治情况,有无异物吸入史及过敏史等;(3 分)③与患儿家长交流、沟通的技巧;(2 分)④问诊条理清晰,能抓住重点围绕病情询问,无诱问、逼问。(2 分)

3.对模拟患儿进行体格检查(10 分)

检查结果 T 38.8 ℃,P 186 次/分,R 86 次/分,BP 80/50 mmHg。(1 分)体重 7 kg,营养中等,烦躁,自动体位,皮肤无黄染、皮疹及出血点,全身浅表淋巴结未触及,前囟 2.0 cm×2.0 cm,巩膜无黄染,咽部充血,口周发绀,呼吸急促,鼻翼翕动(+),三凹征(+),胸廓无畸形,双肺底部可闻及固定的中细湿啰音。(5 分)皮肤无发灰、发花。心率 186 次/分,律齐。腹平软,肝肋下 3 cm,无压痛。(2 分)脾未触及。肠鸣音正常。(1 分)双下肢轻度可凹性水肿,神经系统检查无异常。(1 分)

要点提示 ①肺部异常体征的表现特点;②湿啰音、哮鸣音的听诊特点和临床意义;③脓胸、脓气胸的异常体征表现及特点;④归纳总结肺炎合并心力衰竭时有可能出现的异常体征及临床表现特点;⑤归纳总结肺炎常见的并发症。

4.讨论以下辅助检查结果的临床意义(10 分)

血常规 Hb 100 g/L,RBC 4.30×10^{12}/L,WBC 11.5×10^9/L,N 60%,L 34%,PLT 215×10^9/L。(3 分)

尿、粪常规 正常。(3 分)

胸部 X 射线片 双肺纹理增粗,左肺下野可见斑片状阴影。(4 分)

要点提示 ①血常规,WBC 11.5×10^9/L,N 60%,L 34%,提示感染性疾病;②胸部 X 射线检查结果符合支气管肺炎的表现。

5.提出初步诊断及诊断依据(15 分)

(1)初步诊断(5 分)

1)支气管肺炎。(2.5 分)

2)心力衰竭。(2.5 分)

(2)诊断依据(10 分)

1)以发热、咳嗽、喘憋为主要表现,口周发绀,呼吸急促,鼻翼翕动(+),三凹征(+),两肺可闻及固定中细湿啰音。(3 分)

2)有心力衰竭体征:呼吸明显增快(>60 次/分),心率明显增快(>180 次/分),心音低钝,肝大,双下肢水肿。(2 分)

3)血常规:Hb 100 g/L,RBC 4.30×10^{12}/L,WBC 11.5×10^9/L,N 60% ,L 34% ,PLT 215×10^9/L(血白细胞及中性粒细胞计数增高)。(2分)

4)胸部 X 射线检查:双肺纹理增粗,左肺下野可见斑片状阴影。(3分)

6.需进行鉴别诊断的疾病(10分)

(1)急性支气管炎。(2.5分)

(2)支气管异物。(2.5分)

(3)支气管哮喘。(2.5分)

(4)肺结核。(2.5分)

7.该患儿应进一步做的辅助检查(10分)

(1)病原学检查:病原体的培养与分离、快速病原学诊断。(2分)

(2)动脉血气分析。(2分)

(3)纤维支气管镜检查(必要时)。(2分)

(4)肝肾功能、血电解质。(2分)

(5)心电图、超声心动图。(2分)

8.制定治疗原则(10分)

(1)一般治疗:注意维持室内空气新鲜度,避免交叉感染及加强营养。(2分)

(2)对症治疗:退热、镇静、吸氧等。(2分)

(3)抗感染治疗:选用敏感抗生素治疗。(2分)

(4)心力衰竭治疗:强心剂、利尿剂及扩血管剂的应用。(2分)

(5)对患儿家长进行呼吸道感染防治知识的健康教育。(2分)

9.人文关怀、职业素养。(5分)

【知识问答】(10分)

1.支气管肺炎的常见并发症有哪些? (5分)

答　脓胸、脓气胸、肺大疱。

2.肺炎合并心力衰竭的临床表现特点是什么? (5分)

答　①突然呼吸困难加重,呼吸加快(>60 次/分);②心率加快,>180 次/分;③突然极度烦躁不安,明显发绀,面色发灰,指(趾)甲微血管再充盈时间延长;④心音低钝、奔马律,颈静脉怒张;⑤肝短期内迅速增大;⑥尿少或无尿,眼睑或双下肢水肿。

二、小儿腹泻

【实训目标】(10分)

1.学会接诊患儿,正确采集病史,掌握与患儿及其家长沟通交流技巧。(1分)

2.规范进行体格检查,掌握脱水程度和性质评估的要点。(1分)

3.会合理选择辅助检查项目,并正确判断辅助检查结果。(1分)

4.能做出初步诊断并提出诊断依据。(2分)

5.掌握水、电解质和酸碱平衡紊乱的诊断。(1分)

6.能够正确制定液体疗法的方案。(1分)

7. 掌握小儿腹泻病的鉴别诊断。（1分）

8. 能对患儿家长进行肠道感染防治知识的健康教育。（1分）

9. 体现出关爱患儿的良好的职业素质。（1分）

【学习方法】

1. 分组在实训室内利用电子标准化患者或学生标准化患者模拟临床场景,完成工作任务。

2. 分组到附属医院儿科进行临床见习,跟随带教老师查房、采集病史、检查体征、阅读病历,观摩患儿的治疗过程,观摩特殊检查的操作过程等。

【实训过程及评分】（80分）

1. 4~6人一组到附属医院儿科进行床旁见习。

2. 4~6人一组在实训室接诊模拟患儿及其家长,采集病史（10分）

家长代诉 患儿,女,8个月。腹泻4 d。4 d前在受凉后开始出现腹泻,为黄色稀水便,有奶瓣,无脓血,无腥臭味,大便6~8次/日,偶有呕吐,非喷射性,呕吐物为胃内容物,伴低热,无咳嗽、咳痰,无流涕、打喷嚏。发病后精神不振,食欲差,近2 d尿少,曾服用"妈咪爱"和"阿莫西林颗粒"治疗,效果欠佳。患儿系第1胎第1产,足月顺产,母乳喂养,平素体健。

要点提示 ①注意询问腹泻的诱因、起病缓急、性质,大便的量、性状、次数、颜色及气味;（3分）②询问是否有寒战、高热、腹痛、腹胀、恶心、呕吐、里急后重表现及既往诊治情况;（3分）③与患儿家长交流、沟通的技巧;（2分）④问诊条理清晰,能抓住重点围绕病情询问,无诱问、逼问。（2分）

3. 对模拟患儿进行体格检查（10分）

检查结果 T 37.3 ℃,P 118次/分,R 40次/分,BP 80/50 mmHg。（1分）体重8 kg,营养中等,精神萎靡,全身皮肤无黄染及出血点,皮肤弹性差,前囟、眼窝明显凹陷。（3分）呼吸深、急促,口唇黏膜干燥,呈樱桃红色。颈软,无抵抗。双肺听诊呼吸音稍粗,心率118次/分,律齐,心音低钝。（3分）腹稍胀,无压痛及反跳痛,肝右肋下1 cm触及,肠鸣音存在。神经系统检查无异常。（3分）

要点提示 ①不同程度脱水的表现特点;②代谢性酸中毒的表现;③归纳总结低钾血症、低钙血症的异常体征;④归纳总结轻型和重型腹泻病的表现特点。

4. 讨论以下辅助检查结果的临床意义（10分）

血常规 Hb 110 g/L,WBC 7.6×10^9/L,N 30%,L 65%,PLT 250×10^9/L。（5分）

粪常规 稀、黄,WBC 0~3个/HP。（5分）

要点提示 ①血常规,WBC 7.6×10^9/L,N 30%,L 65%,以淋巴细胞升高为主提示可能为病毒感染;②大便稀、黄,WBC 0~3个/HP,提示为非侵袭性细菌感染引起的腹泻。

5. 提出初步诊断及诊断依据（15分）

（1）初步诊断（5分）

1）小儿腹泻病（轮状病毒肠炎?）。（2分）

2）中度等渗性脱水。(2分)

3）中度代谢性酸中毒。(1分)

(2)诊断依据(10分)

1）急性起病,发热,呕吐,大便 6～8 次/日,稀水便,无腥臭味,镜检偶见 WBC(0～3 个/HP),为轮状病毒感染的特点。(2分)

2）有明显脱水表现:皮肤弹性差,前囟、眼窝明显凹陷,尿量减少。(2分)

3）中度代谢性酸中毒:呼吸深、急促,口唇樱桃红色。(2分)

4）血常规:Hb 110 g/L,WBC $7.6×10^9$/L,N 30% ,L 65% ,PLT $250×10^9$/L。(2分)

5）粪常规:稀、黄,WBC 0～3 个/HP。(2分)

6. 需进行鉴别诊断的疾病(10分)

(1)生理性腹泻。(3分)

(2)大肠杆菌肠炎。(3分)

(2)细菌性痢疾。(2分)

(3)坏死性肠炎。(2分)

7. 该患儿应进一步做的辅助检查(10分)

(1)动脉血气分析、电解质测定。(3分)

(2)大便病毒分离。(3分)

(3)大便细菌培养。(3分)

(4)腹部 X 射线检查(必要时)。(1分)

8. 制定治疗原则(10分)

(1)一般治疗:调整饮食,继续母乳喂养,暂停辅助食品添加。(2分)

(2)预防感染:加强护理,尤其注意口腔及臀部护理。(2分)

(3)对症治疗:纠正水、电解质和酸碱平衡紊乱(液体疗法)。(2分)

(4)微生态疗法:常选用双歧杆菌、嗜酸乳杆菌、粪链球菌等制剂。(2分)

(5)肠黏膜保护剂:如蒙脱石粉(思密达)。(1分)

(6)对患儿家长进行肠道感染防治知识的健康教育。(1分)

9. 人文关怀、职业素质。(5分)

【知识问答】(10分)

1. 不同程度脱水,第一天补液总量各是多少?(5分)

答　轻度脱水 90～120 mL/kg,中度脱水 120～150 mL/kg,重度脱水 150～180 mL/kg。

2. 静脉补液时第一天补液总量包括哪些部分?(5分)

答　累积损失量、继续损失量、生理需要量。

三、风湿热

【实训目标】(10分)

1. 学会接诊患儿,正确采集病史,掌握与患儿及其家长沟通交流技巧。(1分)

2. 规范进行体格检查,掌握风湿热的表现特点。(1分)

3. 会合理选择辅助检查项目,并正确判断辅助检查结果。(1分)

4. 能做出初步诊断并提出诊断依据。(2分)

5. 掌握风湿热 Jones(琼斯)诊断标准。(2分)

6. 能够正确制定风湿热的治疗方案和预防措施。(1分)

7. 能对患儿家长进行风湿热防治知识的健康教育。(1分)

8. 体现出关爱患儿的良好职业素质。(1分)

【学习方法】

1. 分组在实训室内利用电子标准化患者或学生标准化患者模拟临床场景,完成工作任务。

2. 分组到附属医院儿科进行临床见习,跟随带教老师查房、采集病史、检查体征、阅读病历,观摩患儿的治疗过程,观摩特殊检查的操作过程等。

【实训过程及评分】(80分)

1. 4~6人一组到附属医院儿科进行床旁见习。

2. 4~6人一组在实训室接诊模拟患儿及其家长,采集病史(10分)

家长代诉 患儿,女,8岁。发热伴下肢关节疼痛2周。2周前出现发热,体温波动在38.5~39.5℃之间,发热3 d后出现左膝关节疼痛,局部无红、肿、热,2 d后疼痛波及左踝关节,活动受限。发病后疲倦、多汗,食欲差,偶有阵发性胸闷。门诊体检时发现心脏杂音。发病前3周曾患咽峡炎,给予"头孢拉啶"治疗3 d,体温降至正常,随后停用。

要点提示 ①注意询问发热的诱因、性质,程度、缓解方式;(3分)②询问关节疼痛的部位、性质、活动是否受限;(3分)③询问发病前2~3周是否有咽炎、扁桃体炎和猩红热等链球菌感染病史,既往诊治情况及用药史;(2分)④与患儿家长交流、沟通的技巧;(1分)⑤问诊条理清晰,能抓住重点围绕病情询问,无诱问、逼问。(1分)

3. 对模拟患儿进行体格检查(10分)

检查结果 T 38.3 ℃,P 108 次/分,R 28 次/分,BP 96/68 mmHg。(1分)体重25 kg,营养中等,全身皮肤未见红斑、皮疹及出血点,未触及皮下小结。(4分)颈软,双肺呼吸音清,心率108 次/分,律齐,胸骨左缘第4~5肋间可闻及Ⅱ~Ⅲ终收缩期杂音。(3分)左侧膝、踝关节压痛,活动受限,无红肿,皮温正常。神经系统检查无异常。(2分)

要点提示 ①关节疼痛的部位、性质,有无红肿,活动情况如何;②心脏杂音听诊的部位、性质、响度及临床意义;③归纳总结风湿热 Jones 诊断标准。

4. 讨论以下辅助检查结果的临床意义(10分)

血常规 Hb 122 g/L,WBC $12.6×10^9$/L,N 75%,L 20%,PLT $280×10^9$/L。(4分)

尿、粪常规 正常。(1分)

血生化 ESR 105 mm/h,抗"O">500 U。(5分)

要点提示 ①血常规:WBC $12.6×10^9$/L,N 75%,L 20%,提示感染性疾病。②血生化:ESR 105 mm/h,抗"O">500 U,提示有风湿活动以及链球菌感染。

5. 提出初步诊断及诊断依据(15分)

(1)初步诊断　风湿热。(5分)

(2)诊断依据(10分)

1)主要表现　有心肌炎,既往体健,患病后有胸闷,胸骨左缘第4～5肋间可闻及Ⅱ～Ⅲ级收缩期杂音。(4分)

2)次要表现　发热,关节痛(患病后下肢关节疼痛,局部无红、肿、热),ESR 增快(105 mm/h)。(3分)

3)链球菌感染证据　发病前3周曾患咽峡炎,抗"O">500 U。(3分)

6. 需进行鉴别诊断的疾病(10分)

(1)幼年类风湿性关节炎。(4分)

(2)急性白血病。(3分)

(3)感染性心内膜炎。(3分)

7. 该患儿应进一步做的辅助检查(10分)

(1)链球菌感染证据检查:咽拭子培养、血清抗链球菌抗体等。(3分)

(2)风湿热活动性指标:C反应蛋白、黏蛋白等。(3分)

(3)心肌酶、心脏B超。(2分)

(4)下肢X射线检查。(2分)

8. 制定治疗原则(10分)

(1)一般治疗:急性期卧床休息,加强营养。(2分)

(2)控制链球菌感染:青霉素或红霉素。(2分)

(3)抗风湿治疗:宜早期使用肾上腺糖皮质激素治疗。(2分)

(4)对症治疗:镇静、止痛。(2分)

(5)对患儿家长进行风湿热防治知识的健康教育。(2分)

9. 人文关怀、职业素质。(5分)

【知识问答】(10分)

1. 风湿热的主要表现是什么?(5分)

答　心肌炎、多关节炎、舞蹈病、环形红斑、皮下小结。

2. 风湿热患儿使用青霉素的目的是什么?(5分)

答　为了彻底清除体内的链球菌感染病灶。

四、维生素 D 缺乏性佝偻病

【实训目标】(10分)

1. 学会接诊患儿,正确采集病史,掌握与患儿及其家长沟通交流技巧。(1分)

2. 规范进行体格检查,掌握患儿骨骼畸形的表现特点。(1分)

3. 会合理选择辅助检查项目,并正确判断辅助检查结果。(1分)

4. 能做出初步诊断并提出诊断依据。(2分)

5. 掌握佝偻病的诊断及临床分期。(2分)

6. 能够正确制定治疗方案和预防措施。(1分)

7. 能对患儿家长进行佝偻病预防知识的健康教育。(1分)

8. 体现出关爱患儿的良好职业素质。(1分)

【学习方法】

1. 分组在实训室内利用电子标准化患者或学生标准化患者模拟临床场景,完成工作任务。

2. 分组到附属医院儿科进行临床见习,跟随带教老师查房、采集病史、检查体征、阅读病历,观摩患儿的治疗过程,观摩特殊检查的操作过程等。

【实训过程及评分】(80分)

1. 4~6人一组到附属医院儿科进行床旁见习。

2. 4~6人一组在实训室接诊模拟患儿及其家长,采集病史(10分)

家长代诉 患儿男性,10个月。烦躁、多汗、易惊1个月。患儿自1个月前出现多汗,入睡时更明显,易激惹,烦躁,夜眠不安。无发热,无恶心、呕吐,无抽搐,吃奶好。患儿系第1胎第1产,足月顺产,母乳喂养,现未添加辅助食品,很少进行户外活动,间断服用维生素D1个多月。

要点提示 ①注意询问患儿烦躁、夜眠不安的诱因;(3分)②注意询问喂养方式、户外活动时间、辅助食品添加情况、维生素D补充情况、既往诊治情况等;(3分)③与患儿家长交流、沟通的技巧;(2分)④问诊条理清晰,能抓住重点围绕病情询问,无诱问、逼问。(2分)

3. 对模拟患儿进行体格检查(10分)

检查结果 T 36.5 ℃,P 108次/分,R 30次/分,BP 80/60 mmHg。(1分)体重8.2 kg,发育正常,营养中等,神志清,全身皮肤未见黄染、皮疹及出血点。(3分)有枕秃,方颅,前囟2.0 cm×2.0 cm、平软,未出牙,胸廓有浅肋膈沟,心、肺无异常。(3分)腹部膨隆、柔软,无手脚镯征。神经系统未见异常。(3分)

要点提示 ①佝偻病头部、胸部的骨骼畸形表现特点;②归纳总结佝偻病临床分期的表现特点;③佝偻病临床分度的诊断。

4. 讨论以下辅助检查结果的临床意义(10分)

血常规 Hb 112 g/L,WBC $9.6×10^9$/L,N 33%,L 62%,PLT $250×10^9$/L。(3分)

血生化 血钙2.0 mmol/L,血磷1.0 mmol/L,碱性磷酸酶300 U/L。(6分)

尿、粪常规 正常。(1分)

要点提示 血生化:血钙2.0 mmol/L,血磷1.0 mmol/L,碱性磷酸酶300 U/L,提示血钙稍低,血磷明显降低,碱性磷酸酶明显升高,符合佝偻病激期的表现特点。

5. 提出初步诊断及诊断依据(15分)

(1)初步诊断 维生素D缺乏性佝偻病激期。(5分)

(2)诊断依据(10分)

1)有多汗、易激惹、烦躁、夜眠不安病史。(3分)

2)体格检查有枕秃、方颅,前囟宽大(2.0 cm×2.0 cm),未出牙,胸廓有浅肋膈沟,

腹部膨隆、柔软。（3分）

　　3）实验室检查：血常规，Hb 112 g/L，WBC $9.6×10^9$/L，N 33%，L 62%，PLT $250×10^9$/L；血生化，血钙2.0 mmol/L，血磷1.0 mmol/L，碱性磷酸酶300 U/L。（4分）

　　6.需进行鉴别诊断的疾病（10分）

　　（1）先天性甲状腺功能减退症。（4分）

　　（2）软骨营养不良。（3分）

　　（3）脑积水。（3分）

　　7.该患儿应进一步做的辅助检查（10分）

　　（1）血清 $1,25-(OH)_2D_3$ 和 $25-(OH)D_3$。（4分）

　　（2）骨骼X射线检查。（3分）

　　（3）甲状腺功能检查。（3分）

　　8.制定治疗原则（10分）

　　（1）一般护理：加强营养，多晒太阳，及时添加富含维生素D和钙的辅助食品。（3分）

　　（2）维生素D制剂：可口服补充，1个月后改为预防量。（3分）

　　（3）钙剂：维生素D治疗期间同时补钙，连服1~2个月。（2分）

　　（4）对患儿家长进行佝偻病预防知识的健康教育。（2分）

　　9.人文关怀、职业素质（5分）

【知识问答】（10分）

　　1.佝偻病的临床表现分为哪几期？（5分）

　　答　初期、激期、恢复期、后遗症期。

　　2.佝偻病的病因有哪些？（5分）

　　答　围生期维生素D不足、日照不足、维生素D摄入不足、生长速度快和需要量增加、疾病和药物的影响。

（刘　菲）

第五节　传染科综合实践

一、病毒性肝炎

【实训目标】（10分）

　　1.学会接诊患者，正确采集病史，掌握与患者沟通交流技巧。（1分）

　　2.规范进行体格检查，掌握病毒性肝炎的临床表现特点。（1分）

　　3.会合理选择辅助检查项目，并正确判断辅助检查结果。（2分）

　　4.能做出初步诊断并提出诊断依据。（2分）

5. 能够正确制定治疗方案。(2 分)

6. 能对患者及家属进行病毒性肝炎预防知识的健康教育。(1 分)

7. 体现出关爱患者的良好职业素质。(1 分)

【学习方法】

1. 分组在实训室内利用电子标准化患者或学生标准化患者模拟临床场景,完成工作任务。

2. 分组到附属医院传染病科进行临床见习,跟随带教老师查房、采集病史、检查体征、阅读病历,观摩患者的治疗过程,观摩特殊检查的操作过程等。

【实训过程及评分】(80 分)

1. 4～6 人一组到附属医院传染病科进行床旁见习。

2. 4～6 人一组在实训室接诊模拟患者,采集病史(10 分)

模拟患者,男性,12 岁。皮肤、巩膜黄染 6 d。10 d 前患者受凉后发热,体温达 39 ℃左右,伴头痛、咽痛、全身乏力、倦怠,食欲明显减退,厌油腻食物,伴恶心、上腹部胀痛及右上腹隐痛,曾在当地诊所按"胃肠炎"给予"银翘片"及"藿香正气水"治疗,用药后体温恢复正常,精神、食欲稍好转。6 d 前皮肤、巩膜出现黄染,大便稀,无黏液,无明显里急后重。小便由黄色渐变成浓茶样,量中等。既往体健,否认结核、肝炎、伤寒等传染病史,同班同学中有相似病例数人。

要点提示　①注意询问黄疸发生的时间、诱因、性质、程度;(2 分)②询问有无食欲缺乏、厌油、上腹部不适,既往诊治情况;(2 分)③有无疫苗接种史及流行病学接触史;(2 分)④与患者交流、沟通的技巧;(2 分)⑤问诊条理清晰,能抓住重点围绕病情询问,无诱问、逼问。(2 分)

3. 对模拟患者进行体格检查(10 分)

检查结果　T 36.8 ℃,P 88 次/分,R 22 次/分,BP 100/70 mmHg。(1 分)营养中等,皮肤、巩膜明显黄染,全身皮肤未见出血点、肝掌及蜘蛛痣。(3 分)颈软,心、肺正常。(1 分)腹软,肝右肋下 1.5 cm 触及、质软、压痛、表面光滑,脾可及 0.5 cm、质软、压痛,胆囊区无压痛。(5 分)

要点提示　①注意检查黄疸部位、程度及范围;②肝、脾触诊的方法,肝大、脾大的临床意义;③归纳总结病毒性肝炎的异常体征;④归纳总结病毒性肝炎的分类及各型肝炎的鉴别。

4. 讨论以下辅助检查结果的临床意义(10 分)

血常规　Hb 124 g/L,WBC 5.8×10⁹/L,N 62%,L 30%,PLT 200×10⁹/L。(4 分)

尿常规　尿蛋白(−),镜检正常,胆红素(+),尿胆原(+)。(4 分)

粪常规　正常。(2 分)

要点提示　尿常规胆红素(+)、尿胆原(+),提示可能有黄疸性肝炎。

5. 提出初步诊断及诊断依据(15 分)

(1)初步诊断　急性黄疸性肝炎。(5 分)

(2)诊断依据(10 分)

1)有明显感染中毒症状,食欲减退等前驱期表现。(3分)

2)皮肤、巩膜黄染,肝、脾大,病程仅10 d。(3分)

3)有流行病资料,同学中有类似患者。(2分)

4)尿胆红素(+),尿胆原(+)。(2分)

6.需进行鉴别诊断的疾病(10分)

(1)各型病毒性肝炎。(2.5分)

(2)中毒性肝炎。(2.5分)

(3)阻塞性黄疸。(2.5分)

(4)溶血性黄疸。(2.5分)

7.该患者应进一步做的辅助检查(10分)

(1)肝功能检查、凝血功能检查。(4分)

(2)病毒感染标志物检测。(3分)

(3)肝、胆、脾、胰超声检查。(3分)

8.制定治疗原则(10分)

(1)一般治疗:注意隔离,急性期卧床休息,高蛋白、易消化饮食。(2分)

(2)护肝治疗:促肝细胞生长素等。(2分)

(3)中医中药治疗:辨证治疗对改善症状及肝功能有较好疗效。(2分)

(4)抗病毒治疗:急性期一般不使用。(2分)

(5)对患者及家属进行病毒性肝炎预防知识的健康教育。(2分)

9.人文关怀、职业素质。(5分)

【知识问答】(10分)

1.急性黄疸性肝炎的病程分为哪三个阶段?(5分)

答　黄疸前期、黄疸期、恢复期。

2.引起病毒性肝炎的常见病原体有哪些?(5分)

答　甲型肝炎病毒、乙型肝炎病毒、丙型肝炎病毒、丁型肝炎病毒、戊型肝炎病毒。

二、细菌性痢疾

【实训目标】(10分)

1.学会接诊患儿,正确采集病史,掌握与患儿及其家长沟通交流技巧。(1分)

2.规范进行体格检查,掌握细菌性痢疾的临床表现特点。(1分)

3.会合理选择辅助检查项目,并正确判断辅助检查结果。(2分)

4.能做出初步诊断并提出诊断依据。(2分)

5.能够正确制定治疗方案。(2分)

6.能对患儿家长进行细菌性痢疾预防知识的健康教育。(1分)

7.体现出关爱患儿的良好职业素质。(1分)

【学习方法】

1.分组在实训室内利用电子标准化患者或学生标准化患者模拟临床场景,完成工作任务。

2. 分组到附属医院传染病科进行临床见习,跟随带教老师查房、采集病史、检查体征、阅读病历,观摩患儿的治疗过程,观摩特殊检查的操作过程等。

【实训过程及评分】(80 分)

1. 4~6 人一组到附属医院传染病科进行床旁见习。

2. 4~6 人一组在实训室接诊模拟患儿及其家长,采集病史(10 分)

家长代诉　患儿,女,6 岁。发热伴腹泻 1 d,惊厥 1 次。1 d 前开始发热,体温高达 40.0 ℃,无流涕、打喷嚏,无咳嗽、咳痰。自行服用"布洛芬"治疗,体温持续不退,入院前 4 h 开始腹泻,量少,有黏液、脓血,有里急后重感。呕吐 1 次,为胃内容物。入院前 2 h 突然惊厥 1 次,表现为四肢抖动,两眼上翻,意识丧失,持续 5 min 左右,经针刺人中、肌内注射"苯巴比妥钠"(量不详)缓解。发病前无不洁饮食史,既往无高热惊厥史。

要点提示　①注意询问发热的诱因、程度;(2 分)②询问惊厥的发作特点、发作次数、持续时间、缓解情况等;(2 分)③腹泻的程度、性状,其他伴随症状;(2 分)④有无不洁饮食史,既往诊治情况等;(2 分)⑤与患儿及家长交流、沟通的技巧;(1 分)⑥问诊条理清晰,能抓住重点围绕病情询问,无诱问、逼问。(1 分)

3. 对模拟患儿进行体格检查(10 分)

检查结果　T 39.5 ℃,P 160 次/分,R 32 次/分,BP 76/48 mmHg。(1 分)急性病容,昏睡,神志不清。全身皮肤未见出血点及皮疹,咽微充血。(2 分)颈软,无抵抗,双肺呼吸音清。心率 160 次/分,律齐,心音尚有力。(3 分)腹平软,肝、脾未触及,肠鸣音活跃。(2 分)四肢末端发凉、发绀,膝腱、跟腱反射未引出,凯尔尼格征阴性,布鲁津斯基征阴性,双侧巴宾斯基征阳性。(2 分)

要点提示　①神经反射检查的方法和临床意义;②归纳总结休克体征和临床表现特点;③归纳总结细菌性痢疾的临床表现特点和分类。

4. 讨论以下辅助检查结果的临床意义(10 分)

血常规　Hb 114 g/L,WBC $15.4×10^9$/L,N 70%,L 22%,PLT $180×10^9$/L。(4 分)

粪常规　黄色黏液脓血便,WBC 30~40/HP,RBC 5~10/HP。(6 分)

要点提示　①血常规,WBC $15.4×10^9$/L,N 70%,L 22%,提示感染性疾病;②粪常规,黄色黏液脓血便,WBC 30~40/HP,RBC 5~10/HP,结果显示大便中有大量白细胞及红细胞,提示肠道有侵袭性细菌感染。

5. 提出初步诊断及诊断依据(15 分)

(1)初步诊断　中毒型细菌性痢疾(混合型)。(5 分)

(2)诊断依据(10 分)

1)起病急,高热,起病 20 h 才出现黏液脓血便,有里急后重感。(3 分)

2)惊厥 1 次,抽搐后一直昏睡,神志不清,膝腱、跟腱反射未引出,双侧巴宾斯基征阳性(脑型表现);四肢发凉、发绀,心率 160 次/分,血压 76/48 mmHg(休克型表现)。(3 分)

3)血常规:Hb 114 g/L,WBC $15.4×10^9$/L,N 70%,L 22%,PLT $180×10^9$/L。

（2分）

　　4）粪常规：黄色黏液脓血便，WBC 30~40/HP，RBC 5~10/HP。（2分）

　　6.需进行鉴别诊断的疾病（10分）

　　（1）高热惊厥。（4分）

　　（2）急性坏死性肠炎。（3分）

　　（3）流行性脑脊髓膜炎。（3分）

　　7.该患儿应进一步做的辅助检查（10分）

　　（1）粪便培养。（2.5分）

　　（2）血清学试验。（2.5分）

　　（3）脑脊液检查。（2.5分）

　　（4）腹部X射线检查。（2.5分）

　　8.制定治疗原则（10分）

　　（1）一般治疗：消化道隔离，卧床休息，给予高热量、高维生素饮食。（2分）

　　（2）病原治疗：最好选用2种或2种以上抗菌药物。（2分）

　　（3）抗休克治疗：脱水剂、血管活性药物、液体疗法。（2分）

　　（4）对症治疗：降颅压、退热、吸氧等。（2分）

　　（5）中医中药治疗：辨证论治。（1分）

　　（6）对患儿家长进行细菌性痢疾预防知识的健康教育。（1分）

　　9.人文关怀、职业素质。（5分）

【知识问答】（10分）

1.急性细菌性痢疾分为哪三种类型？（5分）

答　典型、非典型、中毒型。

2.中毒型细菌性痢疾的临床表现有哪些类型？（5分）

答　休克型、脑型、混合型。

三、麻　疹

【实训目标】（10分）

1.学会接诊患儿，正确采集病史，掌握与患儿及其家长沟通交流技巧。（1分）

2.规范进行体格检查，掌握患儿麻疹皮疹的表现特点。（1分）

3.会合理选择辅助检查项目，并正确判断辅助检查结果。（1分）

4.能做出初步诊断并提出诊断依据。（2分）

5.掌握麻疹和其他出疹性疾病的鉴别诊断。（2分）

6.能够正确制定治疗方案。（1分）

7.能对患儿家长进行麻疹防治知识的健康教育。（1分）

8.体现出关爱患儿的良好职业素质。（1分）

【学习方法】

1.分组在实训室内利用电子标准化患者或学生标准化患者模拟临床场景，完成工作任务。

2. 分组到附属医院传染病科进行临床见习,跟随带教老师查房、采集病史、检查体征、阅读病历,观摩患儿的治疗过程,观摩特殊检查的操作过程等。

【实训过程及评分】(80 分)

1. 4 ~ 6 人一组到附属医院传染病科进行床旁见习。

2. 4 ~ 6 人一组在实训室接诊模拟患儿及其家长,采集病史(10 分)

家长代诉 患儿女性,10 个月。发热 6 d,皮疹 3 d。患儿自 6 d 前开始发热,体温波动在 38 ~ 39 ℃,伴咳嗽、流涕、打喷嚏,眼部分泌物增多,结合膜充血。家长自行给予口服"布洛芬"和"阿莫西林颗粒"治疗,效果欠佳,仍发热、咳嗽。3 d 前患儿病情加重,体温高达 40 ℃,精神不振,皮肤出现红色斑丘疹,皮疹最早出现在耳后发际处,后逐渐波及颜面、颈部、躯干等部位。既往体健,母乳喂养,预防接种未按时进行。无药物过敏史。发病前 2 周曾到大型游乐场所玩耍。

要点提示 ①注意询问皮疹的诱因、部位、颜色,皮疹出现的时间、顺序及变化情况;(3 分)②询问伴随症状,既往诊治情况,有无过敏史、用药史及流行病学接触史;(3 分)③与患儿家长交流、沟通的技巧;(2 分)④问诊条理清晰,能抓住重点围绕病情询问,无诱问、逼问。(2 分)

3. 对患儿进行体检检查(10 分)

检查结果 T 40.0 ℃,P 145 次/分,R 45 次/分,BP 80/60 mmHg。(1 分)发育正常,营养中等,精神萎靡,全身皮肤可见红色斑丘疹。(3 分)口腔颊黏膜、牙龈处可见多个针尖大小的白色斑点,周围绕有红晕。(3 分)呼吸稍快,肺部听诊呼吸音粗,于肺底部可闻及中细湿啰音。(2 分)心率 145 次/分,未闻及杂音。神经系统未见异常。(1 分)

要点提示 ①皮疹的部位、颜色、大小、形态,是否伴有皮屑或脱屑情况;②口腔黏膜变化情况;③归纳总结麻疹的异常体征;④比较几种出疹性疾病的皮疹表现特点和出疹规律;⑤归纳总结麻疹的常见并发症。

4. 讨论以下辅助检查结果的临床意义(10 分)

血常规 Hb 110 g/L,WBC $3.6×10^9$/L,N 22%,L 71%,PLT $280×10^9$/L。(4 分)

尿、粪常规 正常。(1 分)

胸部 X 射线片 双肺纹理增粗,弥漫性肺部浸润。(5 分)

要点提示 ①血常规:WBC $3.6×10^9$/L,N 22%,L 71%,提示病毒感染的可能性大。②胸部 X 射线片:双肺纹理增粗,弥漫性肺部浸润,提示有肺部感染。

5. 提出初步诊断及诊断依据(15 分)

(1)初步诊断(5 分)

1)麻疹。(2.5 分)

2)肺炎。(2.5 分)

(2)诊断依据(10 分)

1)有发热 6 d、皮疹 3 d 病史。皮肤出现红色斑丘疹,皮疹最早出现在耳后发际处,后逐渐波及颜面、颈部、躯干等部位(出疹时间及顺序)。(4 分)

2)有流行病学接触史。发病前 2 周曾到大型游乐场所玩耍,且未按时进行预防接种。(3 分)

3)合并肺炎的表现。肺部听诊呼吸音粗,肺底部可闻及中细湿啰音。X 射线检查可见双肺纹理增粗,弥漫性肺部浸润。(3 分)

6.需进行鉴别诊断的疾病(10 分)

(1)幼儿急疹。(2.5 分)

(2)风疹。(2.5 分)

(3)猩红热。(2.5 分)

(4)药物疹。(2.5 分)

7.该患儿应进一步做的辅助检查(10 分)

(1)麻疹特异性 IgM 检测、麻疹病毒抗原检测。(4 分)

(2)风疹病毒检测。(3 分)

(3)红细胞沉降速率、C 反应蛋白。(3 分)

8.制定治疗原则(10 分)

(1)一般护理:呼吸道隔离,卧床休息,加强营养,注意口腔、眼部的清洁卫生。(3 分)

(2)对症治疗:退热、眼药水滴眼。(2 分)

(3)麻疹、肺炎治疗:正确及时治疗肺炎能有效地降低麻疹的病死率。(3 分)

(4)对患儿家长进行麻疹防治知识的健康教育。(2 分)

9.人文关怀、职业素质。(5 分)

【知识问答】(10 分)

1.麻疹的临床表现分哪几期?(5 分)

答　潜伏期、前驱期、出疹期、恢复期。

2.麻疹的皮疹特点是什么?(5 分)

答　皮疹先见于耳后发际,逐渐波及前额、面部,然后自上而下顺次蔓延到躯干和四肢。皮疹为红色斑丘疹,大小不等,高出皮肤,压之褪色。皮疹消退后有麦麸样脱屑,留有褐色色素沉着。

四、水　痘

【实训目标】(10 分)

1.学会接诊患儿,正确采集病史,掌握与患儿及其家长沟通交流技巧。(1 分)

2.规范进行体格检查,掌握水痘皮疹的表现特点。(1 分)

3.会合理选择辅助检查项目,并正确判断辅助检查结果。(1 分)

4.能做出初步诊断并提出诊断依据。(2 分)

5.掌握水痘和其他出疹性疾病的鉴别。(2 分)

6.能够正确制定治疗方案。(1 分)

7.能对患儿家长进行水痘防治知识的健康教育。(1 分)

8.体现出关爱患儿的良好职业素质。(1 分)

【学习方法】

1.分组在实训室内利用电子标准化患者或学生标准化患者模拟临床场景,完成工作任务。

2.分组到附属医院传染病科进行临床见习,跟随带教老师查房、采集病史、检查体征、阅读病历,观摩患儿的治疗过程,观摩特殊检查的操作过程等。

【实训过程及评分】(80 分)

1.4~6 人一组到附属医院传染病科进行床旁见习。

2.4~6 人一组在实训室接诊模拟患儿及其家长,采集病史(10 分)

家长代诉　患儿女性,5 岁。皮疹 3 d,发热 2 d。3 d 前患儿颜面部出现红色斑丘疹,数小时后很快变为清澈椭圆形的水滴状小疱疹,其周围有红晕,伴瘙痒,并逐渐向躯干、四肢蔓延。2 d 前发热,体温高达 39 ℃,无咳嗽、咳痰,无恶心、呕吐,无腹痛、腹泻。曾在诊所给予"头孢克洛"治疗,效果欠佳。既往体健,未接种过水痘疫苗。2 周前患儿姐姐曾患水痘。

要点提示　①注意询问皮疹的诱因、部位、颜色,出现的时间和顺序及变化情况;(3 分)②询问伴随症状、既往诊治情况、有无水痘患儿接触史及疫苗接种史;(3 分)③与患儿家长交流、沟通的技巧;(2 分)④问诊条理清晰,能抓住重点围绕病情询问,无诱问、逼问。(2 分)

3.对患儿进行体检检查(10 分)

检查结果　T 38.5 ℃,P 106 次/分,R 33 次/分,BP 90/60 mmHg。(1 分)全身散在大量的红色斑疹、斑丘疹、疱疹,疱疹为清澈椭圆形的水滴状,直径 4~8 mm,绕有红晕,部分疱疹已结痂。(5 分)颈软,无抵抗。(2 分)心、肺听诊正常。神经系统检查无异常。(2 分)

要点提示　①皮疹的部位、颜色、大小、形态,是否伴有皮屑或脱屑情况,是否伴有瘙痒等;②归纳总结水痘皮疹的表现特点;③比较几种出疹性疾病的皮疹表现特点和出疹规律。

4.讨论以下辅助检查结果的临床意义(10 分)

血常规　Hb 120 g/L,WBC $8.4×10^9$/L,N 40%,L 53%,PLT $160×10^9$/L。(4 分)

尿、粪常规　正常。(1 分)

血清学试验　补体结合试验阳性。(5 分)

要点提示　①血常规:WBC $8.4×10^9$/L,N 40%,L 53%,提示病毒感染可能性大。②血清学试验:补体结合试验阳性,提示有水痘病毒感染存在。

5.提出初步诊断及诊断依据(15 分)

(1)初步诊断　水痘。(5 分)

(2)诊断依据(10 分)

1)发热,全身散在大量的红色斑疹、斑丘疹、疱疹,疱疹为清澈椭圆形的水滴状,直径为 4~8 mm,绕有红晕,部分疱疹已结痂(斑疹、斑丘疹、疱疹、结痂同时存在)。

（3 分）

2）有流行病学接触史：2 周前患儿姐姐曾患水痘。（3 分）

3）接种史：未接种过水痘疫苗。（2 分）

4）实验室检查：血常规，Hb 120 g/L，WBC $8.4×10^9$/L，N 40%，L 53%，PLT $160×10^9$/L；血清学试验，补体结合试验阳性。（2 分）

6. 需进行鉴别诊断的疾病（10 分）

（1）疱疹性湿疹。（4 分）

（2）手足口病。（3 分）

（3）脓疱疮。（3 分）

7. 该患儿应进一步做的辅助检查（10 分）

（1）病毒分离。（5 分）

（2）PCR 方法检测鼻咽部分泌物。（5 分）

8. 制定治疗原则（10 分）

（1）一般治疗：呼吸道隔离，给予易消化食物和充足水分，加强皮肤护理，勤剪指甲防止抓破皮肤。（3 分）

（2）对症治疗：退热、止痒。（2 分）

（3）抗病毒治疗：严重病例可尽早进行抗病毒治疗。（3 分）

（4）对患儿家长进行水痘防治知识的健康教育。（2 分）

9. 人文关怀、职业素质。（5 分）

【知识问答】（10 分）

1. 水痘的临床表现分哪几期？（5 分）

答 前驱期、发疹期。

2. 水痘皮疹的临床特征是什么？（5 分）

答 发疹期在皮肤和黏膜相继出现典型水疱疹，历经斑疹、丘疹、水疱疹和结痂等阶段，疱疹时伴皮肤瘙痒。

五、幼儿急疹

【实训目标】（10 分）

1. 学会接诊患儿，正确采集病史，掌握与患儿及其家长沟通交流技巧。（1 分）

2. 规范进行体格检查，掌握幼儿急疹皮疹的表现特点。（1 分）

3. 会合理选择辅助检查项目，并正确判断辅助检查结果。（1 分）

4. 能做出初步诊断并提出诊断依据。（2 分）

5. 掌握幼儿急疹和其他出疹性疾病的鉴别。（2 分）

6. 能够正确制定治疗方案。（1 分）

7. 能对患儿家长进行幼儿急疹防治知识的健康教育。（1 分）

8. 体现出关爱患儿的良好职业素质。（1 分）

【学习方法】

1. 分组在实训室内利用电子标准化患者或学生标准化患者模拟临床场景，完成工作任务。

2. 分组到附属医院传染病科进行临床见习,跟随带教老师查房、采集病史、检查体征、阅读病历,观摩患儿的治疗过程,观摩特殊检查的操作过程等。

【实训过程及评分】(80分)

1. 4~6人一组到附属医院传染病科进行床旁见习。

2. 4~6人一组在实训室接诊模拟患儿及其家长,采集病史(10分)

家长代诉　患儿女性,2岁。发热2 d。2 d前患儿无明显诱因间断发热,体温最高时39 ℃,无流涕、打喷嚏、咳嗽,无腹痛、腹泻。家长自行给患儿服用"利巴韦林""对乙酰氨基酚"进行治疗,体温逐渐恢复正常。今晨起全身皮肤出现红色斑丘疹,无瘙痒,体温正常。既往体健,预防接种随社会进行。

要点提示　①注意询问皮疹的诱因、部位、颜色,出现的时间和顺序及变化情况;(3分)②询问伴随症状、既往诊治情况、有无过敏史及用药史;(3分)③与患儿家长交流、沟通的技巧;(2分)④问诊条理清晰,能抓住重点围绕病情询问,无诱问、逼问。(2分)

3. 对模拟患儿进行体格检查(10分)

检查结果　T 37.0 ℃,P 105次/分,R 30次/分,BP 80/58 mmHg。(1分)发育正常,营养中等,精神可,全身皮肤可见红色斑丘疹。(3分)双侧耳后及枕下淋巴结轻度肿大,咽无充血。(2分)心、肺听诊无异常。(2分)腹部未发现异常。神经系统检查正常。(2分)

要点提示　①皮疹的部位、颜色、大小、形态,是否伴有皮屑或脱屑情况;②归纳总结幼儿急疹的表现特点;③比较几种出疹性疾病的皮疹表现特点和出疹规律。

4. 讨论以下辅助检查结果的临床意义(10分)

血常规　Hb 120 g/L,WBC $3.5×10^9$/L,N 21%,L 72%,PLT $260×10^9$/L。(4分)

尿、粪常规　正常。(1分)

血清学检查　HHV-6、7型IgG、IgM抗体阳性。(5分)

要点提示　①血常规:WBC $3.5×10^9$/L,N 21%,L 72%,白细胞总数降低,淋巴细胞显著升高,提示病毒感染可能性大。②血清学检查:HHV-6、7型IgG、IgM抗体阳性,提示幼儿急疹。

5. 提出初步诊断及诊断依据(15分)

(1)初步诊断　幼儿急疹。(5分)

(2)诊断依据(10分)

1)发热,无流涕、打喷嚏、咳嗽,全身皮肤出现红色斑丘疹后体温恢复正常(热退疹出)。(5分)

2)血常规:Hb 120 g/L,WBC $3.5×10^9$/L,N 21%,L 72%,PLT $260×10^9$/L(白细胞总数降低,淋巴细胞显著升高)。血清学检查:HHV-6、7型IgG、IgM抗体阳性。(5分)

6. 需进行鉴别诊断的疾病(10分)

(1)风疹。(4分)

（2）麻疹。（3分）

（3）药物疹。（3分）

7.该患儿应进一步做的辅助检查（10分）

（1）病毒分离。（6分）

（2）胸部X射线（必要时）。（4分）

8.制定治疗原则（10分）

（1）一般治疗：给予易消化食物和充足水分，加强皮肤护理。（3分）

（2）对症治疗：退热。（3分）

（3）中医中药治疗：清热凉血。（2分）

（4）对患儿家长进行幼儿急疹防治知识的健康教育。（2分）

9.人文关怀、职业素质。（5分）

【知识问答】（10分）

1.幼儿急疹的出疹特点是什么？（5分）

答　热退疹出。

2.幼儿急疹的主要传播途径是什么？（5分）

答　主要通过空气飞沫传播。

（刘　菲）

附录1　临床执业助理医师实践技能考试应试内容及方法

　　执业资格是由国家认可和授予的个人学识、技术和能力的资质证明,是专业技术人员依法独立工作或开业所必需的。执业资格考试是国家实行职业准入制度的前提,也是我国发展成熟、规范的社会主义市场经济的必然选择。医师资格考试是在我国社会主义市场经济不断发展成熟的大背景下最终确立的。医师资格考试的性质是医疗卫生行业准入考试,是评价申请医师资格者是否具备从事医师工作所必需的专业知识与技能的考试。《中华人民共和国执业医师法》规定,考试成绩合格取得医师资格的,方可向所在地县级以上人民政府卫生行政部门申请注册;医师经注册后,方可在医疗、预防、保健机构中按照注册的执业地点、执业类别、执业范围执业,从事相应的医疗、预防、保健业务。未经医师注册取得执业证书,不得从事医师执业活动。卫生部《医师资格考试暂行办法》规定,医师资格考试分实践技能考试和医学综合笔试两部分,实践技能考试合格者方能参加医学综合笔试。由此可见,实践技能考试是整个医师资格考试的基础和前提。临床医师实践技能考试的重点是考查考生的动手操作能力和综合运用所学知识分析、解决问题的能力,包括职业素质(医德医风、沟通能力、人文关怀)、病史采集、病例分析、体格检查、基本操作和辅助检查6个部分。

一、考试内容及方法

　　实践技能考试采用三站式考试的方式。每站设考官2~3名,每位考生在引导员的带领下在同一考试基地内完成全部考站的测试。考试总分为100分,60分合格。考试内容以卫生部医师资格考试委员会、国家医学考试中心编写的《医师资格考试大纲》为依据。具体内容和方法如下。

　　第一站　考试内容为病史采集和病例分析。考试采取考生阅读试题卡,笔试答卷,考官集中阅卷、评分的方法。

　　第二站　考试内容为体格检查和基本操作技能。体格检查主要考核查体的系统性和检查手法,试题设计中含有医德医风、医师职业素质考察。体格检查采用的考试方法为考生互相操作或考生在医学模拟人上进行操作,操作后考官提出相关问题当场打分。基本操作技能采用的考试方法是在医学模拟人或医用模型等设备上进行操作,操作后考官提出相关问题当场打分。

　　第三站　考试内容为心肺听诊、影像(X射线、CT、B超)诊断、心电图诊断和医德医风。考试方式为多媒体考试,考生在计算机上根据题目要求作答,当场评分。

二、考试项目、分值及时间

卫生部医师资格考试委员会下发的《医师资格考试实践技能考试实施方案》中，对三站考试的项目及分值、每项考试的答题时间都有明确规定。考生在参加考试前需要了解这些规定，反复进行一些模拟考试训练，熟练掌握操作步骤，把握好答题速度。在这三站中，以第一站和第二站得分较为容易，是实践技能考试拿分的关键，对于一直坚持认真复习的考生而言，正确掌握答题技巧，这两站加起来一般就可达到及格。最后一站内容繁杂，分值小，比较容易失分，建议考生注意重点掌握考试大纲中要求的内容。

实践技能考试的项目和方法见表附1。

表附1　实践技能考试项目和方法

考站	考试项目		分值		考试时间/min		考试设备	考试方法
第一站	病史采集		15	37	11	26	试题卡	笔试
	病例分析		22		15			
第二站	体格检查		20	40	13	24	模型人或体检模特	操作、口试
	基本操作技能		20		11			
第三站	心肺听诊	试题1	4	23	15		多媒体	多媒体考试
		试题2	4					
	影像（X射线、CT、B超诊断）	试题1	2					
		试题2	2					
		试题3	2					
	心电图诊断	试题1	3					
		试题2	4					
	医德医风		2					
合计			100		65			

三、答题方法及得分技巧

实践技能考试基本上都是面对面的考试。考生在面对监考老师答题时很容易紧张，一旦遇到自己不会的题就更加不知所措。因此，除了透彻理解考试大纲，熟练掌握考试大纲的要求外，熟悉三站的答题方法和得分技巧将有助于取得良好成绩。

（一）第一考站

1. 病史采集

病史采集试题是根据大纲要求的病症综合而来的,考生抽到的试题是某一患者的简要病史(大多给出的是主诉),要求考生围绕这一简要病史,将如何询问患者现病史及相关病史的内容写在答题纸上。

（1）答题要点

1）现病史　一般按以下6个内容依次询问:①起病情况,包括起病的原因、诱因、时间、地点、环境、起病缓急。②主要症状的特点,包括主要症状出现的部位、性质、程度和持续时间、缓解或加重因素等。③病情的发展与演变,包括疾病主要症状的变化和新症状的出现。④伴随症状的特点,在患者出现主要症状的基础上,又同时出现一系列的其他症状。⑤诊疗经过,指患病后曾接受检查与治疗的经过,包括检查方法、时间、结果,诊断名称,治疗方法、效果及不良反应等。⑥一般情况,包括发病以来患者的精神状况、体力状态、食欲及食量的改变、睡眠及体重变化、大小便情况等。

2）相关病史　①药物及食物过敏史;②与本病有关的其他病史,包括既往史、个人史、家族史和手术史等。

（2）注意事项

1）卷面整洁,字迹工整,想好了再写,不要随意勾勾画画,影响卷面的整洁度而失分。

2）评分标准是逐项给分,不管抽到哪一个试题,现病史都要按"公式化"的6项内容逐条逐项书写。因为考官工作量大,看到写得杂乱无序的,往往打分不高。相关病史几乎是送分题,一定要平心静气地全部写出来。

3）紧密围绕主诉询问,避免画蛇添足,把与本病关系不大的内容都写上,浪费答题时间。

4）注意根据患者的性别和年龄特点,问诊内容有所侧重,如:26岁,男性,发热伴有咯血,则"肺结核"的可能性较大;而同样的症状若是发生在57岁男性身上,则首先考虑为"肺癌"。两者采集病史的倾向有所区别,这些还是要靠知识积累做基础的。

5）多数考生容易遗忘的是诊疗经过这一项。其实不管什么主诉,诊疗经过要写的内容几乎都是一样的,考生尽量不要遗漏。

2. 病例分析

病例分析要求应试者根据抽到的题目中提供的病历摘要,运用基本的临床医学知识和实践经验,对其进行分析、讨论,在15 min内做出诊断、鉴别诊断,并提出诊断依据、进一步检查项目和治疗原则。这实际上是对应试者临床思维能力的测定,需要有一定的临床技能、正确的逻辑思维方法。

（1）答题要点

1）诊断　诊断要完整(包括病因诊断、病理解剖诊断、病理生理诊断、疾病的分型和分期、并发症的诊断、伴发疾病的诊断),主次有序,诊断名称书写要规范,如"原发性高血压(2级、中危组)""冠状动脉粥样硬化性心脏病、急性下壁心肌梗死、Ⅲ度房室传导阻滞、心功能Ⅳ级、肠蛔虫病、过敏性鼻炎"。要注意病史及辅助检查中提供的每个线索。考试大纲要求的各个系统中的疾病并不多,很容易判断出来,特别是外科及妇产科,病种更少,一旦抽到,几乎立刻就可断定是什么疾病,但考生往往因诊断书写不完整而失分。

2)诊断依据 一定要用试题中所给的资料,不要自己凭空想象。书写时要清晰明了,按照患者一般情况、症状、体征、各项支持诊断的辅助检查以及既往相关病史的顺序,按条目逐项列出。

3)鉴别诊断 鉴别诊断需要平时的知识积累,答题时围绕着病变的部位及临床表现特点写出最相关或最容易误诊的3~4种需要鉴别的疾病。

4)进一步检查 要围绕诊断进行,将有意义的检查项目都写下来。如胰腺炎要做胰腺B超、CT是毫无疑问的,但是血常规、电解质中的钙也是衡量疾病严重程度的指标。此外,判断是否有继发的器官损害应检查肝功能、肾功能、心电图等。

5)治疗 重点写治疗原则(病情监护、药物应用、手术方式及饮食),不必写具体治疗措施。要主次分明。不要忘记支持治疗,以及一些预防复发、健康教育等项目。

(2)注意事项

1)注意题目中提供的病史、症状、体征及辅助检查中每个有意义的线索。

2)诊断是最关键、最难的一步,其正确与否关系着接下来一系列问题的回答是否准确。

3)要先抓住特征性症状或体征,再参照其他线索。

4)要逐一排除各个需要鉴别的疾病。

5)诊断的内容和进一步检查项目要写全面还是有一定难度的,所以复习时,要全面掌握内、外、妇、儿各科常见疾病的特点。

(二)第二考站

1. 体格检查

要熟练掌握各器官系统的检查内容、检查步骤和注意事项,尤其是操作步骤要规范、完整。心、肺、腹部检查的难点内容要反复训练,检查中应取得被检查者配合,体现出关爱患者的态度。同时注意一边操作,一边认真听取考官提出的问题。必须注意力集中,头脑冷静才能及时做出正确回答。下面结合例题了解体格检查的考核方式。

(1)例题一 肺下界移动度的叩诊要点及考官提问。(共8分)

1)告知被检查者取坐位。在平静呼吸时,检查者先于被检查者肩胛线上叩出肺下界的位置。(1分)

2)然后告之被检查者做深吸气后屏住呼吸的同时,沿肩胛线继续向下叩诊,当由清音变为浊音时,即为肩胛线上肺下界的最低点。(2分)

3)当被检查者恢复平静呼吸后,再告之深呼气后屏住呼吸,然后沿肩胛线由上向下叩诊,直至清音变为浊音,即为肩胛线上肺下界的最高点,由此测量出最高点与最低点之间距离,即为肺下界移动度。(3分)

4)考官提问(3个问题任选2个):①肺部叩诊有哪两种方法? 答案:直接和间接叩诊。(1分)②右下胸部清音区叩诊明显变浊,考虑什么疾病? 还要做什么体检鉴别? 答案:肺炎、肺结核、肺肿瘤、胸腔积液、胸膜肿瘤、胸膜增厚。可行胸膜摩擦感检查鉴别胸膜病变。(1分)③正常肺下界移动度范围是多少? 减少或消失说明什么问题? 答案:正常范围6~8 cm,减少或消失见于肺气肿、肺不张、肺纤维化、气胸、胸水等。(1分)

(2)例题二　腹股沟淋巴结的检查要点及考官提问。(共8分)

1)告知被检查者取平卧位,检查者站在被检查者右侧。(2分)

2)检查者手法正确:右手四指并拢,以指腹触及腹股沟,由浅及深滑动触诊,先触摸腹股沟韧带下方水平组淋巴结,再触摸腹股沟大隐静脉处垂直组淋巴结。左、右腹股沟对比检查。(4分)

3)考官提问:①腹股沟淋巴结肿大考虑什么? 答案:淋病、梅毒、盆腔肿瘤。(1分)②发现淋巴结肿大应如何描述? 答案:部位、大小、质地、数量、活动度、有无粘连、有无压痛、局部皮肤变化。(1分)

2.基本操作技能

该项考核在医学模拟人或教学模型上进行,操作步骤的评分方法与体格检查类似。操作时首先必须克服紧张心理,除牢固掌握知识外,更需要提前适应考场气氛,熟悉考题的提问方式。下面结合例题了解基本操作技能的考核方式。

(1)例题一　患者女性,21岁,因车祸右小腿开放性骨折。请你随救护车去现场做开放性伤口的止血包扎及急救处理。(在医学模拟人上操作,共20分)

1)急救箱准备:消毒钳、持针器、镊子、缝合线、剪刀、双氧水、75%乙醇、生理盐水、消毒纱布、棉垫、绷带、胶布、夹板等。(2分)

2)伤口处理,清洗去污:暴露右腿,除去伤口周围污垢和脏物,用生理盐水清洗创口周围皮肤,消毒或用双氧水反复清洗。(5分)

3)止血:在右大腿中、下1/3交界处,用止血带结扎止血,松紧度以停止出血、远端(足背)摸不到足背动脉搏动为宜。(5分)

4)夹板固定:夹板长度超过膝关节,上端固定至大腿,下端固定至踝关节及足底。膝关节、踝关节处垫以敷料再以绷带捆扎。也可将患者两腿并拢用绷带捆扎(简易固定法)。(5分)

5)考官提问:止血带一般应多少时间放松一次? 止血带结扎时间最长不得超过几个小时? 答案:一般应每小时放松1次,每次放松1~2 min,再次上止血带。止血带结扎时间最长不超过5 h。(3分)

(2)例题二　患者,12岁,因溺水刚被打捞上来,呼吸已停止。你在现场将如何进行人工呼吸急救?(在医学模拟人上操作,共20分)

1)清除口鼻异物,保持呼吸道畅通。(2分)

2)排出进入体内的水(任选一种方法即可得分,目的是促其排水)。①抢救者一腿跪地,另一腿屈膝,将溺水者的腹部放在膝盖上,使其头部下垂,同时按压其背部。②抱住溺水者腰腹部,使腰背部向上,头部下垂,摇晃患者,促水排出。③患者俯卧,腹部垫高,取头低位,手压患者背部,排出进入体内的水。(4分)

3)口对口呼吸操作正确:①将模拟人置于硬板床上或地上,头向后仰,将下颌推向前上方,用拇指压下唇使口张开,清除呕吐物,保持呼吸道畅通。② 一手以拇指及

示指捏住患者鼻孔,使鼻孔闭塞。③然后口对口密切接触。④向模拟人口内吹气,以见胸起伏为度。(12分)

4)考官提问:如果患者心脏停止搏动,你一人在抢救,又该如何操作?答案:人工呼吸加胸外心脏按压,即口对口呼吸2次,胸外按压30次(胸外按压频率80~100次/分),如此反复。(2分)

(三)第三考站

第三考站利用计算机考试,内容包括医德医风、心肺听诊、心电图、X射线、CT和B超检查。心肺听诊部分,每年丢分最多,建议考生复习时佩戴耳机反复练习。对大多数考生来说,本站考试的难度相对较大,但本站考试的分数相对较低,尤其是B超和CT内容所占分值更少,不主张考生花费过多精力。在复习时间不够的情况下可以强化记忆疾病的典型影像特点。考生应注意以下问题。

1. 听诊

考试中有听诊的导向,需移动鼠标放置在正确的听诊部位上听诊音才会出现,所以,掌握疾病的正确听诊部位十分重要。

2. 分析X射线片

应熟悉疾病的相关知识,掌握读片要点。例如肺内癌性空洞多为厚壁空洞,空洞内壁凹凸不平,有结节状突起,外壁多呈分叶状,有毛刺;而肺结核空洞通常壁较薄,壁内、壁外光滑,空洞周围有不同性质的结核病灶。有些X射线征象具有特征性,十分容易辨认(例如骨折、气胸、龛影、结石等),复习时要注意阅读。

3. 分析心电图

关键是要熟记正常心电图的特征,各个波形和段的临床意义,然后才能掌握病态心电图的特征性表现。

4. 分析B超和CT检查结果

考试大纲中B超主要是要求掌握肝硬化、急性胆囊炎和肾结石3个疾病,考生掌握肝、胆囊和肾的正常图片,考试中一看是哪个部位就可以直接选择是什么病了。CT也是同理,大纲要求的6个病中,有3个是脑部病变。CT断层中,颅脑是比较容易分辨出来的。掌握正常的图片,同时了解病变的典型特征,在考试中就容易做出判断。

5. 医德医风

只有1题,2分,都是些常识性的问题,绝大多数考生均可正确作答。

(艾　娟)

附录2 实践技能考试模拟试题及参考答案

一、模拟试题 1

(一) 第一考站

1. 病史采集

简要病史 男性,55 岁,厌食、腹胀 1 个月,双下肢水肿 1 周。

请围绕以上主诉,将如何询问患者现病史及相关病史的内容写在答题纸上。

参考答案及评分要点(总分 15 分)

(1) 现病史(共 10 分)

1) 发病诱因:生活及饮食规律、情绪变化等。(1 分)

2) 腹胀发展情况及其影响因素,有无腹痛、腹泻等。(2 分)

3) 下肢水肿发生的快慢及程度、压陷性,何时加重,其余部位水肿情况。(2 分)

4) 伴随症状,有无发热、呕血、黑便、肝区疼痛和黄疸,有无心悸、气短、少尿、尿色黄及体重变化等。(2 分)

5) 发病以来的一般情况:饮食情况、大小便情况等。(1 分)

6) 诊疗经过:是否就诊过,相应的辅助检查所见及结果,进行过何种治疗及治疗效果。(2 分)

(2) 相关病史(共 3 分)

1) 药物过敏史及外伤、手术史。(1 分)

2) 与该病有关的其他病史:饮酒史,肝炎病史,血吸虫病、胃肠疾病及胆道病史。(2 分)

(3) 问诊技巧得分(共 2 分)

1) 能围绕病情询问。(1 分)

2) 条理性强,能抓住重点。问诊思路清晰。(1 分)

2. 病例分析

病例摘要 男性,30 岁,腹痛 4 h 急诊入院。4 h 前朋友聚餐时饮酒后突感上腹部剧痛,伴恶心、呕吐胃内容物数次,3 h 前腹痛蔓延至右侧中、下腹部。患者腹部疼痛拒按,烦躁不安,出冷汗。急诊查体:腹平坦,广泛肌紧张,剑突下及右中、下腹部压痛明显,剑突下最著,肠鸣音偶闻,为进一步诊治收入院。既往间断上腹痛 8 年,饥饿时明显,未经系统诊治。查体:T 37.6 ℃,P 104 次/分,R 24 次/分,BP 90/60 mmHg。急性痛苦病容,烦躁。心、肺检查未见明显病变。腹平坦,未见胃肠型及蠕动波,广泛腹肌紧张,剑突下区域及右侧中、下腹部压痛,反跳痛明显,剑突下最著,肝、脾未触及,墨菲征阴性,无移动性浊音,肝浊音界消失。肠鸣音偶闻,直肠指检未及异常。辅助检查:血中 WBC $11×10^9$/L,Hb 140 g/L;血淀粉酶96 U/L。

参考答案及评分要点(总分22分)

(1)诊断及诊断依据(共9分)

1)诊断　十二指肠溃疡穿孔;(3分)急性弥漫性腹膜炎。(2分)

2)诊断依据　①突然上腹部剧痛,伴腹膜刺激征。(2分)②饥饿性上腹痛病史。(1分)③肝、脾未触及,墨菲征阴性,肝浊音界消失,无移动性浊音,肠鸣音偶闻,直肠指检未及异常。(1分)

(2)鉴别诊断(共5分)

1)急性胆囊炎。(1分)

2)急性胰腺炎。(1分)

3)急性胃肠炎。(1分)

4)急性阑尾炎。(1分)

5)胆结石。(1分)

(3)进一步检查(共4分)

1)立位腹部平片。(2分)

2)B超检查。(1分)

3)重复血、尿淀粉酶测定。(1分)

(4)治疗原则(共4分)

1)禁食,胃肠减压,做好术前准备。(1分)

2)开腹手术:穿孔修补术。(2分)

3)静脉输液,营养支持疗法。(1分)

(二)第二考站

1.体格检查

试题　检查脑膜刺激征。

评分要点　(总分20分)

(1)颈强直检查方法正确　被检查者仰卧,去掉枕头。颈部放松,检查者左手托被检查者枕部,右手置于被检查者前胸上部,以左手力量托起枕部做屈颈动作,使颏部接近胸部。(4分)

(2)考生口述何为颈强直　被动屈颈时如抵抗力增强,即为颈部阻力增强或颈强直。(2分)

(3)凯尔尼格征检查方法正确　被检查者仰卧,检查者抬起被检查者一侧下肢,使髋关节屈成直角后,当膝关节也在近乎直角状态时,检查者左手按住其膝关节,右手将被检查者小腿屈伸活动数次后,抬高小腿。(4分)

(4)考生口述何为凯尔尼格征阳性　正常人膝关节可伸达135°以上。若伸膝受阻,屈肌痉挛或疼痛为阳性。(2分)

（5）布鲁津斯基征检查方法正确　被检查者仰卧，双下肢伸直，检查者在右侧，右手按于被检查者胸前，左手托起其枕部，做头部前屈动作时，观察双膝关节是否自动屈曲。（2分）

（6）考生口述何为布鲁津斯基征阳性　当头部前屈时，双髋与膝关节同时屈曲为阳性。（2分）

（7）考官提问：①凯尔尼格征与直腿抬高试验（Lasegue 征）体检操作时有什么不同？答案：直腿抬高试验是伸直双下肢，医生抬高其一侧伸直的下肢，阳性反应为伸直的下肢抬高小于70°即伴发下肢屈肌痉挛或沿坐骨神经走向的疼痛。（2分）②举出两种能引起凯尔尼格征和布鲁津斯基征阳性的疾病。答案：脑出血、蛛网膜下腔出血。（2分）

2. 基本技能操作

试题　患者男性，40 岁，心搏骤停。请你做胸外心脏按压进行急救（在医学模拟人上操作）。

评分要点　（总分 20 分）

（1）患者背部需垫板或硬质床。（2分）

（2）保持患者气管通畅：应让模拟人头向后仰，将下颌推向前上方，使患者呼吸道畅通，如有呕吐物应注意清除。（2分）

（3）施术者手掌在患者胸前按压着力点选择正确：解开患者上衣，暴露全胸，考生两手掌重叠，一手掌置于患者胸骨中、下 1/3 交界处的正中线上，另一手掌置于其手背上，手指不触及胸壁。（2分）

（4）按压动作正确：双臂绷直，双肩中点垂直于按压部位，利用上身重量有节奏地垂直下压。（4分）

（5）按压频率与力度正确：速率 80～100 次／分，下压深度适宜，一般为 3～5 cm。（4分）

（6）考官提问加操作：如果患者呼吸停止，且你一人进行抢救，你将如何操作？答案：人工呼吸加胸外心脏按压。①一手以拇指及示指捏住患者鼻孔，使其闭塞。（2分）②然后口对口密切接触向模拟人口内吹气，以见胸起伏为度。（2分）③口对口呼吸 2 次，胸外按压 30 次（胸外按压频率 80～100 次／分）。如此反复。（2分）

（三）第三考站

1. 心脏听诊（略）。

2. 肺部听诊（略）。

3. X 射线片（略）。

4. 心电图（略）。

5. 医德医风。

例题：一医生未经患者同意和知情，就在患者身上进行心浊音界的叩诊，并用色笔画上标记，检查结束后未把标记擦掉，患者十分不高兴，医生未表示歉意。你的看法是：（C）

A. 医生应该从病情出发，尽量避免做这种检查。

B. 做检查是医生的权利,不用跟患者说。

C. 事前应跟患者解释,取得患者的同意。

D. 医生为了达到明确诊断的目的,可以不顾一切。

二、模拟试题 2

(一)第一考站

1. 病史采集

简要病史　男性,25 岁,阵发性呼吸困难伴咳嗽 1 周。

请围绕以上主诉,将如何询问患者现病史及相关病史的内容写在答题纸上。

参考答案及评分要点(总分 15 分)

(1)现病史(共 10 分)

1)本次发病的诱因:受凉、过敏源接触等。(1分)

2)呼吸困难发生缓急,发作的诱因、程度、持续时间、昼夜规律,加重和缓解的方式(有无夜间阵发性呼吸困难、与体位的关系),以往有无类似发作。(2分)

3)咳嗽的程度、昼夜规律。(2分)

4)伴随症状:有无咳痰、咯血、发热、胸痛等。(2分)

5)诊疗经过:①是否曾到医院就诊,做过哪些检查,如胸片、肺功能、过敏源检查等。②治疗情况:有无使用抗生素、支气管舒张剂、糖皮质激素等,疗效如何。(2分)

6)发病以来饮食、睡眠、大小便和体重变化。(1分)

(2)相关病史(共 3 分)

1)药物过敏史及外伤、手术史。(1分)

2)与该病有关的其他病史:有无心脏病、高血压病、支气管和肺部疾病史,职业病史和吸烟史,有无过敏性疾病的家族史。(2分)

(3)问诊技巧得分(共 2 分)

1)能围绕病情询问。(1分)

2)条理性强,能抓住重点,问诊思路清晰。(1分)

2. 病例分析

病例摘要　男性,25 岁,腹痛 2 d 急诊入院。患者于 2 d 前突然发作全腹痛,以右下腹更明显,为阵发性绞痛,伴多次呕吐,呕吐物开始为绿色物,以后有粪臭味。2 d来未进食,亦未排便、排气,尿少,不觉发热。3 年前曾做过阑尾切除术。查体:T 37.5 ℃,P 132 次/分,R 24 次/分,BP 100/60 mmHg。急性病容,神志清楚。皮肤无黄染,干燥,弹性差。心、肺正常。腹膨隆,未见肠型,全腹触诊柔软,广泛轻压痛,无反跳痛,未触及肿块,肝、脾不大,肠鸣音高亢,有气过水声。辅助检查:Hb 160 g/L,WBC $10.6×10^9$/L,尿常规无异常。腹部透视有多个气液平面。

参考答案及评分要点(总分 22 分)

(1)诊断及诊断依据(共 9 分)

1)诊断　急性肠梗阻(机械性,粘连性,低位)。(5分)

2)诊断依据　①急性阵发性腹绞痛,伴肠鸣音亢进。(1分)②腹胀、呕吐、停止排

便与排气。(1分)③有腹部手术史。(1分)④腹透有多个气液平面。(1分)

(2)鉴别诊断(共5分)

1)急性胃肠炎。(1分)

2)输尿管结石。(2分)

3)其他外科急腹症:胰腺炎、消化道穿孔、胆囊炎。(2分)

(3)进一步检查(共4分)

1)腹部平片检查。(1分)

2)腹部B超。(1分)

3)血酸碱度及电解质检查。(1分)

4)血、尿淀粉酶检查。(1分)

(4)治疗原则(共4分)

1)禁食,胃肠减压,抗生素应用。(1分)

2)输液,纠正脱水及酸中毒。(1分)

3)手术治疗。(2分)

(二)第二考站

1. 体格检查

试题　心脏触诊检查。

评分要点(总分20分)

(1)心尖冲动区触诊手法正确　①考生先将双手搓擦暖和。(1分)②然后用右手全手掌开始检查,置于心前区。(1分)③继续用手掌尺侧(小鱼际)或示指、中指及环指指腹并拢触诊。(1分)

(2)指出正常心尖冲动最强位置　正确者得分。(2分)

(3)心脏震颤触诊手法正确　用手掌或手掌尺侧小鱼际肌平贴于心前区各个部位,以触知有无微细的震动感。(5分)

(4)心包摩擦感触诊手法正确　用手掌或手掌尺侧小鱼际肌平贴在胸骨左缘第3~4肋间触诊。(5分)

(5)能说出让心包摩擦感触诊满意的条件　被检查者胸前倾位,注意收缩期、呼气末触诊感觉。(2分)

(6)考官提问　①临床上凡心前区触到震颤即肯定心脏有器质性病变,对不对?为什么? 答案:对。凡触及震颤者均可认为心脏有器质性病变,因为心脏瓣膜病变尤其主动脉瓣、二尖瓣狭窄或重度二尖瓣关闭不全及室间隔缺损、动脉导管未闭,均可引起震颤。(2分)②触及震颤者听诊一定有杂音,有杂音不一定有震颤,对不对? 为什么? 答案:对。因为触诊对低频振动较敏感,听诊对高频振动较敏感。(1分)

2. 基本技能操作

试题:患者男性,18岁,经体格检查及X射线透视诊断为右侧胸膜腔积液,现需做诊断性胸膜腔穿刺术(在医学模拟人上操作)。

评分要点(总分20分)

(1)术前测量血压,告知患者穿刺目的及风险性,取得配合。(2分)

（2）患者体位正确：模拟人取坐位面向椅背，两前臂置于椅背上，前额伏于前臂上。不能起床者可取半坐卧位，患侧前臂上举，双手抱于枕部。（2 分）

（3）穿刺点选择正确：穿刺点选在胸部叩诊实音最明显部位，一般常取肩胛线或腋后线第 7~8 肋间，有时也选腋中线第 6~7 肋间或由超声波定位确定。（2 分）

（4）消毒、铺巾、局部麻醉、无菌操作正确：常规消毒皮肤范围，以穿刺点为中心，消毒直径约 15 cm。戴无菌手套，覆盖消毒洞巾，抽取 2% 利多卡因 5 mL 在穿刺点的下一肋骨上缘，自皮至胸膜壁层进行局部浸润麻醉。（2 分）

（5）模拟穿刺操作正确：先将针座后连接的胶皮管用血管钳夹住，考生以左手示指与中指固定穿刺部位的皮肤，右手持穿刺针在麻醉处刺入，有落空感后胶皮管接注射器，松开血管钳进行抽液，助手用止血钳协助固定穿刺针以防刺入过深损伤肺组织。首次抽液不超过 600 mL，以后每次不超过 1 000 mL。（6 分）

（6）抽液结束时，拔针，穿刺点消毒，局部用消毒纱布覆盖，按压后固定。（2 分）

（7）术后处理正确：术后测血压，严密观察，当出现胸部压迫感或昏厥等症状时须立即诊治。（2 分）

（8）考官提问：穿刺针为什么从肋骨上缘进入？ 答案：因为肋骨下缘有神经、血管，肋骨上缘进针可避免损伤。（2 分）

（三）第三考站

1. 心脏听诊（略）。

2. 肺部听诊（略）。

3. X 射线片（略）。

4. 心电图（略）。

5. 医德医风。

例题　一个女性患者去医院就诊，接诊者为一男医生。患者自觉这几天大便有出血症状。医生问了她几个问题后，按照正常步骤是要进行肛门检查。以下引用原话，医生："要进行肛门检查，你跟我到里面去吧。"女患者："医生，我妈妈在外面，要不要一起去？"你的正确做法是：（D）

A. 叫女患者等一下，等有女医生来时叫女医生给她检查。

B. 多叫几个医生来一起检查。

C. 自己一个人给她检查。

D. 自己一个人给她检查，并让她妈妈陪同在旁边。

（艾　娟）

参考文献

[1] 王鸿利. 实验诊断学[M]. 2 版. 北京:人民卫生出版社,2010.

[2] 陈文彬,潘祥林. 诊断学[M]. 8 版. 北京:人民卫生出版社,2013.

[3] 王吉耀. 内科学[M]. 2 版. 北京:人民卫生出版社,2010.

[4] 白人驹,张雪林. 医学影像诊断学[M]. 3 版. 北京:人民卫生出版社,2010.

[5] 王兴武. 医学影像诊断学[M]. 2 版. 北京:人民卫生出版社,2009.

[6] 蒋烈夫. 影像诊断学[M]. 北京:高等教育出版社,2006.

[7] 葛均波,徐永健. 内科学[M]. 8 版. 北京:人民卫生出版社,2013.

[8] 谢幸,苟文丽. 妇产科学[M]. 8 版. 北京:人民卫生出版社,2013.

[9] 王泽华. 妇产科学[M]. 6 版. 北京:人民卫生出版社,2009.

[10] 王卫平. 儿科学[M]. 8 版. 北京:人民卫生出版社,2013.

[11] 李兰娟,任红. 传染病学[M]. 8 版. 北京:人民卫生出版社,2013.

[12] 朱启镕,方峰. 小儿传染病学[M]. 3 版. 北京:人民卫生出版社,2009.

[13] 郭毅,聂景蓉. 临床技能[M]. 北京:北京大学医学出版社,2011.